刘宝厚

中西医结合肾病诊治思路

刘宝厚 主审　　孔玉科 编著

人民卫生出版社
·北　京·

图书在版编目（CIP）数据

刘宝厚中西医结合肾病诊治思路 / 孔玉科编著 . 北京 ：人民卫生出版社，2026. 1. -- ISBN 978-7-117-39378-2

Ⅰ. R692

中国国家版本馆 CIP 数据核字第 2026J9Q043 号

人卫智网	www.ipmph.com	医学教育、学术、考试、健康，购书智慧智能综合服务平台
人卫官网	www.pmph.com	人卫官方资讯发布平台

刘宝厚中西医结合肾病诊治思路
Liu Baohou Zhongxiyi Jiehe Shenbing Zhenzhi Silu

编　　著：孔玉科
出版发行：人民卫生出版社（中继线 010-59780011）
地　　址：北京市朝阳区潘家园南里 19 号
邮　　编：100021
E - mail：pmph @ pmph.com
购书热线：010-59787592　010-59787584　010-65264830
印　　刷：三河市宏达印刷有限公司
经　　销：新华书店
开　　本：710 × 1000　1/16　　印张：25
字　　数：360 千字
版　　次：2026 年 1 月第 1 版
印　　次：2026 年 2 月第 1 次印刷
标准书号：ISBN 978-7-117-39378-2
定　　价：79.00 元
打击盗版举报电话：010-59787491　E-mail：WQ @ pmph.com
质量问题联系电话：010-59787234　E-mail：zhiliang @ pmph.com
数字融合服务电话：4001118166　E-mail：zengzhi @ pmph.com

前　言

中医药学是中华民族的瑰宝，历经数千年的传承与发展，形成了独特的理论体系和丰富的临床经验，为中华民族的繁衍昌盛和生命健康作出了不可磨灭的贡献。随着西医学的快速发展，中西医结合已成为我国医学发展的独特路径。肾脏疾病作为临床常见病、多发病，其病程长、病机复杂，单纯依靠西医或中医治疗往往难以取得理想效果。而中西医结合诊治肾脏病，既能发挥西医学在病理机制、精准诊断等方面的优势，又能体现中医整体观念、辨证论治的特色，为患者提供更为全面、个体化的治疗方案。

刘宝厚教授是我国著名的中西医结合肾脏病学专家，首届全国名中医，长期致力于肾脏病的临床、科研与教学工作，潜心研究肾脏病的中西医结合诊治，形成了独具特色的学术思想，积累了丰富的临床经验，总结出了一套行之有效的理法方药体系，临床疗效显著，深受同行推崇和患者信赖。

本书系统总结了刘宝厚教授多年来在中西医结合诊治肾脏病领域的思路、方法、创新理论及宝贵的临床经验，旨在为读者提供一部理论与实践并重的专著，以期推动肾脏病诊治水平的提升。

本书分为七章。第一章重点介绍刘教授“中西医双重诊断，中西药有机结合”临床诊疗模式提出的背景、内涵、临证应用方法及其价值。第二章聚焦刘宝厚教授创立的“病位病性辨证法”，系统介绍了其核心内容、基本框架、思路、应用方法与价值；第三章详细阐述了刘宝厚教授肾脏病辨证论治三大纲要——“湿热不除，蛋白难消”“瘀血不去，肾气难复”“标本兼治，祛邪安正”。这些理论根植于刘教授多年的临床实践经验，经历了临床实践的考验，得到了业界同行的一致认可。书中对每一种纲要提出的依据、纲要的内涵及临床论治价值进行了深入分析。第四章详细阐述了肾脏病常见中医证型的辨证论治，涵盖肺肾气虚、脾肾阳虚、肝肾阴虚、气阴两虚等本证，以及风邪、湿热、血瘀等标证。每一本证、标证均附有临床证候、证候分析、治则及刘教授惯用方药等。第五章对肾脏病常见症状形成的病因病机、诊断与鉴别诊断进行了详细阐述，并总结了刘教授中西医诊治精要。第六章介绍了肾脏病常见病理类型诊治精要。第七章精选了刘教授中西医结合诊治三十余种常见肾脏病的典型医案。每则医案均重点呈现其中西医结合诊治肾脏病理法方药思路。

刘教授说：“垂暮之年，能为社会尽我所能，做一点贡献，是我最大的心愿。”

本书旨在传承刘宝厚教授的学术思想与临床经验，其特点是：①突出了刘教授中西医结合诊治肾脏病的思路与方法；②理论联系实际，内容深入浅出，适合中西医领域临床工作者阅读参考；③表述简明扼要，重点突出，临床实用性强。

由于个人才疏学浅，不足之处，请各位同道及读者不吝指正，以便再版时修订完善。

孔玉科

2025年3月25日于兰州大学第二医院

目　录

第一章

临床诊疗模式：中西医双重诊断，中西药有机结合

刘宝厚教授认为，中西医学虽然在理论体系、思维模式和诊疗方法等方面都存在着某些差异，但其研究目标和针对的客体是完全相同的，即研究和探索人类生命的科学，研究和探索防病治病、提高健康水平、改善生命质量的理论和方法，这是两种医学体系的共性。同时，中医学注重天人合一的自然观，身心统一的整体观，与当前西医学发展的主流整体医学模式（生物 - 心理 - 社会医学模式）不谋而合，具有较大的一致性。两种医学体系既有各自的优势与特色，又有各自的局限与不足，这就使中西医两种医学体系不是相互排斥、相互对立、相互取代的，而应是相互借鉴、相互渗透、相互结合的。这些共性、可通约性及可互补性为两种医学体系能够互补结合奠定了坚实的理论基础。

刘宝厚教授指出，任何一门学科都必须顺应时代的发展而发展，才会具有强大的生命力，否则就会落后，甚至被时代所淘汰。中医学也不例外。发展中医不仅要继承和发扬中医学的特色，而且还要与时俱进，具有时代的特色。他主张在继承和发扬中医学的基础上，要不断汲取现代医学的最新进展，融古贯今。

在经过多年对中西医结合现状的不断观察总结，对中西医两种医学理论的深刻领悟，结合自己长期的临床实践及研究，刘宝厚教授深知在肾脏病专业领域中，甚至在整个临床医学实践中实行中西医结合的必要性和优越性，提出了“中西医双重诊断，中西药有机结合”的临床诊疗模式。

这一模式在临床疾病诊疗中的优势得到中西医结合领域学者的广泛认可和传播。刘宝厚教授强调，中西医结合的发展离不开中医学，中医学的发展也需要中西医结合。中西医结合是中医学发展史上的一个重要分支，在传承和发扬中医学特色的基础上，充分汲取西医学的优势，特别是西医诊断学（包括病理学）的长处，在疾病诊断上，实行中西医双重诊断；在疾病治疗上，采取中西药优势互补，有机结合的治疗方法，充分发挥中西医结合临床医学的特色优势，追求最大疗效，为大众提供更加优质的医疗保健服务。

第一节　中西医双重诊断

一、中医学与西医学诊断思维方式的优势及局限性

刘宝厚教授认为，西医学在“还原论”思想的影响下以实验、验证的方法进行医学研究。随着当今自然科学及科技的高度发达，西方医学迅猛发展，伴随着检验手段、微生物学及生物技术等的不断发展，其在对生命的物质、结构、微观层面以及对生命现象的知性观测、数理分析、局部微观把握上占有优势。西医学借助现代科学技术手段，以解剖组织学、病因学、病理学、病理生理学及生物免疫学等为基础，以实验室化验及影像学检查为依据，对疾病病因、病机、病理及病位探究具体深入，特异性强，在客观指标的定性、定量和定位上有相对精准的把握。因此，目前西医学对大多数器质性疾病的诊断已进入了科学化、规范化、客观化的阶段，其诊断标准较为具体明确，病名相对完整规范，临床应用时操作性强，容易达成共识。同时，对具体疾病的诊疗，国际有统一的名称和代码，其诊断标准和疗效评定标准也日趋统一。但因过于依赖先进科学技术及无限的微观纵深探究，同时，也受单一生物医学模式影响，西医诊断忽视了对疾病宏观、整体上的把握，有着较大的片面性和不完整性；重视

局部器官病变，相对忽视机体其他部位及社会、环境、心理、生活方式等因素对疾病所带来的影响，所以，对疾病的认识缺乏系统性、整体性，可谓有技术乏思想。

由于受历史条件所限，中医学没有完整、统一、规范的疾病命名，有的以病因命名，如伤风、中暑等；有的以病机命名，如郁证、痰饮等；而大多是以症状命名，如咳嗽、心悸、头痛、眩晕、胁痛、胃脘痛等。所以，中医诊断学的概念与西医诊断学不尽相同，辨证才是中医诊断学的精髓。

中医辨证是建立在天人合一的自然观、身心统一的整体观思想体系基础上的。在辨证过程中，不仅充分考虑了疾病状态下机体各组织、器官间的相互依存、相互制约及相互影响，同时充分考虑了社会、环境、心理、生活方式等因素对疾病所带来的影响。所以，中医学在生命的精神层面、功能层面、整体层面以及对生命复杂现象的直觉观测、灵性感悟、宏观整体的把握上具有独特优势。但由于中医主要依赖形象思维方法通过宏观认识疾病，所以，对人体微观结构的认识存在先天不足；同时，中医学立足于从内外环境去探究疾病的发生，因而对致病因素的认识相对较抽象、模糊、笼统；另外，中医学产生于经验医学时代，辨证大多是建立在患者主诉的症状及临床医师体格检查所获得的体征之上，其主观因素占很大成分，缺乏客观、具体的量化指标。因此，相对西医学，中医学在诊断的技术性、科学性上显得比较薄弱，常常存在病变部位不清的情况，可谓有思想乏技术。

所以，刘教授认为，将西医诊治疾病的技术性、科学性、客观性及精准性等优势与中医辨证的整体性、系统性等优势互补结合，实行“中西医双重诊断”，既完善了中医理论的科学内涵，同时也为西医理论增添了系统性、整体性的内涵，弥补了中医学思想性有余而技术性不足及西医学重技术、轻思想现状，从而使对疾病的诊治既具有较强的客观性、具体性，又具有较强的整体性、系统性。实行“中西医双重诊断”既遵循了国际西医学统一的规则，又继承保持了中医传统的诊疗特色，代表着未来整体医学发展的方向。

二、中西医双重诊断提出的依据

（一）病与证

中医学的诊断方法是辨证。证是决定治法和方药的前提。中医学在论治疾病时，必须按照“有是证”才可“立是法，选是方，用是药”的原则进行治疗。如张机指出要“平脉辨证”，朱震亨强调治病应“药证相对”，吴瑭指出“不求识证之真，而妄议药之可否，不可与言医也”，这都说明只有正确的辨证，才能为疾病的论治提供重要依据。辨证的过程，即中医诊断的过程，是以中医学的阴阳、五行、藏象、经络、病因、病机等基本理论为指导，通过对望、闻、问、切四诊所搜集的病史、症状、体征等信息，进行综合分析，辨明疾病某个阶段病变性质、部位以及正邪双方盛衰状况所作出的综合性诊断，即证（证候）名。

证是中医学术体系中特有的概念。它既不是症状，也不是病名，而是对疾病发生、发展过程中某个阶段病因、病机、病位、病性等的病理学概括，是对疾病该阶段病理状态特征及本质的反映。由于受机体正邪交争、此消彼长及某些治疗干预等因素的影响，在某一具体疾病病程进展过程中，常常表现出若干呈动态变化的、代表该阶段病理特征的证。所以，证是对疾病某个阶段病情特点的病理学概括，反映的是该阶段疾病的病理状态。而西医学的病（病名）是对该具体疾病全过程病情特点（病因、病机、临床表现等）及发展规律（演变趋势、转归、预后等）所作的病理学概括，是对该病基本特征及本质的认识，贯穿疾病的全过程，影响着疾病进程的全局，是疾病本质的体现，并规定着证的表现、发展与变化。

为此，刘宝厚教授认为，从诊断学的意义讲，病统证，证属病；病为纲、为本，证为目、为变；病贯全局、全程，证属局部、阶段。所以，在临床治疗疾病时，首先应确定病名，据其病因、病机总规律，制定贯穿疾病全程的总的治疗原则，然后，再根据疾病不同阶段的证候特点进行辨证，确立证型，为中医论治提供具有针对性的依据。显然，对病名的正确诊断，有利于对该病变本质的认识，有利于把握该病的整体演变规律，有利于预测和掌握疾病的预后及变化，并制定相应的治疗原则。病名确立后，再进行辨证，疾病的个体性、阶段性病理状态也便会一目了然。如原发性肾病综合征是西医学依据“三高一低”所做出的疾病诊断，反映的是各种病理因素导致肾小球基底膜免疫复合物沉积并使之受损，从而大量蛋白从尿中丢失，及其伴随的血浆低蛋白、高度水肿这一总的病理过程，由此为免疫抑制这一总的治疗原则提供依据。随着治疗干预及机体正邪消长，在这一病理过程的不同阶段，机体会表现出各种由西医肾病综合征这一诊断标准无法涵盖的临床表现，如患者自觉不适的症状或异常体征，此时，中医可辨证分型论治。如初始服用大剂量激素后患者出现的阴虚阳亢证、激素减量阶段表现出的气阴两虚证及激素维持治疗阶段的脾肾气/阳虚证，可分别采用滋阴降火、益气养阴、益肾健脾法给予有针对性的治疗。

由此可见，按西医诊断标准明确具体的病，制定总的治疗原则，结合中医辨证，针对具体证型进行分型论治优于单独按中医或西药治疗。

（二）“同病异治”与“异病同治”

中医学认为，疾病发生的过程是邪正斗争，此消彼长，不断发展变化的过程。因受各种因素的影响，在疾病的发展变化过程中，每一个阶段常有不同的病机特点。所以，同一种疾病在发展的不同阶段可以表现出不同的证/证候，如溃疡病常可表现为气滞、虚寒、血瘀等证型。西医诊断（病名）相同，证却不同，这就形成了中医学“同病异治”的思想。其优势在于同一疾病可以按不同证型进行更有针对性的论治，比单按西医诊断统一采用止酸解痉疗效要好。所以，病立再辨证无疑优于西医单纯诊治。这是中医“同病异治”的优势。

同时，不同疾病中又可以出现同一种证候，即西医诊断（病名）不相同，但证相同。这是“异病同治”。比如心绞痛、肋软骨炎，都有胸痛症状，常见证型均有气滞血瘀证。理气活血通络是对各疾病气滞血瘀证的统一治则，而西医对心绞痛与肋软骨炎的治疗各不相同，预后转归、疗效评价、饮食调摄亦大相径庭。

当然，证型相同，结合西医明确诊断，中西医结合治疗，则优于单纯的西医诊治，也优于单纯的中医辨治。如慢性胆囊炎和胃溃疡，中医辨证均可有气滞型，但论治方法也有不同。溃疡病的气滞证常在疏肝理气药里加入制酸药，如乌贼骨、煅瓦楞子等，而慢性胆囊炎的气滞型常在疏肝理气药里加入利胆药，如茵陈、栀子、金钱草等，效果都会更好些。

刘教授提出，如果能把几千年的中医辨证与西医学的仪器、化验指标结合起来，开展中西医双重诊断，不仅可扩大和延伸中医传统的辨证方法，还能提高中医临床预防和治疗的水平，同时也可丰富传统中医的辨证理论。

三、中西医双重诊断的核心内涵

刘宝厚教授一贯主张中西医结合诊疗疾病，即把中医的辨证与西医学的诊断结合起来，首先用西医学的诊断手段和方法，诊断清楚是什么病（包括病理诊断），诊断一旦确立，就能够从全局上掌握贯穿疾病全过程的基本特征（病因、病机、临床表现等）及发展规律（演变趋势、转归、预后等），从而制定总的治疗原则；然后再按疾病进展过程中所表现出的阶段性差异，用中医辨证的方法辨明反映阶段性病理特征的证。证型明确了，疾病过程中的个体性、阶段性、局部性病变属性便会一目了然，具有针对性的立法、选方、用药就清楚了。所以，在临床具体诊病时，应选择中西医在疾病诊断上的各自优势，取长补短，优化组合。在明确病与证的基础上，病证互参，双重诊断，这样宏观与微观、整体与局部、病原观与体机反应之关系皆会门径豁然洞开，从而为制定总体治疗原则及采用个性化、具体针对性的治疗提供依据。这就是“中西医双重诊断”根本的内涵。

以血尿为例。按血尿的诊断程序，首先明确病因，若是肾脏肿瘤引起的血尿，应尽早采取手术治疗，以免延误病情；若是泌尿道感染，应在首先选用敏感抗生素抗感染治疗的同时，按中医辨证进行治疗；若是肾小球性血尿，则可采用以中药为主或中西药并举的治疗。

第二节　中西药有机结合

一、中西药有机结合提出的背景

刘宝厚教授指出，当前“中西医双重诊断”模式，虽为临床各科医师普遍采用，但长期以来，由于西医医师尚未完全掌握中医的辨证方法，中医医师缺乏对西医学的足够认识，易将中西医结合理解为中西医学两种理论及中西药的简单相加或随意组合，所以，在药物的应用上靶向不明确，显得“杂乱无章”，不是“有机结合”，而是中西药的盲目堆砌。譬如在西医思维模式指导下纯辨病用药，对细菌感染性肺炎则选有抗炎作用的黄芩、金银花等；对感冒选有抗病毒作用的连翘、大青叶等。这与中医君臣佐使的组方原则是相违背的。古人谓之“有药无方”。很多西医师虽然临床广泛使用中成药，但不加以辨证选用。如面对肾小球疾病患者，首选黄葵胶囊，而黄葵胶囊仅适合于有湿热证者，并非所有肾小球疾病患者均适用。由此，“有机结合”显得尤为重要。为此，刘宝厚教授认为，在中西药的应用上必须采取“中西药有机结合”的原则。

二、中西药有机结合的核心内涵

刘宝厚教授指出，中西医结合治疗肾脏病应在坚持用西医理论指导西药用药、用中医理论指导中药用药的前提下，根据当前疾病中医、西医各自在治疗上的最新进展，最佳疗效，各取所长，相互取长补短，而不是相互抵触、相互制约，如此实现中、西药在治疗上的优势互补结合，以最大限度提高临床疗效。这就是“中西药有机结合”的核心内涵。刘教授进一步强调，提高临床疗效是中西医结合赖以生存和发展的基础，更是检验中西医结合医学成败的根本标准。要做到这一点，关键在于找准“结合点”。结合点找准了，疗效就提高了，否则就会失败。

中西药“结合点”的形式多种多样，按治疗功效，其结合形式可包括如下形式：

1. 协同增效 即相互增强彼此的治疗效果。如近代名医张锡纯的“石膏阿司匹林汤”可谓典型范例。他在《医学衷中参西录》中这样描述：“石膏之性，又最宜与西药阿司匹林并用。盖石膏清热之力虽大，而发表之力稍轻；阿司匹林味酸性凉，最善达表，使内郁之热由表解散，与石膏相助为理，实有相得益彰之妙也”。又如复方丹参注射液与低分子右旋糖酐合用；酸枣仁与戊巴比妥钠合用（酸枣仁中所含的黄酮类物质能延长服用戊巴比妥钠患者的睡眠时间）；重症胰腺炎在以西药为主治疗的同时配合中药大承气汤；急性黄疸型肝炎或阻塞性黄疸在以西药为主治疗的同时配合中药龙胆泻肝汤或茵陈蒿汤利湿退黄；慢性肾脏病（1~3 期）患者，以低蛋白饮食、西药降压等对症治疗的同时再配合中药灌肠或口服，可改善症状、减慢病程进展、降低心脑血管并发症；透析患者配合中药调理脾胃，可提高免疫功能；治疗高血压、糖尿病，在用西药降压、降糖的基础上，配合中药调理气血、活血通络，这样不仅血压、血糖控制得理想，而且患者的自觉症状、精神状态也能得到不同程度的改善。这些都是“协同增效”很好的例子。

2. 增效抑毒 即增强西药的治疗作用并减轻其不良反应。如刘宝厚教授治疗肾病综合征时配合滋阴降火的中药可明显减轻激素的不良反应；再如治疗难治性肾病综合征时配合益气健脾的中药减轻细胞毒性药物引起的不良反应（如骨髓抑制、胃肠道反应等）；还有对接受放、化疗的患者同时配以清热解毒、益气养阴、扶正固本方药，既可减轻全身及消化道不良反应、改善食欲，又可改善机体免疫功能，提高患者耐受能力及生存质量。

3. 菌毒并治 即西药的抗感染作用与中药清热解毒的作用互补结合，可达到既抗感染又解毒排毒、改善患者症状的效果。如细菌性感染首选敏感抗生素治疗，并配合中药以解毒，采取“菌毒并治”的措施；病毒性感染因缺乏有效抗病毒药物，则应以中药治疗为主，辅以西药对症治疗。如 2009 年，我国甲型 H1N1 流感期间，首都医科大学附属北京朝阳医院、北京中医药大学东直门医院等采用中医传统治疗“热病”的麻杏石甘汤和银翘散加减联合西药奥司他韦治疗，明显缩短了患者的退热时间，就是很好的例证。

4. 阶段性结合 即同一疾病在用西药治疗的不同阶段，往往表现出不同的证候类型，此时，应依据中医辨证，适当配合中药，可以起到增强西药疗效的作用，或起到减轻西药不良反应的效果。如刘宝厚教授采用典型的“阶段性结合”疗法对肾病综合征进行治疗。

自20世纪50年代始，肾上腺糖皮质激素广泛应用于肾病综合征的治疗，除对微小病变型肾病患者敏感、疗效确切外，对其他病理类型肾病的疗效较差，且用量大、疗程长、不良反应大，常常导致机体下丘脑-垂体-肾上腺轴的反馈抑制。同时，从中药四气五味理论来讲，肾上腺皮质激素当属温阳类药物，其性燥热，长期使用极易伤阴助火，变生热毒，导致出现五心烦热，盗汗，消谷善饥，颜面潮红、状如满月，口干耳鸣，头痛头晕，皮肤痤疮疖肿，脉象滑数等阴虚火旺、热毒壅盛之象。

在长期的临床实践中，刘宝厚教授体会到，在运用激素治疗的不同阶段，患者机体阴阳盛衰的变化具有一定的规律性，所以临床上应配合中药进行“阶段论治”。即：

(1)激素首始治疗阶段：患者服用大剂量激素后常会表现为兴奋失眠、怕热多汗、满月脸、水牛背、手足心热、口干咽燥、血压升高、舌红少津、脉数等阴虚阳亢、相火妄动之象。此时中医治疗应着重配以滋阴降火药物(如生地黄、知母、牡丹皮、地骨皮、女贞子、龟甲等)。此所谓“壮水之主，以制阳光”之理。既可保护肾上腺免受外源性激素的反馈抑制(主要是对垂体-下丘脑-肾上腺轴的反馈抑制作用)，在一定程度上缓解大量外源性激素所导致的肾上腺皮质萎缩及变性，减轻激素的不良反应，又能提高患者对激素的敏感性和耐受性。

(2)激素减量治疗阶段：此阶段，一方面随着激素用量的逐渐减少，患者阴虚火旺之证随之减轻或消失；另一方面，由于长时间服用激素，“壮火食气”，对人体正气的耗损非常严重，患者常同时出现气虚症状，阴虚火旺证也逐渐转变为气阴两虚证，表现出疲乏无力、腰酸腿软、头晕耳鸣、手足心热、口干咽燥、舌红体瘦，少苔，脉细数等，此时就需要配以益气养阴药物（如黄芪、太子参、生地黄、玄参、当归、女贞子、墨旱莲等），以减少复发或反跳。

（3）激素维持治疗阶段：此阶段激素已逐渐减量至接近人体生理剂量，除少数患者可能仍持续呈气阴两虚之证，需继续益气养阴治疗外，大部分患者则逐渐出现脾肾气虚甚至阳虚的证候，如疲乏无力、腰酸腿软、头昏耳鸣、食欲欠佳、小便频数，甚至畏寒肢冷，舌质淡胖，有齿印，苔白、脉沉细等。此时就应配以补肾健脾的中药（如黄芪、党参、锁阳、淫羊藿、巴戟天、菟丝子、茯苓、炒白术等），意在“益火之源，以消阴翳”。如此则既可巩固疗效，又可防止激素撤退时的反跳，有效防止病情复发。

在上述三个治疗阶段中，均加入活血化瘀药物，对提高疗效大有裨益。如刘教授在1991—1994年间将符合原发性肾病综合征诊断的132例患者随机分为两组，对照组采用标准疗程的激素治疗，治疗组采用激素+中药分阶段治疗。治疗8个月后，治疗组和对照组患者的完全缓解率+显著缓解率分别为65.4%和37.0%，总有效率分别为88.5%和59.3%。研究提示，中西医结合分阶段治疗可明显提高临床疗效。同时对减轻激素的不良反应和减少复发，治疗组明显优于对照组。1997—1999年，刘教授又采取同样的方法，将符合难治性肾病综合征诊断标准的106例患者，随机分为单纯西药对照组（激素+环磷酰胺）和西药+中药分阶段治疗组，疗程12个月，随访2年，治疗组和对照组的总缓解率分别为94.64%和64.0%，提示中西医结合分阶段治疗，不仅能提高患者的近期疗效，而且能提高远期疗效，对减少复发和减轻激素、细胞毒性药物的不良反应（如骨髓抑制、胃肠道反应）也有良好的效果。

再如，“发作时治肺，缓解时治肾”，也是刘宝厚教授治疗慢性支气管炎时“阶段性结合”的典型例子。即急性发作期，必须选用抗生素治疗以尽快缓解病情，辅以中药止咳、祛痰、平喘；到了缓解期就需要采用中药补肾纳气法治疗，如此可减少复发，提高患者的免疫功能。

5. 有效活性成分结合（现代药理结合） 将从中药中分离出来的大量活性单体（如青蒿素、棉酚、丹参酮、联苯双酯等）以不同的剂型形式与西药联合应用，或在不违背中医辨证论治原则的前提下，把中药现代药理研究成果(饮片有效活性成分)依化验结果揉合到辨证论治组方中,以协同西药提高临床疗效。如用泽泻、茵陈降血脂,白芍、肉苁蓉升血小板,阿胶、鸡血藤升红细胞等,都是刘宝厚教授惯用的方法。

6. 自然疗法结合 即在西医治疗的同时配合针灸、按摩、食疗等。如脑卒中患者中后期都需要针灸、按摩配合治疗,以促进术后功能恢复,减少术后并发症。

7. 外科领域的有机结合 在外科疾病的治疗中,中西医结合扩大了非手术疗法的使用范围,减轻了患者痛苦,提高了临床疗效。如在围手术期,中西医结合治疗可使部分急诊手术变为择期手术,为手术争取时间创造有利条件,使患者度过急性期,降低急症手术率,增加择期手术率,提高手术的安全性和疗效。再如,活血化瘀的中药可防止冠心病介入治疗术后的再狭窄,“动静结合”小夹板固定治疗骨折等,这些都是外科领域中西药在“结合点”上有机结合的典型例子。

刘宝厚教授强调,中西医结合的关键在于找准“结合点”,采取中西药有机结合的治疗方法,取长补短,才能取得最佳疗效。中西医结合的成败,关键看疗效。建立在“结合点”基础上的中西药有机结合治疗肾脏病,充分体现了中西两种医学优势互补的效应。它既能提高临床疗效,缩短疗程,又能减轻西药的不良反应;既能改善患者临床症状,又能提高患者免疫功能,从而拓宽了肾脏病治疗的思路与方法。

刘宝厚教授从20世纪70年代中期便开始从事肾脏病诊治工作。长期以来,他一直在如何中西医结合诊治肾脏病上进行不断探索。经过多年反复探索及长期临床实践,刘宝厚教授逐步形成了“中西医双重诊断,中西药有机结合”的诊疗思路和方法。

“中西医双重诊断,中西药有机结合”实现了疾病诊疗过程中病与证、整体与局部、宏观与微观、病原观与机体反应的有机统一,把中医“辨病”与西医“诊病”结合起来,取长补短,实行先西医诊断、后中医辨证的双重诊断。而后在选择中西药优化组合,使中西药有机结合以论治,不仅提高诊断准确性,更是增强用药的针对性,从而提高疗效,为临床开展中西医结合建立了医学诊疗模式典范。

第二章

辨证的传承与创新：病位病性辨证法

历经多年对中医“证”的内涵、中医辨证思维规律的探究，以及对中医传统8种辨证方法（六经辨证、脏腑辨证、经络辨证、八纲辨证、气血津液辨证、六淫辨证、卫气营血辨证和三焦辨证）共性特征及局限性的系统剖析，刘宝厚教授提出了“病位病性辨证法”。这种辨证方法的特色在于：①将复杂的证候辨证要素高度概括，删繁就简地分解为病位辨证及病性辨证两大要素，然后位性合参定证名；②紧扣中医基本理论（阴阳五行学说、藏象学说、经络学说等），按照人体脏腑、经络、气血津液、五官、五体、五华、五志等的生理功能和病理特点，结合诸病邪的属性及致病特点，分别界定病位及病性辨证的内容；③囊括了传统8种辨证方法的核心内容；④体现了中医“证”的实质，符合中医辨证思维。

病位病性辨证法以病位及病性为辨证的核心内容，揭示了中医“证”的实质内涵，体现了中医辨证的思维规律。陈可冀教授曾言：“（病位病性辨证法）是中医学术上的一大创新与发展。”国医大师张大宁教授评价：“（病位病性辨证法）是一项富有创新意义的理论性研究成果，为中医学的传承与发展做出了很大贡献，值得在医疗、教学中大力推广应用。

第一节　病位病性辨证法的创立

辨证论治是中医治疗疾病的基本原则和方法，是中医学的特色和优势。自张机《伤寒论》开创辨证之先河，创六经辨证、脏腑辨证体系之后，历代医家又逐渐创立了经络辨证、八纲辨证、气血津液辨证、六淫辨证、卫气营血辨证和三焦辨证等辨证方法。辨证之法如此之多，虽说可以使医家在临床上左右逢源，但也常常让初学者产生无所适从之困惑。为此，刘宝厚教授在继承传统 8 种辨证方法的基础上，提出了“病位病性辨证”法。

一、中医“证”的核心内涵

证是疾病发展过程中某一阶段病变本质的反映。任何病证都发生在人体的某一部位上，故凡疾病都有其特定的病位。病位是证不可缺少的基本病理要素，因此，辨识疾病病位是中医辨证过程中必不可少的重要环节之一。

病性是疾病病理变化的本质属性。一切疾病及其各阶段的证候都是由其相应的病机性质所决定的。譬如，痹证是由于风、寒、湿、热等邪气侵入经络，导致肢体筋骨、关节、肌肉、经络痹阻，气血运行不畅，发生疼痛、重着、酸楚、麻木，或关节屈伸不利、僵硬、肿大、变形等的证候。在疾病过程中，若风邪胜者称行痹，表现为全身关节游走性疼痛为主，病位偏上（风性轻扬）；寒邪胜者称为寒痹，表现为肢体关节疼痛，疼势较剧，部位固定，遇寒痛甚；湿邪胜者称为着痹，表现为肢体关节、肌肉酸楚，重着疼痛，肌肤麻木不仁，病位偏下（湿性重浊）；热邪胜者称为热痹，表现为关节红肿热痛。痹证的病位虽均在关节之气、血，但因病性的风、寒、湿、热侧重不同，临床上亦可有不同的证候类型。故凡疾病或其病程的不同阶段都有其特定的病变性质。所以，病性也是证必不可少的基本病理要素。

为此，刘宝厚教授指出，病位、病性是构成证最基本的两大要素。临床上的病情虽然千差万别，极其复杂，并处于动态变化的过程中，然其本质上的差异无非是病位、病性的不同。这就是中医“证”的实质内涵。为此，作为一个完整的证候（名）诊断，必须具备这两个最基本的要素。

二、中医辨证方法的共性与局限性

（一）对中医 8 种传统辨证方法的剖析

在长期的医疗实践中，历代医家对辨证的认识不断发展、深化，创立了多种辨证方法，主要有六经辨证、脏腑辨证、八纲辨证、经络辨证、气血津液辨证、六淫辨证、卫气营血辨证和三焦辨证 8 种。这 8 种辨证方法都是历代医家的临床经验总结，对指导辨证论治起到了很大的作用。

1. 六经辨证 六经辨证是东汉张机（张仲景）在《素问·热论》六经分证的基础上，根据外感病的发生、发展、证候特点和传变规律而创立的。它以六经所系经络、脏腑的生理病理为基础，结合人体抗病力的强弱，病因的属性，病势的进退、缓急等因素，将外感疾病发生、发展过程中所表现的各种证候进行分析、归纳和分类，借以判断外感疾病的病变部位和病变性质，以及邪正消长的趋势，并以此为依据，确定立法、选方、用药。

六经辨证将外感病过程中所出现的各种证，综合归纳为太阳病证、阳明病证、少阳病证、太阴病证、少阴病证、厥阴病证 6 类。从病变部位来看，太阳主表，阳明主里，少阳主半表半里，三阴统属于里。三阳病证以六腑及阳经病变为基础，故凡病位偏表在腑、正气强盛不衰、邪正抗争激烈者，为三阳病证；三阴病证以五脏及阴经病变为基础，故凡病位偏里在脏、正气虚衰不足、邪正交争于里者，为三阴病证。从病变性质来看，凡正盛邪实，为热证、实证者，多属三阳病证；凡正气不足，抗病力衰减，表现为虚寒者，则多属三阴病证。足见，六经辨证实际上是一种大概辨别疾病所在经络、脏腑部位即疾病病位的辨证方法。但其单独使用很难形成完整的证名诊断，只有与八纲、脏腑等辨证方法相结合，才能较全面地辨明疾病具体的病变性质（病性）及病变部位（病位）。如太阳中风证，其病位在表，病性属风、寒、虚；太阳伤寒证，其病位在表，病性属风、寒、实；阳明实证，其病位在胃、肠，病性属热、实；少阳证，其病位在少阳经或肝、胆，病性属热或湿热；太阴证，其病位在脾胃，病性属虚、寒、湿；少阴证，其病位在心阳、肾阳，病性属虚、寒；厥阴证，其病位在肝胆或心包，病性属寒热错杂或上热下寒。

2. 脏腑辨证 肇始于《黄帝内经》，发展于唐、宋、金、元时期，是以中医学的藏象学说为基础，根据脏腑的生理功能及病理特点来识别疾病所在脏腑部位，即辨脏腑病位的一种辨证方法。它是中医辨证体系中的重要内容，是临床辨证的基本方法，适用于内、外、妇、儿各科疾病。但使用时必须与八纲辨证、六淫辨证、气血津液辨证等相结合，方能辨别清楚疾病的病变性质（病性）。脏腑辨证单独使用也很难形成完整的证名诊断。

3. 八纲辨证 阴、阳、表、里、寒、热、虚、实，称为“八纲”，源于《黄帝内经》，发展于《伤寒论》，成熟于明代张景岳和清代程国彭的《医学心悟》。本法主要是对疾病的病变部位和病变性质进行高度概括、带有普遍规律的总纲，或用于分析疾病共性的一种辨证方法。如表、里是用以辨别疾病的病位浅深的基本纲领；寒、热、虚、实，是用以辨别疾病性质的基本纲领；阴、阳无处不在，既可反映病变性质，也可涵盖病变部位，是区分疾病类别、归纳证型的总纲。

尽管各种复杂疾病都可用八纲辨证进行归纳、概括，但就疾病脏腑、气血津液、经络等具体的病变部位及六淫等具体的病变性质来讲，八纲辨证显得笼统、抽象。如里证，无法明确说明疾病的病位在哪一脏腑，或哪一经络，或在气、在血；寒证，也不能准确说明是寒湿还是虚寒；热证，不能准确说明是实热还是虚热，热在气分还是血分，在何脏腑、经络，何种病邪所致等；虚证和实证，亦确定不了是哪一脏虚，哪一腑实。为此，临证运用时还必须要与脏腑辨证、气血津液辨证、病因辨证等相结合，方能使辨证更加全面、具体而明确，为论治提供可靠的依据。

4. 经络辨证 经络辨证是根据《灵枢·经脉》逐渐形成的一种辨证方法。它是根据经络循行的部位、生理功能及其络属关系，用以分析和辨别病变属于何经及何脏腑的一种方法。如肝经绕阴器，经少腹，上行胸胁，故凡上述部位出现的胀满、疼痛等症状，可定位于足厥阴肝经病变。这一辨证方法对针灸临床具有重要的实用价值，在内伤杂病中亦广泛应用。

5. 气血津液辨证 渊源于《黄帝内经》，是运用脏腑学说中有关气血津液的理论，根据气血津液的生理功能及病理特点，分析判断临床所见证候的病变部位在气分、在血分或在津液的一种辨证方法。气血津液是构成人体生命活动的基本物质，广泛存在于人体的各个部位，但就某一特定脏腑或器官组织，气血津液是具有位置属性的。气血津液的生成与运行依赖于脏腑生理功能的正常，而脏腑功能活动又依赖于气血津液的推动与濡养。因此，当脏腑功能失调时，就必然影响到气血津液的生成、敷布与运行，从而产生气血津液的病变，如气血津液亏虚、气滞、血瘀；反之，气血津液的病变也会导致脏腑功能失常，如肺肾气虚，心肝血虚，肝肾津亏。他们在生理上相互依存、促进，在病理上相互影响。故气血辨证要与脏腑辨证、八纲辨证等相结合，才能作出完整的辨证结论。

6. 六淫辨证 是中医学外感病辨证的重要方法之一，是病因辨证的重要组成部分。它是根据六种淫邪（即风邪、寒邪、暑邪、湿邪、燥邪、火邪）的致病特点，对四诊所收集的各种病情资料进行分析、归纳，辨别疾病当前是否存在六淫致病的一种辨证方法。也是一种辨别疾病性质（病性）的方法。譬如风邪轻扬开泄，易袭阳位（头面、肌表、肺卫），善行数变（病位游走、发病急、变化快），为百病之长（常兼他邪，如风寒、风热）。为此，若临床症见恶风、汗出、鼻塞、流涕、喷嚏、咽喉痒痛、咳嗽、关节游走酸痛、脉浮等，就可依据风邪的性质与致病特点，辨属风邪致病，即病性属风。可见，六淫辨证主要是辨识致病因素（病性）的一种方法，若要辨识具体的病变部位（病位），形成完整的证（候）名，必须与脏腑、经络辨证等相结合。

7. 卫气营血辨证 是清代医学家叶桂（字天士）创立的一种论治外感温热病的辨证方法。他根据温热病发展过程中病变由表入里、由浅入深的传变规律，将其分为卫分、气分、营分、血分四个不同阶段。表里、浅深及卫分、气分、营分、血分都具有位置属性，所以卫气营血辨证属辨明疾病病变部位的一种辨证方法。卫分证主表，病在肺与皮毛，为外感温热病的初期阶段；气分证主里，病在胸膈、肺、胃、肠、胆等脏腑，为正邪斗争的亢盛期；营分证是邪热入于心营，热灼营阴，病在心和心包；血分证病变主要累及心、肝、肾三脏，邪热已深入血分，血热亢盛，耗血动血，瘀热内阻，为病变的后期，病情更为严重。

8. **三焦辨证** 亦是外感温热病的辨证方法之一。是清代吴瑭在融合脏腑、六经及卫气营血理论基础上，结合三焦部位划分创立的。他将外感热病的各种证分别纳入上焦病证、中焦病证、下焦病证，并与所属脏腑相结合，阐明了三焦所属脏腑在温热病过程中的病理变化、临床表现、证候特点及其传变规律。上焦病证主要包括手太阴肺经和手厥阴心包经的病变，病情轻浅；中焦病证主要包括足阳明胃经、足太阴脾经的病变，多为里热燥证；下焦病证主要包括足少阴肾经和足厥阴肝经的病变，属温病的末期阶段，多表现为肝肾阴虚之证，病情深重。

（二）对近代医家辨证方法的见解

近年来，中医界学者们相继提出了病位、病性辨证的概念及其具体内容，如秦伯未提出“定位定性相参辨证”的思路和十四纲要，即风、寒、暑、湿、燥、火、疫、痰、食、虫、精、神、气、血。方药中在《辨证论治研究七讲》中提出：第一步为脏腑经络定位诊断，第二步为阴、阳、气、血、虚、实、风、火、湿、燥、寒、毒等定性诊断。欧阳锜的《中医症证病三联诊疗》注重“症、证、病”三者结合的辨证思路，将辨证内容分为3型21项，第一型为五气［风、热（含火与暑）、湿、燥、寒］为病共5项；第二型为脏腑（心、肝、脾、肺、肾、胆、胃、小肠、大肠、膀胱）主病计10项；第三型为邪留（痰、饮、水气、血瘀、食积、虫积）发病有6项。其中，21项具体辨证要素涉及辨病位10项、辨病性11项。黄柄山认为虚证、实证是辨证的核心，具体内容包括气虚、气滞、气逆、血虚、血瘀、血热、出血、阴虚、阳虚、痰饮、湿邪、阴盛、阳盛、阳亢共14项；张震更注重证候的层次性和动态性，将辨证内容分为核心证候、病位证候、基础证候3类，认为反映疾病当前主要矛盾的核心病理变化（核心证候），是辨证的关键所在；病位证候有助于辨识病变所在的部位，以便靶向用药；基础证候是患者长期存在的体质偏颇或慢性病理基础，是疾病发生的土壤，需长期调理。柯雪帆主编的《中医辨证学》将辨证方法分为病邪辨证、病性辨证、气血阴阳辨证、病位辨证。朱文锋创立的“证素辨证学”认为，证素是证的要素，是辨证论治的核心。证素由病位、病性组成,并提出病位证素 20 项,病性证素 33 项。

综上所述,传统 8 种辨证方法都是在不同的历史条件下所形成、发展和完善起来的,是历代医家各自的临床经验总结,有各自不同的理论基础、归纳方法和适用范围。虽各具优势和特点,但一些内容彼此交叉,应用范围也互相重叠,既不能相互取代,又各自不够全面,较难单独应用,临证使用时,须相互借鉴,相互补充,才能得出完整证名。近代许多医家深感传统辨证方法的繁杂,不利于中医学的传承与发展,因此,相继提出了一些新的见解,其中方药中、柯雪帆和朱文锋等均提出辨病位、辨病性的概念,虽然在具体内容上各不相同,但在确定疾病病位和病性这一核心问题上的认识是一致的。足见确定疾病当前阶段的病变部位(病位)和病变性质(病性)是中医辨证的核心,亦是诸多医家之共识。

刘宝厚教授有感于中医学辨证方法多端纷繁,缺乏统一标准,潜心探讨中医辨证思维方法数十年,通过对中医传统 8 种辨证方法的剖析、研究和反复临床验证,认为这 8 种辨证方法的核心目的不外是辨明和确定疾病当前的病变部位(病位)和病变性质(病性)两大要素(图 1)。如八纲辨证中的阴、阳、表、里;脏腑辨证中的五脏六腑以及经络辨证中的 14 经脉;

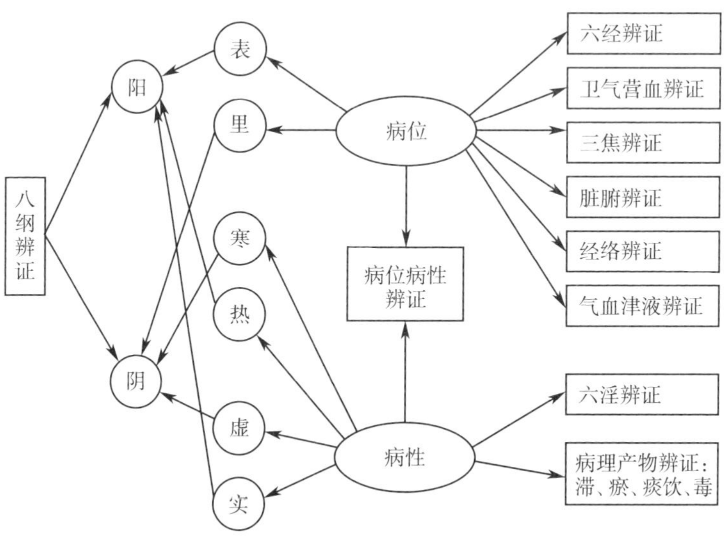

图 1 病位病性辨证与传统八种辨证方法的关系与衍化

气血津液辨证中的气、血、津液；卫气营血辨证中的卫、气、营、血；三焦辨证中的上、中、下三焦等，都是属于辨别疾病病变部位的范畴，即属病位辨证的内容；而八纲辨证中的寒、热、虚、实，六淫辨证中的风、寒、暑、湿、燥、火，以及病理产物痰（饮）、滞、瘀、毒等，则属于辨别疾病病变性质的范畴，即属病性辨证的内容。

第二节　病位病性辨证法的核心内容

一、病位、病性要素的界定原则

刘宝厚教授主张，作为统一的辨证方法，应具备简便易行、易于学习掌握、临证时便于操作和有利于普及推广的特点。病位、病性的内容不宜过于繁杂，应以既能贯穿中医学理论体系，又能涵盖临床常见证候为原则。这样可以避免病位与病性辨证内容中子项目的重复，减少辨证的复杂性，便于统一证名，避免证名杂乱，以体现辨证规范的简洁性。

1. 按络属关系归类　在生理功能上相互配合，在病理上相互影响，与脏腑具有络属关系或密切关联的经络、五形、五窍、五志、五液等的病变部位，均可定位于相应的脏（腑），无需一一单列为病位辨证的子项目。

例如，根据中医脏象学说，五脏与人体五形、五窍、五志、五液等有密切的联系，如肺在体合皮，其华在毛，开窍于鼻，在志为忧（悲），在液为涕。所以，凡属肺系功能失常所表现的症（如咳嗽、气喘、咳痰、失音等），皮毛、口鼻病变（如出汗多、易感冒、皮毛枯槁、鼻塞流涕、喷嚏频频、嗅觉失灵等），以及情绪低落、悲伤忧愁等病理变化，都可将其病变部位定位于肺；又如脾在体合肌肉、主四肢，开窍于口，其华在唇，在志为思，在液为涎。所以，凡脾的功能失常所表现的症（如腹胀、便溏、食欲不振、倦怠等），肌肉、四肢、口唇变化（如肌肉消瘦、四肢不举、口淡乏味、口唇淡白等）以及思虑过度、失眠健忘等病理变化，都应归入于脾。

再如，根据经络学说，足厥阴肝经和足少阳胆经络属于肝（胆），故凡证候表现在两经循行部位时，其病位均可定于肝（胆）。

2. 按虚度归类 病变性质（病性）相同，只是严重程度不等的病性辨证要素应归纳合并表达，或采取分度的方式来表示，无需单独列为辨病性的内容。如：性质相同而程度不等的阴虚、阳虚、气虚、血虚等，均可依据“虚”的程度不同，采取分度的方法来表示，不再单列为病性辨证内容。如气虚证和气不固证都有体力和精神上的衰弱，但气不固证已虚至固摄功能的失调，如自汗、二便失禁等，说明中气不固证，虚的程度超过了气虚证；气陷证也多由气虚证发展而来，但气虚至升举无力，属于气虚的重证；气脱是元气亏虚至极的危重证。同样，亡阳为阳气极度衰微的危重证、亡阴为阴津严重耗损的危重证等。所以，他们可以分别表示为：

气虚证（气虚Ⅰ度）
气不固证（气虚Ⅱ度）
气陷证（气虚Ⅲ度）
气脱证（气虚Ⅳ度）

阳虚证（阳虚Ⅰ度）
亡阳证（阳虚Ⅱ度）

阴虚证（阴虚Ⅰ度）
亡阴证（阴虚Ⅱ度）

血虚证（血虚Ⅰ度）
血脱证（血虚Ⅱ度）

3. 按属性归类 暑与热性质相同，因为暑邪为火热之气所化，只是偏于耗气伤津，故应将暑与热相合并；同样，痰和饮、水和湿，它们都是水液代谢障碍所形成的病理产物，其关系是：湿聚为水，积水成饮，饮凝成痰，稠浊者为痰，清稀者为饮。所以，痰和饮，水和湿，都应合二为一，不再单列，以免重复。

依据中医基本理论合并病位、病性内容中性质相同或相关联的要素，或将性质相同而程度不等的内容进行病性分级是刘宝厚教授原创，可以大大减少辨病位、病性内容中要素的繁杂，是制定统一辨证方法的有效途径。刘教授认为，构成病位、病性的内容越少，医生越容易掌握，可操作性越强；证的组合越多，越能反映病情的多样性和辨证的灵活性。

4. 气、血、津液属病位辨证 气、血、津液属病性辨证还是病位辨证的内容一直是争论的焦点。秦伯未的“定位定性相参辨证”的思路和十四纲要，及方药中的《辨证论治研究七讲》中均将气、血作为辨病性的内容。六版、七版《中医诊断学》教材也将气血津液辨证列为辨病性的内容。

依据中医学基本理论，气、血、津液是构成人体和维持人体生命活动的基本物质。以某特定组织器官来说，气、血、津液的存在具有具体的位置属性，也就是说，离开具体的脏腑、经络等，气、血、津液将无所依托。所以，刘宝厚教授认为，气、血、津液应属于辨别病位的范畴。如血瘀证，病位在血，病性属瘀。津液亏虚证，病位在津液，病性属虚（不足、亏损）。病理状态下，某脏腑气、血、津液生理功能的异常改变，如虚、亏损、瘀等，更属病性的范畴。如，肝血虚证是以肝血的濡养功能减退或失常为主，其病位在肝，病性属血虚（不足）。

5. 阴阳具有双重属性，同属病位及病性辨证 刘宝厚教授首次将阴阳界定为辨别疾病当前病变所在部位及性质的内容。其依据是：阴阳学说认为，里、虚、寒属阴，表、热、实属阳。而表里是概括病变部位的两个纲领，寒热虚实是描述病变性质的，说明阴及阳分别具有病位和病性双重属性。尽管证候错综复杂，但都可用阴阳来加以概括说明，其应用范围很广，大之可以概括整个病情，小之可以用于证候的分析。如阴虚证，病位在阴，病性属虚；肾阴虚证，病位在肾，病性属阴虚；阴虚阳亢证，阴虚是病位，阳亢则是病性。故《素问·阴阳应象大论》说：“善诊者，察色按脉，先别阴阳。”《类经·论治类》说：“故凡治病者，在必求于本，或本于阴，或本于阳，求得其本，然后可以施治。”说明临床证候虽然复杂多变，但总不外阴阳两大类别，所以诊断疾病应首先辨别其证候的阴阳属性。阳证的概念，主要指实热证；阴证的概念，主要指虚寒证。《阴阳应象大论》所谓

"阴胜则阳病，阳胜则阴病"，这说的是病位诊断；又指出"阳胜则热，阴胜则寒"，这又是病性诊断。总之，尽管疾病的临床表现错综复杂，千变万化，但都可用阴阳来加以概括和说明。所以，唯独"阴、阳"二纲，无所不指，又无所定指，既属病位辨证，又属病性辨证，两者兼容。

阴阳作为辨证总纲，能够使复杂病证系统化、条理化，但在临证具体辨证时只有与脏腑辨证、经络辨证、气血津液辨证等辨证方法相结合，方能使辨证更加具体、明确。譬如肾阴虚证，说明病位在肾，病性属阴虚；肝阳上亢证，说明病位在肝，病性属阳亢（实）；再如阴虚阳亢证，病位在阴、阳两方面，病性属虚实夹杂证，即阴虚不能潜阳，使阳气上亢（实）。

6. 脏腑、经络病位辨证　以特定脏腑、特定脏腑所属经络的循行部位、特定脏腑与其所属的人体窍、华、志、液、体等的密切联系为切入点，疾病状态时，根据当前病变对该脏腑所属经络及形、窍、志、液等功能（以下称脏腑附属功能）影响的表现，做出病变部位在该特定脏腑的判断，即凡证候表现在相应经络或相应形、窍、志、液等部位时，其病位均可定于该脏腑。这是将脏腑辨证与经络辨证融于一体确定病位的一种辨证方法。

以肝（胆）疾病的病位辨证为例：

脏腑功能定位：根据脏象学说，肝的主要生理功能是疏泄和藏血，胆贮藏和排泄胆汁，助消化和吸收。因此，凡证候表现与上述功能相关，其病变部位可定于肝（胆）。

经络循行定位：根据经络学说，足厥阴肝经和足少阳胆经络属于肝（胆），故凡证候表现在两经循行部位时，其病位均可定于肝（胆）。

肝的附属功能定位：肝开窍于目，在体合筋，其华在爪，在志为怒，在声为呼，在变动为握，在味为酸，在色为青，在脉为弦。故凡证候表现与上述部位或功能有关，其病变部位可定位于肝（胆）。

二、病位、病性要素的核心内容

（一）病位辨证基本内容

为了梳理病位辨证和病性辨证的具体内容，抓住疾病病理变化的本质，简化中医在辨证上的步骤和方法，使其符合临床实际，刘宝厚教授紧扣中医学基本理论，以具有病位属性的人体固有组织、器官、精微物质（如脏腑、经络、气血、津液、五官、五体、五华、五志、五液等）等为病位界定的基本内容，以它们的生理功能及其病理特点作为辨识这些病位的依据，对证候病位进行归纳分类，提炼出阴阳病位辨证、表里病位辨证、气血病位辨证、津液病位辨证及脏腑经络病位辨证5大类证候病位辨证的核心内容，如阴、阳、表、里、气、血、津液、五脏（肝、心、脾、肺、肾）、五腑（胆、小肠、胃、大肠、膀胱）、奇恒之腑（脑、女子胞）以及十四经脉都属于病位辨证的内容，即病位辨证。其中，脏腑经络病位辨证又分为脏腑功能定位、经络循行定位及脏腑附属功能定位3大部分。

1. 阴阳病位辨证。

2. 表里病位辨证。

3. 气血病位辨证。

4. 津液病位辨证。

5. 脏腑经络病位辨证（以肝-胆疾病的病位辨证为例）。

经络循行定位：足厥阴肝经及足少阳胆经循行部位。

脏腑功能定位：肝主疏泄藏血，胆主贮藏和排泄胆汁。

肝的附属功能定位：开窍于目，在体合筋，其华在爪，在志为怒，　在声为呼，在变动为握，在味为酸，在色为青，在脉为弦。

（二）病性辨证基本内容

刘宝厚教授紧扣具有描述病变属性的要素（如寒、湿、虚、实、瘀、滞等）为病性界定的基本内容，以它们的属性特征及其致病特点作为辨识这些病性的依据，对证候病性进行归纳分类，提炼出阴、阳、寒、热（火、暑）、虚（不足、衰弱）、实（亢盛）、风、燥、湿（水）、痰（饮）、滞、瘀、毒、外伤，共14项病性辨证的核心内容。

1. 阴——阴虚、阴盛。

2. 阳——阳虚、阳亢。

3. 风——外风、内风。

4. 寒——外寒、内寒。

5. 热（暑、火）——热邪、暑邪、火。

6. 虚（不足、亏虚）——正气虚。

7. 实（亢、盛）——邪气实。

8. 痰（饮）——痰、饮。

9. 湿（浊）——水湿、湿浊。

10. 燥——秋燥、内燥。

11. 滞——气滞、食滞、虫积。

12. 瘀——血瘀、肿块。

13. 毒——外毒、内毒、疫疠。

14. 外伤。

所以，临证时只要抓住病位、病性两大要素，实行“病位病性辨证法”，是对中医传统 8 种辨证方法的高度整合和升华，既涵盖了传统辨证方法的核心内容，又起到了删繁就简、提纲挈领的效果，对提高中医辨证的准确性、规范性和可操作性具有重大意义，是中医诊断学的一大创新与发展。

第三节　病位病性辨证法的思路

一、病位病性辨证的思路

病位病性辨证的思维过程，是以中医基本理论为基础，以“有诸内必形诸外”为理论依据，通过“司外揣内”“审证求因”的思维方法，对“四诊”所收集的资料进行比较、归纳，类比、演绎等综合分析后，首先辨清疾病当前阶段的病变部位及性质，然后按位性合参确定证名，为确定相应的立法、处方、用药提供依据。其核心是从不同角度、不同侧面、不同层次确定疾病的病变部位（病位）和辨明疾病的病变性质（病性）两大要素。这一过程是病位病性辨证法内在思维规律的缩影，符合中医辨证思维的一般规律。所以，病位病性辨证适用于临床各科各复杂证候。如患者自述腹泻、腹痛，依中医基本理论，泄泻有虚实之分，外感、食滞泄泻多属实证；脾肾亏虚泄泻多属虚证；肝气乘脾导致的泄泻，一般属本虚标实证。这就要求医生围绕主诉全面、深入地了解和分析病情。

如患者因感受风寒突发腹痛、腹泻，泻下清稀，脘闷纳少，并伴有恶寒、发热、舌苔白厚、脉濡缓，说明病位在表，在里（胃肠），病性属风、寒、湿，辨证为外感风寒，内伤湿滞证，治疗应采用藿香正气散加减。

若因饮食不节引起的腹痛、腹泻，伴有脘腹胀满、嗳腐酸臭、舌苔厚腻者，说明病位在胃肠，病性属食滞，辨证则为胃肠食滞证，治疗应采用保和丸加减。

若泄泻日久，迁延不愈，伴有疲乏无力、不思饮食、面色萎黄、舌淡苔白、脉细弱者，说明病位在脾、胃，病性属虚，辨证为脾胃虚弱证，治疗应采用参苓白术散加减。

若腹痛腹泻与精神、情绪有关，伴有腹中雷鸣、攻窜作痛者，说明肝强脾弱（按五行学说来讲，就是木克土），病位在肝、脾，病性属虚实夹杂，辨证则应为肝气乘脾证，治疗则需用痛泻要方加减。

若泄泻多发于黎明前，肠鸣即泻，泻后则安，伴有形寒肢冷、腰膝酸软者，说明病位在肾阳，病性属虚，辨证则为肾阳虚衰证，治疗则应采用四神丸加减。

如患者表现为黎明前腹痛、腹泻，完谷不化，畏寒肢冷，腰膝酸软，面色㿠白，舌质淡胖，苔白滑，脉沉迟无力。根据中医学藏象学说，脾的生理功能是主运化、主统血；肾的生理功能是温煦、固摄、推动与化生作用，能促进人体的新陈代谢和气血津液的化生。由此，肾阳虚衰，不能温养脾胃，导致脾不运化，故表现为黎明前腹痛、腹泻，完谷不化；阳虚失于温煦，故见畏寒肢冷，腰膝酸软；面色㿠白，舌质淡胖，苔白滑，脉沉迟无力。此皆为脾肾阳虚之候。说明本证的病位在脾、肾二脏，病性属阳虚，辨证为脾肾阳虚证。

另如患者由于长期思虑过度，出现不思饮食、脘腹胀满、头晕目眩、腹痛泄泻等，日久逐渐出现消瘦、倦怠、四肢无力、面黄肌瘦等症状。“脾在志为思”，思虑过度影响到脾的运化功能，进而导致气血生化无源。说明其病位在脾气，病性属虚，辨证结论为脾气虚证。治疗就应益气健脾，脾运健旺，气血自生。

又如，自然界的“风”具有善行、动摇不定的特性，常兼夹寒、湿之邪为患，故临床上就把全身关节游走性疼痛的病因概括为风、寒、湿邪。邪留滞经脉，痹阻气血，不通则痛，故其病位在气、血，病性属风、寒、湿，辨证为风寒湿痹（行痹）。治则应为祛风通络，散寒除湿。

足见，病位与病性是组成证的两大要素，是辨证的核心和纲领。而中医学基本理论则是病位病性辨证法形成的基石。

二、病位病性辨证的方法

（一）病位辨证

辨病位，是以阴阳五行学说、病因学说、藏象学说、经络学说等中医基本理论为基础，对“四诊”所收集的资料进行比较、归纳、类比、演绎等综合分析，从不同角度、不同侧面、不同层次确定病变部位的过程。在辨证体系中，定位分析具有举足轻重的作用，只有弄清了病变部位，才能了解病变在表还是在里、在脏还是在腑、在何经何络、在气分还是在血分，属阴证（以五脏及阴经病变为主）还是阳证（以五腑及阳经病变为主）等，才能为论治提供具体依据，因证而施，如“其在皮者，汗而发之”“中满者，泄之于内”，病变在里，温清补泄等。所以，辨病位是中医临床辨证的首要一步。现将刘宝厚教授对不同病位的辨识步骤和方法归纳如下。

1. 阴阳病位辨证

临床上，虚寒证多属阴证，实热证多属阳证。《素问·阴阳应象大论》说：“阴胜则阳病，阳胜则阴病。阳胜则热，阴胜则寒”。“阴胜则阳病”“阴胜则寒”是指由于阴的一方偏胜，使阳的一方发生病变，产生寒证。其病位在阴，病性属寒。“阳胜则阴病”“阳胜则热”是指阳的一方偏胜，使阴的一方发生病变，产生实热证。其病位在阳，病性属热。

（1）阴证

证候表现：精神萎靡，面色晄白，形寒肢冷，气短声低，自汗，口淡不渴，小便清长，大便稀溏，舌淡胖嫩，边有齿痕，苔白或厚，脉沉迟弱等。

病机分析：阴证是指人体阳气虚衰，或寒邪凝聚所导致的病变和证候，机体反应多呈衰退表现。阴寒之邪致病，或机体阳气不足，脏腑功能虚衰，都会出现阴盛阳衰的寒证。凡患者在临床上表现为机体功能衰减或不足表现者，均可定位在阴，病性属（虚）寒。辨证为阴（盛）寒（阳虚）证。

（2）阳证

证候表现：身热面赤，精神烦躁，气壮声高，口渴喜冷饮，呼吸急促，小便短赤，大便秘结，舌红绛，苔黄，脉洪数等。

病机分析：阳证是指人体内火热之邪炽盛，或机体阳气亢盛所表现的病变和证候，机体反应多呈亢盛的表现。阴虚阳亢或外感热病都会出现热证，故病位在阳，病性属热、属实。凡患者在临床上表现为机体功能反应亢盛的表现，说明疾病的病位在阳，病性属实热，辨证为（阴虚）阳（亢）证。

2. 表里病位辨证

表里是概括性地辨别疾病的病变部位和病势深浅趋向的两个纲领。人体的皮毛、肌肤、浅表的经络等部位属表；脏腑、骨髓、血脉等部位属里。一般来说，凡病在皮毛、肌腠，病位浅者，属表证；病在脏腑、骨髓、血脉，病位深者，属里证。外邪侵犯人体，往往是由表入里、由浅而深、由轻而重的传变过程，故辨别表里，是外感疾病辨证的首要环节。如太阳病属表，少阳病属半表半里，阳明病属里。内伤杂证，起病于里，一般不再辨别表里，而重在辨别脏腑、经络的具体部位。外感疾病的初期，一般病位比较浅，病情比较轻。脏腑受病，多是病邪深入，一般病位比较深，病情比较重。在临床实践中，表、里的辨别主要以患者的临床表现为依据，不能把表、里机械地理解为人体的解剖部位。

（1）表证：表证多见于六淫、疫疠等邪气，通过皮毛、口鼻侵入人体后所引起的一系列证候，是外感病初期阶段的临床表现。因此，表证多具有起病急、病位浅、病情轻、病程短的特点。常见于上呼吸道感染、急性传染病及其他感染性疾病的初起阶段。

证候表现：恶寒（或恶风）发热，喷嚏，鼻塞，流涕，头痛，身痛，咽喉痒痛，咳嗽，舌红，苔薄白，脉浮等。

病机分析：外邪袭表，正邪相争，阻遏人体卫气正常宣发和温煦肌肤的功能，肌表得不到卫气的正常温煦，故见恶寒；卫气具有抗御外邪的能力。卫气被外邪郁遏，势必与邪气相争而出现发热症状。肺主皮毛，鼻为肺窍，皮毛受邪，内应于肺，鼻咽不利，引发肺气宣发不利，因而出现喷嚏、鼻塞、流涕、咽喉痒痛；肺气失宣，故咳嗽、气喘；外邪束表，邪气郁于经络，导致气血流行不畅，不通则痛，故头痛、身痛；邪在皮毛，正气与之抗争于表，尚未入里，气血趋向于外，故见舌质淡红，苔薄；正邪相争于表，脉气鼓动于外，故脉浮。

(2) 里证：里证是病变深入脏腑、气血、骨髓等所出现的证候。里证可由表邪不解，内传入里，侵犯脏腑而产生；或病邪直接侵犯脏腑而发病；或由其他原因导致脏腑功能失调而产生。一般来说，久病、病程长者，常为里证。

证候表现：里证包括的证候范围很广，临床表现多种多样，主要取决于脏腑病变的部位。脏腑部位不同，其表现亦各不相同。如病位在肺，则见咳嗽、咳痰、胸痛；病位在脾胃，则见乏力、纳差、腹痛、腹泻；病位在肝，则胸胁疼痛、口苦咽干、眩晕耳鸣等；病位在肾，则见腰膝酸软，腰痛，耳鸣耳聋，须发早白、早脱，牙齿松动，阳痿，遗精，精少不育，月经量少，经闭不孕等；病位在膀胱，常见尿频、尿急、尿痛、尿闭、遗尿及尿失禁等。

病机分析：形成里证的原因有三个方面：一是外邪袭表，邪气强盛或机体正气虚弱，病邪传里，形成里证；二是外邪直接入里，侵犯脏腑等部位，即所谓“直中”为病；三是情志内伤、饮食劳倦等因素，直接损伤脏腑气血，或脏腑气血功能紊乱而出现的各种证候。外感疾病的中、后期阶段，或内伤疾病中里证最为多见。

里证的病位虽然同属于“里”，但仍有浅深之别。一般病变在腑、在上、在气者较为轻浅；病变在脏、在下、在血者，较为深重。

(3) 半表半里证：半表半里证指病变既不完全在表，又未完全入里，病位处于表里进退变化之中，邪正分争，枢机不利，胆火内郁，经气不畅所表现的一系列证候。以六经辨证中的少阳病证为典型证候。

证候表现：以寒热往来，胸胁苦满，心烦喜呕，不欲饮食，口苦咽干，目眩，脉弦为主要临床表现。

病机分析：半表半里证在六经辨证中称为少阳病证，是外感病邪由表入里的过程中，邪正分争，少阳枢机不利所表现的候证。少阳阳气较弱，邪正分争，正胜则发热，邪胜则恶寒，邪正互有胜负，故见寒热往来；少阳受病，邪热熏蒸，胆热上泛则口苦；津为热灼则咽干；少阳风火上逆，上窜头目，故有目眩；少阳之脉布于胁肋，邪郁少阳，经气不利，故胸胁苦满；胆热木郁，横逆犯胃，胃气上逆，故默默不欲饮食，甚或时时欲呕；胆热上逆，内扰心神，故心中烦扰；胆气被郁，脉气紧张，故见脉弦。

临床辨证少阳病，其证候表现不可一一求全，临证只要见到能够反映少阳病机的证候，便可作出诊断，正是“有柴胡证，但见一证便是，不必悉具”。

(4)表里同病证：表里同病是指在同一患者身上，既有表证，又有里证的证候。其形成可概括为以下三种情况，一是发病时同时出现表证与里证的表现，如患者既有发热、恶寒、头痛、身痛等表证，又有腹痛、腹泻、恶心、呕吐等里证。二是表证未解，内传入里，侵犯脏腑，导致脏腑功能失调而发病。如外感表邪不解，病情发展，出现高热、口渴、喜冷饮、烦躁、谵语、大便干结、小便短赤、舌红苔黄、脉沉数等症状。三是由各种致病因素导致的内伤里证尚未痊愈而又感外邪，同时出现里证与表证。

证候表现：表里同病，可有以下六种表现：

表里俱寒证：如患者素体脾胃虚寒，复感风寒之邪，或外感寒邪之后，同时又伤及里，出现恶寒重、发热轻、头身疼痛、鼻塞流涕、脘腹冷痛、大便溏稀、脉迟或浮紧。

表里俱热证：素有内热之人，又感风热之邪，或外感风热未解，又传入里，出现发热重、恶寒轻、咽喉疼痛、咳嗽气喘、便秘尿黄、舌红苔黄、脉数或浮数。

表寒里热证：表寒未解，又入里化热，或先有里热之人，复感风寒之邪，出现恶寒发热、无汗、头身疼痛、口渴喜饮、烦躁、尿黄便秘、舌红苔黄等。

表热里寒证：素体阳气不足之人，复感风热之邪，出现发热恶寒、有汗、头痛、咽痛、尿清便溏、腹部胀满等。

表里俱实证：如饮食停滞之人，复感风寒之邪，出现恶寒发热、鼻塞流涕、脘腹胀满、厌食、便秘、脉浮紧等。

表实里虚证：素体气血虚弱之人，复感风寒之邪，出现恶寒发热、无汗、头身疼痛、神疲乏力、少气懒言、心悸失眠、舌淡脉弱等。

病机分析：表里同病证是指表证与里证同时出现的复杂病机状态，多因外感病邪未解内传于里，或宿疾未愈复感外邪所致。其病机关键在于表里邪气并存，正气抗邪于内外。其核心病机：①表邪未解，内传入里：外感六淫（如风寒、风热）侵袭肌表，若失治误治，或正气不足，邪气可内传脏腑，形成表里同病，如风寒表证未解，邪入肺胃，出现恶寒发热（表）兼咳嗽痰黄（里）；②里证未愈，复感外邪：原有内伤疾病（如痰饮、食积、气滞），又复感外邪，内外合病，如素体脾虚湿盛，又感暑湿，出现身热头痛（表）伴脘痞吐泻（里）；③表里分属不同病因：表里同时受邪，但病因各异，如外感寒邪＋内伤饮食。

其病机演变关键在于：①正气强弱：正气足则邪易从表解；正气虚则邪易内陷，加重里证。②邪气性质：风热、暑湿等多易表里同病；寒邪初起多表证，久则入里。③治疗的干预：过早攻里易表邪内陷；单纯解表忽略里证易迁延不愈。

（5）表证和里证的相互转化：表证和里证相互转化的原因主要取决于正邪盛衰的状况。表证和里证的相互转化，常表现为“由表入里”或“由里出表”两种趋势。当人体抵抗力不足，或邪气过盛，或护理不当，或失治误治等，均能导致表证转化为里证。如外感表邪不解，病情发展，出现高热不退、咳喘、痰黄黏稠或带血、口渴、脉洪大等症，说明表邪已由表入里化热，侵袭于肺，形成痰热壅肺的里实热证。若经及时治疗，患者热势减退，咳喘渐平，痰液清稀，脉象缓和，则表示邪气从内向外透达，由里出表，病情逐渐好转。说明凡病邪由表入里，表示病势加重；病邪由里出表，表示病势减轻。

3. 气血病位辨证

气血是人体内不断运行着的具有很强活力的精微物质，是构成人体和维持人体生命活动的基础，其生成与运行有赖于脏腑生理功能的正常，而脏腑功能活动也依赖于气血的推动与濡养。因此，当脏腑功能失调时，就必然会影响到气血的生成、敷布与运行，从而产生气血的病变。如气虚证、气陷证、气不固证、气脱证、气滞证、气逆证、气闭证；或血虚证、血脱证、血瘀证、血热证等，其病位分别在气、在血；反之，气血的病变也会导致脏腑功能的失常。如心气虚证、肺气虚证、脾气虚证、肾气虚证等。所以两者在生理上相互依存，相互促进，在病理上相互影响。故气血辨证与脏腑辨证必须互相结合，互为补充。

(1)气病辨证：气的范围较为广泛，一是指人体的元气，反映人体一切功能活动的状态；二是指人体的气机。故气病在病理上以机体功能状态减退和气机的升降出入、调畅通达功能失常为基本病机。故凡患者临床表现以功能低下或以气机不畅为特点者，其病位均可定位在“气”。常见证型为气虚证、气陷证、气滞证、气逆证。

1)气虚证(气虚Ⅰ度)：由于先天不足，或后天失养，或久病、重病、劳累过度、年老体弱等因素，导致机体元气不足，脏腑功能减退所表现的证候。临床上以心气虚证、肺气虚证、脾气虚证、肾气虚证、胃气虚证最为多见，也可多脏气虚证相兼出现，如心肺气虚证、脾胃气虚证、脾肾气虚证、肺脾气虚证等。

证候表现：疲乏无力，少气懒言，气短，头晕目眩，自汗，动则诸症加重，平素易感冒，舌质淡嫩，脉虚弱。

病机分析：元气不足，脏腑功能减退，故疲乏无力，少气懒言，气短；气虚推动无力，清阳不升，头目失养，则头晕目眩；气虚卫外不固，肌表不密，腠理疏松，故自汗；劳则耗气，故劳累或活动后诸症加重；气虚卫外不固，故易感冒；气虚无力推动血脉上荣于舌，故舌质淡嫩；气虚无力鼓动血脉，故脉虚弱。说明病位在气，病性属虚。

2)气不固证(气虚Ⅱ度)：气不固是指气虚失其固摄的功能，以自汗，或二便、经血、精液、胎元等不固为主要表现。

证候表现：气短，疲乏，舌质淡嫩，脉虚弱，或自汗不止；或流涎不止；或见遗尿，余溺不尽，小便失禁；或为大便滑脱失禁；或各种出血，妇女崩漏；或滑胎、小产；或见男子遗精、滑精、早泄等。

病机分析：气虚不能固摄津液则可表现为自汗、流涎；气虚不能固摄二便，可表现为遗尿，余溺不尽，小便失禁，或大便滑脱失禁；气虚不能固摄血液，则可导致各种慢性出血及妇女崩漏；气虚胎元不固，则可导致滑胎、流产；气虚不能摄精，则见遗精、滑精、早泄。说明，病位在气，病性属虚（气虚Ⅱ度）。此证为气虚证的进一步发展，故将其称为“气虚Ⅱ度”。

3）气陷证（气虚Ⅲ度）：气陷是指气虚升举无力而下陷的一种病证，是气虚的进一步发展。主要发生在中焦，又称“中气下陷”。凡是能引起气虚证的原因，均可导致本证的发生。临床以脱肛、子宫脱垂、胃下垂、肾下垂等为常见。

证候表现：头晕眼花，神疲气短，腹部坠胀，或久泄久痢，或见内脏下垂、脱肛、阴挺（即子宫脱垂）等，舌质淡嫩，脉象虚弱。

病机分析：元气大伤，脏腑功能减退，故神疲气短；气虚推动无力，清阳不升，头目失养，则头晕眼花；中气亏虚，脾失健运，清阳不升，气陷于下，则久泄久痢；气虚下陷，无力升举，或临产用力过度，损伤胞络，故见内脏下垂，或脱肛、子宫脱垂。气虚无力推动营血上荣于舌，故舌质淡嫩；气虚无力鼓动血脉，故脉象虚弱。说明，病位在气，病性属虚（Ⅲ度）。此证为气虚证的更进一步发展，故将其称为“气虚Ⅲ度”。

4）气脱证（气虚Ⅳ度）：脱证是指元气亏虚已极而欲脱，以气息微弱、汗出不止、脉微等为主要表现的危重证。临床上气脱与亡阳常同时出现，证候亦基本相同，只是亡阳以四肢厥逆为特征，气脱以气息微弱为主症，故临床又常称为阳气虚脱证。

证候表现：气息微弱而不规则，汗出不止，口开目合，手撒身软，神志淡漠或神志朦胧，面色苍白，口唇青紫，二便失禁，舌质淡白，舌苔白润，脉微欲绝。

病机分析：多由气虚、气不固发展而来，也可由于大汗、大吐、暴泻、大出血等因素，出现“气随津脱”（大汗亡阳，即严重脱水导致的休克）、“气随血脱”（指出血过多，阳气虚脱，即失血性休克）；或在长期饥饿、极度疲劳、暴邪骤袭等状态下发生。元气欲脱，则肺、心、脾、肾等脏之气皆衰。肺气衰败，则气息微弱而不规则，汗出不止；心气外脱，则神志淡漠或神志朦胧，面色苍白，口唇青紫；脾气衰败，则口开目合，手撒身软；肾气衰败，则二便失禁；舌质淡白，舌苔白润，脉微欲绝，皆为元气亏虚之候。说明，病位在气，病性属重度气虚，故将其称为（气虚Ⅳ度）。

衷中参西：气脱证与西医学的休克极为相似，常发生于各种强烈致病因素（包括心力衰竭、出血、脱水、过敏、严重感染和创伤等）作用下，引起有效循环血量急剧减少，导致机体组织血流灌注不足为特征的循环衰竭状态。临床主要表现为低血压、心动过速、脉搏细弱、皮肤湿冷及苍白、发音含糊、神志淡漠或烦躁不安、昏迷及代谢性酸中毒、少尿或无尿等。

5）气滞证（气滞Ⅰ度）：气滞是指人体某一部位，或某一脏腑、经络的气机阻滞、运行不畅所表现的一系列证候，属实证。由于引起气滞的原因不同，气滞部位、病变脏腑各不相同，故其证候表现亦各有特点，临床常见的气滞证有肝郁气滞证、胃肠气滞证、肝胃气滞证。

证候表现：主要表现为胸闷不舒，胸胁或脘腹胀闷串痛，情志抑郁或易怒，嗳气，纳呆，症状时轻时重，常随情绪变化而增减。妇女可见乳房胀痛，舌红，脉弦。

病机分析：本证多因情志不遂，忧郁悲伤，思虑过度而致气机郁滞；或痰饮、瘀血、食积、虫积、砂石等病邪阻塞，使气机闭阻；或阴寒凝滞、湿邪阻碍、外伤络阻等因素，导致气机不畅；或因阳气不足，脏气虚弱，运行无力，导致气机阻滞。气机阻滞，不通则痛，故胀闷、疼痛；气滞聚散无常，故疼痛多见胀痛、窜痛、攻痛，按之无形，症状时轻时重；若气机畅达，则症状减轻，故胀痛常在嗳气、肠鸣、矢气、太息后减轻，或随情绪变化而加重或减轻。脉弦为气机不利、脉气不疏之象。说明病位在气，病性属滞。

6）气逆证（气滞Ⅱ度）：气逆是指人体气机升降失常，当降不降，反而上升，或升发太过所出现的一种病理状态，一般多为实证。临床辨证时，须结合病位、病性，以做出准确结论，如肝火气逆证、胃寒气逆证等。

证候表现：咳嗽、喘促；或呃逆、嗳气、恶心、呕吐；或头痛、眩晕，甚至昏厥、呕血等。

病机分析：气逆一般是在气滞的基础上发展而来的，常由外邪侵袭、饮食失节、痰饮瘀血内阻、强烈寒热刺激、情志过激等所致。由于气逆证有肺气上逆、胃气上逆、肝气横逆等不同，故临床表现亦各不相同。如肺气失于肃降而上逆，则表现为咳嗽、喘促；胃气失于和降而上逆，则表现为呃逆、嗳气、恶心、呕吐；肝气升发太过而上逆，气血上冲，阻闭清窍，轻则头痛、眩晕，重则昏厥；血随气逆，并走于上，脉络受损，血溢脉外，则见呕血等。说明病位在气，病性属滞（Ⅱ度）。

7）气闭证（气滞Ⅲ度）：邪气阻闭髓海或脏器、官窍以致气机逆乱，闭塞不通，以突发神昏晕厥、绞痛等为主要表现的证候。

证候表现：突发神昏、晕厥；或脏器绞痛；或二便不通；呼吸气粗、声高，脉沉实有力等症。

病机分析：常因大怒、暴惊、忧思过度等强烈精神刺激，导致神机闭塞；或瘀血、砂石、蛔虫、痰浊等阻塞脉络、管腔，导致气机阻闭；或因溺水、电击等意外事故，致使心肺气闭。极度精神刺激，神机闭塞，神失所主，则见突发神昏、晕厥；有形实邪（痰浊、瘀血、砂石、蛔虫等）闭塞气机，故脏器绞痛；气机闭阻不通，则二便闭塞；邪气阻闭，肺气不通，故呼吸气粗、声高；实邪内阻，故脉沉实有力。说明病位在气，病性属闭。

（2）血病辨证：血病的主要病理变化为血量不足，或血行障碍，故凡患者病情以血量不足（包括某些营养物质）或运行不畅为临床表现者，其病变部位可定位于血。其常见证有血虚证、血脱证、血瘀证、血热证和血寒证。

1）血虚证：凡患者临床表现以血液或某些营养物质的缺乏而致病者，一般称为“血虚证”，属虚证。引起血虚的原因，主要有两个方面，一是血液耗伤过多，主要见于各种急、慢性出血，或久病、重病耗伤营血；或思虑过度，暗耗阴血；或虫积肠道，耗吸营血等。二是血液生化乏源，可见于禀赋不足；或脾胃运化功能减退；或营养不足；或因其他脏腑功能减退，不能化生血液；或瘀血阻络，新血不生等。

证候表现：面色苍白无华或萎黄，眼睑、口唇、爪甲色淡，头晕眼花，心悸，失眠多梦，健忘，手足麻木，妇女经血量少、色淡、愆期甚或闭经，舌淡苔白，脉细弱。

病机分析：血液亏虚，不能濡养头目，上荣舌面，故面色苍白无华或萎黄，眼睑、口唇、爪甲色淡，头晕眼花；血虚心失所养则心悸，神失滋养则失眠、多梦；血少不能濡养筋脉、肌肤，故手足麻木，爪甲苍白；血虚致血海空虚，冲任失充，故月经量少色淡、愆期甚或闭经；舌淡苔白、脉细弱均为血虚之象。说明病位在血，病性属虚。

2）血瘀证：凡属离经之血液，未能及时消散而留滞于人体组织；或血液运行不畅，瘀积、停滞于经脉或脏腑组织之内者，均为瘀血。由瘀血所引起的种种证候，称为“血瘀证”，属实证。

证候表现：疼痛，其特点为刺痛，痛处拒按、固定不移、常在夜间痛甚。肿块，其在体表者，色呈青紫，在腹内者，触之坚硬，推之不移。出血，其特点是出血反复不止，色紫暗或夹有血块。脉络瘀阻则见唇舌青紫或有瘀点、瘀斑，皮肤干燥无光泽（又称肌肤甲错），或有皮下紫斑（皮下出血）、丝状血缕（蜘蛛痣），以及腹部青筋暴露等。脉涩或结。

病机分析：气血运行受阻，不通则痛，故有刺痛、拒按的特点；血液瘀积不散，凝结成块，滞留于体表则色呈青紫；滞留腹内，则触之坚硬；气血不能濡养肌肤，则见肌肤甲错；血行障碍，故见面色黧黑、唇甲青紫；脉络瘀阻，皮肤显现丝状血缕、皮下紫斑，以及腹部青筋暴露；舌质紫暗或见瘀斑、瘀点，脉涩均为瘀血之候。说明病位在血，病性属瘀。

根据瘀血阻滞的病位不同，临床常见的血瘀证有心脉痹阻证、脑络瘀阻证、胃肠血瘀证、肝经血瘀证、胞宫血瘀证、胸膈瘀滞证、下焦瘀滞证、肌肤瘀滞证、脉络瘀滞证、筋骨瘀滞证等。

3）血热证：多由外感热邪，或情志过极，或过食辛辣燥热之品等因素，化热生火，侵扰血分所致的证候，称为“血热证”。

证候表现：临床以热象和出血为主要表现。出血倾向：咯血、吐血、衄血、尿血、便血、崩漏、妇女月经量多或月经先期等。出血特点：血色鲜红，质地黏稠，或伴有血块。热象表现：身热、面赤、口干渴喜冷饮、心烦不安、皮肤灼热或出疹、舌质红绛、舌苔黄或干、脉数（滑数或弦数）。

病机分析：热邪灼伤血络，血不循经而致出血。由于火热所伤脏腑不同，其出血的部位各异，如肺络灼伤则咯血、衄血；胃络灼伤则吐血；肾及膀胱络脉灼伤则尿血；肠络灼伤则便血；胞络受损则见崩漏、女子月经量多或月经先期。邪热煎熬，血液浓缩，故血色鲜红，质地黏稠；舌红绛，脉弦数为血热炽盛，血流涌盛之象。说明病位在血，病性属热。

衷中参西：血热证常见如过敏性紫癜、血小板减少性紫癜、荨麻疹、再生障碍性贫血、白血病、妇女崩漏等。

4）血寒证：多因寒邪客于血脉，或阴寒内盛，凝滞脉络，血行不畅而致本证。

证候表现：手足或局部冷痛，肤色紫暗发凉，形寒肢冷，得温则减；或少腹拘急冷痛；或痛经，或月经愆期，经色紫暗，夹有血块；舌淡紫，苔白润或滑，脉沉迟弦涩。

病机分析：寒凝血脉，脉道收引，血行不畅，致手足络脉瘀阻，气血流通不畅，故手足或局部冷痛，肤色紫暗发凉；寒邪遏制阳气，阳气不达肌肤与四肢，失去温煦，故形寒肢冷，得温则减；寒滞肝脉，则少腹拘急冷痛；寒凝胞宫，经血受阻，故痛经，或月经愆期，经色紫暗，夹有血块。舌淡紫，苔白润或滑，脉沉迟弦涩为阴寒内盛，血行不畅之象。说明病位在血，病性属寒。

4. 津液病位辨证　津液是人体正常水液的总称，包括各脏腑组织器官的内在液体及其正常的分泌物，如胃液、肠液、唾液、关节腔液、涕、泪等，有滋养脏腑、润滑关节、濡养肌肤等作用。其生成运行与脏腑关系密切，特别是肺、脾、肾三脏。高温环境、大量出汗、暴吐、暴泻、大面积烧伤等因素，均可导致津液亏虚证。

证候表现：口、鼻、唇、舌、咽喉、皮肤干燥，或皮肤干瘪而缺乏弹性，眼球深陷，口渴欲饮，小便短少而黄，大便干结难解，舌红少津，脉细数无力。

病机分析：津液亏损，人体失于濡润则见口、鼻、唇、舌、咽喉、皮肤干燥，或皮肤干瘪而缺乏弹性、眼球深陷、口渴欲饮等症；津液耗伤，尿液化生乏源，则小便短少而黄；肠道津液匮乏，失于濡润，以致便干难解；阴津亏少，阳气偏旺，则舌红少津，脉细数无力。说明病位在津液，病性属虚

（不足、亏虚）。

5. 脏腑、经络病位辨证 脏腑辨证和经络辨证，是根据脏腑的生理功能和病理特点以及经络循行部位，对四诊所收集的各种病情资料进行分析、归纳，以辨别疾病所在的脏腑部位和经络部位的一种辨证方法。

（1）心（小肠）病位辨证

1）经络循行定位：根据手少阴心经和手太阳小肠经的循行部位，人体两眼内外眦、面颧部、胸部正中、肩胛部、腋窝、手掌心、上肢内侧沿中指、小指线上相应部位，络属于心（小肠）经。另外，左乳下心尖搏动处，中医学命名为"虚里"，认为是宗气所在部位。所以，凡是患者症状表现在上述部位时，如眼角糜烂，面颧部发红，肩胛痛，腋窝或肘窝病变，手心潮热、多汗，上肢尺侧麻木，心前区闷痛或心慌等，其病位均可定位在心（小肠）。

2）脏腑功能定位：心主血脉、主藏神。主血脉是指心气能推动血液运行。主藏神是指心有统帅全身脏腑、形体、官窍的生理活动和人的精神、意识、思维等心理活动的作用。因此，凡属有上述功能方面的失调，就会出现心悸、怔忡、心痛、心烦、失眠、健忘、神志错乱、神志昏迷，以及某些舌体病变等。心与小肠相表里，小肠的主要功能是泌别清浊，若其功能失常，就会出现腹胀、腹痛、肠鸣、腹泻或小便赤涩疼痛、小便浑浊等症状。因此，凡具有上述表现者，其病位可分别定位在心或小肠。

3）心的附属功能定位：心与小肠相表里，在功能联系上的特点为在体合脉、其华在面、开窍于舌、在志为喜、在液为汗等。因此，患者凡有上述功能异常的症状，如面色红赤或青紫、舌红生疮、口苦、精神反常表现为喜笑不休或易悲伤、汗出过多、脉洪或脉律不齐等，其病位均可定位在心。

4）病因特点定位：藏象学说表明，"喜伤心""大汗亡阳""苦入心"，因此，凡患者发病明显是由于喜乐兴奋过度，或汗出太多，或过食苦寒之物所致者，其病位可以考虑定位在心。

5）常见证型

虚证多见心血虚证、心阴虚证、心气虚证、心阳虚证；实证多见心火亢盛证、心脉痹阻证、痰蒙心神证、痰火扰神证及瘀阻脑络证。小肠实证有小肠实热证；虚证有小肠虚寒证。现详述如下。

【心血虚证】

多由血液亏虚，心失濡养所致。

证候表现：心悸，失眠，多梦，健忘，头晕眼花，面色淡白或萎黄，唇舌色淡，脉细无力。

病机分析：心血虚，心失濡养，心动失常，故见心悸；心神失养，神不守舍，则见失眠、多梦；血虚不能上荣于头、面，故见头晕眼花、健忘、面色淡白或萎黄、唇舌色淡；血少脉道失充，故脉细无力。说明病位在心血，病性属虚。

【心阴虚证】

多由阴液亏损，心失滋养，虚火内扰所致。

证候表现：心悸，心烦，失眠，多梦，口燥咽干，形态消瘦，两颧潮红，或手足心热，潮热盗汗，舌红少苔乏津，脉细数。

病机分析：心阴虚，心失濡养，心动失常，故见心悸；虚热扰心，神不守舍，故见心烦、失眠、多梦；阴虚失滋，故口燥咽干、形态消瘦；阴不制阳，虚热内生，故手足心热、潮热盗汗、舌红少苔乏津、脉细数。说明病位在心阴，病性属虚。

【心气虚证】

多由素体虚弱，或劳倦过度，或年高气衰，心气不足，鼓动无力所致。

证候表现：心悸怔忡，气短胸闷，精神疲倦，或有自汗，动则诸症加剧，面色淡白，舌淡，脉虚。

病机分析：心气虚，鼓动无力，心动失常，故见心悸怔忡；宗气衰少，功能减退，故气短胸闷、精神疲倦；气虚卫外不固，故自汗；动则气耗，故活动劳累后诸症加剧；气虚运血无力，气血不足，血脉不荣，故面色淡白、舌淡、脉虚。说明病位在心气，病性属虚。

【心阳虚证（心阳虚轻证）】

多由心气虚弱进一步发展而来；或因其他脏腑病证损伤心阳而致。

证候表现：心悸怔忡，胸闷气短，或心前区疼痛，畏寒肢冷，自汗，神疲乏力，面色㿠白，或面唇青紫，舌质淡胖或紫暗，苔白滑，脉弱或结、代。

病机分析：心阳虚衰，推动、温运无力，心动失常，轻则心悸，重则怔忡；心阳虚衰，宗气衰少，胸阳不展，故见胸闷气短；心脉失其温通而痹阻不畅，故见心前区疼痛；阳虚温煦失职，故见畏寒肢冷；阳虚卫外不固，故见自汗；温运乏力，面部血脉失充，血行不畅，故见面色㿠白，或面唇青紫，舌质紫暗，脉弱或结、代；阳虚水湿不化，故见舌淡胖嫩，苔白滑。说明病位在心阳，病性属虚。

【心阳衰竭证（心阳虚重证）】

多为心阳虚证的进一步恶化；亦可因寒邪暴伤心阳，或痰瘀阻塞心脉引起；还可由失血亡津，气无所依，心阳随之外脱而致。

证候表现：冷汗淋漓，四肢厥冷，面色苍白，呼吸微弱，或心悸，心胸剧痛，神志模糊或昏迷，唇舌青紫，脉微欲绝。

病机分析：心阳衰竭，阳气欲脱，故冷汗淋漓；阳气衰微，不能温煦四肢，故见四肢厥冷；阳气衰微，宗气外泄，故见呼吸微弱；阳气外脱，脉道失充，故面色苍白无华；阳气衰微，血脉痹阻，则见心胸剧痛，唇舌青紫；心神涣散，故见神志模糊，甚则昏迷；心阳衰竭，故脉微欲绝。说明病位在心阳，病性属衰竭（虚之极度）。

衷中参西：心阳衰竭证与西医学的心力衰竭基本相同。急性左心衰竭多由冠心病、高血压、瓣膜病、心肌炎、先天性心脏病等引起，临床主要表现为呼吸困难，大汗淋漓，面色苍白，口唇青紫，四肢湿冷，皮肤苍白或紫绀，血压下降，脉搏细数。

【心火亢盛证】

多因情志不舒，郁而化火，或火热之邪内侵，或温补太过，久蕴化火，导致心火内炽，扰神迫血。

证候表现：心烦失眠，或狂躁谵语，神志不清，或舌上生疮，溃烂疼痛，或吐血，衄血，或小便短赤，灼热涩痛。可伴有发热口渴，便秘尿黄，面红舌赤，苔黄，脉数。

病机分析：心火炽盛，热扰心神，故心烦失眠；火热蔽窍，故狂躁谵语，神志不清；火热迫血妄行，故见吐血、衄血；心火上炎舌窍，故见舌上生疮、溃烂疼痛；心火下移小肠，故见小便短赤、灼热涩痛。热蒸于外故发热；热盛伤津故口渴、便秘尿黄；火热内盛，故面红舌赤、苔黄、脉数。说明病位在心，病性属热、实(火盛)。

【心脉痹阻证】

由心脉气血运行不畅或闭塞导致，主要表现为心胸憋闷疼痛，可因瘀血、痰浊、寒凝、气滞等不同病因而兼见不同症状。

核心症状(共同表现)：①心胸疼痛。心前区或胸骨后闷痛、刺痛、绞痛，常放射至左肩背、左臂内侧或下颌。②心悸怔忡。自觉心跳不安，或心律不齐。③胸闷气短。胸部压迫感，呼吸不畅，活动后加重。④唇舌紫暗。舌质暗红或紫暗，或有瘀斑，舌下络脉青紫迂曲。⑤脉象异常。脉沉细、涩、结代(心律不齐)，或弦紧。

分型证候特点：①瘀阻心脉。刺痛固定不移，夜间加重，伴面色晦暗，舌紫暗或有瘀斑，脉涩。②痰浊闭阻。胸闷痛如窒，痰多黏腻，伴形体肥胖，口黏乏味，苔白腻或黄腻，脉滑。③寒凝心脉。猝然剧痛，遇寒诱发或加重，得温缓解；伴随畏寒肢冷，面色苍白，苔白，脉沉紧。④气滞心脉。胀痛为主，与情绪相关，善太息(长叹气)；伴随胁肋胀满，烦躁易怒，脉弦。⑤危证(严重表现)。心痛剧烈、持续不缓，伴面色苍白、冷汗淋漓、四肢厥冷，为"真心痛"(类似急性心肌梗死)，需紧急救治。

病机分析：心阳不振，失于温运，心脉失养，心动失常，故见心悸怔忡；阳气不运，心脉阻滞不通，故心胸憋闷疼痛；手少阴心经之脉横出腋下，循肩背、内臂后缘，故痛引肩背内臂；瘀阻心脉，故见舌质晦暗，或有青紫斑点，脉细、涩、结、代。气滞心脉，故发病多与精神因素有关。说明病位在心经，病性属瘀滞。

(2)肝(胆)病位辨证

1)经络循行定位：根据足厥阴肝经和足少阳胆经的经络循行，人体头部的两颞侧及巅顶、耳周围、两胁肋部、少腹及腹股沟部位、外阴以及两下肢是两经相应循行部位，络属于肝(胆)经。故凡患者症状表现在上述部位时，如头顶及两颞侧疼痛、耳部疾病、两胁肋部胀满疼痛、少腹痛、腹股沟疾患、外阴疾患、下肢相应部位疾患等，其病位均可定于肝(胆)经。

2)脏腑功能定位：肝主疏泄和主藏血。肝主疏泄是指肝有调畅人体全身的气机，促进血液与津液的运行和输布，促进脾胃的运化功能。肝又主藏血，具有贮藏血液和调节血量的功能。胆能贮藏和排泄胆汁，有助于饮食物的消化和吸收；胆主决断、藏魄等。因此，凡有上述功能方面的失调，出现两胁肋胀满疼痛、出血、失眠，或易惊、不能自控等，其病位均可定于肝（胆）。

3）肝的附属功能定位：肝与胆互为表里。在功能联系上的特点为肝开窍于目，在体合筋，其华在爪，在志为怒，在声为呼，在变动为握，在味为酸，在色为青，在脉为弦。因此，患者凡有上述功能异常的症状，如爪甲干瘪，眼球活动障碍，直视、斜视，精神反常表现以愤怒呼号为特点，肢体不能屈伸自如，反酸，肤色发青，脉弦等，其病位均可定位于肝（胆）。

4）病因特点定位："郁怒伤肝"，肝与怒的情绪反应密切相关，因此，凡患者发病前有明显愤怒或抑郁病史者，其病位均可定位在肝。

5）常见证型：肝病的常见证候有虚、实和虚实夹杂之分。虚证多见肝血虚证、肝阴虚证；实证多见肝郁气滞证、肝火炽盛证、肝经湿热证、寒滞肝脉证；虚实夹杂证多见肝阳上亢证、肝风内动证。胆病的常见证候有胆郁痰扰证。现详述如下。

【肝血虚证】

多由脾胃虚弱，或肾精亏损，血源不足，或久病耗伤肝血，或失血过多等而形成。

证候表现：头晕目眩，视力减退，或夜盲，爪甲干枯脆薄，肢体麻木，失眠多梦，妇女月经量少、色淡，甚至闭经，面唇淡白，舌淡，脉细。

病机分析：肝血不足，头目失养，故头晕目眩、视力减退，或夜盲；爪甲失养则干枯脆薄；筋脉失养则肢体麻木；肝血不足，神魂不安，故失眠多梦；肝血不足，不能充盈冲任之脉，所以月经量少、色淡，甚至闭经；血虚不能上荣于面、唇、舌，则见面、唇、舌淡白；血虚不能充盈脉道则脉细。说明病位在肝血，病性属虚。

【肝阴虚证】

多因情志不遂，肝郁化火而伤阴；或热病后期，阴液耗伤；或多服、久服辛燥药物，耗伤肝阴；或肾阴不足，水不涵木，累及肝阴所致。

证候表现：头晕眼花，双目干涩，视物不清，胁肋隐隐灼痛，口燥咽干，五心烦热,两颧潮红,潮热盗汗,舌红少苔,脉弦细数。

病机分析:肝阴不足,头目失养,故头晕眼花、双目干涩、视物不清;阴虚内热则肝络失养,虚火内灼,故胁肋隐隐灼痛;阴津亏虚,口咽失润,故口燥咽干;阴虚不能制阳,虚火内蒸,故五心烦热、午后潮热;阴虚内热,迫津外泄,故见盗汗;虚火上炎,故两颧潮红;舌红少苔,脉弦细数为肝阴不足,虚热内生之象。说明病位在肝阴,病性属虚。

【肝郁气滞证】

多由精神刺激,情志不遂,郁怒伤肝;或因病邪侵犯,肝失疏泄,气机不畅所致。

证候表现:胸胁、少腹胀满疼痛,走窜不定,情志抑郁,善太息,妇女可见乳房胀痛、月经不调、痛经、闭经,舌红苔白,脉弦。

病机分析:肝失疏泄,经气不利,故胸胁、少腹胀满疼痛,走窜不定;肝气不疏,情志失调,则情志抑郁,善太息;肝失疏泄,气血失和,冲任失调,故月经不调、痛经、闭经;肝气失疏,脉气紧张,故见弦脉。说明病位在肝气,病性属郁滞。辨证为肝郁气滞证。

辨证要点:情志抑郁,胸胁、少腹胀痛,脉弦与气滞症状共见。

【肝阳上亢证】

多因肝肾阴亏,阴不潜阳,肝阳亢逆;或长期恼怒焦虑,气火内郁,暗耗阴液,导致阴不制阳,阳亢于上。

证候表现:头目胀痛,眩晕耳鸣,面红目赤,急躁易怒,失眠多梦,腰膝酸软,头重脚轻,舌红少津,脉弦或弦细数。

病机分析:肝肾阴亏,不能潜阳,使肝阳亢逆,气血上冲,故头目胀痛,眩晕耳鸣,面红目赤;肝肾阴虚,肝阳亢盛,肝失柔和,故急躁易怒;火热内扰,神魄不安,故失眠多梦;肝肾阴亏,腰膝失养,则腰膝酸软;肝肾阴亏于下,肝阳亢逆于上,上盛下虚,故头重脚轻;舌红少津,脉弦或弦细数为肝肾阴亏,肝阳上亢之象。说明病位在肝、肾,病性属虚(肾阴)、实(肝阳)夹杂。

(3)脾(胃)病位辨证

1)经络循行定位:根据足太阴脾经和足阳明胃经的循行部位,人体的鼻根部、头角部、前额部、下颌部、舌部、上齿部、胃脘部、腹股沟、胫骨外侧，均络属于脾（胃）经。故凡患者症状表现在上述部位时，如头顶或额部疼痛、下颌开合不利、上齿痛、舌部疾病、胃脘部疼痛或胀满等，其病位均可定位在脾（胃）经。

2）脏腑功能定位：脾主运化、升清，主统摄血液；胃主收纳、腐熟水谷。脾胃同居中焦，是人体对饮食物进行消化、吸收，并输布其精微物质和水液的主要脏器。人体生命活动的延续和气血津液的化生均赖于脾胃运化的水谷精微，故称脾胃为“后天之本”。脾的生理特性是主升清、喜燥恶湿。胃的生理特性是主通降。胃气以降为顺，喜润恶燥。脾与胃阴阳相合，燥湿相济，升降相因，纳运相助，共同完成饮食物的消化、吸收及精微的输布，化生气血，以营养全身，故称脾胃为“气血生化之源”。若脾的运化、升清、统血功能失常，就会出现食欲不振、腹胀、便溏、水肿、内脏下垂、慢性出血等。胃的受纳、和降、腐熟功能障碍，就会产生胃脘胀满或疼痛、嗳气、恶心、呕吐、呃逆等。故凡临床上出现上述脾胃功能失常相关的症状时，其病位均可定位于脾（胃）。

3）脾的附属功能定位：脾与胃相表里，在功能联系上的特点为脾在体合肌肉，主四肢，开窍于口，其华在唇，在志为思，在声为歌，在液为涎；在变动为呕吐、噫呃，在味为甘，在色为黄，脉濡等。凡患者临床具有与上述附属功能相关的症状，如口唇苍白无华，或焦枯皱褶，口腔溃疡，精神反常表现以喜歌唱为特点，呕吐，噫气，呃逆，口中发甜，吐泻物发甜，黄疸，濡脉，其病位均可定位在脾（胃）。

4）病因特点定位：“思伤脾”“饮食不节伤胃”。凡患者发病前有明显思虑过度或饮食不节、暴饮暴食等病史者，其病位均可定位在脾（胃）。

5）常见证型：脾胃病常见证型有虚、实之分。脾病虚证多见脾气虚证、脾虚气陷证、脾阳虚证、脾不统血证等；脾病实证有湿热蕴脾证、寒湿困脾证。胃病虚证多见胃气虚证、胃阳虚证、胃阴虚证；胃病实证有寒滞胃脘证、胃热炽盛证、食滞胃脘证等。现详述如下。

【脾气虚证】

多由饮食不节，或劳倦过度，或忧思日久，或素体脾胃虚弱，或年老体衰,或久病耗伤,失于调养等所致。

证候表现:不欲食或纳少,腹胀食后胀甚,便溏,神疲乏力,少气懒言,肢体倦怠,或水肿,或消瘦,面色萎黄,舌淡苔白,脉缓或弱。

病机分析:脾气虚弱,运化无力,水谷不化,故食欲缺乏或纳少、腹胀、便溏;食后脾气益困,故腹胀愈甚;气虚推动乏力,则神疲乏力、少气懒言;脾失健运,气血生化不足,肢体、肌肉、颜面和舌失于充养,故肢体倦怠、消瘦、面色萎黄、舌淡;脾虚不能运化水液,水湿留滞,充斥形体,泛溢肌肤,则可见肢体水肿;脉缓或弱为脾气虚弱之候。说明病位在脾气,病性属虚。

【脾虚气陷证】

多由脾气虚证进一步发展而来,或因久泄不止,或劳累太过,或妇女孕产过多,产后失于调护等损伤脾气,导致清阳下陷。

证候表现:眩晕,久泻,脘腹坠胀,食后益甚,或小便浑浊如米泔,或便意频数,肛门部坠胀,甚或内脏下垂,或脱肛、子宫下垂,神疲乏力,气短懒言,纳少,面白无华,舌淡苔白,脉缓或弱。

病机分析:脾气虚弱,不能将水谷精微吸收并上输头目,头目失养,则见眩晕;脾气虚,水谷精微不能上承,水湿不化,乃致清浊混杂,下注于肠道,则泄泻;脾气虚弱,精微不得输布,前走膀胱,则小便浑浊如米泔;脾主升举,脾气亏虚,升举无力,故脘腹坠胀;餐后脾气被困,故食后益甚;中气下陷,内脏失于举托,则便意频数,肛门部坠胀,甚或内脏下垂,或见胃、肾、子宫等脏器下垂;脾气虚弱,运化失职,则纳少;脾气虚,气血生化乏源,气虚推动乏力,血虚充养不足,则神疲乏力,气短懒言;面白无华,舌淡苔白,脉缓或弱,皆为脾气虚弱之候。说明病位在脾气,病性属虚衰。

【脾阳虚证】

多因脾气虚加重而形成,或过食生冷、过用苦寒药物,或外寒直中,损伤脾阳;或肾阳不足,命门火衰,火不生土所致。

证候表现:腹痛绵绵,喜温喜按,纳少,腹胀,大便溏稀或完谷不化,畏寒肢冷,或肢体水肿,小便短少,舌质淡胖或有齿痕,舌苔白滑,脉沉迟无力。

病机分析：脾阳亏虚，阴寒内生，寒凝气滞，不通则痛，故腹痛绵绵，喜温喜按；脾阳虚衰，运化失权，则纳少、腹胀，大便溏稀，甚至完谷不化；脾阳亏虚，温煦失职，则见畏寒肢冷；脾阳不足，水液不化，泛溢肌肤，则肢体水肿，小便短少；水湿下注，带脉不固，则白带清稀量多；舌质淡胖，边有齿痕，苔白滑，脉沉迟无力，均为脾阳虚衰，阴寒内生，水湿内停所致。说明病位在脾阳，病性属虚寒。

【脾不统血证（又称气不摄血证）】

多由久病伤气，或忧思日久，劳倦过度，损伤脾气，导致脾气虚弱，统血失常，血溢脉外所致。

证候表现：各种出血，如呕血、便血、尿血、肌衄、鼻衄、齿衄，妇女月经过多、崩漏等，常伴见神疲乏力，气短懒言，食少便溏，面色萎黄，舌淡苔白，脉细弱等脾气亏虚症状。

病机分析：脾气亏虚，统血失职，则血溢脉外，可见各种慢性出血。血液溢出于胃肠，则见呕血、便血；溢出于膀胱，则见尿血；溢出于肌肤，则见肌衄；溢出于鼻、齿龈，则为鼻衄、齿衄；脾虚冲任不固，则妇女月经过多，甚或崩漏。脾气虚弱，运化失健，故食少便溏；气虚推动乏力，则神疲乏力、气短懒言；脾气亏虚，气血生化不足，加之慢性出血，日久营血愈亏，面、舌、脉失于充养，故面色萎黄、舌淡苔白、脉细弱。说明病位在脾气，病性属虚。

【胃阴虚证】

多由热病后期，或气郁化火，或吐泻太过，或过食辛温香燥之品，耗伤胃阴所致。

证候表现：胃脘隐隐灼痛，嘈杂不舒，饥不欲食，干呕，呃逆，口燥咽干，大便干结，小便短少，舌红少苔，脉细数。

病机分析：胃阴不足，虚热内生，胃失濡养，气失和降，则胃脘隐隐灼痛，嘈杂不舒；胃中虚热扰动则饥，然胃虚失于和降，故不欲食；胃失和降，胃气上逆，可见干呕、呃逆。胃阴亏虚，津液不能上承，则口干咽燥；不能下润肠道，则大便干结；津液亏虚，尿液化源不足，故小便短少；舌红少苔，脉细数，为阴虚内热之征。说明病位在胃阴，病性属虚。

【脾胃虚寒证】

多由嗜食生冷，或多用苦寒，或久病失养，或其他脏腑病变伤及胃阳，或脾阳素弱等所致。

证候表现：胃痛隐隐，绵绵不休，喜温喜按，空腹痛甚，得食缓解，劳累或受凉后发作或加重，泛吐清水，神疲乏力，四肢倦怠，手足不温，大便溏稀，舌淡苔白，脉虚弱或迟缓。

病机分析：中阳不足，脾胃虚寒，失于温养，则胃痛隐隐，绵绵不休，喜温喜按，空腹痛甚，得食缓解，劳累或受凉后发作或加重；阳虚失于温煦，则神疲乏力，四肢倦怠，手足不温；脾胃虚弱，纳运失司，则纳呆食少，泛吐清水，大便溏稀；舌淡苔白，脉虚弱或迟缓，皆为虚寒之候。说明病位在脾、胃，病性属虚寒。

【食滞胃脘证】

多由暴饮暴食，食积不化所致。

证候表现：胃脘胀满疼痛，拒按，厌恶食物，嗳腐吞酸，或呕吐酸馊食物，吐后胀痛得减，或腹胀腹痛，泻下不爽，肠鸣，矢气臭如败卵，大便酸腐臭秽，舌苔厚腻，脉滑。

病机分析：核心病机为饮食停滞胃脘，气机壅塞，浊气上逆下迫，脾胃升降失常。①饮食停滞，气机壅阻：暴饮暴食或过食肥甘厚味，导致食物积滞于胃脘，中焦气机受阻，胃失和降，故见胃脘胀满疼痛、拒按；胃气不降反逆，则嗳腐吞酸，甚则呕吐酸馊食物；吐后积滞暂减，故吐后胀痛得减。②浊气下迫，传导失常：食滞不化，浊气下迫肠道，肠腑气机不畅，则见腹胀腹痛、泻下不爽、肠鸣；食物腐败化浊，故矢气臭如败卵、大便酸腐臭秽。③湿浊内生，苔脉显实：食滞中焦，脾胃运化失职，湿浊内生，上泛于舌，故舌苔厚腻；食积内停，正气抗邪，气血充盛于外，故脉滑，提示实邪壅滞之象。

(4)肺(大肠)病位辨证

1)经络循行定位：根据手太阴肺经和手阳明大肠经的循行部位，人体鼻咽部、下牙床、肩背部、胸部、腋窝部、肛门、两上肢肘部、示指，均络属于肺(大肠)经。故凡患者症状表现在上述部位时，均属肺(大肠)疾病。如鼻病、咽喉病、下齿龈病、肩部疾患、咳嗽引起的胸痛、示指不用、肘痛、肛门疾病等，均可定位在肺（大肠）经。

2）脏腑功能定位：肺主气司呼吸，主行水、朝百脉，主治节等。大肠具传化糟粕的功能，为“传导之官”。因此，凡出现上述功能失调有关的症状，如咽喉疼痛、声音嘶哑、喷嚏、鼻塞、流涕、咳嗽、气喘、咳痰、胸闷胸痛等；或便秘、腹泻、腹痛等，其病位均可定位在肺或大肠。

3）肺的附属功能定位：肺在功能联系上的特点为在体合皮，其华在毛，开窍于鼻，在志为忧（悲），在液为涕。在变动为咳、喘、哮，在味为辛，在色为白。因此，凡患者临床上出现与上述功能相关的症状，如皮毛枯槁，肌表调节功能障碍所致的自汗、盗汗，面色㿠白，咳嗽，哮喘，口辛，精神反常表现以喜哭善悲为特点，脉浮等，其病位均可定位在肺。

4）病因特点定位：“悲伤肺”“受寒饮冷伤肺”“辛入肺”，因此，凡患者发病明显由于悲哀过度，或受寒饮冷，或过食辛燥之物所致者，均可以考虑定位在肺。

5）常见证型：肺病证型有虚实之分，虚证有肺气虚证、肺阴虚证；实证有风寒犯肺证、风热犯肺证、燥邪犯肺证、肺热炽盛证、痰热壅肺证、寒痰阻肺证、饮停胸胁证、风水搏肺证等。大肠病常见证型亦有虚实之分，虚证有肠燥津亏证；实证有大肠湿热证、肠道虫积证等。现详述如下。

【肺气虚证】

多因久患肺疾，耗损肺气，或脾虚，肺气生化不足所致。

证候表现：咳嗽无力，咳痰清稀，少气懒言，语声低怯，动则尤甚，神疲体倦，面色淡白，自汗，恶风，易于感冒，舌淡苔白，脉弱。

病机分析：肺主一身之气，肺气亏虚，宣肃功能失职，气逆于上，故见咳喘；肺气亏虚，津液不布，聚为痰浊，故咳痰清稀；肺气亏虚，宗气生成减少，故见少气懒言、语声低怯；劳则伤气，稍事活动，肺气益虚，故上述诸症加重；肺气亏虚，宣发卫气无力，气不摄津，故自汗；气虚不能固表，则见恶风，易于感冒。神疲体倦、面色淡白、舌淡苔白、脉弱，均为气虚之象。说明病位在肺气，病性属虚。

【肺阴虚证】

多因内伤杂病，久咳耗阴伤肺；或痨虫蚀肺，消铄肺阴所致。亦可由外感热病后期，肺阴损伤所致。

证候表现：干咳无痰，或痰少而黏，甚或痰中带血，声音嘶哑，形体消瘦，口干咽燥，五心烦热，潮热盗汗，两颧潮红，舌红少津，脉细数。

病机分析：肺阴不足，肺失滋润，清肃失司，气逆于上，故干咳、无痰；虚热内生，炼津为痰，则见痰少而黏；阴虚火旺，火灼肺系，咽喉失养，则声音嘶哑；火热灼伤肺络，则痰中带血；肺阴亏虚，机体失濡，则见形体消瘦、口干咽燥；五心烦热、潮热盗汗、两颧潮红，则为阴虚内热之典型症状；舌红少津，脉细数，亦属阴虚内热之征。说明病位在肺阴，病性属虚热。

【风寒犯肺证】

多由风寒邪气侵犯肺卫所致。

证候表现：咳嗽，痰稀色白，恶寒发热，鼻塞流清涕，头身疼痛，无汗，舌淡，苔薄白，脉浮紧。

病机分析：风寒犯肺，肺气不宣，则咳嗽；宣肃失职，津液不布，故见痰稀色白；风寒袭表，卫阳被遏，肌表失于温煦，故见恶寒；卫阳郁遏，与邪相争则发热；风寒侵犯肺卫，肺气失宣，鼻窍不利，故见鼻塞流清涕；寒邪凝滞经脉，气血运行不畅，故头身疼痛；腠理闭塞，则无汗；舌淡、苔薄白、脉浮紧，乃风寒在表之象。说明病位在肺，病性属风寒。

【风热犯肺证】

多由风热邪气侵犯肺卫所致。

证候表现：咳嗽，痰稠色黄，发热，微恶风寒，鼻塞流浊涕，口干微渴，咽喉肿痛，舌尖红，苔薄黄，脉浮数。

病机分析：风热犯肺，肺气上逆，故咳嗽；风热阳邪灼津为痰，故痰稠色黄；肺卫受邪，卫气被遏，失于温煦，故恶寒；卫气抗邪，则发热；郁遏卫阳较轻，故热重寒轻；肺系受邪，鼻窍不利，故见鼻塞流浊涕；肺热上熏咽喉，故咽喉肿痛；风热在肺卫，伤津不甚，故见口干微渴；舌尖红，苔薄黄，脉浮数，乃风热犯表之征。说明病位在肺，病性属风热。

【燥热犯肺证】

多发于秋季或身处干燥环境，由外感燥邪侵犯肺卫所致。

证候表现：干咳无痰，或痰少而黏，难以咳出，咳引胸痛，或痰中带血，或咯血，口、唇、舌、鼻、咽干燥，或见鼻衄，发热微恶风寒，少汗或无汗，舌红，少津，苔白干燥，脉浮数。

病机分析：燥邪袭肺，肺气失宣，故干咳无痰；肺气失宣，津液不布，燥性干涩伤津，故见少痰或无痰；燥邪伤津，失于润泽，故见口、唇、舌、鼻、咽干燥，少汗或无汗；邪犯卫表，卫气被遏，故见发热微恶风寒，脉浮数；舌红，少津，苔白干燥，为燥热之候。说明病位在肺，病性属燥热。

【寒痰阻肺证】

多因素有痰疾，复感寒邪，上侵于肺，或因寒湿外邪侵袭于肺，或因中阳受困，寒从内生，聚湿成痰，上干于肺而成寒痰阻肺证。

证候表现：咳嗽，气喘，痰多色白，或喉中哮鸣，胸闷，形寒肢冷，舌质淡，苔白腻或白滑，脉濡缓或滑。

病机分析：寒痰阻肺，肺失宣降，肺气上逆，故见咳嗽、气喘；肺失宣降，津聚为痰，则见痰多色白；痰气搏结，上涌气道，故见喉中哮鸣；寒痰凝滞于肺，肺气不利，故见胸闷；阴寒凝滞，阳气郁而不达，肌肤失于温煦，故见形寒肢冷；舌质淡、苔白腻或白滑、脉濡缓或滑，均为寒饮痰浊内盛之候。说明病位在肺，病性属寒、痰饮。

【风水搏肺证】

多因外感风邪，肺卫受病，肺失宣降，通调失职，风遏水阻，风水相搏，水道不利，泛溢肌肤而成。

证候表现：水肿始自眼睑头面，继及全身，上半身肿甚，来势迅速，皮薄光亮，小便短少，或见恶寒重发热轻，无汗，舌淡，胖大，苔薄白，脉浮紧。或见发热重恶寒轻，咽喉肿痛，苔薄黄，脉浮数。

病机分析：风属阳邪，风邪为患，上先受之，肺居上焦，为水之上源。风邪犯肺，肺宣发肃降失职，水道失去通调，风水相搏，水气泛滥，故水肿始自眼睑、头面；新感外邪，故发病急速，水肿迅速，皮肤发亮；宣降失司，水液难以下输膀胱，则见小便短少；若风夹寒邪，则伴恶寒重、发热轻，无汗，舌淡、胖大，苔薄白，脉浮紧等症状；若风与热邪相合，则又常伴发热重、恶寒轻、咽喉肿痛、苔薄黄、舌红、脉浮数等症状。说明病位在肺，病性属风寒，或风热。

【大肠湿热证】

多由时令暑湿热毒侵袭，或饮食不洁，湿热秽浊，积于大肠，伤及肠道气血所致。

证候表现：腹痛，腹泻，肛门灼热，或暴注下泻，色黄味臭；或下痢赤白脓血，里急后重，口渴，尿短赤。或伴恶寒发热，或但热不寒。舌红苔黄腻，脉滑数或濡数。

病机分析：湿热侵袭大肠，壅阻气机，故见腹痛；湿热内迫肠道，大肠传导失常，故见腹泻、肛门灼热；湿热蕴积大肠，热迫津液随湿浊下注，可见便次增多，泻如黄水；湿热熏灼肠道，脉络损伤，血腐成脓，则见下痢脓血；湿热蒸迫肠道，肠道气机阻滞，故见里急后重；水液从大便外泄，故见小便短赤；热盛伤津，则见口渴。若热邪炽盛，则见恶寒发热；热盛于里，则但热不寒。舌红苔黄腻、脉滑数或濡数，皆为湿热内蕴之象。说明病位在大肠，病性属湿热。

【津亏肠燥证】

多由素体阴津不足，或年老阴津亏损，或嗜食辛辣之物，或汗、吐、下太过，或温热病后期耗伤阴液所致。

证候表现：大便干燥，状如羊屎，数日一行，腹胀作痛，或见左少腹包块，口干，或口臭，舌红少津，苔黄燥，脉细涩。

病机分析：津液亏损，肠道失润，传导失职，则大便干燥，状如羊屎，数日一行；燥屎结聚，肠道气机阻滞，则腹胀作痛，或见左少腹包块；腑气不通，秽浊之气上逆，则口气秽臭；阴津亏损，失于濡润，则口干；舌红少津、苔黄燥、脉细涩，皆为阴津亏损之象。说明病位在大肠津液，病性属虚（亏损）、燥。

【虫积肠道证】

多因进食不洁的瓜果、蔬菜等，虫卵随食物而入，在肠道内滋生繁殖所致。

证候表现：胃脘嘈杂，腹痛时作，或嗜食异物，大便排虫，或突发腹痛，按之有条索状物，甚至剧痛，或呕吐蛔虫，面黄肌瘦，睡中磨牙，鼻痒，或面部出现白斑，下唇内有白色粟粒样凸起颗粒，白睛见蓝斑。

病机分析：虫居肠道，争食水谷，噬耗精微，故觉胃中嘈杂不舒，久则面黄肌瘦；蛔虫扰动，气机阻滞，则腹痛时作，虫静气畅则痛止，或随粪便而排出体外；若蛔虫钻窜，聚而成团，抟于肠道，阻塞不通，则腹痛且扪之有条索状物；蛔虫上窜，进入胆道，气机逆乱，则右上腹阵发剧痛、呕吐蛔虫；虫积肠道，湿热内蕴，循经上熏，故可表现为睡中磨牙、鼻痒，或面部出现白斑、下唇内有白色粟粒样凸起颗粒；肺与大肠相表里，白睛属肺，蛔虫寄居肠道，故可见白睛蓝斑。

(5) 肾（膀胱）病位辨证

1）经络循行定位：根据足少阴肾经和足太阳膀胱经的循行部位，人体头部的巅顶、枕后位、项部、脊背部、腰部、少腹部、膝部、腘部、足跟、足心、外阴部等，均络属肾（膀胱）经。故凡患者症状表现在上述部位时，如头痛以枕后部位为主，或枕后部皮肤多发性疖肿，脊背部痛，腰脊痛或不能转侧屈伸，少腹痛，膝部或足跟痛，外阴疾患等，均可定位在肾（膀胱）经。

2）脏腑功能定位：肾的主要功能为藏精，主发育、生长，主骨，生髓，通脑，主水等几个方面。膀胱的生理功能主要是贮存和排泄尿液。因此，凡临床上出现与上述功能失调有关的症状，如遗精、早泄、遗尿、尿血、水肿、消渴、多尿、阴道大量分泌物、生长发育障碍等，均可定位在肾或膀胱。

3）肾的附属功能定位：肾在功能联系上的特点为在体合骨，生髓，其华在发，齿为骨之余，上开窍于耳，下开窍于二阴，在志为恐，在液为唾，在味为咸，色黑，脉沉等。因此，患者凡有与上述功能相关的症状，如脱发、白发、齿摇、齿脱、耳鸣、喜伸欠、面色黧黑、小便失禁等，均可定位在肾或膀胱。

4）病因特点定位："恐伤肾""房劳伤肾"，因此，凡患者发病明显由于恐惧或房劳过度所引起，其病变部位均可定位于肾。

5）常见证型：肾病常见证型以虚证为多，如肾阳虚证、肾阴虚证、肾精不足证、肾气不固证、肾虚水泛证、肾不纳气证等。膀胱病的常见证型为膀胱湿热证。现详述如下。

【肾阳虚证】

多由素体阳虚,或年高肾亏,久病伤阳,或房事过度等所致。

证候表现:腰膝酸软冷痛,畏寒肢冷,下肢尤甚,面色㿠白或黧黑,神疲乏力;或见性欲冷淡,男子阳痿、滑精、早泄,女子宫寒不孕、白带清稀量多;或尿频清长,夜尿多,舌淡苔白,脉沉细无力。

病机分析:肾阳虚衰,不能温养筋骨、腰膝,故腰膝酸软冷痛;元阳不足,失于温煦,则畏寒肢冷、下肢尤甚;阳虚无力运行气血,血脉不充,故面色㿠白;若肾阳衰惫,阴寒内盛,则本脏之色外现,故面色黧黑;阳气虚弱,气不充身,则神疲乏力;肾阳虚弱,命火不足,则性欲冷淡、男子阳痿、女子宫寒不孕;肾阳虚弱,固摄失司,则男子滑精、早泄,女子白带清稀量多,尿频清长,夜尿频多。舌淡苔白、脉沉细无力,为肾阳虚衰之候。说明病位在肾阳,病性属虚。

【肾阴虚证】

多由久病及肾,或温热病后期伤阴,或过服温燥伤阴之品,或房事不节,耗伤肾阴所致。

证候表现:腰膝酸软而痛,眩晕耳鸣,失眠多梦,形体消瘦,潮热盗汗,五心烦热,咽干颧红,男子阳强易举,遗精、早泄,女子经少经闭,或见崩漏,舌红少苔或无苔,脉细数。

病机分析:肾阴为全身阴液之本。肾阴不足,腰膝、脑髓、耳窍失养,故腰膝酸软而痛、眩晕耳鸣;肾水亏虚,不能上承于心,水火失济则心火偏亢,致心神不宁,则见失眠、多梦;肾阴亏虚,阴不制阳,虚火内生,故见形体消瘦、潮热盗汗、五心烦热、咽干颧红;肾阴不足,相火妄动,则男子阳强易举,精室被扰,则遗精、早泄;女子以血为用,阴亏则经血来源不足,故经少、经闭;阴虚火旺,迫血妄行,则见崩漏。舌红少苔或无苔、脉细数,皆为阴虚内热之候。说明病位在肾阴,病性属虚。

【肾虚水泛证】

多由素体虚弱,外邪入侵,三焦气化失司或久病及肾,肾阳虚衰所致。

证候表现:全身水肿,腰以下为甚,按之没指,小便短少,腰膝酸软冷痛，畏寒肢冷，腹部胀满，或心悸气短，咳喘痰鸣，舌淡胖大，边有齿痕，苔白厚，脉沉迟无力。

病机分析：肾主水，肾阳不足，气化失司，水湿泛溢肌肤，则见全身水肿、小便短少，此为阴水。水性下趋，故腰以下肿甚，胫前按之没指；肾阳虚弱，机体失其温煦，故腰膝酸软冷痛、畏寒肢冷；水气犯脾，脾失健运，气机阻滞，则腹部胀满；水气上逆凌心，则见心悸气短；水气上逆射肺，则见咳喘痰鸣；舌淡胖大、边有齿痕、苔白厚、脉沉迟无力，均为肾阳亏虚，水湿内停之候。说明病位在肾阳，病性属虚、水湿。

【肾气不固证】

多由年幼肾气未充，或年高肾气亏虚，或房劳过度，或久病伤肾所致。

证候表现：腰膝酸软，神疲乏力，耳鸣耳聋；小便频数清长，夜尿频多，或遗尿，或尿后余沥不尽，或尿失禁；男子滑精、早泄，女子月经淋漓不尽，带下清稀量多，或胎动易滑；舌质淡，舌苔白，脉弱。

病机分析：肾气亏虚，骨髓、耳窍失养，故腰膝酸软、耳鸣耳聋；气不充身，则神疲乏力；肾气亏虚，固摄无权，膀胱失约，则小便频数、尿后余沥不尽、夜尿多、遗尿，甚则尿失禁；肾气虚弱，精关不固，则男子滑精、早泄，女子带下量多清稀；肾气不足，冲任失约，则女子月经淋漓不尽、胎元不固，则易滑胎。舌质淡、舌苔白、脉弱，为肾气虚弱之候。说明病位在肾气，病性属虚(气虚Ⅱ度)。

【肾不纳气证】

多由久患咳喘，肺病及肾，或年老肾亏，劳伤太过，致肾气不足，不能纳气所致。

证候表现：久病咳喘，呼多吸少，呼吸困难，动则喘甚，腰膝酸软，或神疲乏力，语声低怯，舌淡苔白，脉弱。或素患咳喘，症状加剧，冷汗淋漓，肢冷面青，脉浮大无根；或气短息粗，颧红心烦，口干咽燥，舌红少苔，脉细数。

病机分析：肺为气之主，司呼吸，肾为气之根，主纳气。肺肾相互配合，才能促进气体的交换，使气道通畅，呼吸均匀。咳喘久延不愈，累及于肾，致肺肾气虚，气不归元，故呼多吸少、呼吸困难、动则喘甚；肾气不足，失其充养，则腰膝酸软、神疲乏力；宗气不足，则语声低怯；舌淡苔白、脉弱，皆为气虚之候。若肾气极度虚衰，则肾阳亦衰，患者便会出现阳气欲脱，见咳喘症状加剧、冷汗淋漓、面青肢冷、脉浮大无根之危象。阴阳互根，肾气虚衰，久延伤阴，或素体阴虚，均可导致肺肾气阴两虚，可见气短息粗、颧红心烦、口干咽燥、舌红少苔、脉细数等阴虚内热之象。

【膀胱湿热证】

多由外感湿热蕴结膀胱，或饮食不节，湿热内生，下注膀胱所致。

证候表现：尿频、尿急、尿道灼痛，小便短赤，或浑浊，或尿血，或尿中见砂石，小腹坠胀疼痛，或腰、腹掣痛，或伴发热，舌红，苔黄腻，脉滑数。

病机分析：湿热蕴结膀胱，膀胱气化不利，下迫尿道，则尿频、尿急、尿道灼痛；湿热煎灼津液，则小便短赤，或浑浊；湿热灼伤血络，则为尿血；湿热久郁，煎熬尿中杂质成砂石，则尿中可见砂石；膀胱湿热，气机不利，故小腹坠胀疼痛；若累及肾脏，可见腰、腹牵引而痛；若湿热外蒸，可见发热。舌红、苔黄腻、脉滑数皆为湿热胶着之候。说明病位在膀胱，病性属湿热。

（二）病性辨证

病性辨证是依据阴阳五行学说、病因学说、藏象学说、经络学说等中医基本理论，对“四诊”所收集的资料进行比较、归纳，类比、演绎等综合分析，从不同角度、不同侧面、不同层次辨识疾病病变性质的过程。在辨证体系中，对病性的认识，要对全身症状、体征以及体质、环境等进行综合分析才能确定，所以准确地辨别病性，是辨证的关键。病性的辨别结果，直接关系到立法用药原则的确定，如寒者热之、热者寒之、气虚则补气、血瘀则化瘀等。

现将刘宝厚教授对不同病性的辨识步骤和方法归纳如下。

1. 寒　寒是疾病的性质，有内寒和外寒之分，机体感受寒邪所致者为外寒，机体阳气虚弱所致者为里寒。所以寒是疾病性质的具体表现。所谓“阳胜则热，阴胜则寒”“阳虚则外寒，阴虚则内热”即是此意。

(1)寒邪的性质及其致病特点

1)寒为阴邪，易伤人体阳气：寒具有收引、凝滞的特性，故寒邪侵袭人体，易使人体气机收敛，筋脉肌肉拘急、疼痛，气血凝滞不通。寒邪最易损伤人体阳气，阳气受损，失于温煦，故全身或局部可出现明显的寒象。如寒邪外束肌表，卫阳受遏，则出现恶寒、发热等症，称之为“伤寒”。如寒邪直中于里，损伤脏腑阳气者，称之为“中寒”。如伤及脾胃，则运化失常，以致脘腹冷痛、泄泻清稀；肺脾受寒，则宣肃运化失职，表现畏寒肢冷、腰脊冷痛、尿清便溏、水肿腹水等；若心肾阳虚，寒邪直中少阴，则可见畏寒蜷卧、四肢厥冷、下利清谷、精神萎靡、脉微细等。

2）寒性凝滞：人体气血津液的运行，全赖阳气的温煦和推动。寒邪侵入人体，经脉气血失于阳气温煦，易致气血凝结阻滞，滞涩不通，不通则痛，从而出现各种疼痛的症状。

3）寒性收引：寒性具有收引、拘急之特性。故寒邪侵入人体，可引起气机收敛，腠理闭塞，筋脉收缩而挛急的致病特点。若寒邪客于经脉关节，则筋脉收缩拘急，以致拘挛作痛、屈伸不利或冷厥不仁。若寒邪侵袭肤表，则毛窍收缩，故无汗。

(2)寒邪的辨证：寒邪侵袭肌表，卫阳被遏，常可表现为伤寒证和中寒证两种。

1）风寒表证（伤寒证）：主要由风寒邪气侵袭体表，阻遏卫阳所表现的表寒实证，又称风寒表证。寒邪束表，腠理闭塞，卫气失宣，则见恶寒、无汗、鼻塞、流清涕、脉浮紧。寒凝经脉，经气不通，则见头身疼痛。

2）中寒证：寒邪直中于里，伤及脏腑、气血，遏制并损伤阳气，阻滞脏腑气机和血液运行所表现的里寒证。寒邪客于脏腑，不同脏腑可有不同的症状表现。寒邪客于肺，则肺失宣降，可见咳嗽、气喘、咳稀白痰；寒邪滞于胃肠，胃肠气机不利，和降、传导失常，则见脘腹疼痛、肠鸣腹泻、呕吐等症。

证候表现：畏寒喜暖，口润不渴，面色苍白，甚至面部发青，肢冷蜷卧；或脘腹冷痛，暴吐暴泻，排出物清冷；或腹痛喜温，小便清长，大便稀溏，舌淡，苔白，脉沉缓或迟。

病机分析：寒为阴邪，易伤人体阳气。寒邪致病有三个途径，一是通过肌表侵入人体，素称“外寒”；如寒邪外束肌表，则与卫气相搏而见腠理闭塞，卫阳受遏而不得宣泄；二是寒邪直中脏腑，人体生理功能受到抑制，因而产生寒象。如寒邪直中脾胃，伤及脾胃之阳气，便出现脘腹冷痛，呕吐清水，下利清谷，甚至四肢厥冷等症状者，称“中寒”；三是由于人体脏腑功能衰退，阳气虚弱，寒从内生所致，称为“内寒”。所以寒证是机体感受阴寒之邪，或人体阳气不足，机体功能活动衰减所表现的证候。

2. 火(热) 火为热之极，热为火之渐，温为热之渐，故常有火、热、温之称。火、热、温同属一类性质，仅有轻重之别。温病学说中的温邪，泛指一切温热邪气。临床上常见的外感热病，是为表热或外火。脏腑气血失调和情志抑郁化火，即所谓“五志皆能化火”，是为内火。内火又有实火和虚火之分，实火多由脏腑阳热偏盛所致，虚火则因阴液亏虚而发。

(1)火(热)邪的性质及致病特点

1)火为阳邪，其性炎上：火性燔灼、炎上，故为阳邪。火邪偏盛，临床多见发热、恶热喜冷、口渴欲饮、面赤、烦躁不宁等实热性病证。火性炎上，多见头面部症状，如目赤肿痛、口舌生疮、咽喉肿痛、牙龈肿痛等。

2)火易入心，扰乱心神：心在五行属火，火邪入心，可导致心神不宁，甚至心神错乱，出现心烦、失眠，或狂躁、神昏、谵语等症状。

3)火易伤津耗气：火为阳邪，消灼津液，损伤阴精；火邪内盛，迫津外泄，以致汗出，损伤津液。临床常表现为发热(高热多为实火、低热多为虚火)、口渴引饮、咽干舌燥、便结尿赤、舌绛起芒刺、脉象疾速等。因津液亏损，气随津泄，可见元气大伤证候，如少气、乏力、倦怠、脉细等，甚至造成津气脱失证。

4)火邪易生风动血：火邪内窜肝经，消灼津液，筋脉失养，出现高热、神昏、双目上视、四肢抽搐、角弓反张等肝风内动症状。若伤及脉络，则营血被迫妄行，不循常道而溢于脉外，临床可见衄血、吐血、便血、尿血、瘀斑等。若火毒之邪客于血肉，与卫气相搏，聚而不散，久则化为腐肉，溃则成脓。若火毒内陷心经，轻则烦躁不安；重则狂躁妄动，登高而歌，弃衣而走，不避亲疏；更甚者，热入营血则神昏、谵语或抽搐等，这些都是火证之危候。

(2)火(热)邪的辨证：本证多因外感热邪，或素体阳盛，或阴邪入里化热，或情志内伤，郁而化火，或过食辛辣，蓄积为热，使体内阳热过盛；或因房事过度，阴精内耗，致使虚热内生所致。

证候表现：发热喜凉，口渴喜冷饮，烦躁不宁，痰、涕黄稠，大便秘结，小便短赤，面红目赤，舌红，苔黄而干，脉数等。

病机分析：里热炽盛，正气抗邪，热邪外蒸，故发热；热为阳邪，喜凉恶热，故喜凉以缓解热势；热盛耗伤津液，引水自救，故口渴；因热邪内盛，故喜冷饮以清热。热扰心神，心神不宁，故烦躁不宁；热灼津液，炼液为痰涕，热邪熏蒸，则痰涕黄稠；津液亏耗，肠道失润，传导不利，故便秘；热伤津液，尿源不足，加之热邪下迫，故尿少色深；热性炎上，火热循经上攻头面，气血上涌，则面红目赤；津液被灼，不能上承于舌，故舌干；舌红，苔黄，脉数均为热盛之象。

3. 虚（不足、衰弱、亏损） 虚主要是指人体正气不足，脏腑功能衰退所出现的一系列虚损症状。多见于先天禀赋不足，后天失于调养，或久病、重病之后所导致的阴阳气血亏虚证候。

（1）虚证的主要临床特点：精神萎靡，身倦乏力，气弱懒言，小便清长，大便溏稀，舌淡嫩，苔白，脉细弱等。由于气、血、阴、阳虚损的病位不同，所以临床上又有血虚、气虚、阴虚、阳虚的区别。若是脏腑功能衰退所表现的证候，又有肺气虚、肺阴虚、脾气虚、脾阳虚、肾阳虚、肾阴虚以及脾肾两虚等不同。

（2）虚证的辨证

1）气虚证：气虚证是指机体元气亏虚，脏腑功能减退而出现的证候。临床主要表现为面白无华，少气懒言，语声低微，疲倦乏力，自汗，动则诸症加剧，舌质淡红，舌体胖嫩，苔白，脉虚弱。

2）血虚证：血虚证是由于人体血液不足，不能濡养脏腑、经脉、五官、百骸而出现的证候。临床主要表现为面色苍白或萎黄，唇色淡白，头晕眼花，心悸失眠，手足麻木，妇女月经量少、衍期或经闭，舌质淡嫩，苔薄白或无苔，脉细无力等。

3）阴虚证：阴虚证是机体阴液亏损的证候。临床主要表现为午后潮热，盗汗，颧红，咽干，手足心热，小便短黄，舌质红，舌体瘦瘪，少苔或无苔，脉细数等。

4）阳虚证：阳虚证是机体阳气不足的证候，临床主要表现为形寒肢冷，面色㿠白，神疲乏力，自汗，口淡不渴，尿清长，大便稀溏，舌淡红，舌体胖大，边有齿痕，苔白厚，脉弱等。

4. 实（亢、盛） 实指邪气亢盛，正气尚未虚衰，邪正之间剧烈抗争而导致的一系列病理变化。即所谓“邪气盛则实”。实指邪气实，在中医学中，邪气过盛、脏腑功能活动亢盛所表现的证候，叫做“实证”。

（1）实证的形成及其临床特点

1）实证是指人体受外邪侵袭或体内病理产物积聚导致正气未虚、邪气亢盛的病理状态。常由外邪（如六淫之邪、疫疠之气等）直接侵犯机体，或内伤病理产物（如痰饮、水湿、瘀血、气滞、食积等）积聚所致。

2）临床特点：由于邪气的性质及其所犯部位的不同，临床表现亦不同。但一般都具有以下临床特点：症状上以亢盛有余（症状剧烈、表现明显，如高热、剧痛、声高气粗）；新病急发（起病急、病程短，如急性阑尾炎的腹痛拒按）为特征。邪实方面以痰湿（咳喘痰鸣、苔厚腻）；瘀血（固定刺痛、月经血块）；积滞（腹胀便秘、泻后痛减）为征象。体征上舌象以舌质苍老、苔黄厚或白厚腻等；脉象以有力（弦、滑、洪、数等）；按诊以拒按（腹痛）、肿块质硬（癥积）为特点。

疾病的变化是一个复杂的过程，常由于体质、治疗、护理等各种因素的影响，使虚证和实证发生虚实夹杂、虚实转化、虚实真假等证候。

（2）实证的辨证

1）风、寒、暑、湿、燥、火、疫疠、虫毒等邪侵犯人体，人体正气奋起抗邪所表现的证候。

2）内脏功能失调，气化失司，气机阻滞，形成痰、饮、水、湿、瘀血、宿食等病理产物壅聚停积于体内所产生的证候。

5. 风 风有外风与内风之分。外风是指自然界中具有轻扬开泄、善行数变特性的外邪，称为风邪。内风是指人体内阳气亢逆变动所产生的病理变化，如肝经病变所产生的肝风。

（1）风邪的性质及其致病特点

1）风性轻扬开泄，易袭阳位：风邪具有轻扬、升散、向上、向外的特性，故风邪致病，常侵犯人体上部的头面、肌表和腰背等阳位。风邪上扰头面，可见头项强痛、口眼㖞斜等症；风邪侵袭于肺，肺气失宣，可见鼻塞流涕、鼻痒喷嚏、咽痒咳嗽等症；风邪客于肌表，伤人卫气，卫气不固，腠理开泄则见汗出、恶风等症。

2）风性善行数变："善行数变"，是指风邪致病具有发病迅速、变化快、游走不定的特点。如风疹、荨麻疹，发无定处，此起彼伏；风痹（行痹）见四肢关节游走性疼痛等，均属风邪偏盛的表现。风邪若与六淫之邪兼并侵袭人体，其"数变"之性表现得更强。如风温（流行性脑炎）初起仅见发热、恶寒等肺卫表证，但可迅速入里而见高热、神昏、惊厥等热闭心包的危重证候。

3）风性主动：风邪致病具有动摇不定的特点，常表现为眩晕、震颤、四肢抽搐、颈项强硬，甚至角弓反张、目睛上吊等症状，故称"风胜则动"。如外感热病中的"热极生风"。又如外伤后再感风邪，出现的四肢抽搐、角弓反张的破伤风。

4）风为百病之长：风邪是外感病因的先导，既可单独作为致病因子，侵犯人体，又常兼夹其他邪气为患，寒、热（火）、燥、湿（水）、痰（饮）等邪往往都依附于风邪而侵袭人体，从而形成不同病性的兼夹证，如与寒相结合成为风寒证；与热邪相结合成为风热证；与燥邪相结合成为风燥证；与火邪相结合成为风火证；与湿邪相结合成为风湿证；与痰相结合成为风痰证；与水相结合则为风水证等。故称风邪为"百病之长""六淫之首"。

（2）风邪的辨证

风邪可单独侵袭人体，也常与其他邪气结合（如风寒、风热、风湿等），形成复合证（候）。风邪致病的常见证型：

1）外风证（外感风邪）

风寒证：表现为恶寒重、发热轻、无汗、头痛身痛、鼻塞流清涕、苔薄白、脉浮紧。

风热证：表现为发热重、恶风、有汗、咽痛、口渴、流黄涕、舌尖红、脉浮数。

风湿证：表现为关节肌肉酸痛（游走性）、头身困重、恶风微热、苔白腻、脉浮缓。

2）内风证（肝风内动）：内风多因脏腑功能失调（如肝阳化风、热极生风、血虚生风等），与外风不同，属内伤病机。

肝阳化风：表现为头晕目眩、肢体震颤、舌红少苔、脉弦细数。

热极生风：表现为高热神昏、抽搐、角弓反张、舌红绛、脉弦数。

血虚生风：表现为皮肤干燥瘙痒、手足麻木、面色苍白、舌淡、脉细弱。

风邪的辨证应注意辨外风与内风：外风多见表证（恶寒发热、脉浮），起病急；内风无表证，多与肝、血相关；辨兼夹邪气：风寒、风热、风湿等需通过症状（寒热、汗出、痰涕性状等）鉴别；结合脏腑定位：如风邪犯肺（咳嗽咽痒）、风客肌肤（荨麻疹）、风袭经络（面瘫）等。

6. 痰（饮） 痰和饮都是由于水液代谢障碍，不能正常生化、输布和排泄而形成的病理产物。中医学认为，“积水成饮，饮凝成痰”。清稀的叫饮，黏稠的叫痰，二者同出一源，故常并称为痰饮。

（1）痰饮的形成及其临床特点

1）痰饮的形成：痰饮的形成多由肺、脾、肾三脏功能失常，影响了水液的正常代谢所致。因肺主输布津液，并有通调水道的作用。若肺失宣降，水津不能通调输布，便可停聚而成痰饮；脾主运化水液，若脾脏受邪，或脾气虚弱，运化失职，亦可使水湿不行，停聚而为痰饮；肾主气化，若肾阳虚衰，水液不能气化，则停聚而成痰饮。痰饮内停，再加上寒热、气化等因素，便可煎熬、凝聚而成痰。

2）痰饮的临床特点：痰饮根据所停部位的不同，临床上出现的症状亦不同。如痰浊蕴肺，肺气不能宣发肃降，则多咳嗽、喘促、咳痰、胸闷等症；痰浊蒙心，心失所养，可引起心悸、失眠、神昏、癫狂；痰上逆头部，蒙蔽清阳，多见眩晕、耳鸣、头重、头痛；痰阻脾胃，运化失司，多见脘闷腹胀、口嗳食臭、苔腻等；痰阻经络，气血运行不畅，可见手足麻木、肢体重着等；痰凝肌腠，可见痰核、瘰疬。

（2）痰证的辨证要点：痰证指痰浊停聚或流窜于脏腑、组织之间所出现的一系列证候。其临床表现多端，故有“百病多因痰作祟”“怪病多痰”之说。

1）痰浊阻肺，宣降失常，肺气上逆，则见咳嗽、痰多、气喘。

2）痰浊阻肺，肺气不利，则见胸闷不舒。

3）痰浊中阻，胃失和降，则见脘痞纳呆、泛恶、呕吐痰涎等症。

4）痰蒙清窍，则见头晕目眩。

5）痰湿泛于肌肤，则见形体肥胖。

6）痰蒙心神，则见神昏、神志错乱。

7）痰结皮下肌肉，凝聚成块，则见身体某些部位出现圆滑柔韧的包块，如在颈部多为瘰疬、瘿瘤；在肢体多为痰核；在乳房多为乳癖；痰阻咽喉，则见梅核气。

8）痰停经络，气血不畅，则见肢体麻木、半身不遂。

(3) 饮证的辨证要点：饮邪停聚于人体腔隙或胃肠所出现的一系列证候。

1）饮邪停于胃肠，阻碍气机，胃失和降，则见脘腹痞满，泛吐清水、脘腹部水声辘辘，称之为“痰饮”。

2）饮邪停于胸胁，则见肋间饱满，咳唾引痛，胸闷气促，称之为“悬饮”。

3）饮邪停于心肺，阻遏心阳，则见胸闷，心悸，息促不得卧，称之为“支饮”。

4）饮邪流行，溢于四肢，则见身体肢节疼重，称之为“溢饮”。

5）饮邪犯肺，肺失宣降，气道滞塞，则见胸部紧闷，咳吐清稀痰涎或喉间痰鸣。

6）饮邪内阻，清阳不升，则见头晕目眩。

7. 湿（水） 中医学认为，人体与自然界息息相关。湿是长夏之主气，长夏正当夏秋之交，是湿气最盛的时期，故长夏多湿病。

湿证有外湿和内湿之分。外湿伤人，除与季节有关外，还与工作、生活环境有关。如长期涉水淋雨、水中作业、居处潮湿等，导致湿邪从外入内，伤及肌表、经络而发病。内湿是由脾运化水湿的功能失常，导致津液输布障碍，引起水湿痰饮蓄积停滞的病理变化。其病因多由于素体肥胖，痰湿过盛，或过度安逸，导致形体臃肿，或过食肥甘，食酒过度，或恣食生冷，内伤脾胃等因素所致。外湿和内湿又常内外相引而相兼为病，外湿可以内侵脏腑，内湿亦可外溢肌肤。

湿与水异名而同类，湿为水之渐，水为湿之积。湿邪除外湿和内湿外，凡人体在病因作用下所产生的一切病理产物，具有重浊、黏滞性质者，均属水湿。故凡患者在临床上表现为上述物质偏多或潴留为特征者，如水肿、痰多、泻痢、白带多、黄疸等，其病性均可以定性为水湿。

水湿为患，常因病位与病性之异，其临床表现各不相同。病位有在表、在上、在内、在下之分，病性有属寒、属热之异。

（1）湿邪的性质和致病特点

1）湿为阴邪，易阻滞气机，损伤阳气：湿性类水，水属于阴，故湿为阴邪。湿邪侵犯人体，留滞于脏腑经络，最易阻滞气机，从而使气机升降失常。湿阻胸膈，气机不畅则胸闷；湿困脾胃，脾胃运化失职，升降失常，则纳谷不香，不思饮食，脘痞腹胀，大便不爽；湿停下焦，气机阻滞，气化不利则小便短涩。由于湿为阴邪，阴盛则阳病，故湿邪为害，易伤阳气。脾喜燥而恶湿，故湿邪侵犯人体，常先困脾，使脾阳不振，运化无权，水湿停聚，发为泄泻、水肿、小便短少等症。

2）湿性重浊：湿邪袭表，可见头身困重，四肢酸楚沉重，头重如裹，昏昏欲睡；湿阻经络关节，阳气输布受阻，则可见肌肤不仁，关节肿胀疼痛，沉重不举等。湿邪为患，易出现排泄物和分泌物秽浊不清的现象。如湿浊在上则面垢、眵多；湿滞大肠，则大便溏泄，下痢脓血、黏液；湿浊下注，则小便浑浊，妇女带下色黄量多；湿邪浸淫肌肤，可见疮疡、湿疹、脓包等。

3）湿性黏滞：湿邪致病具有黏腻、顽固的特性。这种特性主要表现在两个方面：一是症状的黏滞性。湿病症状黏滞而不爽，如大便黏腻不爽，小便滞涩不畅，以及分泌物黏浊和舌苔黏腻等。二是病程的缠绵性。因湿性黏滞，胶着难解，故起病隐匿，病程迁延，往往反复发作或缠绵难愈。如湿温的发热症状，时起时伏，缠绵难愈。再如湿疹、湿痹等亦因湿重而不易速愈。

4）湿性趋下，易袭阴位：水性趋下，故湿邪亦有趋下之势。湿邪致病具有伤及人体下部的特点。如水肿多以下肢为明显；带下、小便浑浊、泄泻、下痢等亦多由湿邪下注所致。

5）湿易化热：由于湿邪与热邪相结合，或湿郁久而化热所致。

（2）湿邪的辨证要点

湿邪的辨证要点围绕其重浊、黏滞、趋下的特性，以及易困阻气机、损伤阳气的病理特点。

1）辨湿邪的致病特点：依据湿邪的性质（重浊、黏滞、趋下等）辨识其致病特点，这一点前文已阐述。

2）辨湿邪的兼夹：①寒湿，见舌苔白腻、畏寒肢冷、脘腹冷痛、泄泻清稀。②湿热，见舌苔黄腻、身热不扬（发热汗出不解）、小便黄赤、皮肤油腻或疮疡。③暑湿，见夏季发病，兼见烦热、口渴、胸闷呕恶。④风湿，见关节游走性疼痛（如痹证），遇阴雨天加重。

3）辨湿邪的病位：①在上焦（肺、心），表现为胸闷、咳嗽痰多、头面浮肿。②在中焦（脾胃），表现为脘腹胀满、食欲不振、恶心呕吐、大便溏泄。③在下焦（肾、膀胱、大肠），表现为小便不利、下肢浮肿、带下、泄痢。④在肌肤，表现为湿疹、水肿、疮疡流水。

4）辨舌脉特征：①舌象。舌体胖大、齿痕，苔白腻或黄腻（寒湿苔白，湿热苔黄）。②脉象，脉濡（浮而细软）或滑（湿浊内停）、缓（湿阻气机）。

5）辨体质与病程：①体质。多见于脾虚湿盛者，表现为体胖、肌肉松软、易疲劳。②病程。起病缓，病程长，反复发作（如慢性腹泻、湿疹迁延）。

6）与其他病邪鉴别：①与水饮鉴别。湿邪弥散无形，水饮停聚有形（如痰饮、胸腹水）。②与痰浊鉴别。湿为痰之渐，痰为湿之积（痰多质稠，湿多质稀）。

8. 燥（秋燥、内燥） 燥为秋季主气，多见于气候干燥的秋季，故又称为秋燥。燥邪有温燥与凉燥之分。初秋之时，尚有夏热之余气，燥与热合，易成为温燥之邪，伤人致病，出现类似风热的症状；深秋已凉，有近冬之寒气，燥与寒合，易成为凉燥之邪，伤人致病，出现类似风寒的症状。

内燥是津液耗伤的一种表现，多由热盛伤津，或汗、吐、下过度伤及津液，或失血过多，或久病精血内夺等原因引起。主要病机是津液耗伤，阴血亏耗。病变可涉及肺、胃、肝、肾。

内燥的临床表现有：鼻燥咽干、口唇皲裂、皮肤干燥、毛发干枯、肌肉消瘦、大便干结、舌红少津等。凡有上述证候表现之一者，均可定性为燥证。

(1)燥邪的性质及致病特点

1)燥性干涩，易伤津液：燥邪侵犯人体，最易损伤津液，出现各种干燥、涩滞的症状，如口、鼻、咽、喉、皮肤、大便干燥，皮肤干涩甚至皲裂。

2)燥易伤肺：肺主气司呼吸，外合皮毛，开窍于鼻，其性清润而恶燥，故为娇脏。燥邪从口鼻而入，肺气受伤，则宣降失常，出现干咳、少痰或痰黏难咯，胸痛喘息等症；若伤及肺络，则痰中带血。肺气宣降失常，津液耗伤，则可导致大肠失润，传导失职，出现大便干燥等。

(2)燥邪的辨证：燥证发病有明显的季节性或地域性。

1)燥证的共性：燥邪伤人，多从口鼻而入，最易耗伤肺津，影响肺的宣发和肃降功能，临床表现特点是皮肤、口唇、鼻腔、咽喉等部位干燥，干咳少痰，小便短赤，大便干燥等。

2)温燥的表现：温燥主要是在上述燥证证候的基础上，兼有发热、微恶风寒，汗出，喉咙疼痛，舌边尖红，脉浮数等风热表证。

3)凉燥的表现：凉燥主要是在上述燥证证候的基础上，兼有恶寒发热，无汗，头疼，脉浮紧等表寒证。

9. 瘀　凡全身血液运行不畅，或血行受阻，留滞于脉络、组织之中，或体内残留离经之血，未能消散者，均称为血瘀。

引起血瘀的原因，有气虚、气滞、血热、血寒等。古人说“气为血之帅”，气行则血行，气滞则血瘀，故气对血的影响甚大。

瘀血常随其部位不同而产生不同的临床表现，如瘀阻于心脉，可见心悸、心痛、胸闷不畅；瘀阻于肺，可见胸痛、咳喘、发绀；瘀阻于肾，可见血尿、腰痛等。

血瘀证候繁多，但多具有如下共同的临床特点：

(1)疼痛：瘀血阻滞经脉，不通则痛，故疼痛为瘀血证的常见症状之一。其特点为痛如针刺，或痛如刀割，拒按，痛处固定不移，疼痛持续而顽固，常在夜间加重。

(2)肿块：外伤瘀血，伤处可见青紫色血肿。若体内脏腑组织发生瘀血，则可在患处触到肿块，推之不移。如肝大、脾大及一切新生的肿块等。

(3)出血：出血反复不止，色紫暗或夹有血块。

(4)发绀：面色黧黑，唇甲青紫，或肌肤甲错，或皮肤出现丝状红缕，或皮下紫斑，或腹露青筋，舌质紫暗、瘀斑、瘀点，或舌下脉络曲张，脉涩或结代。

10. 滞 滞主要是指人体气的升、降、出、入运行不畅，或饮食停滞于胃肠所引起的证候。前者称为气滞，后者称为食滞。多属实证。

(1)气滞(又称气郁、气结)

1)发病原因：气滞主要由于情志不遂，忧郁悲伤，思虑过度，而致气机郁滞；或痰饮、食积、瘀血、虫积、砂石等病理产物阻滞；或阴寒凝滞、湿邪阻碍、外伤络阻等因素，导致气机不畅；或因阳气不足，脏气虚弱，运行乏力导致气机阻滞。

2)临床特点：气滞的临床特点是闷、胀、痛。如气滞于某一经络或某一脏腑，便可出现相应部位的胀满、疼痛。

3)辨证要点：脏腑气滞以肺、肝、脾、胃为多见。肺气壅滞，可见胸闷、咳喘；肝郁气滞，可见情志不畅、胁痛、乳房或少腹胀痛；脾胃气滞，可见脘腹胀痛、大便秘结。

(2)食滞

1)发病原因：食滞(饮食积滞)是指因饮食不节、脾胃运化失常导致食物停滞胃肠的病理状态。

2)临床特点：①脘腹胀满。进食后腹胀明显，拒按，甚则胀痛。②嗳腐吞酸。频繁嗳气，气味酸腐，或反酸水。③呕吐不消化食物。呕吐物为未消化食物残渣，吐后胀痛减轻。④食欲减退。不思饮食，见食生厌。⑤大便异常。大便稀溏或秘结，气味臭秽，夹未消化食物。⑥舌苔厚腻。舌苔白厚或黄腻，脉滑或弦滑。⑦或伴低热(食积化热)、烦躁不安(小儿多见)。

3)证候分析：食滞病机核心为脾胃升降失司，腐熟无权。食物停滞中焦，气机壅塞，不通则痛，按之实邪内阻，故拒按。宿食停滞，胃气上逆则嗳气；食积化腐，浊气上泛则吞酸。胃失和降，浊气上逆则呕吐；脾不升清，食浊下趋则便溏臭秽。苔腻为食浊内蕴，脉滑为实邪壅滞之象。

11. 毒（疫疠） 毒有外毒和内毒之别，外毒为天时不正之气，其形成与时令、气候、环境有关。从皮毛和口鼻而入感人，如湿毒、风毒、热毒、燥毒、火毒、暑毒、温毒等。内毒多因饮食不洁、情志内伤、治疗不当，或脏腑功能失调，不能将体内新陈代谢所产生的废物排出体外，毒邪郁积导致自身中毒。如肾衰竭导致的尿毒症、代谢性酸中毒等，阳明热盛，大便燥结，久成粪毒；肾气败坏，气化失司，尿液不能排除，蓄积而成尿毒；瘀血日久则成瘀毒等。其他毒邪，如一氧化碳中毒，乙醇中毒，误吸或接触农药、药品等化学品中毒，虫兽咬伤所致的虫兽毒等。

疫疠又称“疫毒”“疫气”“戾气”等，是具有传染性的一类外感病邪。疫毒包括多种传染病，如鼠疫、霍乱、天花、肠伤寒、白喉、流行性出血热、猩红热、细菌性痢疾、腮腺炎、急性病毒性肝炎等。

12. 阴、阳病性辨证 阴、阳病性辨证是中医学辨证论治的核心内容之一，基于阴阳学说，将疾病的本质属性归纳为阴证与阳证两大类。

阳证多代表亢进、温热、外向、实性的病理状态，如发热、恶热、喜凉，面色潮红，烦躁不安、亢奋，口渴喜冷饮，小便短赤、大便干结，舌红、苔黄燥，脉数、洪大、滑实。

阴证多代表衰退、寒凉、内向、虚性的病理状态，如喜凉畏寒、肢冷、喜温，面色苍白或晦暗，精神萎靡、静默少言，口不渴或喜热饮，小便清长、大便稀溏，舌淡、苔白滑，脉迟、沉细、微弱。

阴、阳作为病性，有虚、实之别。

(1) 阴阳偏盛（实证）：阳盛则实热证（如高热、汗出、脉洪大等），阴盛则实寒证（如剧烈冷痛、脉紧等）。

(2) 阴阳偏衰（虚证）：阳虚则虚寒证（如畏寒肢冷、腰膝酸软等），阴虚则虚热证（如潮热盗汗、五心烦热等）。

(3) 阴阳互损：阴阳互损则致阴阳两虚，亡阴（汗出如油、身热烦躁）或亡阳（冷汗淋漓、四肢厥逆）。

阴阳病性辨证是对疾病本质属性的高度概括，在临床具体应用时需结合其他辨证方法(如脏腑辨证、六经辨证等)综合运用,方能使辨证具体而明确。譬如阴虚与肾结合起来,是肾阴虚证,说明病位在肾,病性属阴虚;肝阳上亢证,说明病位在肝,病性属阳亢(实)。

(三)位性合参,证名诊断

“位性合参”是病位病性辨证的最后一步,是指在明确了疾病的病变部位和病变性质之后,将二者结合起来,形成以“病位 + 病性”为两大核心要素的完整的证候诊断名称,即证(候)名。至此,复杂、碎片化的临床症状将被归纳整合为能够反映疾病病变本质的具体证型,从而为理法方药提供精准“靶点”。现以临床上常见的证候为例,将刘宝厚教授位性合参辨证的步骤和方法归纳如下。

1. 风热表证,亦称风热证 由于风热之邪从口鼻或皮毛侵入,卫气被阻,肺失宣散所引起的外感风热证。

【证候表现】发热,微恶风寒,鼻流黄涕,咽喉疼痛,口干口渴,咳嗽,痰稠或黄稠,舌红苔薄白或微黄,脉浮数。

【辨证分析】风热之邪伤人,从口鼻或皮毛侵入,易侵犯人体上部头面、肌表和肺,使皮毛腠理开泄,出现发热、恶风、汗出、头痛、咳嗽、流清涕、舌红苔薄白或微黄、脉浮数等症状。肺失宣散,则咳嗽,痰稠或黄稠,为风热之邪犯肺的表现。热灼津液,故见口干口渴。风热之邪从口鼻而入,故鼻流黄涕,咽喉疼痛。说明本证病位在表、肺;病性属风、热。

2. 风寒表证 亦称太阳表证。临床上根据患者有汗和无汗,又分表虚证和表实证。有汗为表虚;无汗为表实。

【证候表现】恶寒,发热,头痛,四肢酸痛,鼻塞,声重,流清涕,咳嗽,痰多清稀,舌淡红,苔薄白,脉浮弦。

【辨证分析】风邪与寒邪侵入肌表,腠理闭阻,卫外之阳被遏,故见恶寒、发热、头痛、四肢酸痛;营阴郁滞则无汗,营阴不能内守则汗出;风寒侵袭于肺,肺气不能宣畅,则咳嗽。肺开窍于鼻,故鼻塞声重、流清涕。痰液清稀、舌淡红、苔薄白均为寒证表现。说明本证病位在表、肺;病性属风、寒。

3. 风寒夹湿证 外感风寒,内伤饮食,寒湿侵袭胃肠,脾失健运,寒湿内盛，传导失司所致。

【证候表现】恶寒，发热，头重如裹，肢体酸重，精神困倦，脘闷食少，恶心，呕吐，腹泻清稀，甚则如水样，腹痛肠鸣，舌苔白腻，脉濡。

【辨证分析】外感风寒，卫阳被郁，则恶寒、发热；内伤饮食，寒湿内盛，故头重如裹、肢体酸重；内伤湿浊，气机不畅，则脘闷食少、精神困倦；湿滞肠胃，升降失常，则恶心、呕吐、腹泻清稀、甚则如水样、腹痛肠鸣；舌苔白腻、脉濡，则为湿邪之象。说明本证病位在表、脾胃，病性属风、寒、湿。

4. 风寒袭肺证 又称风寒犯肺证。风寒外邪侵袭于肺而出现的肺气不宣，清肃失职等临床表现。多因气候寒冷，卫阳不固所致。

【证候表现】鼻塞，声重，喷嚏，流清涕，咳嗽，咳痰清稀，喉痒或咳引胸痛，头痛，肢体酸楚，恶寒，发热，无汗，舌淡红，苔薄白，脉浮。常见于急性支气管炎或慢性支气管炎急性发作。

【辨证分析】风寒之邪侵袭于肺，肺气不能宣畅，则咳嗽、喉痒或咳引胸痛。肺开窍于鼻，鼻窍不通，故鼻塞、声重、喷嚏、流清涕。肺合皮毛，职司卫外，风寒束于肌表，腠理闭塞，卫外之阳被遏，故见恶寒、发热、无汗、头痛、四肢酸痛。风寒犯肺，肺气不温，故痰白清稀。舌淡红、苔薄白、脉浮弦，皆系风寒之邪在表之征。说明本证病位在表、在肺；病性属风、寒。

5. 风热袭肺证 又称风热犯肺证。外感风热之邪或风寒郁而化热所致，以肺气宣降失常所引起的肺系证候。

【证候表现】发热恶风，咳嗽咳痰，痰黄而稠，不易咳出，口渴咽痛，鼻流黄涕，或见头痛头涨等症，舌红，苔薄黄，脉浮数。常见于急性支气管炎或慢性支气管炎急性发作。

【辨证分析】咳嗽咳痰，痰黄而稠，不易咳出，鼻流黄涕，为风热犯肺的表现。风热犯肺，热灼津液，故见口干口渴、咳痰不利。风热之邪从口鼻而入，故鼻流黄涕、咽痛。由于风热袭于肌表，则发热、微恶风、头痛头涨。舌红、苔薄黄、脉浮数，均属风热在表之征。说明本证病位在肺，病性属风、热。

6. 燥热伤肺证 外感燥热之邪灼伤肺津，或肺阴不足，虚火灼肺，痰阻肺络所引起的一系列症状。

【证候表现】干咳无痰，或痰少不易咳出，痰中带血丝，喉痒咽干，鼻干唇燥，气逆而喘，舌红少津，苔黄燥，脉细数。常见于急性支气管炎或慢性支气管炎急性发作。

【辨证分析】燥热伤肺，津液被灼，故干咳无痰，或痰少不易咳出；热伤肺络，则痰中带血丝、口鼻干燥、喉痒咽干、鼻干唇燥；燥热伤肺，肺失宣降，故气逆而喘；舌尖红、苔黄燥、脉数，均属燥热之象。说明本证病位在肺，病性属燥、热。

7. 气虚证　全身或某一脏腑功能减退，元气不足出现的全身性虚弱证候。常为年老、大病后，或饮食劳倦内伤，或素体禀赋不足等因素所致。属虚证的范畴。

【证候表现】神疲乏力，语声低微，少气懒言，纳谷少馨，头晕目眩，心悸自汗，或见面色㿠白，舌淡，脉细弱等症状。

【辨证分析】病位在气，病性属虚。本证在临床上，除共有的神疲乏力、少气懒言、呼吸气短特征外，可随病变出现的脏腑部位不同而表现各异，常见肺气虚证、脾气虚证、心气虚证、肝气虚证和肾气虚证。

肺气虚证：因肺主气的功能衰退，影响了肺的宣散和肃降作用，出现以呼吸气短、神疲懒言、咳声不扬、咳痰无力、怕风自汗、易于感冒等为主的症状。病位在肺气，病性属虚。

脾气虚证：因脾主运化的功能减退，导致水谷精微不能输布，生化之源被遏，出现以纳谷少馨、神疲乏力、脘腹胀满、大便溏稀、舌淡、苔白等为主的症状。病位在脾气，病性属虚。

心气虚证：因心主血脉、藏神的功能衰退，以致心气不能鼓动血脉运行和收敛神气，出现以面色苍白、神疲气短、健忘心悸等为主的症状。病位在心气，病性属虚。

肝气虚证：因肝主疏泄的功能减退，影响了肝气的升发，出现以气短心烦、惊悸不宁、胆怯、口苦为主的症状。病位在肝气，病性属虚。

肾气虚证：由于肾藏精、纳气的功能衰减，肾精不能化气以养身形，出现以腰膝酸软、眩晕耳鸣、动辄气促、遗精遗尿、小便清长为主的症状。病位在肾气，病性属虚。

8. 气滞证 人体气机运行不畅，阻滞于某一部位，导致局部或全身功能障碍的病理状态。多与情志因素（忧思恼怒、抑郁焦虑，肝气郁结），饮食不当（过食生冷、油腻，损伤脾胃，气机壅滞），外邪侵袭（寒、热、湿邪阻滞经络或脏腑），劳逸失调（久坐少动、过度劳累，影响气机流通），病理产物（痰湿、瘀血、食积等阻滞气机）等有关。

【证候表现】胀满疼痛为共性表现，常以胀痛、窜痛（疼痛部位不固定），时轻时重（多随情绪波动），按之无形为特点。若滞于胸部，则胸闷、喜叹息；滞于胃肠，则脘腹胀满、嗳气、肠鸣、排气后减轻，滞于咽喉则咽部异物感（梅核气）。对于女性，常伴有乳房胀痛、月经不调、痛经（气滞血瘀时）。由于肝与脾胃解剖上相邻，经络走行上直接相连（足厥阴肝经夹胃属肝），故肝气横逆时最易直接侵犯脾胃；同时，肝经循行于胁肋、乳房，冲任隶属于肝。所以，肝郁气滞时，常同时出现上述气机易滞部位的症状。舌淡红或偏暗，苔薄白或薄腻；脉弦或涩。

【辨证分析】气机郁滞，运行不畅，阻滞于脏腑经络，不通则痛，故见胀满疼痛；气行则痛减；情志不舒则气滞加重，情志舒缓时气机暂通，症状减轻。故症状时轻时重。气无形而主动，故疼痛游走不定，按之无形。气机郁滞于胸，胸阳不展，故见胸闷、喜叹息（长叹后气机暂通，症状稍缓）。气阻于中焦，胃失和降，则脘腹胀满、嗳气；肠道气机紊乱，故肠鸣辘辘，排气后胀痛减轻。气郁痰凝，结于咽喉，故咽部异物感，吐之不出、吞之不下。肝主疏泄，肝经气滞，女性患者多见乳房胀痛（肝经循行于乳）、月经不调、痛经（气滞血瘀，冲任不畅）。舌淡红或偏暗：气滞初期舌色可正常，久则气血瘀滞，舌色偏暗。气滞未化热则苔薄白，若兼湿或痰则可见薄腻苔。脉弦主肝郁气滞，脉涩提示气滞日久，血行不畅，兼见血瘀。说明本证病位在气，病性属滞。

9. 血虚证 体内血液成分不足，人体五脏六腑、四肢百骸失于濡养而出现的全身性衰弱证候。多因劳倦内伤，思虑过度，暗耗阴血；或脾胃虚弱，气虚生化不足；或失血过多所致。

【证候表现】面色无华或萎黄，唇色淡，头晕目眩，心悸，失眠，手足发麻，女子月经量少，衍期，甚则经闭。舌质淡，脉沉细无力等。

【辨证分析】血为阴，气为阳，血为气之母，气为血之帅，两者相互依存，相互为用。气有温煦肌腠、化生精血、统摄血液的作用；而血有运载阳气、濡养肌腠等作用。二者关系密切，故血虚证在其病机演变过程中常伴有两种情况，一是血虚无以载气，则气亦随之而少，导致气血两虚之证，表现为面色苍白、心悸失眠、少气懒言、乏力自汗、舌淡而嫩、脉细弱；二是由于长期慢性失血，或突然大量失血，血海空虚，真阳不足，导致血脱证，症见面色㿠白，头晕目花，四肢清冷，脉细弱等。说明本证病位在血，病性属虚。

血虚证可出现在多种疾病中，其临床表现各具特点，治疗方法亦不尽相同，必须加以辨析。

如在心悸病中见血虚证，常见心悸、头晕、失眠多梦、面白无华、倦怠乏力、舌质淡红、脉细弱。此由思虑过度，劳伤心脾，或久病体虚，气血不足；或因失血过多心失所养所致。治宜补血养心，益气安神。病位在心血，病性属虚。

若在虚劳病中见血虚证，临床表现每以心、肝血虚症状为主。以心血虚为主者，多以心悸怔忡、健忘、失眠多梦、面色不华、舌淡、脉细或结代为特点。多由禀赋不足，精血匮乏；思虑过度，耗伤气血；大病之后，失于调理；阴血亏虚，久而不复，积虚成损所致。若以肝血虚为主者，则以头晕目眩、耳鸣、胁痛、惊惕不安、月经不调、经闭，甚则肌肤甲错、面色苍白、舌质淡、脉弦细为特点。乃由情志郁结，耗伤肝血；或因失血过多，阴血亏虚，血虚化燥，久而不复，积虚成劳所致。虽为血虚，但因病位不同，证候各异。

若在眩晕病中见血虚证，临床每以眩晕于劳累后发作或加重、面白无华、唇甲苍白、神疲乏力、少气懒言、心悸失眠等症为特点，此由久病心脾两虚，或热病耗伤阴血，血虚不能滋养周身，血不上奉于脑；或血虚阴亏，虚热上扰清窍所致。

若在头痛病中见血虚证，临床表现为头痛头晕、隐隐作痛、遇劳则甚，心悸失眠，神疲乏力，食欲不振。此由久病正虚，或失血过多，中气不足，清阳不升，营血亏虚，不能上荣于脑所致。

若在出血性疾病中见血虚证，临床表现为鼻衄、齿衄或肌衄、面色苍白、头晕眼花、心悸、神疲乏力等。此由失血过多，血虚气亏，气不摄血所致，故出血不止。

若在发热病中出现血虚证，临床表现为发热、夜重昼轻，心悸乏力，面色不华，舌淡脉细数。多由久病心肝血虚，或脾不生血，或失血过多所致。

10. 血瘀证　血液运行不畅，甚至停滞凝聚，或离经之血积于体内，影响气血运行所产生的各种临床表现。多由跌打损伤，内伤出血，劳伤过度所致。

【证候表现】血瘀证的临床表现特征是刺痛，癥积包块，出血发斑，面色黧黑，青筋显露，蟹爪缕纹，唇舌青紫，脉细涩或结代。但由于瘀血部位的不同，常会出现不同的症状。如瘀阻于心，可见胸闷、心前区刺痛、痛彻左肩背、痛处不移、入夜尤甚、心悸，口唇青紫等；瘀阻于肺，可见胸痛、咯血等；瘀阻于胃肠，可表现为胃、腹部刺痛、痛处不移、拒按，甚则呕血、便血等；瘀阻于肝，可表现为胁部疼痛如刺、动则痛剧、痛处不移、入夜痛甚，或见痞块；瘀阻于腰部，可表现为腰痛如刺、痛有定处、按之痛剧、活动受限等；瘀阻于头部，可表现为头痛如锥刺、固定不移，或伴随局部运动、感觉异常、语音障碍等；瘀阻于胞宫，可见少腹疼痛、月经不调、痛经、经闭、经色紫黑有块，或见崩漏。

【辨证分析】气属阳，血属阴，气与血相互依存，相互滋生，相互制约。气为血之帅，血的循行有赖于气的推动。气对血在脉中循行不仅有推动作用，还有固摄作用。所以，气行则血行，气虚、气滞则血瘀，气机逆乱则血妄行。尽管血瘀证的临床表现繁多，但其病机全在于此。说明本证病位在血；病性属瘀。

11. 血热证　血分有热，或热邪侵犯血分而出现的伤阴、动血、热扰神明等临床表现。本证多由外感热邪，情志郁结，饮食偏嗜所致。

【证候表现】心烦，或躁扰发狂，口渴不欲饮，身热夜甚，心烦不寐，及皮肤发斑，吐血，衄血，尿血，便血，女子月经过多或崩漏，舌质红绛，脉细数等。

【辨证分析】邪热侵入营分，损伤营阴，故身热夜甚。热入营分，内扰心神，则心烦不寐或见谵语。热窜血络，则见斑疹隐隐。营热蒸腾，营气上升，则口渴不欲饮。热盛伤津，故脉细数。舌质红绛是热伤营阴之征。邪热侵入血分，迫血妄行，则见吐血、衄血、尿血、便血等血热妄行症状。病位在血分，病性属实热。

12. 心气虚证和心阳虚证

心气虚证、心阳虚证都是由心脏功能活动不足，阳气虚衰，引起的心神不安，气行无力，血液运行不畅等。本证多因内伤劳倦、年高久病所致，伤寒误治耗伤心气亦可引起。常见于胸痹、惊悸、不寐、虚劳等。

【证候表现】心悸，气短，活动时加重，自汗，脉细弱或结代，为其共有的症状。若兼见神疲自汗，面白无华，舌淡苔薄，则为心气虚证；若兼见形寒肢冷，心胸憋闷，舌质紫暗，则为心阳虚证。

【辨证分析】心气虚、心阳虚，均可导致脉行鼓动无力，血液不能正常运行，强为鼓动，则心悸。心气不足，胸中宗气运转无力，则气短。动则耗气，故活动劳累时加重。气虚卫外不固，则自汗。心气不足，血液运行无力，血不上荣，则面白无华，舌淡。气血不足，不能充盈脉管或脉气不相连续，故脉细弱或结代。若病情进一步发展，气虚及阳，损伤心阳，则为心阳虚。心阳虚，心脉阻滞，气血运行不畅，则心胸憋闷、舌质紫暗。心阳虚不能温煦周身，故形寒肢冷。说明病位在心气、心阳，病性属虚。

13. 心血虚证和心阴虚证

心血虚证是由心血亏虚，心失濡养所表现的证候；多因久病体虚，生化不足，或因失血，或过度劳神，损伤心血所致。心阴虚证则是由于心阴亏损，虚热内扰所表现的证候。多因内伤七情，五志化火，火热伤阴，或由热病、久病耗伤阴液所致。两者均常见于心悸、怔忡、虚劳、不寐等。

【证候表现】心悸失眠、健忘多梦为心血虚与心阴虚的共有症状。若兼见头目昏眩、面色少华，唇舌色淡、脉细弱，为心血虚证；若兼见颧红、潮热、五心烦热、盗汗，舌红少津，脉细数者为心阴虚证。

【辨证分析】本证常由久病耗伤阴血，或失血过多，或情志不遂，耗伤心血、心阴所致。心主血、藏神，心阴（血）不足，心失所养，心不藏神，故见心悸失眠、健忘多梦。心血虚，不能上荣于头目，不能充盈于脉，故头目昏眩、面色少华、唇舌色淡、脉细弱。心阴虚，虚火内扰，故见心烦、颧红、潮热、五心烦热、盗汗、舌红少津、脉细数。说明前证病位在心血、后证病位在心阴，两证病性均为虚。

14. 肝胆湿热证 湿热交阻，肝胆疏泄失常或湿热循经下注所表现的症候。由湿热外邪或嗜酒、过食肥甘，酿生湿热和脾胃运化失常，湿浊内生，郁而化热，蕴结肝胆所致。可见于黄疸，胁痛，阴囊湿疹，睾丸肿痛，妇女阴痒、带下，淋浊，癃闭等。

【证候表现】胁肋胀痛，口苦纳呆，呕恶腹胀，大便不调，小便短黄，苔黄腻，脉弦数，或身目发黄，发热。或见阴囊湿疹，或睾丸肿大热痛，外阴瘙痒，带下黄臭等。

【辨证分析】湿热内蕴，肝胆疏泄失常，气机郁滞，故胁肋胀痛。湿热熏蒸，胆气上溢则口苦，胆汁不循常道而外溢，则面目周身发黄、发热。湿热郁阻，脾胃升降失常，故纳呆、腹胀、呕恶、大便不调、小便短黄。肝脉绕阴器，湿热下注，可见阴囊湿疹，或睾丸肿大热痛。在妇女则见外阴瘙痒、带下黄臭等。说明病位在肝胆；病性属湿热。

15. 肝阳上亢证 肝失疏泄，肝阳亢奋，或肝肾阴虚，阴不潜阳，肝阳上扰头目所表现的证候。

【证候表现】头部胀痛，眩晕，烦躁易怒、脉弦。或兼见两目干涩、腰膝酸软、耳鸣耳聋、五心烦热、舌红少津、脉弦细数等肝肾阴虚症状。

【辨证分析】本病系由素体阳盛，或内伤七情，或久病、慢性病耗伤肝肾阴液所致。肝阳上亢是肝的阴阳失调，既可从阳亢开始，亦可从阴虚开始。从阳亢开始，初期多为实证；阳亢易于化火，耗伤肝阴，或下劫肾阴，而形成虚实夹杂证；从阴虚开始，肝阴不足，阴不敛阳，或肾阴不足，水不涵木，形成阴虚阳亢的本虚标实证。

肝失疏泄，肝气亢奋，或肝阴不足，肝阳上扰头目，故头涨痛、眩晕目胀或面部烘热。精血不足，则两目干涩。肝肾阴虚，精气不能上充于耳，故耳鸣耳聋。肝主筋，肾主骨，阴亏火动，筋骨失养，故腰膝酸软。五心烦热，舌红少苔，脉弦细数，均为阴虚内热之象。病位在肝，病性属阴虚、阳亢（实）。

16. 脾气虚证 脾不健运以及元气不足而形成的证候。气化于精，精生于水谷，而水谷的运化、吸收、输布，皆赖于脾气的盛衰。若脾气不足，脾失健运，则水谷不化。谷不化精则精少，精少则气衰。其病因多为饮食不节，劳倦过度，忧思日久，损伤脾土，或禀赋不足，素体虚弱，或年老体衰，或大病初愈，失于调养等。临床常见于泄泻、胃脘痛、腹痛、水肿、痰饮、哮喘、虚劳、小儿疳积等。

【证候表现】食少，纳呆，食后脘腹胀满，便溏，少气懒言，四肢倦怠，消瘦，面色萎黄，舌淡苔白，脉缓弱。

【辨证分析】脾主运化，脾气虚则运化失常，故食少纳呆、食后脘腹胀满。水湿不化，流注肠中，则便溏或先干后溏。脾气虚弱，气血生化不足，四肢肌肉无以充养，故少气懒言、四肢倦怠、消瘦、面色萎黄、舌淡苔白、脉缓弱。病位在脾气；病性属虚。

17. 脾阳虚证 本证多由病程迁延日久，导致脾阳虚衰，阴寒内盛所致。

【证候表现】腹胀纳少，脘腹冷痛，喜温喜按，形寒肢冷，大便稀溏或泄泻清谷，口淡不渴，或肢体水肿，或白带清稀量多，舌质淡胖，苔白滑，脉沉迟无力。

【辨证分析】脾的运化功能，全赖脾气的作用，脾阳虚弱，运化无力，故腹胀纳少。阳虚阴盛，寒从内生，寒凝气滞，故脘腹冷痛、喜温喜按。水湿内盛而不化，流注肠中，故大便稀溏，甚则泄泻清谷。中焦虚寒，故口淡不渴。脾阳虚水湿不能运化，溢于肌肤，则肢体水肿。脾湿下注，则白带清稀量多。形寒肢冷、舌质淡胖、苔白滑、脉沉迟无力，均为阳虚之象。病位在脾阳；病性属虚。

18. 肺脾气虚证 本证为肺气虚同时兼脾气虚的一种复合证候。或肺气先虚，肺病及脾而形成肺脾气虚证。或脾气先虚，脾病及肺而造成肺脾气虚证。前者临床表现以肺气虚为主，后者则脾气虚的症状较为明显。肺脾气虚证主要表现为肺失宣降，脾失健运，水津不布，痰湿阻塞的病变。因是脏腑虚损所形成的虚证，故多由内伤所致。

【证候表现】久咳不止，气短而喘，痰多稀白，食欲缺乏，腹胀便溏，甚则面浮肢肿，舌淡苔白，脉虚弱。

【辨证分析】本证多由久病咳喘，肺虚及脾，或饮食不节，劳倦伤脾，不能输精于肺所致。脾主运化，脾虚失运，精气不能上输于肺，肺因之而虚损。肺失宣降亦可影响脾之运化。肺脾之气均不足，水津无以布散，痰湿由之内生，形成肺脾气虚证。久咳不止，肺气受损，故气短而喘。气虚水津不布，聚湿生痰，则痰多稀白。脾虚运化失常，故食欲缺乏、腹胀便溏。脾不运湿，气不行水，故面浮肢肿。舌淡苔白、脉虚弱，均属肺脾气虚之候。病位在肺气、脾气；病性属虚。

19. **心脾两虚证**　心血耗伤，脾气受损而出现的心神失养，脾气虚弱，不能统血的病变。多因思虑过度，饮食不节，或病后失调，慢性出血等所致。

【证候表现】心悸健忘，多梦易醒，头晕目眩，神疲乏力，纳谷无味，面色少华，舌质淡嫩，苔白，脉细弱。

【辨证分析】心主血，血不养心，神不守舍，故心悸健忘、多梦易醒；气血亏虚，不能上承于脑，清阳不升，则头晕目眩。血不上荣，故面色少华、舌质淡嫩。脾失健运，则纳谷无味。血少气虚，故神疲乏力、脉细弱。病位在心脾气血，病性属虚。

20. **脾肾阳虚证**　即脾阳不足、肾阳虚衰的复合证候。

【证候表现】形寒肢冷，面色㿠白，倦怠乏力，腹胀纳呆，腰酸膝冷，面浮肢肿，或伴有胸腔积液、腹水，夜尿频多，五更泄泻，或咳逆上气，不能平卧，舌淡胖大，有齿印，苔白厚，脉沉细。多见于各种肾小球疾病，慢性阻塞性肺疾病，慢性腹泻等。

【辨证分析】形寒肢冷，面色㿠白均为阳虚之证候；脾主运化，肾主水液，脾肾阳虚，不能运化水液，水液潴留，故面浮肢肿，甚则胸腔积液、腹水；阳气虚衰，则夜尿频多；脾失健运，则腹胀纳呆；肾不纳气，则咳逆上气、不能平卧；舌淡胖大、有齿印、苔白厚、脉沉细，均为阳虚之象。病位在脾阳、肾阳，病性属虚。

21. **肝气郁结证**　亦称肝郁气滞证。多由情志不畅，肝失疏泄所致。多发于成年人，尤以女性为多见。

【证候表现】精神抑郁，胸胁胀痛，窜走不定，时痛时止，疼痛每因情志变化而增减，胸闷不舒，嗳气频作，饮食减少，或乳房、少腹胀痛，或月经不调，舌红，苔白，脉弦。

【辨证分析】精神抑郁，胸胁胀痛是肝气郁结，疏泄不利，气阻络瘀的表现。气属无形，故疼痛窜走不定。情志变化与气之郁结关系最为密切，故疼痛每因情志变化而增减。肝气郁结，气机不畅故胸闷不舒。肝气横逆犯胃，故见嗳气频作、饮食减少。乳房、少腹均为足厥阴肝经循行之处，肝气郁结，势必出现乳房、少腹部胀痛，或月经不调。舌红、苔白、脉弦为肝气郁结之征。病位在肝气；病性属滞。

22. **脾胃虚寒证** 中焦阳虚，纳运无权，则水谷不化，水湿内停，阳气不能温煦脏腑、四肢等。

【证候表现】胃痛隐隐，泛吐清水，喜暖喜按，手足不温，纳少，便溏，倦怠乏力，面色萎黄，舌淡胖嫩，苔白，脉虚弱或沉细。多见于溃疡病、慢性胃炎等。

【辨证分析】脾胃虚寒，阳气不化，水饮停聚，故胃痛隐隐，泛吐清水；阳虚寒盛，故喜暖喜按、手足不温；脾阳虚衰，气血生化无源，故倦怠乏力、纳少便溏、面色萎黄；舌淡红、苔白、脉沉细，均为中虚有寒，阳气不能输布之象。病位在脾、胃，病性属虚、寒。

23. **气阴两虚证** 本证指机体的元气和真阴两个方面同时出现不足，既有肺、脾、肾三脏元气亏损的症状，又有五脏津液内耗，营阴不足的阴虚热盛的表现。

【证候表现】神疲乏力，少食纳呆，汗出气短，腰膝酸软，头晕目眩，午后潮热，手足心热，口干舌燥，尿少便结，舌淡胖（气虚为主）或舌红少津（阴虚为主）、脉细数。多见于外感温病及内伤杂病的中后期。

【辨证分析】本证多由久病体虚、过度劳累（长期熬夜、房劳过度等）耗损津液、情志化火暗耗阴血、热病后期（高热、大汗后）阴液未复，或久病伤及肺、脾、肾三脏。肺气不足，卫外不固，故汗出气短；脾气虚弱，运化失职，故神疲乏力、少食纳呆；肾阴亏虚，不能生髓充骨养脑，故腰膝酸软、头晕目眩；阴虚则虚热内生，故见午后潮热、手足心热、口干舌燥、尿少便结；

舌淡胖(气虚为主)或舌红少津(阴虚为主)、脉细数为气阴亏虚之候。病位多在肺气、脾气、肾阴;病性属虚。

24. 肾阴虚证 肾脏阴液亏损、虚火上亢而形成的证候。多因内伤劳倦,久病及肾,或温病后期热极伤阴所致。

【证候表现】眩晕,健忘,少寐,耳鸣耳聋,发脱齿摇,足跟痛,咽干舌燥,入夜为甚,腰膝酸软,形体消瘦,五心烦热,或潮热,盗汗,颧红,男子遗精,女子闭经,不孕,或见崩漏,舌红苔少而干,脉细数。

【辨证分析】肾为先天之本,藏真阴而寓元阳,只宜固藏,不宜泄漏。肾阴亏虚,不能生髓、充骨、养脑,故眩晕、健忘、腰膝酸软、耳鸣耳聋、发脱齿摇、足跟痛。阴虚则虚热内生,故见颧红、五心烦热、失眠多梦、咽干舌燥。肾阴虚而精少,故男子不育,女子闭经、不孕。虚热内扰,故男子遗精、女子崩漏、舌红苔少而干、脉细数。病位在肾阴;病性属虚。

25. 肾阳虚证 元阳不足,气化无权而出现的温煦失职、水湿内盛以及性功能衰退等。多因素体阳虚、年高肾亏,或久病及肾,房劳过度,损耗肾阳所致。常见于虚劳、阳痿、癃闭、水肿、泄泻、哮喘等。

【证候表现】腰膝酸软,形寒肢冷,尤以下肢为甚,头晕耳鸣,神疲乏力,阳痿,不孕,尿少,水肿,或五更泄,面色㿠白,舌淡胖,脉沉弱。

【辨证分析】腰为肾之府,肾主骨,肾阳虚则腰膝酸软、头晕耳鸣。阳气不能温煦肌肤,故形寒肢冷。肾处下焦,阳气不足,故两足发冷更明显。气血亏损,故神疲乏力、面色㿠白。肾主生殖,肾阳不足,生殖功能减退,故阳痿、不孕。肾阳不能温煦脾阳,故五更泄。肾阳不足,膀胱气化功能障碍,故尿少、水肿。舌淡胖、脉沉弱,均为阳虚之象。病位在肾阳;病性属虚。

26. 心肾不交证 心与肾在正常情况下,上下交通、水火相济。若因禀赋不足,或久病虚劳,致使肾水亏虚于下,不能上济于心,心火亢于上,不能下交于肾,或因劳神过度,五志过极等致使心阴暗耗,心阳亢盛,心火不能下交于肾。心火不降,肾水不升,造成心肾水火不相既济,形成心肾不交证。常见于惊悸怔忡、不寐、遗精、健忘等。

【证候表现】虚烦失眠,心悸健忘,头晕耳鸣,咽干,腰膝酸软,多梦遗精,潮热盗汗,小便短赤,舌红少苔,脉细数。

【辨证分析】在生理情况下，心火下温肾水，使肾水不寒；肾水上济于心，使心火不亢，水火相济，心肾阴阳得以协调，为水火既济。若肾水不足，不能上滋心阴，则心阳偏亢，或心火亢于上，内耗阴精，致肾阴亏于下。心肾阴阳水火失去了协调既济的关系，就形成了心肾不交证。肾水不升，心火无制，心神不安，故虚烦失眠、心悸健忘。肾阴虚，则腰膝酸软。虚火内扰，精关不固，故多梦遗精。潮热盗汗、小便短赤、舌红少苔、脉细数，均为阴虚内热之象。病位在心、肾；病性属虚实夹杂。

27. 肝肾阴虚证　由肾阴不足导致肝阴不足，或肝阴不足引起肾阴亏损而成。多见于耳鸣、失眠、高血压病等。

【证候表现】眩晕耳鸣，视物昏花，腰膝酸软，形体消瘦，咽干口燥，手足心热，虚烦不寐，舌红少津，少苔，脉沉弦细数。

【辨证分析】肝肾同源，肝肾阴虚，不能上滋头目，故眩晕耳鸣、视物昏花；肾阴不足，虚热内生，故见咽干口燥、手足心热；虚热内扰，故虚烦不寐、遗精；腰为肾之府，肾虚故腰膝酸软；舌红少津、少苔、脉弦细数，均为肝肾阴虚之征。病位在肝阴、肾阴；病性属虚。

28. 肾阳虚水泛证　肾阳虚衰，膀胱气化失司，水湿逗留的证候。多由久病失调，或素体虚弱，肾阳亏耗所致。

【证候表现】面浮身肿，腰以下为甚，按之凹陷不起，畏寒肢冷，腰部冷痛酸重，腹胀满，尿量减少或夜尿多，面色灰滞或㿠白，舌体胖嫩，舌质淡，有齿印，苔白滑，脉沉迟。

【辨证分析】肾阳虚衰，水液不得蒸化，水湿下聚，故面浮身肿，腰以下为甚，按之凹陷不起，甚则腹部胀满。水气上凌心肺，故心悸、气促。腰为肾之府，肾虚而水气内盛，故腰部冷痛酸重。肾阳虚衰，膀胱气化失司，故尿量减少。肾虚下元不固，膀胱失其约束，则夜尿反多。肾阳衰微，温煦无力，故畏寒肢冷。阳气不能温养于上，故面色灰滞或㿠白。舌体胖嫩、舌质淡、有齿印、苔白滑、脉沉迟，均为肾阳虚衰，水湿泛滥之象。病位在肾阳，病性为虚＋水湿的虚实夹杂证。

29. 膀胱湿热证　湿热蕴结膀胱而致膀胱气化不利，开阖失常以及灼伤阴络等。可见于多种疾病中，如淋证中的“石淋”“血淋”“膏淋”

等，证候虽相同，但在不同的疾病中，其小便异常变化各有不同。

【证候表现】小便频数，灼热刺痛，急迫不爽，尿色黄赤，少腹拘急胀痛，或腰痛，或发热恶寒，舌红，苔黄腻，脉滑数。常见于急性膀胱炎、慢性肾盂肾炎急性发作、尿路结石等。

【辨证分析】膀胱与肾通过经脉互为络属，构成表里关系。膀胱湿热证日久不愈必然影响及肾，在其病机演化过程中常由实转虚或实中夹虚。湿热蕴结下焦，膀胱气化失司，水道不利，发为热淋。热伤膀胱，故尿频、尿急；湿热壅遏，气机不利，故尿出灼热刺痛、小腹拘急胀痛；湿热蕴蒸，故尿色黄赤；腰为肾府，湿热之邪侵犯于肾，故腰痛；舌红、苔黄腻、脉滑数，均为湿热之征。病位在膀胱；病性属湿热。

30. **寒湿腰痛证** 多由冒雨涉水，或坐卧湿地所致。由于寒湿之邪外侵，或素体脾阳不振而致湿邪内停，影响经脉气血运行而引起的腰痛。

【证候表现】腰部冷痛重着，转侧不利，虽静卧亦不减轻或反加重，遇寒冷和阴雨天疼痛加重，舌苔白腻，脉沉而迟缓。

【辨证分析】腰为肾之府，由肾之精气所溉，肾与膀胱相表里，足太阳经沿脊柱两侧到腰部，所以腰痛病变与肾有关。寒性收引，湿性重着，寒湿之邪阻滞于腰部经络，气血不畅，故腰部冷痛重着、转侧不利；湿为阴邪，其性黏滞，静卧则湿邪易于停滞，故静卧疼痛不减或反加重。天气阴雨，则寒湿更重，故疼痛加重。舌苔白腻、脉沉而迟缓，均为寒湿停聚之象。病位在肾，病性属寒、湿。

第四节　病位病性辨证法的临床价值与适用范围

一、病位病性辨证法的临床价值

（一）提纲挈领，统一规范

医生临诊时，对通过望、闻、问、切四诊所得的临床资料进行分析、归纳，首先找出疾病的病位在表还是在里，在气分还是在血分，在哪一脏，或哪一腑，哪一条经络，以确定疾病当前的病变部位；然后再辨明病变的性质，是属寒还是属热，属虚还是属实，有无风邪、燥邪，有无痰饮、水湿、气滞、血瘀、湿毒等病理产物存在。病位与病性明确之后，位性相参，便可得出辨证结论。譬如患者的主要症状是心悸、失眠、多梦、头晕眼花、面色萎黄、唇舌色淡、脉细无力，根据脏腑、气血的功能，其病机应为血虚心失濡养，神不守舍。由此就可以归纳为病位在心、在血，病性属虚，辨证结论为心血虚证。所以说，病位病性是辨证的纲领，只要抓准这一纲领，就会得出相对统一、规范的辨证结论。

（二）一种方法，临床通用

临床医学不论是内科，还是外科、儿科、妇科，都是运用中医学理论和中医临床诊断方法来辨明所属疾病的病因、病机、病位、病性、病势，以制定相应的治疗原则和方法。所以，病位病性辨证法适用于中医内、外、妇、儿以及外感病等各科疾病。不论哪一种证候，或多脏腑、多经络病证，均离不开病位与病性两大要素。

（三）易于掌握，便于交流

病位病性辨证法涵盖了中医传统八种辨证方法的核心内容，将复杂、多元的传统辨证方法进行了整合和优化，达到了简明扼要、提纲挈领的效果，避免了医生在诊疗疾病时，既要考虑脏腑辨证，又要结合八纲辨证，或六淫辨证，甚至还要考虑有无气滞、血瘀、痰湿、水饮、疫毒等。病位病性辨证法，只要辨清、找准疾病的病位和病性，辨证就一目了然。同时，这一方法规律性强，通俗易懂，便于交流。所以，病位病性辨证法不仅适用于教学，也便于对外交流，让中医走向世界。

二、病位病性辨证法的临床适用范围

目前中医证名虽尚未统一、规范，但不论哪一种证候，或多病位、多病性病证，均可使用病位病性辨证法。

（一）内科、儿科常见证候

气阴两虚证，即病位在气、在阴，病性属虚；肺脾肾阳虚证，即病位在肺、脾、肾三脏，病性属阳虚；肝胆湿热证，即病位在肝、胆，病性属湿、热；心肾不交证，即病位在心、肾，病性属阴虚（肾）火旺（心）的虚实夹杂证；肾阳虚水泛证，即病位在肾，病性属阳虚水泛的虚实夹杂证；风寒袭肺证，即病位在表、在肺，病性属风、寒。风寒表虚证，即病位在表，病性属风、寒、虚；风寒表实证，即病位在表，病性属风、寒、实。小儿脾胃食滞证，即病位在脾、胃，病性属食滞。小儿风寒束表证，即病位在表，病性属风寒。

（二）外科常见证候

如皮肤病湿热证，即病位在肺（肺主皮毛），病性属湿热；毒热壅阻肌肤证，即病位在肺（肺主皮毛），病性属热、毒；皮肤病血虚风燥证，即病位在肺（肺主皮毛）、血分，病性属（血虚生风）虚、风、燥。

（三）妇科常见证候

如冲任不固证，即病位在冲任二脉，病性属虚（不固）；宫胞虚寒证，即病位在女子胞，病性属虚、寒；冲任瘀阻证，即病位在冲任二脉、血，病性属瘀。

（四）外感病证

1. 伤寒证候 如太阳表虚证，即病位在表，病性属风、寒、（表）虚；太阳表寒里热证，即病位在表、里，病性属寒（表寒）、热（里热）；少阳半表半里证，即病位在少阳（胆经），病性属（表）寒、（里）热；阳明腑实证，即病位在胃肠（阳明经），病性属实、热；太阴虚寒证，即病位在脾（太阴经），病性属虚、寒；太阴寒湿郁结证，即病位在肝（胆）、脾（胃），病性属寒、湿。

2. 温病证候 如湿热之邪侵袭肺卫证，即病位在肺、表（卫分），病性属风、热；毒壅上焦证，即病位在肺（上焦），病性属热毒；燥伤肺胃证，即病位在肺、胃，病性属燥、热；痰浊内蒙心包证，即病位在心包（心），病性属痰浊、湿热。

第五节　病位病性辨证法在肾脏病中的应用

一、脏腑虚损常见证型

1. 肾阳虚证　肾阳亏虚，机体失其温煦所导致的病证。

【临床表现】腰膝酸软、冷痛，畏寒肢冷，头晕耳鸣，神疲乏力，或小便清长，夜尿频多，或下肢水肿，或男子阳痿、滑精、早泄，女子宫寒不孕，面色㿠白或黧黑，舌淡苔白，脉沉细无力，尺脉尤甚。

【病机分析】腰为肾之府，肾主骨，生髓，充脑。肾病日久，损耗肾阳，阳气不足，全身功能低下，故见腰膝酸软、冷痛；元阳不足，失于温煦，则畏寒肢冷；阳虚功能减退，则神疲乏力、头晕耳鸣；肾阳不足，固摄失司，则小便清长、夜间尿多；气血亏损，故面色㿠白；舌淡苔白、脉沉细无力、尺脉尤甚均为肾阳亏虚之象。病位在肾阳，病位属虚。

2. 肾气虚证　肾气亏虚，失于封藏、固摄所导致的病证。

【临床表现】腰膝酸软，神疲乏力，耳鸣耳聋，小便频数清长，夜尿频多，或遗尿，或尿后余沥不尽，或尿失禁；男子滑精，早泄；女子月经淋漓不净，带下量多清稀，舌质淡，苔白，脉细弱。

【病机分析】腰为肾之府，肾主骨生髓，开窍于耳。肾气亏虚，骨髓、耳窍失养，故腰膝酸软、耳鸣耳聋；气不充身，则神疲乏力；肾气亏虚，固摄无权，膀胱失约，故见小便频数清长、尿后余沥不尽，或遗尿，甚至尿失禁；肾失封藏，精关不固，男子滑精、早泄；带脉失固，女子带下量多清稀；冲任失约，则女子月经淋漓不净；舌淡苔白、脉细弱均为肾气虚弱之象。病位在肾气，病性属虚。

3. 肾阴虚证　肾阴亏虚，失于滋养，虚热内扰所表现的证候。

【临床表现】腰膝酸软而痛，头晕耳鸣，潮热盗汗，五心烦热，咽干颧红，梦遗滑精，舌红少苔，脉细数。

【病机分析】肾阴亏虚，不能生髓、充骨、养脑，故腰膝酸软而痛、头晕耳鸣；肾阴不足，虚热内生，故潮热盗汗、口干咽燥、五心烦热、失眠多梦；虚热内扰，故梦遗滑精；舌红少苔、脉细数均为阴虚内热之象。病位在肾阴，病性属虚。

4. 肝肾阴虚证 肝肾两脏阴液亏虚，虚热内扰所致的病证。

【临床表现】腰酸腿软，头晕目眩，胸胁隐痛，双目干涩，视物模糊，口干咽燥，五心烦热，舌红少苔或无苔，脉细数或弦细数。

【病机分析】肝肾同源，肝阴与肾阴互相滋长，盛则同盛，衰则同衰。肾阴不足，则水不涵木，因而肝肾亦亏；肝阴不足，则累及肾阴，以致肾阴亦亏，形成肝肾阴虚。腰酸腿软为肾虚的主要特征；肾阴不足，虚火上扰，故头晕目眩，口干咽燥、五心烦热、虚烦失眠；肝阴不足，目失滋养，故视物模糊；舌红少苔或无苔、脉细数或弦细数，均为阴虚内热之象。病位在肝阴、肾阴，病性属虚。

5. 脾肾阳虚证 脾肾阳气亏虚，温化失职，虚寒内生所致的病证。

【临床表现】腰膝、下腹冷痛，久泄久利，或五更泄泻，完谷不化，或全身水肿，小便不利，形寒肢冷，面色㿠白，舌淡胖大，或有齿痕，苔白滑，脉沉迟无力。

【病机分析】肾阳亏虚，温煦失职，则腰膝、下腹冷痛；脾阳虚弱，运化失常，故久泄久利；黎明前阳气未振，命门火衰，阴寒偏盛，故黎明前腹痛泄泻，完谷不化，而称"五更泄"；脾肾阳虚，不能温化水液，泛溢肌肤，故全身水肿、小便不利；阳虚不能温煦全身，则形寒肢冷；阳虚水气上泛，故面色㿠白；舌淡胖大或有齿痕、脉沉迟无力皆为阳虚之候。病位在脾阳、肾阳，病性属虚。

6. 气阴两虚证 机体的元气和真阴两方面都出现不足，既可表现为肺肾气阴两虚证，又可表现为脾肾气阴两虚证。

【临床表现】神疲乏力，汗出气短，易于感冒，食少纳呆，食后脘腹胀满，便溏，消瘦，腰膝酸软，午后潮热，或手足心热，口燥咽干，或长期咽喉疼痛，咽部暗红，舌红少苔，脉细数无力。

【病机分析】肺气亏虚，宗气生成减少，故见神疲乏力；肺气不足，卫外功能减退,故见汗出气短、易于感冒;脾主运化,脾气虚则运化失常,故食少纳呆、食后脘腹胀满,便溏,消瘦;脾气虚弱,气血生化不足,四肢肌肉无以充养,故四肢倦怠、消瘦。肾阴不足,腰膝、脑、骨、耳窍失养,故腰膝酸软,甚则头晕耳鸣;肾阴亏虚,阴不制阳,虚火内生,故见午后潮热,或手足心热、口燥咽干、颧红,或长期咽喉疼痛;舌红少苔、脉细数皆为阴虚内热之候。病位在脾气、肺气、肾阴,病性属虚。

7. 肝肾阴亏,肝阳上亢证 多因肝肾阴亏,阴不制阳,阳亢于上所致的病证。

【临床表现】腰酸腿软,头晕耳鸣,视物模糊,口干咽燥,五心烦热,虚烦失眠,面红目赤,急躁易怒,头痛且涨,舌红少津,脉弦数或弦细数。

【病机分析】肝阳亢逆,气血上冲,故头晕耳鸣、视物模糊、面红目赤;肝肾亏虚,肝阳亢盛,肝失柔和,故急躁易怒;肝肾阴亏,腰膝失养,则腰酸腿软;肾阴亏虚,不能滋养肝木,导致肝阳上亢,出现阴虚火旺之证。病位在肝阴、肾阴,病性属虚、火旺。

8. 阴阳两虚证 此证常见于慢性肾脏病后期,脏腑功能损害较重阶段。

【临床表现】形寒肢冷,面色苍白,倦怠乏力,少气懒言,食欲不振,甚至厌食、恶心、呕吐,午后潮热,五心烦热,形体羸弱,舌质胖嫩,脉细数无力。

【病机分析】本证多为疾病发展的后期,机体脏腑功能俱败,故出现人体气、血、阴、阳俱衰的表现,患者既怕冷,又怕热,这也是阴阳两虚的特征。脾胃功能受损,升降失常,故见厌食、恶心、呕吐。病位在阴、阳,病性属虚。

二、邪气亢盛常见证型

病因是指破坏人体阴阳平衡而导致疾病的原因。宋代陈无择的“三因学说”是对中医病因的概括,即六淫邪气为外因,五脏情志所伤为内因,饮食劳倦、跌仆金刃及虫兽所伤为不内外因。

目前认为,导致肾脏病的病因多种多样,如六淫、七情、饮食、劳倦、房劳、药毒等多种内外因素均可致病，而且在疾病发生及演变过程中，病因与其病理产物常常相互作用、互为因果。某一阶段的病理产物也可成为另一阶段的致病因素，并导致疾病的发展。如湿浊、湿热、血瘀本身作为疾病的病理产物，常常又是导致肾病加重、缠绵难愈的致病因素。而禀赋不足及久病正气虚弱，则是肾病发病的内在因素，引发或加重肾病的主要诱因，常见外邪有风、寒、湿、热、血瘀、水湿、浊毒等。这些外邪中的风邪，又常常兼夹寒、热、湿（水）、毒，合而为患，成为风寒、风热、风湿 / 风水、风毒等证。

1. 风水泛滥证

【临床表现】恶寒发热，喉痒咳嗽，眼睑水肿，继则四肢及全身皆肿，来势迅速。偏风热者伴咽喉红肿疼痛，舌红，脉浮数。偏风寒者，恶寒重，发热轻，咳嗽，身痛，舌苔薄白，脉浮紧。

【病机分析】临床上既有外感风寒或风热的表证，又有肺气不宣，不能通调水道，下输膀胱，导致水湿泛滥的证候。病位在表、肺，病性属风寒（或风热）、水湿。

2. 湿热蕴结证

【临床表现】身热不扬，午后较甚，舌质红，苔黄腻，脉滑数是湿热证的临床特征。湿热又分上焦湿热、中焦湿热和下焦湿热三种。上焦湿热表现为咽喉肿痛，或皮肤疮疡，口干不思饮。中焦湿热表现为脘闷纳差，倦怠肢困，口干不欲饮，小便黄赤。下焦湿热表现为尿频、尿急、尿痛，小便灼热或涩痛不利。

【病机分析】湿热蕴盛于上焦，热邪壅肺，故咽喉肿痛；肺与皮毛相合，皮肤疮疡，亦呈上焦湿热的表现；中焦湿热，脾失健运，肝失疏泄，故脘闷纳差，口黏口苦，口干不欲饮；湿热下注膀胱，即下焦湿热，则小便黄赤、灼热或涩痛不利；湿热下注大肠，则肛门部灼热潮湿；舌质红、苔黄腻、脉滑数皆为湿热之候。病位在肺、脾、肾，病性属湿热。

3. 热毒炽盛证

【临床表现】面部红斑，色泽鲜红，或皮下红斑，发热持续不退，烦躁不安，口渴，口舌生疮、衄血，关节疼痛，双下肢水肿，小便短赤有灼热感，舌质红，苔黄，脉数。

【病机分析】阴血不足，热毒炽盛，则发热持续不退、口渴；热扰神明，则烦躁不安、口舌生疮；热灼营血，故面部红斑、色泽鲜红；热伤血络，则皮下红斑、衄血；邪热伤气，气血不通，则关节疼痛、双下肢水肿；热注膀胱，则小便短赤有灼热感、舌质红、苔黄、脉数。病位在阴血，病性属热毒。

4. 水瘀交阻证

【临床表现】尿少水肿，皮下瘀斑或瘀点，腰痛固定不移或呈刺痛，面色黧黑或晦暗，舌质紫暗或有瘀点、瘀斑，脉沉涩。实验室检查：尿纤维蛋白降解产物阳性，或血液呈高黏、高凝状态。

【病机分析】尿少水肿，经久不愈，瘀血阻滞脉络，不通则痛，故疼痛为血瘀证的常见症状。血瘀引起的疼痛，其特点是疼痛固定不移或呈刺痛；瘀阻经脉，血行障碍，故皮下瘀斑或瘀点，舌质紫暗或有瘀点、瘀斑，脉沉涩；瘀阻日久，肌肤失于血的滋养，故面色黧黑或晦暗。病位在血，病性属湿、瘀。

5. 湿浊内阻证

【临床表现】食少纳呆，恶心或呕吐，面色萎黄，身体困倦，或精神萎靡，血尿素氮、肌酐升高。

【病机分析】肾脏病后期，脾肾衰微尤甚，湿浊之邪不得从尿中排出，蕴结于体内，导致胃失和降，故食少纳呆、恶心或呕吐；脾肾俱衰，故患者身体困倦或精神萎靡。体内代谢产物不得排出，故血尿素氮、肌酐升高。病位在脾、肾，病性属虚、湿浊。

第三章

刘宝厚肾脏病辨证论治三大纲要

刘宝厚教授指出,从中医辨证来看,原发性肾小球疾病的证候多为本虚标实。本虚主要表现在肺、脾、肾三脏功能的亏损;标实包括风寒、风热、湿热、血瘀、水湿和湿浊等,它们既是致病因素,又可诱发或加重疾病的病情,导致疾病迁延不愈,肾脏功能受损。其中,以外感热毒之邪、湿热及血瘀危害最大。基于此,刘宝厚教授在20世纪80年代末就提出了肾脏病中医辨证论治三大原则:“湿热不除,蛋白难消”“瘀血不去,肾气难复”“标本兼治,祛邪安正”。其临床应用价值已得到业界的广泛认可。

第一节 湿热不除,蛋白难消

刘宝厚教授认为,感受湿热之邪是肾病发病的直接导火索,更为重要的是,在肾病发生发展过程中,感染湿热之邪或湿热之邪缠绵不去,常常是病情反复和迁延不愈的主要原因。随着肾脏病临床研究的日趋深入,湿热已成为中医、中西医结合肾脏病学术领域普遍关注的热点。此现象无不与其存在的普遍性、致病的复杂性、所致蛋白尿的难治性以及蛋白尿导致肾功能恶化的独立危险性密切相关。为此,刘宝厚教授认为“湿热不除,蛋白难消”。

一、对湿热病因病机的认识

刘宝厚教授认为，湿热的产生大多与下列因素有关：①居处卑湿，或冒雨涉水，水湿之气内侵，或平素饮食不节，湿蕴于中，脾失健运，湿邪郁久化热，而成湿热。②劳倦过度，损伤脾气，加上饮食失调，脾气亏损，累及肾气，水湿内生，郁而化热，酿成湿热。③素体阴虚，或病后体弱，复感风热之邪，外邪与内湿相合，郁而化热，亦成湿热。④长期服用大量激素，每致损真阴，抑真阳，使机体阴阳失调，水火失济，气化之机怫郁，水湿无以运行，内蕴为患，致使形成湿热之证。

湿热的形成极其复杂，但就大多数肾脏病而言，不外乎有外感和内生两个方面：①湿热合邪直接侵入机体；②外湿入侵，日久化热或与内生热邪相兼；③外感热邪与内生湿邪相兼；④内生湿邪郁久化热。由此可见，虽湿、热二邪均有内生及外感之分，但无论是内生还是外感，热邪都很难单独形成湿热之邪；相反，湿邪不仅可日久化热、自成一体，且能与热邪相兼，形成湿热之证。正如徐灵胎所云“有湿则有热”，虽未必尽然，但湿邪每易化热。由《湿热论》可见，湿邪的存在是最终酿成肾病湿热证的前提条件和关键环节。有湿必有湿热，只是形成的速度有急有缓。

二、湿热证与免疫炎症反应

从临床观察看，中医湿热证的表现确与西医学的感染密切相关。如尿频、尿急、尿痛等下尿路感染的表现，辨证属膀胱湿热；临床表现为右上腹疼痛、胁肋胀满不适、恶心或呕吐、口苦咽干、厌油腻，甚至出现发热寒颤、皮肤巩膜黄染、小便黄赤、舌红、苔黄腻等为主的胆囊炎，辨证为肝胆湿热；临床表现为发热、头涨痛、咽痛、咳嗽、痰黄稠，或伴发热恶寒、咽部红肿、苔黄白等呼吸道感染症状，辨证为上焦湿热。

就病机而言，西医学认为，虽有非免疫、非炎症机制参与，但原发性肾脏病多为免疫介导的炎症性疾病。各种内、外源性抗原（如细菌、病毒及其类毒素、药物、免疫球蛋白等）启动免疫反应后所产生的免疫复合物，沉积或“移植”于肾组织并激活体液及细胞炎症反应系统，从而释放各种体液炎性介质(如 C5b-9 膜攻击体、趋化因子 C3a、致肾炎因子 C_3 等)及细胞炎性介质(如趋化因子、黏附因子、转化生长因子等)。这些“促炎性病理杀手”形成复杂的肾损伤“炎症网络系统”,造成肾内炎症状态,血流动力学及流变学改变,肾局部微循环障碍,组织细胞损伤、增生及凋亡等,从而使肾小球滤过膜的电荷屏障及机械屏障功能受损,导致蛋白尿。

可见,外感热毒之邪与引起西医感染的细菌、病毒等病原微生物在内涵上具有相同性;以充血、水肿、渗出等免疫炎症反应为病机的感染病理过程与中医湿热形成的过程同出一辙;由免疫介导的体液炎性介质及细胞炎性介质间相互依赖、相互制约所形成的肾损伤“炎症网络系统”与缠绵胶着的“湿热状态”在内涵上可谓异曲同工。病理上,免疫及其介导的炎性介质浸润、肾间质充血水肿、血管通透性增加、血浆成分渗出等以炎症反应为主的病理改变与中医湿热证的形成过程颇为吻合。所以,湿热证可能概括了一些感染性疾病在特定病理阶段所表现出的免疫学特征。免疫介导的炎症反应是湿热证候产生的病理基础。肾脏病患者体内若有感染病灶存在,临床上会有湿热证的表现,换言之,肾病湿热证的存在常常预示着免疫炎症反应的进行,机体反复感染(热邪产生),而感染(热邪)又诱发了变态反应(湿邪形成),最终形成恶性循环;湿热互结,缠绵不去,则湿热未尽,免疫反应不止。

三、肾脏病湿热证普遍存在

1. 肾脏病理改变决定了内生水湿的产生

刘宝厚教授认为,虽气候潮湿、居处卑湿,或涉水淋雨等也可致外湿入侵,但贯穿肾脏病始终的,主要是内生水湿。因为脏腑虚损,尤其肺、脾、肾的虚损,是肾脏病产生的病理基础,而三脏虚损导致继发性病理改变首当其冲者则是水液运化的失常。正如《景岳全书·肿胀》云:“凡水肿等证,乃肺脾肾三脏相干之病。盖水为至阴,故其本在肾;水化于气,故其标在肺;水唯畏土,故其制在脾。今肺虚则气不化精而化水,脾虚则土不制水而反克,肾虚则水无所主而妄行。”同时,由于脾肾阳虚贯穿肾病始终,所以,这种水液代谢失常将随着肾病病情的发展而持续存在。可见,肺、脾、肾虚损是肾脏病内生水湿产生的内在病机基础。

2. 肾病内生水湿的普遍存在为湿热证的广泛形成奠定了基础

肾病患者体内广泛存在的水湿可通过各种途径演变为湿热：或水湿之邪自成一体，郁而化热；或与内生热毒相兼而为湿热之证；或内外相引，外感热毒之邪，即所谓新感引动伏邪。正如薛雪说："太阴内伤，湿饮停聚，客邪再至、内伤相引，故病湿热，此皆先有内伤，再感客邪。"可见，内生水湿的普遍存在是肾病湿热证广泛形成的内在病机基础。

大量临床资料表明，在肾脏病病程中湿热证是普遍存在的，只是程度不同，部位各异。刘宝厚教授分析了 573 例肾脏病患者的临床资料，有湿热证者达 356 例，说明湿热证在肾脏病病程中是一种很常见的兼证，仅次于血瘀证；而且湿热证普遍存在于肾脏病临床各种类型中，其中，慢性肾炎 365 例，表现为湿热证者 209 例；肾病综合征 209 例中有湿热证者 147 例，96 例急性肾小球肾炎均属湿热为患。肾病综合征的湿热证发生率明显高于慢性肾炎，说明了湿热证的发生以水湿化热的病理特征为多见；再者，皮质激素的应用也是产生湿热的重要因素。在中医辨证分型中，湿热证的发生以气阴两虚和肝肾阴虚最为多见，分别为 81.3% 和 76.7%，提示阴虚生内热，水湿易于化热形成湿热。鉴于湿热证在肾脏病中的广泛存在，有学者甚至认为，应将湿热证列为肾脏病的独立证型之一，不应再视为标证或以兼证出现。

3. 外感热毒之邪常常是肾脏病湿热证形成的始发因素

刘宝厚教授经多年临床观察认为，肾脏病的发病、病程缠绵、迁延不愈、愈后复发，大多与外感湿热毒病邪（西医感染）有关，它不仅是肾脏病湿热证产生的导火索或启动因子，也是肾脏病病程中最多见的并发症或合并症。如上、下呼吸道感染，泌尿系统感染，胃肠道感染，胆囊感染，腹膜感染，皮肤疮疡，扁桃体炎，中耳炎，甚至龋齿等均为常见合并感染类型。肾病患者极易外感热毒之邪，究其原因，可能与下列因素有关：①肾脏病正虚为本，加之其病程迁延漫长，久病必虚，外邪易乘虚侵袭；②肾脏病患者免疫球蛋白从尿中大量丢失，致免疫功能低下；③肾脏病患者免疫抑制剂的长期普遍应用，不仅直接削弱机体免疫力，且易助火伤阴；④补体的替代途径成分B因子从尿中大量丢失，导致其免疫调节作用缺陷；⑤对淋巴细胞功能有重要作用的转铁蛋白及与胸腺素合成有关的锌结合蛋白等从尿中丢失。有学者观察了117例及177例肾脏病湿热证患者，由外感热毒直接诱发者分别达69例及100例。因此，湿热与热毒兼夹为患是肾小球疾病湿热病理的一大特点。

4. 长期大量使用辛燥热药物是肾脏病湿热普遍形成的催化剂

肾脏病内生热邪中，虽有“五志化火”“阴虚火旺”“气郁化火”等脏腑失衡、阴阳盛衰等造成的内生热邪，但肾脏病患者长期大量应用辛燥大热的温阳之品、类固醇激素等对内生热邪的形成无异于火上浇油。这些辛燥大热的阳刚之品可致阴液耗伤，水火共济失调，阳气亢奋而化为火热之毒，此与普遍存在的水湿之邪相兼，形成湿热之证。临床常见长期大剂量服用类固醇激素的患者出现面红体肿、头涨头痛、心悸失眠、心烦多汗、怕热、咽干而痛、流脓涕、疮疖发作、大便黏滞、小便短赤、舌尖红、舌苔黄腻、脉濡数等湿热证表现。刘宝厚教授临床观察发现，接受强的松治疗的196例肾脏病患者中，有144例出现了湿热兼证，而未用激素治疗的377例患者中，仅有152例出现湿热兼证，说明应用糖皮质激素极易助生湿热。

四、湿热是导致肾脏病蛋白尿产生、迁延难消的重要病理因素

蛋白质为水谷之精微，人体之精气。脾为生化之源，肾为封藏之本。各种肾脏疾病出现蛋白尿时，均可归属于中医学的精微下注或精气下泄。刘宝厚教授认为，脾肾亏虚是肾脏病蛋白尿产生的内在病机基础，湿热病邪是蛋白尿产生的重要病理因素。湿邪为阴邪、易伤阳气，其性重浊趋下、易袭下焦；热毒之邪为阳邪、易伤阴气，其性炎上、燔灼津液。所以，湿、热相兼为患，极易伤胃损脾，致其转输运化水谷功能失司，精微物质吸收、敷布及升清降浊功能失常，从而使精微流注下焦；湿热下蕴于肾，肾受湿热熏灼，损肾阳、耗肾阴、伤肾络，一则致肾气不固，封藏失职，精微不固而下泄；另则肾气化无权，分清泌浊功能减退，精微混杂而漏，导致蛋白

尿。《医方考》亦云:“下焦之病,责于湿热。”刘宝厚教授对198例肾脏病患者进行疗效分析发现,163例尿蛋白明显上升及镜下血尿明显加重者均与并发湿热之邪有关。说明尿蛋白及血尿的产生与湿热有关。

刘宝厚教授进一步指出,脾肾亏虚是内生水湿产生的病机基础,因而为湿热形成的内在源头。反过来,湿热壅滞又致脾肾亏虚。这种恶性循环是肾脏病患者蛋白尿形成、反复发作及迁延难消这一“病理特征”的基础。同时,蛋白尿是肾脏病恶化进展的独立危险因素之一。持续性大量蛋白尿可导致肾小球高滤过,加重肾小管间质损伤,促进肾小球硬化及肾间质纤维化,而且尿蛋白量越大,肾功能损害的速度越快。蛋白尿的程度与终末期肾病发展速度相关。

综上所述,从实验研究到临床观察均说明了湿热在肾脏病中存在的广泛性,阐明了湿热致蛋白尿的可行性及危害性,佐证了除湿热在消尿蛋白治疗上的有效性,从而印证了刘宝厚教授“湿热不除,蛋白难消”学术思想在肾脏病蛋白尿治疗上的重要性、科学性。

五、湿热证的临床特点

刘宝厚教授认为,湿热证不仅具有湿邪和热邪所具有的双重致病特点,同时还具有二者熏蒸合化所具有的特殊性。就热邪来讲,热为火之渐,火为热之甚,火热为患,多表现为亢盛炎上的性质。临床上表现为起病急、变化快,往往呈现一派炽热、躁烦、亢奋的症状。就湿而言,其性潮湿、黏滞、重浊、重着,故临床症状多以黏腻浊滞为特征。而湿热合邪,一则湿积化热,热郁生湿,二者既相互滋生,又相互转化;另则湿性黏滞难散、阻气碍络;热性炎热、炼液耗阴。故湿与热合,相互裹结,湿遏热伏,如油入面,胶着难化。《温病条辨》曰:“热得湿而热愈炽,湿得热而湿愈横。”彼此形成恶性循环。临床上表现为病情常反复多变,迁延日久,缠绵难愈。

湿热合邪的特殊性更存在于治疗上温清两难,互相制约。虽然清热祛湿为治疗湿热证的基本法则,但用苦寒之品清热,不利于湿之温化;用温燥之品祛湿,不利于热之清除。所以,除湿有碍清热,清热有碍化湿。

同时，湿热证尚有湿重于热、热重于湿、湿热并举之别，故轻重缓急的把握、寒热温凉药物之选择实属不易。另外，脏腑本虚是肾脏病湿热证产生的基础，所以，肾脏病中的湿热证常为虚实错杂之证，而非单纯实证表现，在清热利湿的同时，还必须考虑扶正固本的因素。

湿热合邪的致病特性决定了其在病理上复杂顽固，难以彻底清除；在临床上病程缠绵迁延，蛋白尿持续难消。同时，湿损阳，热伤阴，湿热久蕴，终致阴阳俱虚。阳虚易留湿，阴虚易助热，终致湿热留恋，病程迁延，蛋白尿难消。另外，湿热的持续将变生他邪，产生促使或加重蛋白尿的诸多新的致病因素，而血瘀首当其冲。《温热逢源》载："热附血而愈觉缠绵，血得热而愈形胶固"，湿热与血瘀互为因果，形成恶性循环。

六、湿热证的辨证论治

湿热伤肾是肾脏病病理的基本特点，并成为肾脏病迁延不愈、蛋白尿持久不消、肾功能进行性减退的重要原因。因此，加强肾脏病湿热证的诊治研究，积极处理好肾脏病湿热证，对于控制病情，保护肾功能，提高疗效具有重要的临床意义。

1. 辨证 刘宝厚教授指出，湿热证既有上、中、下三焦部位之异，又有偏湿、偏热之别。湿热证的辨证首先应辨清湿热的部位。病位决定治法，如下焦湿热应以淡渗利湿为主，而上焦湿热则以宣湿为主。故应先辨明湿热的三焦部位。其次，辨清湿与热的孰轻孰重。治湿当用温，用温则助热；治热当用凉，用凉则遏湿。所以，清湿热还需辨明湿、热病性的孰轻孰重，正如《格致余论》所言："湿热又须分多少而始治。"热重于湿，当以清热为主，除湿为辅；湿重于热，则以除湿为主，清热为辅；湿热并重，则清热除湿并举。另外，采用宏观证候与微观检查相结合的方法。湿热证的宏观证候易于辨识，但隐匿的湿热征象需要细心观察，甚至要从微观的生物化学检测指标中仔细推寻。

2. 论治 祛湿清热是湿热证的立法原则，但一方面由于湿邪裹热，胶固难化，如胶似漆；另一方面，苦寒清热不利于化湿，温燥除湿有碍于清热，所以，使湿、热分离，分层清除是多数医家论治湿热证的共识。正如

《温热论》云:“或渗湿于热下,不与热相搏,势必孤矣。”经过多年临床实践,刘宝厚教授运用使湿、热分离的分消走泄法,形成了清热宣湿、清热化湿及清热渗湿分别论治上中下三焦湿热证的基本原则。体现了湿邪在上焦要宣、在中焦要化、在下焦要渗,以期“渗湿于热下”的治疗湿热证的重要法则。

(1)上焦湿热

证候表现:头晕昏沉、肢体困重、身热不扬,咽喉肿痛,口黏不欲饮、或咳嗽、咳痰黄稠不利,或皮肤疖肿;查体或见咽部充血、扁桃体肿大,或肺部听诊有干、湿啰音,舌红、苔黄腻,脉数等症状。多见于西医上呼吸道或肺部感染、皮肤疖肿疮疡等。

证候分析:肺为水之上源,主宣发肃降,通调三焦水道,下输肾及膀胱。湿热袭表、束肺,致肌表腠理郁闭,肺失宣发肃降及通调三焦水道功能,三焦气化水湿不畅,脉络瘀阻。湿困于上,则头如裹;湿阻肌表,则肢体困重;湿热袭表,侵喉蕴肺,脉络瘀阻,则见皮肤疮疡、咽喉肿痛,口黏渴而不欲饮、身热不扬、咳嗽、咳痰等症,舌红、苔黄腻、脉濡皆为湿热之象。说明本证病位在肺、在表(皮毛),病性属湿热。

治则:开宣肺气,疏通腠理,芳香化湿。使三焦通畅,热随湿从肺而散、从表而透。

治法:疏风清热,解表化湿。

方药:清热健肾方(刘宝厚经验方)加减。药用白花蛇舌草、半枝莲、龙葵、杏仁、桔梗、蝉蜕、马勃、青风藤、益母草等。热邪较重者,加金银花、连翘、桑叶、黄芩等清扬宣散之品。湿邪较重者,加藿香、茯苓、厚朴等以兼顾宣畅中、下焦气机,从三焦分治。

(2)中焦湿热证

证候表现:脘腹胀闷、纳呆食少、肢体困重、身热不扬、胁痛,口黏、口苦、口干不欲饮,或恶心欲呕,小便黄赤,大便不爽或溏,舌质红,苔黄腻,脉濡数等。多见于西医的慢性胃炎、肠炎、胆囊炎等。

证候分析:脾胃是运化水谷及维持气机升降的枢纽。脾恶湿,湿盛困脾;胃恶燥,热伤阴,故湿热蕴阻中焦,脾胃首当其冲。一则致脾胃虚弱,运化水湿失司，水饮内聚胃肠；二则阻碍气机，脾胃气机升降失常，故见脘腹胀闷、纳呆食少、身热不扬、口黏口干、不思饮；脾主肌肉，水湿浸渍四肢，故肢体困重；舌质红、苔黄腻、脉濡数皆为湿热之象。说明本证病位在中焦（脾胃、肝胆或肠道），病性属湿热。

治则：补脾培土助运化，苏胃醒脾调气机。

治法：化湿清热，宽中行气。

方药：刘教授常以化湿、燥湿及渗湿清热法为主，兼顾三焦分泄。选方三仁汤（《温病条辨》）合藿朴夏苓汤（《医原》）加减。药物：生薏苡仁、白蔻仁、杏仁、藿香、半夏、茯苓、泽泻、厚朴、滑石等。

（3）下焦湿热证

证候表现：小便短数，灼热涩痛，尿色黄赤，少腹拘急胀痛，口燥咽干，舌红，苔黄腻，脉濡数等。多见于西医的膀胱炎、尿道炎、肾盂肾炎等。

证候分析：湿热蕴结，下注膀胱，气机受阻，开合失司，气化不利，故尿频、尿急、溺时涩痛；湿热蕴蒸，则尿色黄赤；湿热郁遏，气机不畅，则少腹急满；津液不布，则口燥咽干；舌红、苔黄腻、脉濡均为湿热之象。说明本证病位在下焦（膀胱、尿道或肾盂），病性属湿热。

治则：清热利湿、分消走泄。

治法：清热泻火，利尿通淋。

方药：通淋健肾方（刘宝厚经验方）加减。药用金银花、龙葵、忍冬藤、萹蓄、瞿麦、土茯苓、石韦、地榆、海金沙、乌药、益智仁、滑石、薏苡仁等。湿邪明显偏重，气化不利，可适当配伍温阳化气之品，以助膀胱气化，或加杏仁、白蔻仁等开上焦、畅中焦。热邪明显偏重，加栀子、黄柏等苦寒清利之品，以增苦寒泄热之功。

七、湿热证的辨治基本原则

刘宝厚教授强调，论治肾病湿热证时应格外注意以下原则，以提高疗效。

1．“祛邪务尽，扶正从缓”的原则　若热邪未净或湿热留恋，特别是存在隐匿性感染（潜伏热邪），此时若过早温补，就会造成闭门留寇之弊，导致蛋白尿迁延难消。

2.“急则治其标，缓则治其本”的原则 湿热炽盛期（急性感染期）应以清热解毒（抗病毒抗菌）为主，以铲除抗原产生的源头，从而使免疫反应无法启动或继续进行，相应地，终止湿热形成。此时，应选敏感西药杀菌抗病毒，配合中药清除其内毒素，以获“菌毒并治”及“协同增效”之功。

3.“治病必求于本”的原则 在除湿热的同时适度配伍甘温补阳但不助燥热之品，如熟地黄、枸杞子、杜仲、肉苁蓉等；性味平和补气之品，如太子参、党参、西洋参等；滋阴但不助湿之品，如生地黄、知母、女贞子等。

4. 标本兼治的原则 湿热证常与血瘀证并存，形成一种湿热血瘀交阻之证，故临床上单用清热化湿法难以奏效者，适当配伍活血化瘀药以促进湿热消散，炎症消退，如益母草、桃仁、红花等，常能提高疗效。

5. 宏观辨证和微观辨证相结合的原则 对一些病情反复，迁延不愈的患者，应通过宏观辨证和微观辨证（实验室检查等微观指标）相结合的方法，系统评估是否存在湿热之邪的潜在病机。若经证实存在湿热内蕴，则应在治疗方案中配伍清利湿热之品，如此方能有效控制病情进展并改善预后。

6. 重度肾衰竭患者，常为虚实交杂之证，虚证多为脾肾阴阳两虚，标证则属水毒湿浊，病属“关格”，决不能以湿热证论治。

7. 祛邪务尽的原则 不宜急施温补，以恐灰中有火，死灰复燃，导致闭门留寇。扶正固本非一日之功，需循序渐进。

第二节　瘀血不去，肾气难复

刘教授认为慢性肾脏病的病机复杂，本虚标实为其基本病机。其中，肺、脾、肾三脏虚损和瘀血是慢性肾炎发病机制中的两个重要环节。前者导致病变的发生，后者既是各类慢性肾脏病导致的病理产物，也是病变持续发展和肾功能进行性减退的重要因素。

一、对瘀血病因病机的认识

刘宝厚教授认为，瘀血究其病因，或因禀赋有异，或因饮食起居失常，或因年老体衰、久病失治等；究其病机变化，可归于因虚致瘀和因实致瘀两端。因虚致瘀、因瘀而正愈虚是慢性肾脏疾病进展的重要一环。刘教授经过多年的临床观察，结合血液流变学检测，依据“以本为主，标本兼顾”的原则，将肾脏病血瘀证分为气虚血瘀、阳虚寒瘀、阴虚热瘀、气阴两虚瘀阻 4 种因虚致瘀基本证型，兼顾水湿、湿浊、湿热或热毒等实邪致瘀为标的分型方案。此为研究肾脏病的气、血、阴、阳本质提供了线索，并为临床采用益气活血、养阴活血、温阳活血法提供了理论依据。

1. 因虚致瘀 刘宝厚教授指出，肾脏病病情复杂，病势缠绵，发展到后期多出现阴阳气血俱虚之候，多虚多瘀的特点更加明显，且常常表现为虚实相兼之证。刘教授对 89 例慢性肾炎患者血液流变学结果进行研究，发现肾脏病本虚证型的患者，其血液黏度均较正常人增高，且各分型间存在着不同程度和不同特点的高血黏状态。血液黏稠，血流减慢，从而成为血瘀证形成的前奏。

(1) 气虚血瘀：刘教授指出，慢性原发性肾小球疾病的病机为本虚标实。本虚主要责之于肺、脾、肝、肾的功能虚损，尤其以脾、肾两脏的虚损为关键。气虚主要表现为肺朝百脉之治节、脾主运化升清降浊、肾藏精主温煦的气化功能失调。肺气虚，则宗气弱，血行无力而瘀滞，如《灵枢·刺节真邪》:“宗气不下，脉中之血，凝而留止。”脾主运化、升清，将水谷精微转化为气血津液，并转输供养全身。脾气虚，生化乏源，津亏血少，脉道不充，血行涩滞而为瘀。李杲《脾胃论》谓：“夫脾胃不足，皆为血病，是阳气不足……”同时，脾居中焦，是气机升降之中枢，统摄全身血液的运行。《血证论》载：“脾统血。血之运行上下，全赖乎脾。”脾气虚，统摄无力，血行失度为瘀。肾为阴阳之宅，肾的功能虚损，主要表现为肾阴、肾阳的亏乏。肾阳虚衰，温煦及推动血行无力而致血瘀；肾阴亏虚，则津液不足，络脉空虚，相火煎熬血脉，致使血液黏度增高，导致脉络瘀滞。

可见，血瘀的形成与气关系十分密切，人体气血是相互依存、相互为用的，气滞则血凝，血凝则气亦滞，互为因果。所以，有“气为血之帅，血为气之母，气行则血行，气止则血止”（《仁斋直指方》）之古训。

刘教授通过对血液流变学检测指标的研究，发现气虚血瘀型患者呈高全血黏状态，且血液黏度增高与红细胞表面负电荷密度降低、红细胞相互间的静电斥力减少、聚集力增强密切相关。红细胞成串聚集，血流减慢，成为血瘀形成的前奏。这与中医“气虚而血滞”“气虚而血不行”的理论颇相吻合，也是“气虚血瘀”的本质所在。

（2）阳虚寒瘀：血的运行，除了依靠津的濡润、气的推动，与阳的温煦亦密切相关。血之运行，得温则行，遇寒则凝涩。肾阳为一身阳气之根，气血的运行又依赖于肾阳的温煦和推动。肾脏病中后期，病程已迁延日久，脏腑功能受损，最终累及脾肾，阳虚由气虚发展而来，气虚则推动血行乏力；阳气虚衰，温煦失司，阴寒内盛，寒凝血脉，滞涩不畅而瘀。同时，肾阳不足，火不生土，导致脾阳不足，运化失常，水湿内停而致血脉瘀滞。正如《灵枢·痈疽》篇说：“寒邪客于经络之中则血泣，血泣则不通。”此即中医所谓“久病及肾”“久病入络”“久病必瘀”。“血气者，喜温而恶寒，寒则泣不能流，温则消而去之”（《素问·调经论》）；“血得温而行，得寒而凝”（《难经·二十二难》）；“气温则血滑，气寒则血凝”（《仁斋直指方》）。

刘教授通过研究血液流变学检测指标，发现脾肾阳虚型患者血浆黏度增高，且与血肌酐、血尿素氮水平呈正相关，但与内生肌酐清除率呈负相关。说明氮质潴留的程度与血浆黏度密切相关，内生肌酐清除率愈低，氮质潴留越严重，血浆黏度则愈高。此与该型患者多属肾病晚期，肾功能明显低下，血中某些代谢产物（如血肌酐、血尿素氮以及肌类和某些中分子毒素）在体内蓄积及酸中毒等密切相关。这同中医的阳气亏虚、阴寒内盛，血运无力，运化水湿、湿浊等病理性代谢产物功能失调，以致脉络瘀滞的阳虚血瘀证相印证。

（3）阴虚热瘀：中医学认为“津血同源”。津液与血液皆为水谷精微所化生。“五谷入于胃也……营气者，泌其津液，注之于脉，化以为血，以荣四末，内注五脏六腑。”（《灵枢·邪客》）。津血互存互生，生理上相互转化，病理上彼此影响。若阴亏水乏，虚热内生，相火偏亢，灼津炼液，津液亏耗,血液浓聚,不能载血运行,致血行不畅而凝滞。同时,阴液亏耗,血脉不充,血行艰涩也致瘀。正如《景岳全书》云:“气血不虚则不滞,虚则无有不滞者。”是谓阴虚血瘀的病理机制。

临床上肾脏病多有使用激素、免疫抑制剂、温燥之品,均可成为阴虚热瘀的促进剂。如长期应用激素或大剂量的肉桂、附子则易损耗肾阴,细胞毒类免疫抑制剂直接损伤血液成分,在临床上比比皆是。

刘教授的血液流变学检测研究显示,肝肾阴虚型在三种证型中血浆黏度最高,且全血、血浆黏度均与胆固醇的含量呈正相关。而血浆黏度的增高与脂质、蛋白(纤维蛋白原、球蛋白等)、糖类等高分子物质的含量增多密切相关。这些物质的血浓度增高,将无疑使水液相对减少,从而使血液黏度增加,血流减慢。此与中医的阴液亏损,血脉不充,血液运行不畅而致瘀滞的阴虚血瘀证的病机不谋而合。

(4)气阴两虚瘀阻:在肾脏病中,气阴两虚主要是肺气虚 + 肾阴虚;或脾气虚 + 肾阴虚。临床表现为肺肾气阴两虚证或脾肾气阴两虚证。肺、脾、肾三脏虚损致血瘀的机制上文已经阐述。刘教授的血液流变学检测指标研究表明,气阴两虚型全血黏度和血浆黏度均增高。

2. 因实致瘀 正虚邪实是慢性肾脏病的病机特点。脏腑虚损,诸邪丛生,因实致瘀,因瘀而致虚,病邪更恋。肾病实邪既是病变的始发因素,也是病变过程中的病理产物,主要包括水湿、湿热、湿浊、湿毒或热毒等。

(1)水湿致瘀:肾病以脏腑虚损为本,尤以与水液代谢相关的肺、脾、肾三脏为著。三脏亏虚,必将导致水液运行障碍,水湿浸渍,阻碍气机,使营血涩滞,运行不畅而成为瘀血,此即所谓水病及血而致瘀。如《素问·调经论》曰:“孙络水溢,则经有留血”。同时,湿停日久,化热化浊,阻滞气机,导致气血失和,也致瘀血内停,反之亦然,瘀血留滞既可阻遏水液运行,又可影响水湿化生。如清代医家唐宗海的《血证论·阴阳水火气血论》云:“瘀血不去,其水乃成”;瘀血内阻还可使阴津失于敷布,水湿久不得散,郁而化热或外感实邪则成湿热,湿热熏蒸致脉道干涸,血脉不利而致血瘀。中医学理论中血瘀与水湿都属于脏腑功能失调的病理产物,又是致病因素。不仅如此,水湿和血瘀又常常相互影响,湿得瘀愈聚,瘀得湿而愈痼,湿瘀交阻，形成恶性循环。正如唐宗海的《血证论·阴阳水火气血论》云："病血者未尝不病水，病水者未尝不病血。"

(2) 湿热致瘀或热毒致瘀：湿热化火化毒，极易灼伤津液，造成血脉中津液不足，而致血行不畅，从而形成热毒血瘀证。尤其在热毒之邪亢盛时，血液会受到煎熬而浓缩，进而凝聚成瘀。发生肾脏病时，免疫介导的炎症反应导致血液流变性异常及微循环障碍，气机受阻，血流减慢，最终导致血瘀证。同时，湿毒留恋不解，耗伤气阴，气虚则血行无力，阴虚则血黏而凝，血运失畅而形成血瘀。

(3) 湿浊致瘀：脾肾虚损是肾病的基本病机，脾虚运化无力，肾虚关门不利，水液代谢障碍而致水湿内停，湿停日久，化热化浊，阻滞气机，久则气不行血以致瘀血内停。同时，湿浊郁而化热，久蕴成毒。热毒内盛，阻滞气机或热极煎熬津血致瘀。湿、浊在肾脏病发生发展过程中相互从化，互为因果，形成恶性循环。

二、中医肾气与肾脏微循环

微循环是微动脉与微静脉之间毛细血管中的血液循环，是循环系统中最基层的结构和功能单位。它包括微动脉、微静脉、毛细淋巴管和组织管道内的体液循环。其生理功能是提供营养、氧气等及排出二氧化碳及代谢废物。

肾脏微循环主要是指发生在肾单位的血液循环，由皮质微循环和髓质微循环组成。皮质微循环由肾小球和管周毛细血管网组成，它们的袢支短，主要司滤过功能；髓旁肾单位则有一个长袢伸到髓质的内部，髓旁肾小球出球小动脉进入髓质后于外髓质形成毛细血管网，发出分支形成直小动脉下行，在髓质深部形成毛细血管网后折返形成直小静脉，构成髓质微循环，在尿液的浓缩与稀释过程中起重要作用。所以，肾脏微循环通过运输营养，清除代谢产物，维持水、电解质、酸碱平衡等机制，在维持肾脏生理功能方面发挥极其重要的作用。

从结构基础及生理功能来讲，肾脏微循环与中医学的肾络系统极其类似。"肾络"属于络脉系统的一部分，是络脉由经脉支横别出，逐层细分，纵横交错，呈从大至小成树状、网状分布于肾脏组织间的网络系统。《医门法律》载：“十二经生十二络，十二络生一百八十系络，系络生一百八十缠络，缠络生三万四千孙络。”所以，以经脉层次结构来认识循环系统，则经脉相当于人体的大血管，从主干依次分出的脉络相当于中小血管，而遍布周身脏腑组织的孙脉相当于微血管及微循环。肾小球毛细血管网及缠绕于肾小管和集合管周围的毛细血管网，与经脉系统的最末端、最基础、最细小的脉络——孙脉及孙脉之间以缠绊相通的概念基本一致。肾脏微循环是血与津液在肾络系统末端发生广泛的交换与流通的结构基础，也就是说，肾络系统是中医肾生理功能完成的结构基础。

中医学将肾（肾络系统）的生理功能概括为“去粕存精”，即通过肾的气化功能输泻体内糟粕，封藏体内精微。而肾主气化功能的完成有赖于肾气，肾气充盈，开阖有度，精微内藏，糟粕外泄，是为气化之常态；肾气不足，气化失司，则致精微外泄，糟粕内停，是为气化之病态。中医学将肾的这种生理功能称之为肾气。可见，肾气的化生功能与西医学肾小球的滤过及肾小管的重吸收和排泌功能具有异曲同工之妙。

“肾气”一词最早见于《素问·上古天真论》：“女子七岁，肾气盛，齿更发长。”肾中所藏元阴、元阳，又称肾阴、肾阳，皆禀受于父母。肾阳命火主导蒸化肾阴而产生肾气。肾气的组成既有肾阳又有肾阴，正如血液循环既维持人体温度又携带营养物质一样。肾阳有温热特性，维持人体一身之阳气，肾阴为物质基础，提供人体之营气。中医学将肾的这种生理功能称为肾气。所以，只有肾微循环（肾络系统）畅通，肾气才能充盛，从而发挥其维持这一生理功能的原动力。

三、肾病血瘀证与微循环障碍

刘教授认为，导致肾脏微循环障碍的因素极其复杂，但主要与下列因素有关：①肾病血浆低蛋白、毛细血管通透性增高等导致微血液外渗，血液浓缩；②血细胞压积、弥散度及聚集性增加，血细胞比容增高；③蛋白质、纤维蛋白原、脂类、糖等代谢异常致血浆内高分子化合含量增高；④免疫介导的炎症反应及其炎性介质的释放；⑤补体系统、凝血系统及纤维系统的激活及其活性物质的释放。这些病理因素通过不同环节、不同机制引起微循环血液流变性、血流动力学改变及微血管病变，体现出微循环障碍病变中共同的特征，即黏（全血黏度、血浆黏度增加等）、浓（红细胞压积、甘油三酯、胆固醇、球蛋白、脂蛋白增加等）、凝（血液凝固性增加，纤维蛋白原含量增加，纤溶活性降低，血浆复钙时间缩短等）、聚（红细胞及血小板在血浆中电泳速度减慢，血小板对腺苷二磷酸类诱导物质的聚集性增加等）。

血液流变学检测及彩色多普勒检查表明，这些病理改变早期主要表现为微血管收缩，微血流黏度增高、血流速度缓慢、血细胞聚集性增强，外周阻力增加，血流不畅或瘀滞等，此与络脉瘀阻的病理特点极其吻合，即血瘀证形成的前奏。随着病情进展，肾活检组织镜下可出现免疫复合物沉积、系膜基质增生、基底膜增厚、微血栓形成、球囊粘连等，这些改变与血瘀证特征基本一致。若病程未得到有效控制，最终导致以组织增生及纤维化形成为特征的病理改变，如肾活检组织镜下可见肾小球固有细胞增生，足突肿胀，基底膜增厚，微血管袢僵直、皱缩等致肾小球毛细血管狭窄或闭锁，管壁纤维蛋白样物沉积、玻璃样变，局灶或阶段性小球硬化、肾间质纤维化等，这些均符合中医学对血瘀证"内结为血瘀"及"久病入络为血瘀"阐述的内涵，谓之血瘀形成的另一种病理状态——"癥瘕积聚"。

可见，肾微循环障碍是肾脏病血瘀证的基本病理表现。肾脏病血瘀证的病机本质在于肾微循环障碍，瘀血内停，必然会影响到肾气的化生功能。瘀血消除，意味着微血流流速加快，在一定程度上促使血细胞解聚、降低血黏度、促使毛细血管网开放增加，从而增加肾组织微循环的血流灌注量，肾气自然来复。这就是刘宝厚教授"血瘀不去，肾气难复"学术思想的深刻内涵。刘教授常用的活血化瘀中药，如丹参、赤芍、益母草、川芎、三七等，有许多临床药理作用，其中重要的一条就是改善肾微循环障碍，祛瘀通络，即恢复肾气。

四、血瘀在肾脏病中普遍存在

原发性肾小球疾病的基本病机是本虚标实，其中，本虚主要责之于肺、脾、肾三脏的虚损；标实主要涉及风邪、水湿、湿浊、湿热、血瘀等。但因虚致实、由实致虚，虚实互损脏更虚、湿热互恋邪更实，彼此形成恶性循环是肾脏病进展过程中的又一特征。正如前文所述，气虚血瘀、阳虚寒瘀、阴虚热瘀，水湿、湿浊、湿热均可致瘀。所以，无论从病因还是病机的角度而言，瘀血在肾脏病中普遍存在是不可争辩的事实。

刘教授曾对 86 例急性肾炎、慢性肾炎、肾病综合征和慢性肾衰竭患者的血液流变学指标进行测定，并与健康对照组的血液流变学指标作对照观察，结果显示，全部患者均呈高血黏综合征，只是程度不等、特点各异。以肾病综合征最重，其次为慢性肾炎、慢性肾衰竭、急性肾炎。国内多项研究表明，在各种原发性、继发性肾小球疾病中，如慢性肾炎、肾病综合征、IgA 肾病、糖尿病肾病等，均存在不同程度的血液高凝状态。可见，血瘀既是肾脏病发展进程中的病理产物，也是肾脏病加重及缠绵难愈的致病因素，作为肾脏病发生发展的重要机制贯穿于该病始终。这是刘宝厚教授提出"瘀血不去，肾气难复"学术观点的又一内涵所在。

五、肾脏病血瘀证的临床表现

（一）症状与体征

历代医家关于血瘀的症状体征描述十分丰富。总括起来则有如舌质变化、面色皮肤改变、疼痛感觉之殊、神志之异、寒热之变、出血之故、月经失调、脉象特点、肿块性质等方面，由于病种各异、性别不同、年龄差别，所以，血瘀证在不同疾病的临床表现上，既有相同之处，又具特殊表现；既具血瘀证的共性，又有其肾脏病的特点。

1. 面色改变　面色黧黑或晦暗者为血瘀。黑色属肾，肾病日久，本色外显，则是水竭血瘀之候。《灵枢·经脉》云："手少阴气绝则脉不通……脉不通则血不流，血不流则色不泽，故其面黑如漆柴者，血先死。"

2. 疼痛　腰痛固定或呈刺痛。中医学认为，不通则痛，通则不痛，痛者气血不通。《医学集成》谓："痛不移处，为死血"，《医学四要》曰："痛如锥刺，日轻夜重者，血凝也"，《医学心悟》则称："瘀血者，转侧则若刀锥之刺，手不可按，痛而不移"。腰为肾之府，肾脏血瘀，则见腰痛固定或呈刺痛，此为肾脏病血瘀证最常见的症状体征。

3. 皮肤改变 肌肤甲错或肢体麻木。《金匮要略》曰:“内有干血,肌肤甲错。”肌肤甲错是指皮肤粗糙肥厚,有时可能还有鳞屑增多、皮肤发硬等表现,与肢体麻木一样,皆属气血凝滞,瘀阻脉络,血不荣养筋肤之表现。

4. 舌质特点 舌质青紫或舌体有瘀点、瘀斑,舌下脉络紫褐而怒张,此为临床上诊断血瘀证的重要客观依据。《金匮要略》提出:“病人胸满,唇痿舌青,口燥,但欲漱水不欲咽……为有瘀血。”

5. 脉象 细涩之脉为肾病血瘀之象。《丹溪心法》载:“脉涩,有死血。”《证治准绳》云:“瘀血为病,其脉必涩。”

6. 神志异常 肾脏病特别是慢性肾衰竭患者,可出现神志异常,如癫、狂、躁或健忘等。现代研究表明,肾衰时出现的精神症状,主要原因为代谢毒物特别是中分子物质的蓄积对神经系统的毒性作用。代谢毒素为血中污秽之物,“污秽之血为血瘀”,所以神志改变亦为肾病血瘀之象。《医林改错》曰:“癫狂一症,哭笑不休,詈骂歌唱……乃气血凝滞。”

7. 出血 《血证论》称“离经之血,虽清血、鲜血,亦是瘀血”。部分肾小球疾病患者出现的肉眼或镜下血尿,以及部分尿毒症患者并发的消化道出血等也为血瘀之证。

此外,不明原因的低热,在肾小球疾病中亦可能是血瘀之象;女性患者的月经变化,如痛经、月经愆期、色暗有块等均为血瘀之证。

(二)实验室检测

1. 凝血指标测定 凝血系统的激活是血瘀证存在的前提,具体表现在:

(1)凝血酶原时间和白陶土凝血活酶时间缩短;

(2)血纤维蛋白原含量(双缩脲法正常值为2~4g/L)增加;

(3)纤维蛋白肽A增高是反映血液凝固性升高的一个极为敏感的指标;

(4)第Ⅷ因子相关抗原的水平可作为肾小球毛细血管壁内皮细胞损伤的一种非特异指标,并可作为肾脏病变血瘀严重程度的反映;

(5)血栓弹力图中的R值(反应时间)、K值(凝血时间)缩短,MA值

（血栓最大幅度）增加；

（6）抗凝血酶Ⅲ的活力降低是血瘀存在的重要指标，一般临床实验室多采用抗凝血酶Ⅲ时间测定，正常值为20~70s。

2. 纤维蛋白溶解系统指标测定 在高凝状态时，可激发纤溶亢进：具体表现在：

（1）优球蛋白溶解时间缩短（正常值为90~120min），表示纤溶活性增加；

（2）血浆纤溶酶原含量（正常值为7~13U/ml）降低、纤溶活性增加时，血浆中的纤溶酶原转化为纤溶酶，故纤溶酶原水平降低；

（3）血、尿纤维蛋白降解产物阳性。

3. 血小板功能检查 包括血小板黏附性、聚集性、释放反应、存活时间、电泳时间等。其中血小板的聚集性测定是反应瘀血证存在的重要指标，血小板的聚集性增强，则易形成白色微血栓，阻塞微循环，故诸病由生。

4. 血液流变学检测 鉴于血液高凝状态的前奏是血液黏度的增高，所以血液流变学测定为肾小球疾病的诊断、治疗和疗效评定提供了一种新手段。现将其检测项目及其临床意义简介如下。

（1）全血（比）黏度：全血黏度是反映血液流动性和黏滞性的重要指标。影响血液黏度的因素很多，其中影响大的是血液中的红细胞。红细胞的比积直接影响着血液的黏度，比积愈大，全血黏度愈高，反之亦然。低切速下的全血黏度愈高，说明红细胞聚集性愈强；高切速下的全血黏度愈高，说明红细胞变形能力愈差。所以，从全血黏度的高切速和低切速黏度，便可分别反映出红细胞的聚集性和变形能力。

（2）血浆（比）黏度：血浆黏度主要决定于纤维蛋白原、脂质、各种球蛋白等高分子物质的含量，纤维蛋白原含量与血浆黏度呈直线关系；血脂中载脂蛋白B、甘油三酯、总胆固醇均与血浆黏度成正比关系；各种球蛋白增加，使血浆黏度增高，尤以γ球蛋白影响最大。免疫球蛋白IgA、IgM中任何一个成分增加，均可使血浆黏度增高。

（3）红细胞电泳：红细胞带负电荷，因此在血液中能保持分散状态以减少红细胞间的聚集。但在某些病理状态下，红细胞表面负电荷密度降低，红细胞相互间的静电斥力减少，聚集力相应增加，使红细胞互成串状，导致全血黏度增高，血流减慢，红细胞电泳时间延长。因此测定红细胞电泳时间，是反映红细胞聚集性的重要指标之一。

(4)红细胞比积：红细胞比积又称红细胞压积，在血液流变学的临床应用中非常重要，在我国多用温氏法测定，其意义有以下几点，①红细胞比积与全血黏度的关系极大。当红细胞比积增高时，全血黏度也增高，反之亦然。②红细胞比积增高则红细胞沉降率减慢；红细胞比积还能反映血液流动性，当红细胞比积降低时，血液流动性增快。

(5)红细胞沉降率：红细胞沉降率也是反映红细胞聚集性的指标之一，其值受血浆黏度的影响，所以用血浆黏度纠正后的红细胞沉降率较为实际(纠正红细胞沉降率应为所测红细胞沉降率值与血浆黏度的积)。

(6)红细胞沉降率K值：红细胞沉降率除了受血浆黏度的影响外，亦受红细胞比积的影响，即红细胞沉降率随着红细胞比积的减少而增大，反之亦然。为排除红细胞比积对红细胞沉降率的影响，可根据公式 $K=H/R$ (H为测定红细胞沉降率值，R可根据测定的红细胞比积在H与R查对表中查出)。K值法在红细胞比积$<20\%$时不适用。

(7)全血还原黏度：为排除红细胞比积对全血黏度的影响，可根据公式 $\eta b/H$ (ηb 为全血黏度，H为红细胞比积)计算。

5. 病理学检查 可见免疫复合物沉积、肾小球固有细胞增生，足突肿胀，系膜基质增生、基底膜增厚、微血栓形成、球囊粘连，微血管袢僵直、皱缩致肾小球毛细血管狭窄或闭锁，管壁纤维蛋白样物沉积、玻璃样变，局灶或阶段性小球硬化、肾间质纤维化等。这些均符合“内结为血瘀”及“久病入络为血瘀”的内涵。

6. 甲皱微循环观察 存在下列任何1项者即可诊为血瘀证：

(1)甲皱毛细血管襻扭绞、枝生、迂曲；

(2)管襻数减少，管襻长度延长；

(3)有血流速度缓慢、血流状态异常，异常状态有粒状流态、血流分节、充盈不足等，流速缓慢和流态异常一般同时出现；

(4)管襻臂细;

(5)微血管压力测定小动脉压和毛细血管压增高;

(6)管襻周围出血,包括新鲜及陈旧出血。

7. 无创伤性肾血流测定 在高凝状态下,肾脏局部发生血淤而导致肾血流量减少;反过来,通过无创伤性肾血流测定,即可判定肾脏内血淤的程度以及疗效评估。常用的测定方法有,①肾血流图的观察可反映肾脏病患者的血管弹性减退,阻力增加,肾血流灌注量减少。②其他肾血流量测定,如同位素肾血流量测定法、简易的对氨基马尿酸清除法等,均可用以测定肾脏的血流量。肾脏病患者肾血流量与正常人相比有显著差异。以上两种肾血流测定结果,均可作为肾脏内局部血淤的一种客观指标。

六、血瘀证的诊治

(一) 中医辨证论治

1. 辨证标准 凡具备下列任何 1 项者,即可确诊:

(1)面色黧黑或晦暗;

(2)腰痛固定或呈刺痛;

(3)肌肤甲错或肢体麻木;

(4)皮下紫斑;

(5)舌质紫暗或有瘀点、瘀斑,脉沉涩;

(6)尿纤维蛋白降解产物含量升高;

(7)血液流变学检测,全血黏度、血浆黏度升高。

2. 分型论治 刘宝厚教授认为,虽然血瘀为肾小球疾病所具有的共性病理因素,但由不同病因及病机所形成的血瘀证,又各有其不同的特性,因此,中医血瘀证的治疗必须建立在辨证的基础上。依据辨证论治的原则,采用活血化瘀的治法,既可以断血瘀发生之源,又可除血瘀形成之患,从而达到标本同治。前已述及,因虚致瘀常见证型有气虚血瘀、阳虚寒瘀、阴虚热瘀和气阴两虚瘀阻。为此,因虚致瘀者,应区分为气虚血瘀、阴虚热瘀、阳虚寒瘀及气阴两虚瘀阻,而分别采用益气活血、养阴活血、温阳活血及益气养阴化瘀法进行治疗；标实以湿热血瘀、水湿血瘀、湿浊血瘀最为常见，治疗应分别给予清热祛湿、利水渗湿、化湿降浊与活血化瘀双管齐下，采用清解活血、利水活血、化浊活血等治法。

(1)气虚血瘀证：主要见于慢性肾小球疾病早期以及急性肾炎恢复期。

证候表现：气虚象（具备以下3项以上者）：①面浮肢肿，面色萎黄；②气短乏力；③纳差或腹胀；④易感冒；⑤舌淡胖嫩，脉细弱。血瘀象（略。即符合上述“血瘀诊断”中症状体征和理化检查任何1项者）。

治法：益气化瘀。

方药：补阳还五汤加减。生黄芪30~60g，党参15g，赤芍药10g，川芎10g，当归15g，益母草30g，泽兰叶10g，桃仁15g，红花10g。水煎2次兑匀，分3次服。每日1剂。

(2)阳虚寒瘀证：见于慢性肾小球疾病后期，特别是并发慢性肾衰竭者。

证候表现：阳虚象（具备以下3项以上者）：①水肿明显、面色皖白；②畏寒肢冷；③腰困膝软或足跟痛；④神疲乏力或纳呆便溏；⑤性功能低下（遗精、阳痿、早泄）或月经不调；⑥舌质淡胖、有齿印、苔润、脉沉细。血瘀象（同上，略）。

治法：温阳化瘀。

方药：济生肾气汤合化瘀药化裁。生黄芪30~60g，党参15g，山茱萸10g，泽泻15g，茯苓20g，车前子（包煎）10g，怀牛膝15g，巴戟天10g，丹参20g，水蛭粉（冲）6g。水煎分3次服。每日1剂。

(3)阴虚热瘀证：常见于肾病综合征和某些继发性肾小球疾病（如狼疮性肾炎、紫癜性肾炎），运用肾上腺皮质激素治疗后的患者。

证候表现：阴虚象（具备以下3项以上者）：①目睛干涩或视物模糊；②头晕，耳鸣；③五心烦热；④口干咽燥；⑤腰脊酸痛，或梦遗，或月经失调；⑥舌红少苔、脉细或细数。血瘀象（同上，略）。

治法：养阴化瘀。

方药：知柏地黄汤合化瘀药加减。知母10g，黄柏10g，生地黄15g，女贞子10g，牡丹皮10g，牛膝15g，野菊花10g，钩藤15g，川红花10g，赤芍药 10g，丹参 25g，益母草 30g，泽兰叶 10g。水煎分 3 次服，每日 1 剂。

(4) 气阴两虚瘀阻证：急性肾炎恢复期及各种类型的慢性肾小球疾病均常见此型，特别是长期运用肾上腺皮质激素治疗的病例，多有此型表现。

证候表现：气阴两虚象（具备以下 3 项以上者）：①面色无华；②少气乏力或易感冒；③午后低热或手足心热；④口干咽燥或长期咽痛，咽部暗红；⑤舌质偏红、少苔；⑥脉细或细数。血瘀象（同上，略）。

治法：益气养阴化瘀。

方药：参芪地黄汤合化瘀药加减。生黄芪 30g，太子参 15g，生地黄 15g，山茱萸 10g，山药 10g，泽泻 10g，茯苓 10g，牡丹皮 10g，川红花 10g，川芎 10g，赤芍药 15g，丹参 15g，益母草 30g，泽兰叶 10g。水煎分 3 次服，每日 1 剂。

(5) 湿热血瘀证：主要见于急性肾炎水肿消退后及各类原发性慢性肾小球疾病和继发性肾小球疾病病情迁延不愈或病情反复时期。

证候表现：湿热象（具备以下任何 1 项者）：①皮肤疖肿，疮疡；②咽喉肿痛；③脘闷纳呆，口干不思饮；④小便黄赤、灼热或涩痛不畅；⑤舌苔黄腻，脉濡数或滑数。血瘀象（同上，略）。

治法：清热祛湿，活血化瘀。

方药：益肾汤加减。紫花地丁 15g，连翘 15g，蒲公英 15g，板蓝根 10g，白茅根 30g，赤芍药 15g，川芎 10g，全当归 15g，川红花 10g，桃仁 10g，益母草 25g，泽兰叶 10g，丹参 20g。水煎分 3 次服，每日 1 剂。

加减：若皮肤疖肿疮疡者，加半边莲、半枝莲、重楼；咽喉焮红肿痛者加白花蛇舌草、山豆根、黄芩，或用六神丸；脘闷纳呆，口干不欲饮者，加炒黄连、黄芩、豆蔻仁、生薏苡仁、炒竹茹；小便灼热、涩痛不畅者，加车前草、土茯苓、萹蓄、瞿麦等。

(6) 水湿血瘀证：各类肾小球疾病当水肿明显时均有此种病理状态。

证候表现：水肿象，全身中度以上水肿或胸（腹）水。血瘀象（同上，略）。

治法：利水渗湿，活血化瘀。

方药：当归芍药散加味。生白术 30g，茯苓 30g，泽泻 30g，车前子 15g，陈葫芦皮 10g，椒目 10g，益母草 30g，泽兰叶 15g，赤芍药 15g，川芎 10g，水蛭粉（冲）10g。水煎分 3 次服，每日 1 剂。

（7）湿浊血瘀证：各类肾小球疾病病情发展至肾衰竭，特别是尿毒症期，此证型即普遍存在。

证候：湿浊象（具备下列任何 1 项者）：①纳呆、恶心或呕吐；②身重困倦或精神萎靡；③血肌酐、尿素氮增高。血瘀象（略，同上）。

治法：化湿降浊，活血化瘀。

方药：复方大黄煎剂。生大黄（后下）15~30g，附子（先煎）10~20g，川红花 15g，丹参 30g，生牡蛎（先煎）20g。水煎 2 次，浓缩至 150~200ml，保留灌肠，每日 1~2 次，10 日为 1 个疗程。同时用黄连温胆汤加减：炒黄连 10g，炒吴茱萸 10g，姜半夏 10g，茯苓 10g，陈皮 10g，炒枳壳 10g，炒竹茹 10g，藿香 10g，佩兰 10g，石菖蒲 10g，生姜 10g，厚朴 10g，炒薏苡仁 10g。水煎分多次服，每日 1 剂。

从上述 7 种证型的选方用药中可以看出，活血化瘀为每种证型治则的通法，故所选用的活血化瘀药物亦多具重复性。这大概就是肾病血瘀证的特殊性。

刘宝厚教授将 91 例慢性肾炎患者按中医辨证分为气虚血瘀、阴虚热瘀和阳虚寒瘀 3 型，分别以益气化瘀、养阴化瘀和温阳化瘀法治疗。治疗前 3 型患者血清 IgG、IgA 值均低于对照组（$P<0.05$；$P<0.01$），其中以气虚和阳虚型低下尤为显著；IgM 值阴虚型降低（$P<0.01$），其他两型均升高（均 $P<0.05$）；疗后 IgG、IgA 值上升，IgM 值下降，治疗前后差异显著。表明扶正化瘀药有调节机体体液免疫的功效。血液流变检测结果显示，治疗前气虚血瘀和阴虚热瘀证的全血和血浆黏度均较对照组升高（$P<0.05$；$P<0.01$），治疗后明显下降，与治疗前差异显著；阳虚寒瘀型的红细胞压积和全血黏度降低，血浆黏度升高，与对照组差异显著，治疗后红细胞压积升高，全血黏度上升，血浆黏度下降，治疗前后差异显著。提示扶正化瘀药有调节机体免疫、调节血液黏度、改善血浆成分、加快血流、改善肾脏微循环的效应。

3. 中成药及中药针剂

(1)昆明山海棠：其作用机制为通过活血化瘀，有效消除肾小球基底膜上的免疫复合物，改善微循环，增加肾血流量，降低肾小球毛细血管的通透性而减少尿蛋白的漏出。可用于急性肾炎、慢性肾小球疾病尿蛋白不消者。每次2~4片，每日3次，口服，1个月为1个疗程。

(2)复方丹参片(丹参、三七)：治疗各类肾小球疾病，可与其他治疗药物联用。每次4~6片，每日3次，口服。

(3)丹参注射液：用于治疗各类慢性肾小球疾病，特别是肾病综合征、慢性肾衰竭。每次20~40ml加入葡萄糖注射液中，静脉滴注，每日1次，半个月为1个疗程。

(4)川芎嗪注射液：用于急、慢性肾衰竭。尤其在急性肾衰竭时常用。用法与丹参注射液基本相同。肾衰竭时一般用盐酸川芎嗪，禁用磷酸川芎嗪，因后者会导致血磷升高，为治疗肾脏病之忌。

4. 常用活血化瘀药物及其配伍

刘教授临床上常用的活血化瘀药有：赤芍、当归、川芎、红花、桃仁、丹参、益母草、泽兰叶、水蛭、三七、莪术等。其中以三七、水蛭、莪术、川芎、益母草、泽兰叶最为常用。因为，这些药物既化瘀又利水，既祛瘀又生新，颇符合肾小球疾病的病理改变，故几乎是治疗慢性肾脏病处方中的必备之品。另一方面，为了澄清血瘀之源流，消除血瘀相关因素，故必须兼顾各种虚实病机而遣方用药。

如气虚者，用生黄芪、党参(气阴两虚者用太子参)以补益脾气；益气固表则加白术、防风；阳虚者用仙茅、淫羊藿、巴戟天、肉苁蓉、锁阳、杜仲等以温补脾肾；阴虚者选生地黄、山茱萸、牡丹皮、山药、女贞子、墨旱莲、知母、黄柏等养阴泻火；湿热壅遏者，根据湿热部位不同而选用白花蛇舌草、半枝莲、半边莲、重楼、板蓝根、紫花地丁、连翘、金银花、蒲公英、山豆根、黄芩、黄连、土茯苓、萹蓄、瞿麦等；水邪潴留者，选茯苓、车前子、白术、葫芦皮、椒目、大腹皮，以利水消肿；湿浊中阻者，一方面以大黄为主，荡涤胃肠，推陈致新，降浊排毒，另一方面用姜半夏、竹茹、藿香、佩兰、炒川黄连等化湿降浊。

（二）西医诊治

1. 诊断 刘宝厚教授认为，广义上讲，血瘀是肾小球疾病过程中的共性，但血瘀证的症状、体征或隐或显，甚至有些患者宏观上无血瘀证之表现。所以，对血瘀证的诊断，仅症状、体征已不足为凭，还需要借助理化检查，从微观角度了解血瘀的程度及特点。这些检查主要包括实验室检查（如凝血纤溶系统、血小板功能、血液流变学等）、病理检查等。

2. 治疗 业界普遍认为，肾病患者普遍存在高凝状态，尤其肾小球毛细血管内凝血和纤溶障碍是肾小球肾炎不可逆病变形成的决定性因素之一。因此，目前已针对其病因及病机，研究和开发了多种治疗药物，广泛应用于临床治疗，如抗凝血药（如肝素、华法林等）和溶解血栓药（如纳豆激酶、瑞替普酶等）；抑制血小板聚集的药物（如潘生丁、阿司匹林衍生物等），抗血脂药（如烟酸、烟酸肌醇、洛伐他汀等）及以右旋糖酐为主改变微循环的药物。

（1）潘生丁：扩张血管作用较弱，但有抑制血小板 cAMP 酸酯酶、使血小板内 cAMP 含量增加，抑制腺苷二磷酸所致的血小板聚集作用，并能增强前列腺素 E 的抗血栓作用。因此，潘生丁已广泛用以治疗肾病综合征，初用量 25~50mg，每日 3 次，以后逐渐增至 75~100mg，每日 3 次，大多数患者都能耐受。潘生丁的不良反应有头痛、心悸、恶心、呕吐等，但不严重，停药后即消失。

（2）肝素：在体内外均能延长凝血时间，其抗凝血作用极为复杂，可抑制凝血酶原转变为凝血酶，并可抑制凝血酶，使之不能发挥促进纤维蛋白原变为纤维蛋白的作用。此外，尚有抗血小板聚集作用和抗补体活性。目前已证明肝素可防止肾小球硬化和上皮新月体形成。一般剂量为 100mg，每日 2 次肌内注射，或每次 50mg，6 小时 1 次，肌内或静脉注射，4 周为 1 个疗程。对有肾功能减退或高凝状态的肾病综合征，可使肾功能改善，蛋白尿减轻。

（3）尿激酶：可直接促使纤溶酶活化，不具有抗原性，已在国内外用于肾小球肾炎的治疗。用量为开始 5 日每日 3 600IU；后 5 日每日 1 200IU，1 个疗程总量为 24 000IU。

近年来,已有采用蝮蛇抗栓酶治疗难治性肾病综合征者,取得了良好的疗效。

第三节　标本兼治,祛邪安正

刘宝厚教授认为,慢性肾脏病的中医病机基本上是本虚标实,本虚主要表现在肺、脾、肝、肾四脏不同程度的虚损,其中以脾肾虚损尤为突出,是形成这类疾病的主要病机。标实是指一些致病因素和病理产物,如风、寒、湿、热、血瘀和湿浊等,其中以风邪、血瘀、湿热的危害最大,往往是病变持续发展,迁延不愈和肾功能进行性减退的重要因素。邪盛则病进,正盛则病退,因此,治疗这类疾病务必辨明标本虚实的孰轻孰重,采取标本兼治、扶正祛邪或祛邪安正的治法。

经过多年的临床观察与探究,刘宝厚教授体会到,虽然脏腑本虚,尤其是脾肾两脏功能的虚损是肾脏病的基本病机,但肾脏病的发病、病情的加重、缠绵难愈及复发往往与标邪的入侵或持续存在关系更为直接,特别是在疾病的急性期或慢性期急性发作者。在肾脏病的所有证型中,风湿热毒之邪的侵入或留恋危害最重,这与西医学认为的感染是慢性肾脏病加重和复发因素的认识理念是一致的。为此,刘宝厚教授在充分考虑“标本兼治”的同时,更加强调辨明本虚标实孰轻孰重、孰急孰缓的重要性,更加崇尚以下治疗原则:

一、“祛邪以安正,邪去正自安”的原则

刘宝厚教授认为,在基于肾脏病病机的扶正祛邪治疗中,以祛邪安正尤为重要。肾小球肾炎是一种免疫性疾病,其发病启动因素是由抗原和抗体结合形成免疫复合物,沉积到肾小球内,通过炎症介质(如补体、白介素、活性氧等),导致肾小球损伤,产生一系列临床症状。所以治疗时以清除抗原为关键。清除外源性抗原以清热利湿为主,消除肾本身的抗原以

活血通络为主。刘教授的这一观点，既以传统中医“扶正祛邪”理念为立论之基，亦借鉴了西医学关于肾小球疾病的病因病理因素，是“衷中参西”病理观和治疗观的富有创意的结合。

二、“标本兼治，祛邪安正”的原则

刘宝厚教授在治疗上比较重视祛邪，因为病邪（致病因子）的存在对病情的影响立竿见影且损害较大；祛除病邪较快，而扶助正气非一日之功，需循序渐进。正如古人所说的“邪去正自安”。采取以祛邪为主，兼以扶正的治法，其临床疗效较以扶正为主的治法效果要好。比如慢性肾脏病过程中，若发现患者有咽炎或扁桃体炎，只要在辨证的基础上选加2~3味清热解毒药，如金银花、桑叶、白花蛇舌草、半边莲、玄参、马勃等，病情就能改善，蛋白尿即可减少。同时，湿热也是临床导致患者蛋白缠绵难消、病情迁延不愈的主要病邪之一，所以患者临床有湿热证的表现，治疗必须根据急则治标的方法，首先彻底清除湿热，然后再进行扶正，这样才能收到好的疗效。需要注意的是，临床常见一些病例，其临床症状完全消退，但微量尿蛋白仍持续存在，此时应考虑湿热留恋或湿热未净的可能，治疗应以持续清除湿热为主，不宜过早应用温补之品以扶正固本，否则就会造成闭门留寇及温热助邪之弊。“炉火虽熄，唯恐灰中余火，死灰复燃”。导致患者长时间蛋白尿难消。此乃刘宝厚教授“湿热不除，蛋白难消”的根本内涵所在。

第四章

肾脏病常见证型论治精要

第一节　本　　证

一、肺肾气虚证

证候表现：倦怠乏力，少气懒言，自汗，易感冒，颜面水肿或肢体肿胀，腰膝酸软，面色萎黄，舌淡苔白，或有齿印，脉细弱。

辨证分析：肺为气之主，司呼吸，肾为气之根，主纳气。肺肾相互配合，才能促进气体的交换，使气道通畅，呼吸均匀。肺肾气虚，气失摄纳，故疲乏无力、少气懒言；肺气虚，卫表不固，故自汗、易感冒；肾阳虚衰，失于温煦，水湿泛滥，则腰酸腿软、肢冷、颜面或肢体水肿；舌质淡暗、舌淡苔白、舌体胖大、脉细弱，皆为阳气虚衰，水湿潴留之候。说明病位在肺气、肾气，病性属虚。

辨证：肺肾气虚证。

治法：益气补肾，利水活血。

方药：益气健肾汤（刘宝厚经验方）加减。生黄芪 30~60g，太子参 15g，炒白术 30g，防风 15g，山萸肉 15g，茯苓 15g，泽泻 15g，芡实 30g，丹参 15g，益母草 15g，莪术 15g，石韦 30g。水煎 2 次兑匀，分 3 次温服，每日 1 剂。儿童减半。

加减：如兼有咳嗽、咳痰、咽喉疼痛者，选加金银花、桑叶、桔梗、玄参；

若兼有发热恶寒、形寒肢冷者，选加麻黄、附子、细辛；若兼有脘腹胀满、恶心、纳差者，选加藿香、佩兰、半夏、厚朴、白豆蔻；若兼有手足心热者，选加女贞子、墨旱莲、牡丹皮、地骨皮。

仍存在蛋白尿者加刘教授经验方院内制剂：益肾Ⅰ号胶囊（水蛭等研为极细粉末，装入胶囊，每粒 0.3g，辐照灭菌），6 粒 / 次，3 次 /d，口服；有血尿者加刘教授经验方院内制剂：益肾Ⅱ号胶囊（三七等研为极细粉末，装入胶囊，每粒 0.3g，辐照灭菌），6 粒 / 次，3 次 /d，口服（以下各型用法相同）。

二、脾肾气虚证

证候表现：面浮肢肿，倦怠乏力，腰脊酸痛，食欲缺乏，脘腹胀满，尿频或夜尿多，大便溏稀，面色萎黄，舌质淡红，舌体胖大，边有齿印，苔白厚，脉沉细。

辨证分析：腰为肾之府，肾气不充，不能作强，故腰膝酸软；肾气虚损，形神失养，故神疲乏力；肾气虚弱，失于固摄，则小便清长、夜尿频多，或尿有余沥；脾气虚，则大便溏稀；舌淡苔白、脉沉细，均为气虚之候。说明病位在脾气、肾气，病性属虚。

辨证：脾肾气虚证。

治法：益气健脾，利水化湿。

方药：参苓白术散合右归饮加减。党参 20g，炒白术 20g，茯苓 20g，薏苡仁 15g，山药 30g，熟地黄 12g，山萸肉 15g，枸杞子 12g，菟丝子 12g，石韦 30g，莪术 15g，益母草 15g。水煎 2 次兑匀，分 3 次温服，每日 1 剂。儿童减半。

三、脾肾阳虚证

证候表现：畏寒肢冷，面色㿠白，神疲乏力，腰膝酸软，全身水肿，甚则出现胸腔积液、腹腔积液，腹胀纳差，大便稀溏，性功能低下，舌质淡胖，边有齿痕，苔白滑，脉沉细或沉迟无力。

辨证分析：脾主运化，肾主水液，脾肾阳虚，不能运化水液，水液潴留，故面浮肢肿，甚则胸腔积液、腹水；肾阳虚，不能温养形体，故面色苍白、形寒肢冷；肾虚不能主骨、生髓，故腰酸腿软、神疲乏力；脾阳虚，脾失健运，则腹胀纳呆；舌淡胖大，或有齿痕、脉沉弱，均为阳虚之象。病位在脾、肾，病性属阳虚。

辨证：脾肾阳虚证。临床上多见于各种原发性或继发性肾炎、肾病综合征，以慢性肾衰竭患者最为多见。

治法：温肾健脾，利水活血。

方药：补阳健肾汤（刘宝厚经验方）加减。生黄芪 30~60g，当归 15g，淫羊藿 15g，锁阳 15g，巴戟天 15g，菟丝子 15g，山萸肉 15g，茯苓 30g，山药 20g，莪术 15g，益母草 15g，桃仁 15g，红花 10g。水煎 2 次兑匀，分 3 次温服，每日 1 剂。儿童减半。

加减：畏寒肢冷者加黑附片 15~30g（先煎），桂枝 10g。

蛋白尿加益肾Ⅰ号胶囊，血尿加益肾Ⅱ号胶囊。

四、肝肾阴虚证

证候表现：头晕目眩，耳鸣健忘，腰膝酸软，咽干舌燥，五心烦热，潮热盗汗，失眠多梦，目睛干涩，舌红少苔，脉弦细数或细数。

辨证分析：肝肾同源，肝阴与肾阴互相滋长，盛则同盛，衰则同衰。肾阴不足，则水不涵木，因而肝肾亦亏；肝阴不足，则累及肾阴，以致肾阴亦亏，形成肝肾阴虚。腰酸腿软为肾虚的主要特征；肾阴不足，虚火上扰，故头晕耳鸣、口干咽燥、五心烦热、虚烦失眠；肝阴不足，目失滋养，故视物模糊；舌红少苔或无苔、脉沉细或弦细，均为阴虚内热之象。病位在肝、肾，病性属阴虚。

辨证：肝肾阴虚证。临床上多见于高血压性肾病、糖尿病肾病等。

治法：滋补肝肾，养阴活血。

方药：养阴健肾汤（刘宝厚经验方）加减。生地黄 30g，山萸肉 15g，玄参 15g，女贞子 15g，墨旱莲 15g，枸杞子 15g，怀山药 30g，知母 15g，牡丹皮 15g，黄柏 10g，地龙 15g，益母草 15g。水煎 2 次兑匀，分 3 次温服，每日 1 剂。儿童减半。

加减：若眩晕、头痛、耳鸣者，选加磁石、牛膝、野菊花、钩藤、茺蔚子。

蛋白尿加益肾Ⅰ号胶囊，血尿加益肾Ⅱ号胶囊。

五、气阴两虚证（肺气虚 + 肾阴虚，或脾气虚 + 肾阴虚）

气阴两虚证是指机体的元气和真阴两个方面同时出现不足，既有肺、脾、肾三脏元气亏损的症状，又有机体津液内耗、营阴不足的阴虚内热表现。

证候表现：倦怠乏力，面色无华，自汗，易感冒，腰膝酸软，头晕耳鸣，五心烦热，午后潮热，口干舌燥，舌红少苔，脉细或细数。

辨证分析：此证多因久病伤及肺、脾、肾三脏，肺气不足，卫外不固，故汗出气短；脾气虚弱，运化失职，故神疲乏力、少食纳呆；肾阴亏虚，不能生髓充骨养脑，故腰膝酸软、头晕目眩；阴虚则虚热内生，故见午后潮热、手足心热、口干舌燥、尿少便结；舌质红绛、苔少、脉沉细数，均为肾阴不足，虚热内生之征，说明本证病位在肺气、脾气、肾阴；病性属虚。

辨证：肺脾肾气阴两虚证（临床简称气阴两虚证）。临床上多见于隐匿型肾小球肾炎、慢性肾炎、糖尿病肾病和急性肾衰竭的多尿期。

治法：益气养阴，活血通络。

方药：益气健肾汤（刘宝厚经验方）加减。生黄芪 30g，太子参 15g，生地黄 25g，女贞子 15g，墨旱莲 15g，益母草 15g，当归 15g，莪术 15g，地龙 15g，石韦 30g。水煎 2 次兑匀，分 3 次温服，每日 1 剂。儿童减半。

加减：蛋白尿加益肾Ⅰ号胶囊，血尿加益肾Ⅱ号胶囊。

六、阴阳两虚证

证候表现：精神疲惫，倦怠乏力，少气懒言，腰酸腿软，既怕冷又怕热，脱发，耳鸣，牙齿松动，记忆力减退，性功能低下，闭经，舌淡，苔白，脉沉细无力。

辨证分析：由于肾阴虚和肾阳虚的本质都是肾的精气不足，同时二者之间又存在着相互依存、相互制约的联系，亦即“阴阳互根”的关系。因此肾阴虚到一定程度时可以累及肾阳，而肾阳虚到一定程度时，亦可伤及肾阴，形成阴损及阳或阳损及阴的肾阴阳两虚证。临床上常常可以看到，肾虚的人往往会出现一系列未老先衰症状，如精神疲惫、腰酸腿软、既怕冷又怕热、脱发、耳鸣、牙齿松动、记忆力减退、性功能低下、闭经等症。病位在肾的阴阳，病性属虚。

辨证：肾阴阳两虚证。临床上常见于慢性肾衰竭的晚期。

治法：温阳滋阴。

方药：二仙汤（《经验方》）加减。仙茅 10g，淫羊藿 10g，巴戟天 12g，当归 10g，知母 10g，黄柏 10g。水煎 2 次兑匀，分 3 次温服，每日 1 剂。儿童减半。

第二节　标　证

一、风邪

风邪侵袭人体，常与寒邪或热邪互结，形成为一种合邪，通过口鼻、皮毛侵袭人体，故临床常见有外感风寒和外感风热两种证型。

1. 风寒表证

证候表现：恶寒（或恶风）重，发热轻，无汗，鼻塞，流清涕，喉痒咳嗽，痰白，头痛、身痛，舌淡苔白，脉浮缓。

辨证分析：风寒袭表，常从皮毛、口鼻而入，卫阳受伤，不能温煦肌表而恶寒，正与邪争，阳气被遏则发热，寒为阴邪，故恶寒重而发热轻；寒邪凝滞经脉，经气不利则头身疼痛；寒邪收敛，腠理闭塞故无汗；脉浮紧是寒邪束表之象。病位在表，病性属寒。

辨证：外感表寒证。

治法：疏散散寒，解表宣肺。

方药：麻黄连翘赤小豆汤（《伤寒论》）。麻黄 6~9g，连翘 10g，杏仁

10g，赤小豆 30g，生梓白皮 20g，甘草 6g，生姜 6g，大枣 6 枚。水煎 2 次兑匀，分 3 次温服，每日 1 剂。儿童减半。

加减：如头痛甚者，应辨明痛在哪一条经络循行的部位及所联系的脏腑。如痛在两颞部，说明病与少阳经有关，治疗应选入肝胆经的止痛药，如蔓荆子；如痛在前额，说明病与足阳明胃经有关，治疗应选入阳明经的止痛药，如白芷；如头痛以颈项部位，说明病与足太阳膀胱经有关，治疗应选入足太阳膀胱经的止痛药，如羌活、葛根。如头痛在巅顶部，说明病与足厥阴肝经有关，治疗应选入厥阴经的止痛药，如藁本。

2. 风热表证

证候表现：恶寒（或恶风）轻，发热重，或有汗，口干微渴，头痛、咽痛，咳嗽，痰黄，舌红苔微黄，脉浮数。

辨证分析：热邪犯表，卫气被郁，故发热恶寒。热为阳邪，故发热重而恶寒轻且伴口干微渴。热性升散，腠理疏松，则汗出；热邪上扰，则头痛；舌边尖红赤、脉浮数均为温热在表之征。病位在表，病性属热。

辨证：外感表热证。

治法：疏散风热，清热解毒。

方药：银翘散（《温病条辨》）加减。金银花 30g，连翘 15g，苦桔梗 10g，荆芥 10g，淡豆豉 10g，淡竹叶 6g，牛蒡子 10g，薄荷 6g，生甘草 6g。水煎 2 次兑匀，分 3 次温服，每日 1 剂。儿童减半。

加减：发热较重，加板蓝根；咽喉干痛，加马勃、玄参；咳嗽咳痰较重，加象贝母、枇杷叶。

临床根据感邪与体质的不同，有外感风寒和外感风热之不同，其鉴别要点是：①恶寒重、发热轻为外感风寒证；恶寒轻、发热重，为外感风热证；②有汗多为表虚证；无汗多为表实证；③口渴为外感风热，口不渴为外感风寒；④咽喉肿痛多为外感风热，否则多为外感风寒。

二、气滞

气滞是指机体某一部位的气机流通发生障碍，出现气行不畅、不通则痛等一系列症状的总称。多因七情失常，气机不畅，导致气血不和，经脉阻塞，脏腑功能紊乱，便可导致疾病的发生。

证候表现：发病多与情绪有关，常出现局部的胀、闷、痞、痛。其胀闷、疼痛时轻时重，部位多不固定，常呈攻痛或窜痛；痞胀时没时现，时聚时散；胀闷而满，可随嗳气或矢气而减轻，这是气滞证的特点。临床上以“肝气郁结证”多见，主要表现为胸闷不舒，胸胁或少腹胀满窜痛，喜叹息，情志抑郁或易怒，嗳气纳呆，或咽部有异物感，或颈部瘿瘤，或胁下痞块。妇女可见乳房胀痛，痛经，月经不调，甚则闭经。舌淡红或偏暗，苔薄白或薄腻；脉弦或涩为常见舌、脉之候。

辨证分析：肝失疏泄，气机郁滞不畅，故精神抑郁、易怒、胸闷不舒、喜叹息。肝经循行于胁肋，肝郁气滞，经脉不利，故胸胁或少腹胀满窜痛。肝失疏泄，脾胃升降失调，故嗳气纳呆。气郁生痰，痰随气逆，痰气搏结于咽喉，故咽部有异物梗阻感。痰气积聚于颈部，则为瘿瘤。肝经循行于胁肋、乳房，冲任隶属于肝，所以女性患者肝气郁结时常伴有乳房胀痛、月经不调、痛经（气滞血瘀时），甚则闭经等。气滞初期舌色可正常，久则气血瘀滞，舌色偏暗。气滞未化热则苔薄白，若兼湿或痰则可见薄腻苔。脉弦主肝郁气滞，脉涩提示气滞日久，血行不畅，兼见血瘀。说明本证病位在肝，病性属气滞。

辨证：肝郁气滞证。

治法：疏肝理气。

方药：柴胡疏肝散（《景岳全书》）加减。柴胡 15g，白芍 12g，陈皮 10g，枳壳 12g，川芎 10g，香附 10g，炙甘草 5g。

加减：胁痛甚，加郁金、延胡索、佛手片、丹参、青皮；嗳气胸闷，加旋覆花、代赭石；气郁化火、胁肋掣痛、急躁易怒、口干而苦、头痛、目赤、舌红、苔黄、脉弦数，加牡丹皮、栀子、龙胆草、黄芩。肝气横逆，胃失和降，见胁痛并恶心呕吐者，加旋覆花、半夏、生姜。肝郁血虚，症见发热或潮热者，加牡丹皮、栀子；食滞者，加神曲、鸡内金；治疗慢性肝炎，加茜草根、党参以加强调理肝脾作用。

三、湿热

湿热辨证标准：凡具备下列任何 1 项者，即可确定。①咳嗽、咳痰，痰呈黄色，或咽部肿痛、扁桃体红肿；②皮肤疖肿、疮疡、湿疹；③脘闷纳呆、口干不思饮；④小便黄赤、灼热或涩痛不利；⑤腰困重疼痛；⑥舌苔黄腻、脉濡数或滑数。

1. 上焦湿热证

证候表现：咳嗽、咳痰，痰呈黄色，或咽喉肿痛，扁桃体红肿；或皮肤疖肿、疮疡、湿疹。舌质暗红，苔微黄厚腻，脉滑数。

辨证分析：湿热壅肺，肺气不宣，故咳吐黄痰，咽喉疼痛；肺与皮毛相合，皮肤疮疡，亦呈现上焦湿热表现；舌质红、苔黄腻、脉滑数，皆为湿热之候。病位在肺，病性属湿热。

辨证：上焦湿热证。

治法：清热利湿，祛风通络。

方药：清热健肾汤（刘宝厚经验方）加减。白花蛇舌草 30g，半枝莲 30g，白茅根 30g，石韦 30g，板蓝根 30g，青风藤 30g，蝉蜕 10g，徐长卿 15g，桔梗 15g，浙贝母 15g，益母草 15g，当归 15g，莪术 15g。水煎 2 次兑匀，分 3 次温服，儿童减半。

加减：咽喉肿痛、扁桃体红肿者，加金银花、玄参、马勃；皮肤疖肿、疮疡者，加黄柏、焦栀子、苦参；湿疹加炒苍术、黄柏、土茯苓。

2. 中焦湿热证

证候表现：脘腹部胀满不舒，胸膈满闷，身体困倦，恶心纳呆，口淡不思饮，小便不利，舌苔白厚腻，脉沉滑。

辨证分析：湿热蕴结于肝脾，脾失健运，肝失疏泄，故脘闷纳差、口黏口苦、口干不欲饮；舌质红、苔黄腻、脉滑数，皆为湿热之候。病位在肝，或脾或肠，病性属湿热。

辨证：中焦湿热证。

治法：除湿化痰，理气宽中。

方药：藿香正气散加减。藿香 15g，紫苏 10g，厚朴 10g，茯苓 15g，陈皮 10g，姜半夏 10g，苍术 15g，焦栀子 10g，淡豆豉 15g，甘草 6g，生姜 10g，大腹皮 10g，白蔻仁 10g。水煎 2 次兑匀，分 3 次温服。儿童减半。

3. 下焦湿热证

证候表现：尿频、尿急、尿痛，小腹拘急，小便黄赤，灼热或涩痛不利，或小便浑浊或短赤，腰部困重疼痛，舌质暗红，苔黄厚腻，脉滑数。

辨证分析：湿热下注膀胱，则小便短赤、灼热或涩痛不利；舌质红、苔黄腻、脉滑数，皆为湿热之候。病位在膀胱，病性属湿热。

辨证：下焦湿热证。

治法：清热利湿，祛风通络。

方药：清热通淋汤（刘宝厚经验方）加减。忍冬藤 30g，蒲公英 30g，地榆 30g，萹蓄 15g，瞿麦 15g，益智仁 15g，土茯苓 30g，海金沙 15g（包煎），乌药 10g，滑石 30g（包煎），生甘草 5g。水煎 2 次兑匀，分 3 次温服。儿童减半。

加减：伴有恶寒、发热者，加柴胡、黄芩、栀子、龙胆草，去忍冬藤。热伤血络者，加血尿宁胶囊（三七、琥珀）。尿浊或脓尿者，加川萆薢、薏苡仁、石菖蒲。

4. 湿热痹阻证

证候表现：腰为肾之府，腰部疼痛，重着而热，遇暑湿阴雨天气则症状加重，活动后或可减轻，身体困重，口苦烦热，小便短赤。舌质红，苔黄腻，脉濡数或弦数。

辨证分析：湿热蕴结，经气不畅，筋脉失舒，故见腰部疼痛、重着而热；湿热当令之际，内外之邪相引，故气候湿热偏盛时疼痛加重；湿热蕴结中焦，则见口苦烦热；湿热下注，则小便短赤。舌质红、苔黄腻、脉濡数或弦数，皆为湿热之候。说明病位在肾，病性属湿热。

辨证：湿热痹阻证。

治法：清热利湿，舒筋止痛。

方药：四妙丸加减。苍术 15g，黄柏 15g，川牛膝 15g，薏苡仁 30g，木瓜 15g，络石藤 30g，玄胡索 15g。

加减：小便不利，加萆薢、猪苓；湿热蕴久，耗伤阴津，酌加生地黄、女贞子、墨旱莲。

四、血瘀

辨证标准：凡具备下列任何1项者，即可确诊。①面色黧黑或晦暗；②腰痛固定或呈刺痛；③肌肤甲错或肢体麻木；④皮下紫斑；⑤舌质紫暗或有瘀点、瘀斑，脉沉涩；⑥尿纤维蛋白降解产物含量升高；⑦血液流变学检测，全血黏度、血浆黏度升高。

血瘀证在不同疾病中，其症状表现各有特点，治法亦不尽相同，须详加辨析。

1. 内伤发热病中的血瘀证

证候表现：午后或晚间发热，口干咽燥，渴不欲饮，常有固定痛处或肿块等，脉涩。脉症不相一致是瘀血发热的特点。瘀血阻滞，气血不通，壅而发热为其主要病机。

治法：活血化瘀。

方药：血府逐瘀汤（《医林改错》）加减。当归20g，生地黄30g，川芎15g，赤芍20g，桃仁15g，红花15g，柴胡15g，枳壳12g，桔梗10g，牛膝10g，甘草6g。

加减：郁热较重者，加牡丹皮、土鳖虫、大黄以清除血中之郁热。热甚者，加秦艽、白薇、牡丹皮以清热凉血。

2. 胃脘痛中出现血瘀证

证候表现：每以胃脘刺痛、痛处不移、拒按，甚则出现呕血，或黑便等为特征。此多由久病入络，瘀血凝滞胃脘，气机不利所致。瘀停胃络，脉络壅滞为其主要病机。

治法：化瘀通络，理气和胃。

方药：失笑散（《太平惠民和剂局方》）合丹参饮（《时方歌括》）加减。生蒲黄10g（包煎），五灵脂15g，丹参15g，檀香15g，砂仁15g。

加减：若胃痛甚者，加延胡索、木香、郁金、枳壳以加强活血行气止痛之功；吐血、黑便者，加白及粉、三七粉冲服，化瘀止血。若四肢不温，舌淡脉弱者，加人参、黄芪以益气活血。

3. 腹痛病中见血瘀证

证候表现：腹部刺痛、按之痛甚、固定不移，或有包块等症状，主要由寒客血脉，跌仆损伤，或情志抑郁，气血郁结，肝经或冲任二脉瘀滞所致。血瘀气滞，气机郁滞，升降失调，不通则痛为其主要病机。

治法：活血化瘀，缓急止痛。

方药：少府逐瘀汤（《医林改错》）加减。小茴香 12g，干姜 15g，官桂 10g，延胡索 12g，制没药 10g，当归 15g，川芎 12g，赤芍 15g，生蒲黄 12g（包煎），五灵脂 15g。

加减：若兼气虚者，加黄芪、党参；兼有寒象，腹中冷痛者，加乌头。

4. 肝病中出现血瘀证

证候表现：胁部疼痛如刺，动则痛剧，痛处不移，入夜痛甚为特点，此由跌仆损伤，或肝气郁结，或气滞日久导致血瘀，痹阻脉络所致。肝郁气滞，瘀血留滞为其主要病机。

治法：活血祛瘀，疏肝通络。

方药：复元活血汤（《医学发明》）加减。柴胡 15g，天花粉 12g，当归 15g，桃仁 12g，红花 10g，穿山甲 20g（先煎），大黄 10g（后下），甘草 6g。

加减：若胁肋下有癥块，而正气未衰者，加三棱、莪术、土鳖虫等破血消坚，亦可用鳖甲煎丸。

5. 腰痛病中出现血瘀证

证候表现：以腰痛如刺，痛有定处，按之痛剧，活动受限为特点。此多由跌仆或扭伤，脉络受损，瘀血留滞腰部而成。

辨证分析：瘀血阻滞经脉，气血不能通畅为其主要病机。足太阳膀胱经，任、督二脉皆循行于腰脊，瘀血阻滞，经脉痹阻，不通则痛，故腰痛剧烈、痛有定处、不可转侧；瘀血内阻，故痛处拒按；入夜阴盛，气滞血瘀加重，故疼痛日轻夜重；舌质紫暗，或有瘀斑、脉涩，均为气滞血瘀之候。说明病位在肾、在血，病性属瘀。

辨证：血瘀痹阻证。

治法：活血化瘀，理气止痛。

方药：活络效灵丹（《医学衷中参西录》）加减。当归 20g，丹参 20g，生乳香 10g，生没药 15g。

加减：疼痛重者，加牛膝、土鳖虫活血止痛。夹有风湿者，加独活、威灵仙、秦艽。有肾虚者，加杜仲、续断、怀牛膝。

6. 头痛病中出现血瘀证

证候表现：头痛如锥刺，痛处固定不移，经久不愈，日轻夜重，常位于颞部、前额、枕部，以搏动性头痛为特点，痛止如常人，舌质紫暗，或有瘀点、瘀斑，苔薄白，脉沉细、涩。

辨证分析：瘀血内停，阻塞脉络为其主要病机。瘀血阻窍，经脉瘀阻，不通则痛，故头痛如锥刺，痛处固定不移，经久不愈；夜则阴气盛，气血运行不畅，故头痛日轻夜重；舌紫暗，或有瘀点、瘀斑，苔薄白，脉沉细、涩皆为血瘀之候。说明病位在头部血脉，病性属瘀。

辨证：血瘀头痛证。

治法：活血化瘀，通窍止痛。

方药：通窍活血汤（《医林改错》）加减。麝香 0.3g（分 3 次冲服），赤芍 15g，川芎 15g，桃仁 15g，红花，葱白 2 根，生姜 15g。

加减：头痛剧烈者，加全蝎、蜈蚣、地龙；气虚者，加黄芪；血虚者，加当归、地黄。太阳经头痛选加羌活、蔓荆子、川芎；阳明经头痛选加葛根、白芷；少阳经头痛选加柴胡、黄芩；厥阴经头痛选加吴茱萸、藁本。

本证多见于血管性头痛，亦称偏头痛。

7. 中风病中出现的血瘀证

证候表现：以半身不遂、语言謇涩或失语、口眼㖞斜、舌质紫暗为特点。此由气血瘀滞，血脉痹阻所致。风痰留滞经络，血脉痹阻，血瘀气滞，经隧不通为其主要病机。

治法：活血益气，疏通经络。

方药：补阳还五汤（《医林改错》）加减。黄芪 50g，当归尾 15g，川芎 15g，赤芍 30g，桃仁 15g，红花 10g，地龙 15g。

加减：如口眼㖞斜明显者，加僵蚕、白附子、全蝎；大便秘结者，加火麻仁、杏仁、郁李仁。以下肢瘫痪为主者，加桑寄生、续断、怀牛膝、地黄、山萸肉、锁阳、肉苁蓉。

8. **胸痛病中出现血瘀证**　发病多与精神因素有关。情志内伤，气机不利，血不畅行，脉络瘀阻；或久病入络，心脉瘀阻，心阳不振，或寒湿之邪搏结于脉，内犯于心，心脉痹阻所致。

证候表现：心悸怔忡，心胸憋闷疼痛，痛处不移，痛引肩背内臂，入夜尤甚，舌质晦暗，或有青紫斑点，脉细、涩、结、代。

辨证分析：心阳不振，失于温运，心脉失养，心动失常，故见心悸怔忡；瘀血凝滞，阳气不运，心脉阻滞不通，故心胸憋闷疼痛；手少阴心经之脉横出腋下，循肩背、内臂后缘，故痛引肩背内臂；血属阴，夜亦属阴，故疼痛入夜尤甚；瘀阻心脉，故见舌质晦暗，或有青紫斑点，脉细、涩、结、代。气滞心脉，故发病多与精神因素有关。说明病位在心经，病性属瘀滞。

辨证：心脉瘀阻证。

治法：活血化瘀，通脉止痛。

方药：血府逐瘀汤（《医林改错》）加减。桃仁 15g，红花 10g，当归 15g，生地黄 20g，川芎 10g，丹参 20g，赤芍 15g，降香 15g，三七粉 6g，川牛膝 15g，桔梗 10g，柴胡 10g，枳壳 10g，甘草 6g。

可含化复方丹参滴丸、速效救心丸等活血化瘀、芳香止痛急救之剂。

加减：若瘀血痹阻较重，胸痛彻背，可加乳香、没药、郁金；若血瘀气滞并重，加沉香、檀香；若气虚血瘀，伴自汗乏力、气短脉弱，可加西洋参；若畏寒肢冷、脉象沉迟，加桂枝、细辛，或人参、附子。

五、水湿

水湿是体内津液输布、排泄障碍，导致水液停聚而成的病理产物，属于“湿邪”的一种（有形之湿）。内因多与脏腑功能失调有关，久居潮湿环境、淋雨涉水，饮食不节（过食生冷、肥甘厚味，损伤脾胃）为常见外因。就肾脏病而言，脾肾阳虚是水湿形成的内在基础。

证候表现：眼睑、面部或下肢浮肿，按之凹陷不起，甚者胸腔积液、腹水；形寒肢冷，倦怠乏力，腰酸膝冷，腹胀纳呆，五更泄泻，或咳逆上气，不能平卧，舌淡胖大，有齿印，苔白厚，脉沉细。

辨证分析：肾阳亏虚，气化失司，水液内停；脾阳不足，运化无权，水湿泛溢肌肤，故见浮肿，按之凹陷不起（阴水）。水湿壅盛，上凌心肺则胸腔积液；停聚腹腔则腹水。肾阳为一身阳气之根，虚则肢体失温，故形寒肢冷；腰为肾之府，阳虚则腰膝酸冷。肾阳衰微，火不暖土，寅卯之交阴寒极盛，故五更泄泻。脾阳不振，运化失职，脾虚气滞则腹胀；胃纳不佳则纳呆。肾虚水停，水寒射肺，肺失宣降，故咳逆喘促，不得平卧。舌淡胖有齿印为脾肾阳虚、水湿内停；苔白厚为寒湿内蕴。脉沉细主里虚，沉为病在里，细为阳气不足。本证病位在脾、肾，病性属阳虚、水湿。

辨证：脾肾阳虚，水湿内停。

治法：温肾健脾，活血通络，利水消肿。

方药：真武汤合五皮饮加味。制附子 15~30g（先煎），茯苓 30g，炒白术 20g，白芍 15g，干姜 15g，党参 15g，甘草 6g，生大黄 6~10g，煅牡蛎 50g（先煎），车前子 30g，益母草 30g，莪术 15g，红花 10g。水煎 2 次兑匀，分 3 次温服，每日 1 剂。

加减：气血双虚者加生黄芪、当归；腹胀者，加大腹皮 15g，猪苓 30g，泽泻 15g，枳壳 15g，木香 10g。

六、湿浊

辨证标准：凡具备下列任何 1 项者，即可确诊。①脘闷纳呆，恶心呕吐；②身体困倦或精神萎靡；③血尿素氮、肌酐升高。说明患者已有肾功能损害，可参照《慢性肾衰竭中西医结合诊疗指南》诊治。

证候表现：脘闷纳呆、恶心或呕吐，面色萎黄，身体困倦或精神萎靡，形寒肢冷，血尿素氮、肌酐升高。舌质淡，舌体胖大，边有齿痕，苔白厚腻，脉沉细。

辨证分析：脾肾阳虚不能温养形体，故形寒肢冷、面色㿠白；脾肾衰微，湿浊之邪（肌酐等代谢产物）不得从尿中排出，蕴结于体内，导致胃失和降，故纳呆、恶心或呕吐；脾肾俱衰，故身体困倦或精神萎靡。肾虚衰微，分清泌浊功能失司，体内代谢产物不得排出，故血尿素氮、肌酐升高。舌质淡、舌体胖大、边有齿痕、苔白厚腻，均系湿浊之候。病位在脾、肾，病性属湿浊。

辨证：脾肾阳虚，湿浊内阻证。此证多见于尿毒症患者。

治法：温肾健脾，通腑泻浊，活血通络。

方药：温肾泄浊健脾汤加味（刘宝厚经验方）。黑顺片15~45g（先煎），山萸肉15g，茯苓30g，炒白术30g，酒大黄10~15g，肉桂15g，干姜15g，莪术15g，红花10g，煅牡蛎50g，水蛭粉3g（分3次冲服），益母草30g。水煎2次兑匀，分3次温服，每日1剂。

加减法：下肢有凹陷性水肿者，加车前子、泽泻；气血双虚者，加生黄芪、当归；恶心、呕吐者，加代赭石、姜半夏、竹茹、生姜；腹胀嗳气者，加大腹皮10g，枳壳10g，木香10g。

第五章

肾脏病常见症状诊治精要

第一节 肾 性 水 肿

水肿是指身体局部或全身水肿为临床特征的病证。由肾脏疾病引起的水肿称为肾性水肿,它是肾脏病的重要表现之一。其临床特点是先见于组织较松弛的部位,轻者晨起眼睑或颜面部水肿,重者足踝、下肢水肿,严重时波及全身,甚至腹、胸腔大量积液。其发展较为迅速,常伴有其他肾脏病的临床表现,如低蛋白血症、蛋白尿、高血压、血尿及管型尿等。中医认为水肿的发生多由感受外邪,劳倦内伤,或饮食失调导致肺、脾、肾等脏腑功能失调,三焦气化不利,水液输布失常,引起水液潴留,泛滥于肌肤,发为水肿。

一、肾性水肿的发生机制

肾性水肿的发生机制,可能与下列因素有关:

(1) 肾小球滤过率(glomerular filtration rate, GFR)下降:急、慢性肾小球肾炎时,由于炎性渗出物和内皮细胞肿胀、变性、纤维化,使肾小球毛细血管管腔变窄,甚至闭塞,肾小球滤过面积减少,滤过率下降,水、钠潴留而发生水肿。

(2) 血浆胶体渗透压降低:肾病综合征时大量蛋白质从尿中漏出,导致血浆蛋白(以白蛋白为主)减少,由于白蛋白的分子量较球蛋白小,而渗透压和单位容量内的分子数呈正相关,故血管内的渗透拉力下降,水流入细胞间引起水肿。

(3)全身毛细血管通透性增加:肾小球肾炎时,免疫损伤激活补体可产生过敏毒素,导致全身毛细血管通透性增加,水与血浆蛋白渗入组织间隙而引起全身水肿。

(4)肾小管重吸收增多:肾小球疾病时,由于球管平衡失调,肾血流量重新分布,肾内分泌异常,利钠激素生成抑制,使肾小管重吸收水、钠增多而加剧水肿。

(5)其他因素:肾脏疾病时,肾血流量减少,肾素-血管紧张素-醛固酮系统异常,或由于肾脏病导致高血压、贫血、电解质紊乱引起心功能不全,也可引起或加重水肿。

中医学认为,肾有主持和调节人体水液代谢的功能,故《素问·逆调论》说"肾者水脏,主津液"。肾的这一功能主要靠肾中阳气的作用来实现。人体水液代谢包括两个方面:一是将从饮食中所化生的津液(指人体正常水液)输送到全身,以发挥补充血液容量和滋养五脏六腑、组织器官的作用;二是把各脏腑组织利用后的多余水分(包括机体的代谢产物),变为汗和尿液,排出体外。这两种作用,都必须在肾阳所产生的"气化"功能下才能完成。

人体水液代谢是一个比较复杂的过程,是由多脏腑相互协调配合而进行的,与肾、脾、心、肺、肝以及三焦、膀胱均有关系,其中与肾、脾、肺的关系较大,三脏之中,又以肾的作用最为重要。因为肾中的阳气具有气化功能,它能升清降浊,以调节体内水液的输布和排泄。同时,脾的运化,肺的宣降,三焦的通调,膀胱的开阖,无不依赖肾中阳气的温煦作用,才能发挥正常的功能,所以,肾在维持和调节人体水液代谢方面起着主导作用。如果肾的阳气不足,气化失常,升降紊乱,就会引起水液代谢障碍而发生水肿。

二、肾性水肿的诊断与鉴别诊断

水肿可分为全身性水肿和局限性水肿两大类。全身性水肿常见于心源性水肿、肾源性水肿、肝源性水肿、营养不良性水肿、结缔组织病性水肿、变态反应性水肿、内分泌性水肿、特发性水肿等。局限性水肿常见于静脉阻塞性水肿、淋巴梗阻性水肿、炎症性水肿、变态反应性水肿等，临证时须病证结合。

肾脏疾病患者若出现可见性水肿，则肾性水肿的诊断即可成立。西医肾性水肿有肾炎性水肿及肾病性水肿之别；另外，肾性水肿应与其他原因引起的非肾性水肿相鉴别。

(1) 肾炎性水肿：又称非凹陷性水肿，其特点是指压凹陷，指起即复，主要是由于 GFR 降低，水、钠排泄障碍而致。多见于急性肾小球肾炎及其他多种肾小球肾炎，临床多表现为少尿、血尿、高血压和肌酐清除率降低。

(2) 肾病性水肿：又称凹陷性水肿，其特点是指压凹陷，指起不复，多见于肾病综合征。

(3) 心源性水肿：是右心功能不全的重要体征，水肿特点是有心脏病史和其他充血性心力衰竭的症状和体征，如心悸、气促、颈静脉怒张、肝肿大、静脉压增高、肝颈静脉回流征阳性等。水肿特点是最先出现于身体低垂部位。直立位时多见脚、内踝和胫骨前部水肿，严重者可出现胸腔、腹腔积液。

(4) 肝源性水肿：肝硬化的水肿主要表现为腹腔积液，临床上还可见其他门脉高压征象，如腹壁静脉怒张、脾大和痔疮等。腹腔积液可引起腹压升高，妨碍下肢静脉回流，加重下肢水肿。实验室检查肝功能明显异常，一般不难鉴别。

(5) 营养不良性水肿：见于长期蛋白质摄入量不足，以及患有慢性消耗性疾病者，结合病史及实验室检查，血浆蛋白与血红蛋白降低，不难作出诊断。

(6) 原发性醛固酮增多症：水肿不是主要症状，仅少数患者出现下肢及颜面部轻度水肿，临床特征是中度的高血压和低血钾，表现为肌无力、周期性瘫痪、烦渴、多尿，实验室检查血钾、钠、二氧化碳结合力和尿 pH 值可资鉴别。

(7) 特发性水肿：临床上有时会将特发性水肿误诊为肾性水肿，应注意。特发性水肿患者的浓缩晨尿多次检查均无蛋白尿,可资鉴别。特发性水肿在临床上并不少见,其诊断要点是:①绝大多数病例为生育期妇女;②常伴有神经衰弱症候群;③水肿较轻,颜面及下肢均可出现轻度水肿,以下肢较常见,长期站立时更明显。水肿可间歇发生,持续多年;④多数体形较肥胖,血压偏低。特发性水肿患者的尿钠排泄量常减少,尿醛固酮定量常增高,血浆肾素活性也常增高。立卧位水试验有助于诊断。

(8)内分泌性水肿:常见于希恩综合征、格雷夫斯病、甲状腺功能减退症及库欣综合征等。水肿属非凹陷性,从胫前或眼眶周围开始,常伴有怕冷、反应迟钝或心悸、多汗、便秘或腹泻。辅助检查:甲状腺功能或其他内分泌功能异常。

(9)其他原因所致水肿:肾性水肿还需与经前水肿、间脑综合征水肿、药物性水肿、肥胖性水肿、旅行者水肿、高温环境下水肿、甲状腺功能低下的黏液性水肿以及下肢静脉曲张引起下肢水肿等相鉴别。

三、肾性水肿的治疗

肾性水肿的治疗不论西医还是中医都以治疗原发病为主,对于水肿只作对症处理。

(一)西药对症治疗

1. 利尿剂应用

(1)高效利尿药:常用的有呋塞米(速尿),其作用机制主要是抑制髓袢升支的髓质部对钠、氯的重吸收,对升支的皮质部也有作用。其结果是管腔液钠、氯浓度升高,而髓质间液钠、氯浓度降低,使渗透压梯度降低,肾小管浓缩功能下降,抗利尿激素的作用也减弱,从而导致水、钠排泄增多。本药的利尿作用强大、迅速而短暂。静脉注射后2~5min开始利尿,作用持续2h左右。其排钠作用比双氢氯噻嗪强数倍。长期反复用药可出现低盐综合征、低氯血症和低钾血症性碱血症。长期用药(7~10天)后,利尿作用消失。成人口服开始用量为20~40mg/d,口服吸收迅速但不完全,临床以肌内注射和静脉注射效果为好。20~40mg/次,1~2次/d,必要时可每2小时追加剂量。肾功能减退者,需加大剂量才有效,可用至80~200mg/d,分2次加入葡萄糖液内静脉滴注，儿童每次用量为0.5~1mg/kg。与氢氯噻嗪联合使用，可加强疗效。

（2）中效利尿药：临床常用氢氯噻嗪，其主要作用于肾小管髓袢升支的皮质部和远曲小管的前段，抑制其对钠、氯的重吸收，从而起到排钠利尿作用。由于流入远曲小管和集合管内的钠量增加，使钠-钾交换增加，故也增加了钾的排泄，长期服用可引起低血钾。其优点为利尿作用比较温和，较少引起机体酸碱平衡失调。本药对肾功能不良者利尿效果差。成人口服一般用量为25~100mg/d，分1~3次服用，为减少不良反应，间歇用药为好，即隔日用药或每周1~2次用药，或连续服药3~4d，停药3~4d。儿童口服，2mg/（kg·d），分2次给药。

（3）低效利尿药：临床常用螺内酯（安体舒通），与醛固酮有类似的化学结构，两者在远曲小管和集合管的皮质部起竞争作用，从而干扰醛固酮对上述部位钠重吸收的促进作用，促进钠、氯的排出而利尿。因钠-钾交换机制受抑，钾的排泄减少，故为留钾利尿药。本药利尿作用弱，且较缓慢。成人口服一般用量为20~40mg，每日3次。儿童1~3mg/（kg·d），分3次服用。肾衰竭者不宜应用。常与双氢氯噻嗪或呋塞米合用，既能增强利尿效果，又可防止低血钾。最适宜用于伴有醛固酮增多的顽固性水肿，如肝硬化和肾病综合征。与此药类似的尚有氨苯蝶啶。

2. 纠正血浆低蛋白血症　对严重低蛋白血症者，用利尿药利尿后，排出的仅为血浆内的钠和水，因为血浆胶体渗透压低，细胞间液并不能回收至血液内，故不但不能消肿，反而会引起血容量不足，更加重了原先的继发性醛固酮增多症，从而加重水肿的恶性循环。此种情况下，应静脉给予各种血浆代用品以提高血浆胶体渗透压，如羟乙基淀粉40氯化钠注射液、白蛋白等；然后应立即静脉给予低分子右旋糖酐等以扩充血容量、渗透利尿、改善微循环等；随后应立即使用速尿静脉滴注，促进尿液排出。

3. 在辨证的基础上，重视配合益气、活血化瘀的中药以改善肾脏微循环，增加肾血流量，促进尿液排出。

（二）中医辨证论治

1. 辨证要点

（1）辨病位：病位在肺、脾、肾。其病机为肺失宣降，脾失转输，肾失开阖，导致三焦气化不利所致。具体区别为：全身水肿，以眼睑为甚，伴恶寒发热、咳嗽气急，病位在肺；遍身水肿，肢体困重，脘腹胀满，纳差食少，病位在脾；面浮肢肿，腰以下为甚，形寒肢冷，腰膝酸软，病位在肾。三脏之中，以肺为标，以肾为本，以脾为制。

（2）辨病性：病性有风、寒、湿、热、疮毒、虚、实之分。病因有风邪、水湿、疮疡、血瘀之别。水肿由颜面部开始，自上而下，渐及全身，肿处皮肤绷紧光亮，按之凹陷即起，常兼有风邪，多属热证、实证；水肿由足踝部开始，自下而上，渐及全身，肿处皮肤松弛，按之凹陷不易恢复，甚至按之如泥，多属寒证、虚证。

2. 分型论治

（1）风邪袭表，肺失宣降证（风水泛滥证）

证候表现：眼睑及头面先肿，继则波及四肢及全身，发展迅速，发病前常有发热恶风、肢节酸楚、小便不利等症。属风热者，常有咽喉肿痛，舌质红，苔黄，脉浮滑数。属风寒者，伴恶风寒，咳喘，舌苔薄白，脉浮滑或紧。

辨证分析：风邪外袭，客于肌肤，犯于肺脏，致使肺失宣降，不能通调水道、下输膀胱，水液溢于肌肤，发为水肿。风性轻扬，先犯于上，故水肿从头面部开始。风为阳邪，善行而数变，风水相搏，故水肿迅速波及全身。属风热者，咽喉疼痛，舌红苔黄，脉浮滑数。属风寒者则见恶寒、咳喘，舌苔薄白，脉浮滑或紧。故病位在肺，病性属风寒或风热、水湿。

辨证：风寒（或风热）袭表，肺失宣降证（风水泛滥证）。

治法：疏风清热（或散寒），宣肺利水。

方药：越婢加术汤加减。麻黄 10g，生石膏 30g，白术 15g，茯苓 30g，泽泻 15g，石韦 30g，益母草 30g，甘草 6g，生姜 3 片，大枣 5 枚。水煎 2 次兑匀，分 3 次服（下同）。

加减：风热者，加金银花 15g，连翘 15g，蝉蜕 10g，桔梗 10g，以清热解毒利咽；风寒者，去石膏，加桂枝 10g，荆芥 10g，防风 10g，杏仁 12g，以宣肺祛风散寒；咳嗽气喘者，加炒葶苈 10g（包煎），杏仁 12g，炙紫苏子 12g，桔梗 10g，以宣肺化痰，降气利水。

（2）湿毒浸淫证

证候表现：眼睑及头面水肿，迅速延及全身，尿少色赤，身发疮疡，甚则溃烂，伴发热恶风，舌质红，苔黄厚，脉浮数或滑数。

辨证分析：肌肤疮疡未能及时消散，湿毒之邪乘虚而入，内犯脏腑，致肺不能通调水道，脾不能运化水湿，则尿少色赤，全身水肿。湿毒之邪多夹风邪，风为阳邪，为百病之长，故水肿以眼睑、头面为先，继则波及全身，伴发热恶风之象。舌质红，苔黄厚，脉浮数或滑数皆为风邪夹湿毒或湿热所致。故病位在肺、脾，病性属湿毒。

辨证：湿毒浸淫证。

治法：清热解毒，宣肺利水。

方药：麻黄连翘赤小豆汤合五味消毒饮加减。麻黄 10g，连翘 15g，赤小豆 30g，金银花 15g，野菊花 12g，紫花地丁 30g，蒲公英 30g，石韦 30g，益母草 30g，泽兰叶 15g，生甘草 6g。

加减：若疮疡脓肿严重者，加龙葵 15g，苦参 15g，土茯苓 30g，以加强清热、解毒、利湿之功效；皮肤瘙痒者，加白鲜皮 15g，地肤子 12g，紫草 15g，以清热凉血止痒；小便短赤涩痛者，加滑石 30g（包煎），生地榆 15g，以清热利湿；大便不通者，加大黄 10g，以泻热通便。

（3）湿热壅盛证

证候表现：全身水肿，皮肤绷紧光亮，胸脘痞闷，烦热口渴，小便短赤，大便干结，舌质红，苔黄厚腻，脉象滑数。

辨证分析：水湿之邪内犯脏腑，郁而化热，阻滞三焦，致使三焦调节水液的功能失调，湿热之邪蕴于肌肤之间，故见全身水肿，皮肤绷紧光亮，胸脘痞闷。湿热壅盛则见烦热口渴，不思多饮，小便短赤，大便秘结，舌质红，苔黄厚腻，脉象滑数。故病位在三焦，病性属水湿。

辨证：湿热壅盛证。

治法：分利湿热，利水消肿。

方药：疏凿饮子加减。茯苓皮 30g，生姜皮 15g，泽泻 15g，大腹皮

30g，木通 12g，车前草 30g，赤小豆 30g（捣碎），椒目 10g，桑白皮 15g，滑石 30g（包煎）。（去商陆，因其肾毒性大。）

加减：若肿势较重，水邪上迫于肺，见胸满气喘，不能平卧（胸腔积液）者，加炒葶苈 15g（包煎）。若腹部胀满（腹腔积液）者，加黑牵牛子末 10g，白牵牛子末 10g。

（4）脾失健运，水湿浸渍证

证候表现：全身水肿，下肢尤甚，按之凹陷，小便短少，身体困重，纳呆食少，胸闷恶心，苔白腻，脉沉缓。起病缓慢，病程较长。

辨证分析：水湿浸渍，脾阳被遏，运化不健，致水湿泛溢肌肤，故全身水肿，按之凹陷；湿性趋下，故下肢肿甚，按之凹陷；湿邪困脾，脾阳不振，故身体困重，纳呆食少，胸闷恶心；苔白腻，脉沉缓，均为湿重之候。说明病位在脾，病性属虚、水湿。

辨证：脾失健运，水湿浸渍证。

治法：健脾化湿，通阳利水。

方药：五皮饮（《华氏中藏经》）合胃苓汤（《丹溪心法》）加减。桑白皮 15g，陈皮 15g，大腹皮 15g，茯苓皮 30g，生姜皮 10g，茯苓 30g，猪苓 30g，泽泻 15g，炒白术 20g，桂枝 10g，草果 10g。

加减：若肿甚而喘者，加麻黄、杏仁；颜面水肿、胸闷腹胀者，加紫苏子、葶苈子；湿困中焦，脘腹胀满者，加椒目、厚朴、干姜。

（5）脾阳虚衰，水湿泛滥证

证候表现：水肿反复消长，腰以下肿甚，下肢按之凹陷，脘腹胀闷，小便不利，神疲肢冷，食欲缺乏，面色萎黄，舌质淡，苔白厚，脉沉弱。

辨证分析：水湿浸渍，日久不退，伤及脾阳，水湿失去温运，停聚下注，故水肿以腰以下为甚，按之凹陷不起，水肿反复消长。脾阳虚弱，运化无力，湿浊中阻则见脘腹胀闷，食欲缺乏。阳不化气，水湿不行，则小便短少。脾虚生化之源不足，阳虚不达四肢则面色萎黄，神疲肢冷。舌质淡，苔白厚，脉沉弱，均为脾虚水聚，阳气不振之象。故病位在脾，病性属水湿。

辨证：脾阳虚虚衰，水湿泛滥证。

治法：健脾温阳，利水消肿。

方药：实脾饮加减。附片 15g（先煎 1 小时），桂枝 10g，茯苓 30g，猪苓 30g，泽泻 15g，白术 15g，大腹皮 15g，益母草 30g，炙甘草 6g，干姜 10g，大枣 3 枚。

加减：神疲乏力，少气懒言，加黄芪 30g，党参 20g，以健脾益气；腹胀纳差（腹腔积液），加椒目 10g，车前子 15g（包煎），草果 10g，以行气利水；低蛋白血症者加用鲤鱼黑豆汤。

（6）肾阳虚衰，水湿泛滥证

证候表现：水肿迁延，日久不愈，肢体水肿，腰以下尤甚，按之凹陷不起，畏寒肢冷，腰膝冷痛，脘腹胀满，食欲缺乏，面色㿠白或灰滞，舌质淡，苔白厚腻，脉沉细或沉迟。

辨证分析：腰膝以下乃肾气所主，肾阳衰微，阳不化气，水失所主而泛滥，故见腰以下肿甚，按之凹陷不起。肾阳衰微，命门火衰，不能温养肢体，故见畏寒肢冷，腰膝冷痛。阳气不能温煦于上，故面色㿠白或灰滞。肾阳虚损，膀胱气化不利，则尿少。舌质淡，苔白，脉沉细或沉迟为阳气虚衰，水湿内盛之象。故病位在肾阳，病性属虚、水湿。

辨证：肾阳虚衰，水湿泛滥证。

治法：温补肾阳，利水消肿。

方药：真武汤加减。附片 15g（先煎），茯苓 30g，炒白术 15g，赤芍药 12g，仙茅 10g，淫羊藿 10g，车前子 15g（包煎），猪苓 30g，桂枝 15g，生姜 15g，怀牛膝 15g，益母草 30g，红景天 15g。

加减：虚寒过盛者，加肉桂 6g，葫芦巴 15g，以温补肾阳。水邪凌肺，肾不纳气，表现气喘、汗出、脉虚数者，加炒葶苈 15g，大枣 5 枚，以泻肺平喘。心悸，唇绀，脉虚数或结代者，乃水邪上逆，心阳被遏，血脉瘀阻之证，宜重用附片 30g（先煎 2 小时），加桂枝 10g，丹参 30g，红花 10g，以温阳化瘀通脉。若见恶心、纳呆，血肌酐升高者，配合附片 12g，大黄 15g，牡蛎 30g，红花 10g，水煎保留灌肠，每日 1~2 次，以通腑泻浊。

（7）血瘀水阻证

证候表现：全身水肿，反复发作，迁延不愈，面色晦暗或黧黑，肌肤甲错，舌紫暗或有瘀点、瘀斑，苔白厚，脉沉涩。

辨证分析：湿毒之邪内犯肝脾，日久不愈，郁而化热，灼伤经隧，而致肝失疏泄，脾失健运，导致气机阻滞，经隧不通，气滞血瘀水停，而见水肿反复发作，迁延不愈。肌肤甲错，舌紫暗或有瘀点、瘀斑，脉沉涩等均为瘀血内结之象。故病位在肝、脾，病性属滞、瘀。

辨证：血瘀水阻证。

治法：理气活血利水。

方药：四逆散合桃红四物汤加减。柴胡 12g，赤芍药 30g，枳壳 15g，桃仁 15g，红花 10g，生地黄 30g，当归 15g，川芎 10g，车前子 15g(包煎)，大腹皮 15g，益母草 30g，三棱 15g，莪术 15g。

加减：胸胁胀痛者，加延胡索 10g，佛手片 12g，郁金 12g，以理气止痛。水肿明显者，加茯苓皮 30g，薏苡仁 30g，五加皮 15g，车前子 15g(包煎)，以利水消肿。气虚者，加黄芪 30g，党参 20g，炙甘草 6g，以健脾补气。

四、临证经验

水肿是肾脏病最常见的临床表现之一，元代著名医学家朱震亨首先将水肿分为阳水和阴水两大类，后经历代医家不断补充和完善，才有现代的水肿内涵。刘教授将其归纳为：阳水的病因多由外感风、寒、湿、热等外邪引起，属实证，病位在肺、脾；发病多急骤，病程较短；水肿多由颜面部开始，继则波及全身。其特点是指压凹陷，指起即复，西医学中的急性肾炎、慢性肾炎急性发作、过敏性紫癜性肾炎等多见。阴水多由脾、肾等脏腑功能虚损所致，属虚证，病位在脾、肾；发病多缓慢，病程迁延；水肿多为下肢先肿，然后波及全身，其特点是指压凹陷，指起复缓。西医学中的肾病综合征、狼疮性肾炎等多见。但阴水与阳水之间是可以相互转化的，阴水复感外邪，可转化为阳水；阳水日久不愈，可转化为阴水。因此，对于水肿应采取中西医双重诊断，即中医辨证与西医辨病相结合的方法为好。

刘教授认为，中医对水肿的治疗应以辨证为主，即所谓“治病必求于本”，其治法一般分为祛邪利水和扶正利水两种方法。以祛邪为主的利水法有：发汗消肿、攻逐消肿、宣肺利水、清热利水、活血利水等；以扶正为主的利水法有：益气利水、健脾利水、温阳利水、育阴利水等。在具体应用时，或一法独用，或数法合用，或先攻后补，或攻补兼施，或补而不攻，须视疾病的轻重缓急灵活运用，不可拘泥于一法。

中西医治疗水肿的疗效各有特色，西药利尿剂有噻嗪类、保钾类和袢利尿剂，可口服也可注射，起效快，但长期用药易引起电解质紊乱，有效血容量减少等不良反应，连续用药疗效即降低。中药利尿药多为复方制剂，功能全面，整体性强，但只限于口服，故起效缓慢，但不良反应罕见。刘教授认为凡有以下几种表现者，应用中药治疗效果较好：①外感风邪，咳嗽气喘，全身水肿，以上半身为甚者，采用越婢加术汤加减；②眼睑及头面水肿，迅速延及全身，小便不利，身发疮疡，伴发热恶寒者，采用麻黄连翘赤小豆汤合五味消毒饮加减；③水肿迁延，日久不愈，肢体水肿，腰以下尤甚，按之凹陷不起，畏寒肢冷者，采用真武汤加减。在应用上述治疗时，同时配合2~3味活血化瘀药，必能提高利水效果。

当水肿严重时，特别是有胸、腹腔积液时，以中药为主，短期内配合应用西药利尿剂，以减轻患者痛苦，还是必要的，但必须掌握好利尿药的剂量和用药时间，以防发生不良反应。

第二节　少尿与无尿

肾脏为分泌尿液、排泄代谢产物和调节水、电解质以及酸碱平衡的重要器官。健康成人24小时尿量约1 500ml，与入水量成正比。如24小时尿量<400ml，或每小时尿量持续少于17ml（小儿<0.8ml/kg），称为少尿。若24小时尿量<100ml，或在12小时内完全无尿者，则称为无尿。少尿与无尿是临床上极为严重的急症，应立即寻找病因，迅速而有效地予以处理。

一、发生机制

人体每日的尿量除与液体的摄入和丢失量（包括腹泻、呕吐、渗出以及从呼吸、皮肤中散失的水分等）有关外，最主要的是取决于 GFR 和肾小管重吸收量，以及两者的比率。正常人肾小球滤过的原尿中，99% 以上的水分被肾小管重吸收，在原尿量与重吸收量之间，维持着一定的比率关系，称为球 - 管平衡。通过这种平衡调节机制，使每日尿量保持在正常范围（成人 500~2 500ml/24h），从而维持体内的体液平衡。如果这种平衡机制被某种病理因素破坏，则会出现少尿与无尿。

（一）影响 GFR 的因素

1. 肾小球滤过膜的通透性和总的滤过面积；

2. 有效滤过压；

3. 肾血流量。

以上三因素的异常均可影响 GFR，从而影响尿的形成，导致少尿。如当肾实质受损时，肾血流动力学发生改变，肾血流量减少，并重新分布。由于肾缺血损害肾小球上皮细胞，使上皮细胞足突肿胀、融合，肾小球毛细血管通透性降低，GFR 下降，易出现少尿乃至无尿。又如大出血或严重丢失水分，机体血容量不足，血压显著降低时，肾血流量灌注不足，肾小球毛细血管血压下降，有效滤过压过低，同时继发醛固酮增多症，促使水钠潴留，以致出现少尿。

（二）影响肾小管重吸收的因素

1. 肾小管本身的完整性 正常情况下，流经肾小管的水分 99% 以上被重吸收（其中近端小管约 70%，肾小管髓袢的降支和远端小管近端 10%~15%，远端小管和集合管约 10%~15%），尿液的浓缩程度和尿量的多少，主要取决于肾小管（特别是远端和集合管）功能的完整性。若肾小管对水分的重吸收功能受到损害，浓缩功能减退，则尿量增多。

2. 抗利尿激素和醛固酮的作用 如抗利尿激素或继发性醛固酮分泌增多，则重吸收水分增多，尿量减少，反之，则尿量增多。

3. 肾小管阻塞（如尿酸结晶）或肾小管管壁破溃发生管腔尿的原尿向管外渗出，使间质水肿，同时肾小管管内压力增加，使 GFR 下降而致少尿。

4. 肾小管中尿液的溶质浓度 当原尿中溶质浓度增多时，渗透压增高，可影响肾小管上皮细胞对水分的重吸收，致使尿量增多。

二、病因和临床分类

少尿与无尿按其病因可分为肾前性、肾性和肾后性三类。

1. 肾前性少尿 主要见于：①血容量不足，如腹泻、呕吐以及手术造成的大量脱水、出血，大面积烧伤，大量出汗，重度低蛋白血症等；②各种原因所致的休克，如出血性、心源性、过敏性和创伤性休克等；③大量溶血：如血型不合输血、药物性溶血、蚕豆病等；④心血管病变：心功能不全、心肌梗死、心律失常，偶也可见于双侧肾动脉血栓形成、栓塞或严重狭窄等；⑤其他原因：如低血压、重症肝病（如肝萎缩、肝肾综合征、肝衰竭）等。上述这些原因可引起全身有效血容量减少和（或）肾血流灌注量不足，肾小动脉收缩，有效滤过压下降及 GFR 降低，导致少尿。同时，在其发展过程中，可伴有继发性醛固酮和抗利尿激素分泌增多，以及交感神经兴奋等因素参与，进一步使尿量减少。如果上述因素及时得到纠正，待血容量或肾血流灌注量恢复正常后，尿量可迅速恢复正常，否则可继续发展为肾性少尿。

2. 肾性少尿 各种肾脏疾病均可引起少尿，较常见的有：

（1）急性肾小球炎症：原发性和继发性肾小球疾病、溶血尿毒症综合征、血栓性血小板减少性紫癜等，均可由于肾小球急性炎症，滤过膜受损，肾内小动脉收缩，毛细血管腔变窄、阻塞，肾小球有效滤过面积减少，导致 GFR 下降而出现少尿。而急进性肾炎综合征，其引起少尿的原因主要是由于广泛的肾小球球囊腔内新月体形成，使 GFR 进行性下降所致。

（2）慢性肾小球肾炎：当患者发生慢性肾衰竭时，GFR 极度下降，可出现少尿。此种少尿的特点为低渗性少尿，尿比重低且在 1.010 左右波动。此外，慢性肾小球肾炎急性发作时，由于某种因素致使肾负担加重，或原来的肾小球病变加重，使原来代偿的肾功能急剧恶化，GFR 明显下降，而致少尿。

（3）急性肾小管坏死：由于肾缺血（主要是肾皮质）导致肾小球通透性

下降，GFR 明显下降，再加上肾小管上皮细胞因缺血或毒素作用而坏死，管壁破溃，使管腔内原尿回漏入肾间质，以及脱落的上皮细胞碎屑或色素管型（如血红蛋白、肌红蛋白）等阻塞管腔，使尿液不能排出。上述因素共同作用，导致少尿乃至无尿。此种少尿的特点为低渗性少尿。

（4）急性肾小管间质炎症：包括重症急性肾盂肾炎、肾乳头坏死、急性间质性肾炎，是由于肾间质的炎症等改变，使肾小球的球囊内压升高，有效滤过压下降，GFR 下降，同时，肾小管上皮细胞坏死，出现原尿回漏、管腔阻塞，妨碍原尿排出。

（5）恶性肾硬化：恶性肾硬化时肾小叶动脉和入球小动脉管壁广泛增厚，局灶坏死，肾小球毛细血管内皮细胞增生肿胀，致 GFR 下降，从而产生少尿。此外，双侧肾皮质坏死、肾移植后急性排异反应，以及严重的全身感染导致的肾损害等亦可引起少尿。

3. 肾后性少尿 肾后性少尿的原因有：①肾盂出口及输尿管梗阻，如结石、血块、坏死组织、瘢痕回缩、外部压迫、肾下垂、肾扭转以及输尿管炎症、肿瘤等均可引起梗阻而致少尿；②特发性腹膜后纤维化（阻塞性输尿管周围炎）：由于腹膜后有广泛纤维增生，包围输尿管，当瘢痕收缩时，可致输尿管扭曲、狭窄甚至阻塞，双侧肾盂积液，出现少尿乃至无尿。

三、诊断与鉴别诊断

1. 肾前性少尿 常有较明确的病因和相应的临床症状和体征，如心力衰竭、休克、重症肝病、重度脱水和电解质紊乱等。重度低蛋白血症，则有全身凹陷性水肿和低蛋白血症，尿常规检查一般无异常，肾功能亦多在正常范围。但如肾前性致病因素未解除，病情亦可进一步发展为肾性少尿。肾前性少尿与肾性少尿一般不难鉴别[肾前性少尿的中心静脉压低，尿常规检查一般正常，尿渗透压>400~600mOsm/kgH_2O（高渗性）；而肾性少尿的中心静脉压偏高，尿常规检查有蛋白质、红细胞、大量肾小管上皮细胞及管型，尿渗透压（330 ± 50）mOsm/kgH_2O（低渗性）]，如在临床上一时难以鉴别，可进行治疗性诊断，即补液利尿试验。具体方法是：用生理盐水 1 份加入 5%~10% 葡萄糖液 2 份，按体重 20ml/kg 静脉滴注。如为肾前性少尿，静脉滴注后 12h 即有尿排出。如尿量仍不增多，再静脉滴注 20% 甘露醇 200~250ml，呋塞米 80~200mg，若出现利尿（持续>40ml/h）即可确定为肾前性少尿，而肾性少尿时，尿量无明显增加或不增加。

2. 肾性少尿 肾性少尿的病因较为复杂，一般可根据详细的病史、临床症状、体征、尿常规检查与常规肾功能试验作出临床诊断。少数需进一步检查，包括放射线检查、肾组织活检等，方可确定原发性肾脏病的性质。急性肾小球肾炎与急进性肾小球肾炎常难于鉴别。一般而言，急性肾小球肾炎的少尿期较短，约 1~2 周，绝大部分病例可痊愈。而急进性肾小球肾炎的少尿期持续时间长，病情呈进行性，经数周至数月，即进入尿毒症期，预后差。有时还需进行肾组织活检才能鉴别。慢性肾小球肾炎急性发作所致少尿，可根据患者肾脏病史、近期诱发因素或肾脏病本身病情恶化进行诊断，一般不能诊断。各种慢性肾脏病所致的肾衰竭期的少尿，亦常有各种肾脏病的临床特征。急性肾小管坏死所致的少尿多有原发病因，如休克、中毒、严重感染、外伤或血管内溶血等，大多不难作出诊断。重症急性肾盂肾炎、肾乳头坏死的少尿，常有高热、尿频、肾区痛、尿白细胞增多，可见白细胞管型、尿细节检查阳性，肾乳头坏死者可从尿液中找到坏死乳头组织块。急性间质性肾炎所致少尿可根据病史如药物过敏或中毒、感染史等作出诊断。至于其他原因如系统性红斑狼疮、过敏性紫癜、溶血尿毒症综合征、高尿酸血症、血栓性血小板减少性紫癜等所致的肾损害造成的少尿，可根据原发病本身固有的特征进行诊断。

3. 肾后性少尿 如患者本来尿量正常而突然出现少尿，或少尿与多尿交替出现，则应考虑肾后梗阻性少尿。根据伴随的肾绞痛、血尿或肾盂积液等临床表现，一般不难诊断。对诊断困难的病例或需要明确梗阻部位者，则应考虑行泌尿系统 X 线、静脉肾盂造影、逆行肾盂造影、B 型超声或 CT、核磁共振等检查以协助诊断。

第三节 蛋 白 尿

蛋白尿是肾小球疾病常见的临床表现之一,也是导致肾功能进行性减退的重要原因。健康成人 24h 尿蛋白总量仅为 20~80mg,常规定性检测为阴性。各种原因导致的尿内蛋白质含量增高超过 150mg/24h,称为蛋白尿。所以尿蛋白检测是肾脏疾病诊断和治疗过程中的常规检测项目。肾小球来源的微量血浆蛋白与肾小管细胞自身分泌的一些蛋白质,如 T-H 蛋白、分泌型 IgA 等,均为尿蛋白的组成成分。蛋白尿是肾小球疾病常见的实验室检查异常,尿蛋白量、白蛋白比率常与疾病的严重程度及对药物治疗反应有关。因此,治疗蛋白尿也是治疗肾脏病的重要环节,绝不容忽视。

中医学中虽无"蛋白"之名,但根据蛋白在人体中的生理作用来看,它与中医学中"精气"的功能颇相吻合,故应在精气的范畴之内。精是构成人体的基本物质,也是人体各种功能活动的物质基础,故《素问·金匮真言论》说:"夫精者,身之本也",并认为,肾脏是贮藏和约束"精气"的主要脏器,也是调节水液代谢的重要脏器,有分清泌浊的功能。这一功能由"肾与膀胱上口"来完成,故《难经·三十一难》说:"下焦者,当膀胱上口,主分别清浊。"说明肾和输尿管有泌别清浊和约束精气不得外泄的生理功能。在病理状态下,肾藏精气的功能发生异常,贮藏和约束"精"的功能减退,精微物质便可下泄随尿液排出,即出现蛋白尿。

一、蛋白尿的临床分类

(1) 功能性蛋白尿:是指一过性轻度蛋白尿,常见于高热或剧烈运动后。

(2) 体位性蛋白尿:一般在改变体位后数分钟即可出现,可能是由于腰椎前突压迫肾静脉,引起肾静脉循环障碍所致。下述试验有助于鉴别体位性蛋白尿和无症状性蛋白尿：晨7时排出尿弃去，以后的尿收集入甲瓶，晚上8点开始卧床，10时在床上排尿，亦收集入甲瓶；10时以后至次晨7点，均在床上排尿，收集入乙瓶。体位性蛋白尿者，甲瓶和乙瓶的尿蛋白量加起来可能超过150mg，但不超过1.0g，乙瓶尿的蛋白量不应超过75mg。

（3）无症状性持续性轻度蛋白尿：尿蛋白持续>150mg/24h（成人），表示有肾脏疾病，不伴有临床症状者，称无症状性蛋白尿。对这类患者应作进一步有关的详细检查。

（4）肾小球性蛋白尿：根据病损的不同程度，可有轻度、中度和重度蛋白尿，如尿蛋白>3.5g/24h，无疑是肾小球性蛋白尿，此时应作蛋白尿选择性测定或圆盘电泳检查，以评估肾小球损伤的程度及有无并发肾小管的损伤。

肾小球性蛋白尿的常见病因是：①原发性肾小球疾病，如急性肾小球肾炎、慢性肾小球肾炎、隐匿型肾小球肾炎等；②继发性肾小球疾病，如狼疮性肾炎、糖尿病肾病、肾淀粉样变性等；③遗传性肾炎；④功能性蛋白尿和体位性蛋白尿。

（5）肾小管间质性蛋白尿：肾小管性蛋白尿的蛋白量一般<1g/24h。圆盘电泳检查显示小分子区带增加。在肾小管病损时，因小分子蛋白重吸收障碍，因而尿中小分子蛋白明显增多，为蛋白尿的主要组成部分。尿内溶菌酶和微球蛋白增加，有助于诊断肾小管的病损。

肾小管性蛋白尿的常见病因是：①慢性肾盂肾炎（反流性肾脏病）；②不明原因的慢性间质性肾炎；③铅、汞等重金属中毒；④失钾性肾脏病；⑤镇痛剂肾病；⑥痛风肾病；⑦抗生素引起的肾小管间质性肾炎；⑧范科尼综合征；⑨肾髓质囊性病变；⑩放射性肾炎等。

（6）凝溶蛋白尿：又称本周蛋白尿，是由浆细胞或淋巴样细胞分泌的免疫球蛋白轻链所形成的一种多肽，分子量小，为小分子量蛋白，可自由通过肾小球滤膜而从尿中排出。常见于多发性骨髓瘤，偶也可见于巨球蛋白血症。凝溶蛋白尿可伴有肾小管间质疾病及（或）肾小球疾患，但也可以不伴肾脏病变，而仅为溢出性蛋白尿。

(7)淋巴性蛋白尿：由于位于肾盂和输尿管部位的淋巴管破裂，淋巴液进入尿中，如果淋巴液中含有较多脂质，则表现为乳糜尿，临床易于鉴别。如果淋巴液中含脂质较少，则称为淋巴尿，因无乳糜样表现，内含大量蛋白和细胞成分，因此易误诊为肾实质疾患引起的蛋白尿。其鉴别诊断要点为：此蛋白尿的尿沉渣镜检虽有较多红细胞、白细胞，但无管型，尿圆盘电泳所见类似血清，亦有助于鉴别诊断。

(8)混合性蛋白尿：由于肾小球、肾小管均有损害，故此类型蛋白尿表现为尿中大、中、小分子量蛋白质均较多，可见于增生性及硬化性肾小球肾炎伴有间质性病变、慢性肾盂肾炎继发肾小球病变、多发性骨髓瘤伴肾小管损害的同时又累及肾小球，以及慢性肾衰竭患者。

二、蛋白尿的中医治疗

蛋白尿的病因病机比较复杂，是由肺、脾、肾三脏功能失调，不能升清降浊，封藏失职，“精气”下泄所致。导致肺、脾、肾三脏功能失常的病因病机，从中医病因学认识不外邪实和正虚两方面。邪实有风邪、水湿、湿热、瘀血等，正虚主要为脏腑、气血、阴阳之亏损。治疗时需审证求因，辨明是以肺、脾、肾脏腑功能虚损为主，还是以风邪、水湿、湿热、血瘀等邪实为主，或因正虚邪实，虚实并见，其治法亦各异。

(1)祛风利湿法：适用于各种肾炎或肾病表现有恶寒发热，咳嗽咳痰，痰稀色白，面浮肢肿，小便不利等症。

药用：荆芥 15g，防风 15g，紫苏叶 15g，青风藤 30g，茯苓皮 15g，陈皮 10g，大腹皮 15g，桑白皮 15g，泽兰叶 15g，益母草 15g。水煎 2 次兑匀，分 3 次服(下同)。

(2)清热利湿法：适用于各种肾炎或肾病表现有面浮肢肿，咽喉疼痛，或皮肤疖肿，尿短赤或涩痛不利，口干口腻等症。

药用：白花蛇舌草 30g，半枝莲 30g，青风藤 30g，龙葵 15g，穿山龙 30g，蝉蜕 10g，益母草 15g。每日 1 剂。

(3)益气健脾法：适用于各种肾炎或肾病表现有面浮肢肿，倦怠乏力，食欲缺乏，脘腹胀满，脉象较弱等症。

药用：黄芪 30~90g，党参 15g，茯苓 15g，炒白术 15g，山药 30g，益母草 15g，芡实 30g，金樱子 15g。每日 1 剂。

(4) 益气补肾法：适用于各种肾炎或肾病表现有面浮肢肿，倦怠乏力，形寒肢冷，腰酸腿软，夜尿频多，舌体胖嫩，脉弱等症。

药用：黄芪 30~90g，党参 15g，淫羊藿 15g，巴戟天 15g，山药 30g，益母草 30g，芡实 30g，金樱子 15g。每日 1 剂。

(5) 益气养阴法：适用于各种肾炎或肾病表现有倦怠乏力，面浮肢肿，心慌心悸，两颧潮红，头晕耳鸣，腰酸腿软，五心烦热等症。

药用：黄芪 30~90g，太子参 15g，生地黄 15g，女贞子 15g，墨旱莲 15g，牡丹皮 10g，地骨皮 15g，当归 15g，益母草 15g。每日 1 剂。

(6) 活血化瘀法：适用于各种肾炎或肾病表现有面色晦暗，面浮肢肿，肌肤甲错，舌质暗红，有瘀点或瘀斑等症。

药用：生地黄 15g，当归 15g，丹参 20g，赤芍 15g，川芎 10g，桃仁 15g，红花 10g，牛膝 15g，泽兰 15g，益母草 15g。每日 1 剂。

(7) 固肾涩精法：适用于各种肾炎或肾病长期蛋白尿不消，表现有面浮肢肿，倦怠乏力，形寒肢冷，腰酸腿软，尿少便溏等，属肾阳虚衰证。

药用：锁阳 15g，巴戟天 15g，芡实 30g，山药 30g，白术 15g，茯苓 15g，菟丝子 15g，金樱子 15g，益母草 15g。每日 1 剂。

三、中成药治疗

1. 火把花根片 由火把花根水提物组成。功效：祛风除湿，舒筋活络，清热解毒。适用于慢性肾炎、肾病综合征、狼疮性肾炎等。用法：成人 3~5 片 / 次，3 次 /d，饭后服，1~2 个月为 1 个疗程。可连续服用 2~3 个疗程。儿童慎用。

2. 雷公藤多苷片 具有抗炎、抑制细胞免疫及体液免疫的作用。适用于肾病综合征、狼疮性肾炎、紫癜性肾炎等。用法：1~1.5mg/(kg·d)，最大剂量 1 日不超过 90mg，分 3 次口服，2~3 个月为 1 个疗程。

四、临证经验

目前西医学对治疗蛋白尿仍感棘手，主要还是针对原发病进行治疗，以使用激素、免疫抑制剂治疗为主。激素对部分患者虽较敏感，但完全缓解率也只有 50% 左右。长期大剂量应用不良反应较大。因此，采用中医药治疗蛋白尿，特别是对激素不敏感类型，尤为必要。

中医治疗蛋白尿的方法很多，有扶正法、扶正祛邪法、祛邪法、固涩法等，须辨证论治。根据刘教授多年经验，以祛邪法为首选方法，其中以清热利湿法和活血化瘀法应用最广，效果最佳。

第四节 血 尿

正常人的尿液中没有红细胞，在剧烈运动或久立后尿液中可出现一时性红细胞轻度增多。如尿液中经常发现红细胞，尿沉渣镜检示每高倍视野红细胞>3 个，12h 尿红细胞计数>50 万个，或 1h 尿红细胞>6 万个，则称为血尿。凡在显微镜下见红细胞增多，称镜下血尿。而肉眼所见尿呈血色（尿中含血量>1ml/L），称肉眼血尿。

血尿可见于泌尿系疾病、全身性疾病、尿路邻近组织疾病和其他特发性血尿，其中以各类原发性肾小球疾病、继发性肾小球疾病以及泌尿系统炎症、结石最为多见。成年男子和绝经后女性无症状镜下血尿 2.2%~12.5% 是由恶性肿瘤等疾病引起。因此，对血尿患者首先应查明出血原因和部位。

中医对血尿的记载和论述，最早见于《黄帝内经》，后经历代医家不断充实和发展，不仅对血尿的病因、病机作了阐述，而且在辨证施治上，积累了丰富的经验。如清代唐容川《血证论》中提出的止血、消瘀、宁血、补血的治血四法，对治疗血尿有着指导意义。

一、血尿的病因

1. 肾小球疾病 对已确诊为肾小球性血尿者，应根据其临床表现，进行有针对性的筛选检查。肾活检可提供组织学的诊断依据，对40岁以下血尿患者尤有价值，因为肾小球疾病多见于青少年，其次为中年人。

(1) 原发性肾小球疾病：急性肾小球肾炎、隐匿型肾小球肾炎、IgA肾病、薄基底膜肾小球病、遗传性肾炎等。

(2) 继发性肾小球疾病：过敏性紫癜性肾炎、狼疮性肾炎等。

2. 非肾小球疾病 最常见的原因是肾结石（占26%）和尿路感染性疾病（占24%），包括肾结核等特殊感染。2.2%~12.5%的镜下血尿患者最终发现有泌尿系统恶性肿瘤。

全尿路X线检查是诊断非肾小球性血尿的必要检查步骤，90%的肾结石不透X射线，对诊断有较大的帮助。

对上尿路病变的检查，应首选静脉肾盂造影；下尿路病变的检查，应选用膀胱镜。超声检查在探查肾细胞癌和肾囊肿方面优于尿路造影。CT检查对检出和确定肿块的范围、鉴别肾囊肿和肾肿瘤有更高的诊断价值。

二、血尿的诊断

血尿的诊断首先要鉴别其是肾小球性血尿，还是非肾小球性血尿。肾小球性血尿常见于各种原发性或继发性肾小球肾炎，非肾小球性血尿则常见于肾结石、肾肿瘤等。

（一）检查方法和诊断标准

取新鲜清洁中段尿10ml，离心沉淀（1 500r/min，连续5min），取沉渣镜检，如每高倍视野红细胞≥3个，或12h尿沉渣计数红细胞>50万个，即可诊断血尿。近年来，多主张采用1h尿细胞计数法，因细胞不易破坏，因此更为准确方便。

方法：清晨5时将尿排净，并饮水200ml，准确收集5~8时的尿液，立即离心沉淀并计数红细胞，所得数按1h折算，如尿红细胞>10万个，即可诊断为血尿。如红细胞介于3万~10万之间，属可疑，应结合临床情况综合判断。

（二）血尿的定位诊断

血尿的量并不能提示病变部位，对血尿特别是无症状性血尿患者，应进行定位诊断检查。

1. 肾小球与非肾小球性血尿的判断

（1）尿常规分析：血尿伴有较明显的蛋白尿者，常为肾小球性血尿。若肉眼血尿，而其尿蛋白>1g/24h，或尿蛋白定性>(++)，则提示肾小球疾病。但应注意，在重度血尿时，可因低渗尿（<280mmol/kg·H_2O）使尿中红细胞溶解，血红蛋白逸出而增加尿内蛋白量，易被误诊为尿蛋白，此时可作尿蛋白电泳加以区别。如发现β-球蛋白增加，则为血尿所致。如尿中出现管型，特别是红细胞管型，则为肾小球性血尿的特征。但是尿沉渣中不常出现红细胞管型，用普通显微镜检查也容易遗漏，相差显微镜检查则较易发现。

（2）尿红细胞形态分析：当肯定为血尿时，用相差显微镜分析尿红细胞形态，是确定肾小球性血尿来源（上尿路或下尿路）的主要方法。肾小球性血尿的尿红细胞形态、大小和血红蛋白含量均发生改变，称为畸形红细胞。而在非肾小球性血尿中红细胞则呈均一正形性。其诊断的特异性和敏感性分别为92%和95%。但畸形红细胞占尿红细胞多大比率，才可以确定为肾小球性血尿，尚有争议。一般认为，畸形红细胞比率≥80%，则可诊断为肾小球性血尿。

近年来，有学者采用血细胞自动分析仪作尿平均红细胞体积和尿红细胞体积分布曲线的测定来作定位诊断，如尿平均红细胞体积≤72fL，且分布曲线呈小细胞分布，则提示血尿多源于肾小球，其敏感性达94%，特异性达96%，这种方法客观、准确。

尿红细胞形态和体积改变的检查，对血尿患者，尤其是无症状性血尿患者的初筛检查是一个重要步骤。如为肾小球性血尿者，就不必再作静脉肾盂造影、CT和（或）膀胱镜等有损害性或昂贵的检查，而应进行肾小球疾病有关的检查。

2. 上尿道与下尿道出血的判断

(1) 上尿道出血：尿色多呈暗棕色，无膀胱刺激征，有时可见蠕虫样血块，有时伴肾绞痛。有血块者通常不是肾小球疾病，而是输尿管、肾盂出血或肾肿瘤出血。

(2) 下尿道出血：尿三杯试验对诊断下尿道出血很有帮助，第一杯红细胞增多(初段血尿)，提示前尿道出血；第三杯红细胞增多(终末血尿)，则为膀胱基底部、前列腺、后尿道或精囊出血；三杯均有程度不同的血尿(全程血尿)，则为膀胱颈以上的出血。

三、常见肾小球性血尿的诊断与治疗

(一) 急性肾小球肾炎

急性感染后肾小球肾炎，常发生于病原微生物感染之后，其中，以急性链球菌感染性肾小球肾炎最为常见，但其他细菌、病毒及寄生虫感染亦可引起。临床以急性起病，表现以血尿、蛋白尿、水肿、高血压及不同程度的肾损害为特征。

1. 病因及发病机制 急性链球菌感染性肾小球肾炎多在感染后10天至2周内急性发病。儿童发病率高，约占90%，高峰发病年龄为2~6岁，<2岁的儿童和>40岁的成人仅占总患病率的5%和10%以下。

急性链球菌感染性肾小球肾炎属于免疫复合物肾小球肾炎，其发病可能涉及多种机制：①直接原位种植抗原至肾脏，激活补体，使炎症细胞聚集，诱导白细胞介导的损伤；②链球菌抗原及其抗体形成循环免疫复合物，沉积于肾脏，聚集炎症细胞，产生炎症介质；③肾脏正常抗原转变为自身抗原，诱发自身免疫反应；④通过模拟自身抗原诱导自身免疫反应；⑤补体激活是本病发病的主要环节，特别是上皮下免疫复合物激活补体后形成C5b-9膜攻击复合物，在发病过程中起重要作用。

2. 临床表现 典型的急性链球菌感染性肾小球肾炎临床表现为血尿、蛋白尿、水肿、高血压及不同程度的肾功能损伤，轻者可为一过性镜下血尿，重者可为少尿型急性肾衰竭。

(1) 病程：一般分三个阶段，潜伏期、急性期和恢复期。大部分患者有前驱感染史，潜伏期长短不一。咽部感染者潜伏期为7~21天，平均10天；皮肤感染者潜伏期可能较长，平均4~21天。潜伏期超过3周者极少见。若潜伏期少于1周，则需怀疑是否存在潜在的IgA肾病的可能。

(2)血尿：几乎所有患者均出现血尿，30%~40%的患者表现为肉眼血尿，尿色呈茶色或洗肉水样，但无血凝块，持续1~2周后消失。

(3)蛋白尿：大部分患者表现为轻到中度蛋白尿，常为非选择性蛋白尿，约不到20%的患者尿蛋白在3.5g/L以上，多为成年患者。血尿和蛋白尿可能持续数月，但大部分会在1年内缓解，病程迁延提示预后不良。

(4)水肿：为起病早期症状，轻者为晨起时眼睑水肿，严重者发展为全身水肿及腹腔积液，儿童发生率较高。

(5)高血压：约75%的患者出现轻到中度高血压。高血压的原因主要与水钠潴留、血容量扩张有关，一般与水肿程度平行，经利尿剂治疗后，随着水肿的消退，血压亦随之恢复正常。

(6)少尿：大部分患者可有短暂的少尿(<500ml/d)表现，同时并发氮质血症，血肌酐和尿素氮升高，一般在2周后随着尿量的增加，肾功能恢复正常。只有极少数患者由少尿发展为无尿，提示新月体性肾小球肾炎可能。

3. 病理学改变 急性链球菌感染性肾小球肾炎光镜下最显著的表现为炎症细胞浸润，包括中性粒细胞、单核细胞、系膜细胞和内皮细胞等，其中炎性细胞和内皮细胞在毛细血管腔内增生明显，故病理上又称为毛细血管内增生性肾小球肾炎。免疫荧光可见肾小球毛细血管壁和系膜区免疫复合物沉积，主要成分为IgG及C3。电子显微镜下的特点为肾小球上皮细胞下驼峰状电子致密物沉积。但内皮下和系膜区往往也可以发现小的致密物沉积，这些沉积可能比驼峰状致密物在发病机制中起更重要的作用。驼峰在病程的第一个月内最为丰富，常于4~6周内逐渐消失。

4. **诊断要点**

(1)起病前 1~3 周多有感染史,如咽部或皮肤感染。

(2)起病急骤,病情轻重不一,轻者仅表现为轻度蛋白尿和镜下血尿;重者可表现为急性肾衰竭。

(3)典型表现为突发的血尿、蛋白尿、少尿、水肿和高血压,可有一过性氮质血症。

(4)大部分患者血清总补体活性(CH_{50})和备解素下降,于 8 周内恢复正常。抗链球菌溶血素“O”滴度升高(>1∶200),3~5 周达高峰。

(5)预后良好,病情多于 8 周内显著减轻或“临床痊愈”。若仍无明显好转,持续低补体血症超过 6 周者,应作肾活检以明确诊断。

5. **鉴别诊断**

(1)系膜增生性肾小球肾炎(IgA 肾病和非 IgA 系膜增生性肾小球肾炎):约 20% 的患者可以急性肾炎综合征起病,潜伏期短,多于前驱感染后数小时至数日内出现症状,但前驱感染不是链球菌,无链球菌病原学及血清学依据,C3 不下降,且病情反复,IgA 肾病时血清 IgA 水平升高。

(2)急进性肾小球肾炎:发病初期表现与急性肾小球肾炎类似,表现为急性肾炎综合征,但本病进展迅速,肾功能进行性恶化,数天或半月内发生少尿、无尿乃至尿毒症,预后差。如病程超过 1 个月,肾功能无明显改善,需及时行肾穿刺活检以明确诊断。

(3)狼疮性肾炎:狼疮性肾炎可表现为急性肾炎综合征,血清补体水平亦降低,尤其当年轻女性肾外表现不典型时,更应注意鉴别。但本病血清抗核抗体阳性,随着病程进展,多出现肾外的多系统损伤,无自愈倾向。

6. **治疗**　急性链球菌感染性肾小球肾炎为自限性疾病,西医治疗以对症治疗为主,中医治疗从病位、病性全面辨证,有较好的疗效。经合理、及时地治疗,大多数患者均能临床治愈。在治疗方法上,应采取中西医有机结合的方法,比单纯西医或中医治疗的疗效更为理想,值得推广使用。

(1)一般治疗:急性链球菌感染性肾小球肾炎的西医学治疗主要以支持疗法为主,中医辨证论治有很好的疗效,在治疗上应该相互借鉴。

1）休息：急性期必须卧床休息，直至肉眼血尿消失，水肿消退及血压恢复正常。如临床症状消失，仅尿常规检查未完全恢复，可以适当活动，但要密切随诊。

2）饮食：适当控制，控制水钠摄入，肾功能正常者蛋白质入量以1g/（kg·d）为宜。氮质血症者须限制蛋白质入量，并予优质蛋白饮食。

⑵西药治疗

1）控制感染：伴有咽喉炎、扁桃体炎、脓皮病、中耳炎等炎症的患者应给予无肾毒性抗生素治疗。首选青霉素，对青霉素过敏者使用大环内酯类抗生素如红霉素治疗7~10天，彻底控制感染。

2）对症治疗：经控制水、盐入量后，水肿仍明显者，可适当使用袢利尿剂，如呋塞米20~40mg/次，每日1~2次，既可消肿，又可预防高血压。若利尿处理后血压仍控制不佳，须予以降压治疗，一般采用血管紧张素转换酶抑制药（angiotensin converting enzyme inhibitors，ACEI）类，如依那普利5~10mg/次，每日1次；或贝那普利10~20mg/次，每日1次；或血管紧张素Ⅱ受体阻滞剂（angiotensin Ⅱ receptor blocker，ARB）类，如缬沙坦80mg/次，每日1次。对使用ACEI或ARB有禁忌或因其不良反应不能耐受，如ACEI引起的咳嗽等者，可应用钙通道阻滞剂（calcium channel blocker，CCB），如硝苯地平控释片30~60mg，每日1次；或非洛地平缓释片5~10mg/次，每日1次。

3）并发症的治疗：急性肾小球肾炎并发心力衰竭时，宜纠正水钠潴留，采用呋塞米治疗，而不是应用强心剂如洋地黄制剂。必要时可应用酚妥拉明或硝普钠以减轻心脏的前后负荷。少数发生急性肾衰竭而有透析指征时，应及时给予透析治疗以帮助患者度过急性期。

⑶中医辨证论治：根据本病的临床特点，可分为急性期和恢复期。在急性期，治疗原则应以祛邪为主，采用清热解毒、祛风渗湿、宣肺利水等治法；恢复期多采用益气养阴、清热、活血等治法。

1）风水相搏证

主症：眼睑水肿，继则四肢及全身皆肿，多伴有恶寒、发热、肢节酸楚、小便不利等。偏于风热者咽喉肿痛，或扁桃体红肿，或皮肤疖肿，尿色红黄，舌红，脉浮数；偏于风寒者，兼恶寒、咳喘、舌苔薄白，脉象浮缓或浮滑。

治法：疏风清热，宣肺利水。

方药：越婢加术汤加减。麻黄 10g，桂枝 10，杏仁 10g，防风 10g，茯苓 20g，白术 15g，泽泻 15g，车前子 30g(包煎)，金银花 20g，桑叶 10g。水煎 2 次兑匀，分 3 次服。

加减：风热偏盛者，加连翘 15g，桔梗 10g，浙贝母 15g；风寒偏盛者，加荆芥 15g，紫苏叶 10g；咽喉肿痛者，加玄参 10g，僵蚕 10g，马勃 15g；皮肤疖肿者，加紫花地丁 30g，重楼 20g，白花蛇舌草 30g；腹部胀满者，加大腹皮 15g，木香 10g，槟榔 15g。

2）水湿浸渍证

主症：颜面及全身水肿，身重困倦，胸闷，纳呆，恶心，尿少，胫前压迹，舌质淡红，舌体胖大，有齿印，苔白腻，脉沉缓。

治法：健脾化湿，通阳利水。

方药：五苓散合五皮饮加减。茯苓 30g，猪苓 30g，泽泻 20g，白术 20g，桂枝 10g，陈皮 10g，大腹皮 10g，生姜皮 10g，益母草 15g，玉米须 30g。水煎 2 次兑匀，分 3 次服。

加减：若肿甚且胸满气喘者，加麻黄 10g，杏仁 10g，葶苈子 15g(包煎)；腹腔积液者加椒目 15g，全葫芦 10g；头昏恶心者，加姜半夏 10g，陈皮 15g，石菖蒲 15g。

3）湿热壅盛证

主症：全身水肿，尿少色赤，口苦口黏，腹胀便秘，小便短赤，舌质暗红，苔黄腻，脉滑数。

治法：清热利湿，活血利水。

方药：清热健肾汤(刘宝厚经验方)加减。白花蛇舌草 30g，半枝莲 15g，白茅根 30g，石韦 30g，泽兰 15g，车前草 15g，青风藤 15g，益母草 15g，蝉蜕 10g，莪术 15g。水煎 2 次兑匀，分 3 次服。

加减：上焦湿热，如咽喉红肿疼痛，或扁桃体红肿，加金银花 15g，玄参 10g，僵蚕 15g，马勃 15g；皮肤疖肿，加紫花地丁 30g，蒲公英 30g；中焦湿热，如脘腹胀满，加炒白术 15g，厚朴 10g，广木香 10g；下焦湿热，如尿频、尿急、尿痛，加土茯苓 30g，地榆 15g。水煎 2 次兑匀，分 3 次服。

4）湿毒浸淫证

主症：眼睑水肿，延及全身，小便不利，皮肤疖肿，甚则化脓，恶风发热，舌质红，脉浮数或滑数。

治法：宣肺解毒，利湿消肿。

方药：麻黄连翘赤小豆汤加五味消毒饮加减。麻黄 10g，杏仁 10g，桑白皮 15g，连翘 15g，金银花 30g，蒲公英 30g，紫花地丁 30g，白鲜皮 15g。水煎 2 次兑匀，分 3 次服。

加减：疮疡溃烂者，加苦参 15g，土茯苓 30g，生大黄 10g（后下）；水肿明显者，加葶苈子 15g（包煎），椒目 15g，车前子 30g（包煎）；尿痛、尿血者，加大蓟 20g，小蓟 20g，白茅根 30g。

5）肺卫不固证

主症：此证多见于急性肾炎恢复期，平时无明显肾系症状，只是易于感冒，尿检有少量蛋白和（或）反复镜下血尿，感冒后尿常规检查异常加重，舌质淡红，苔薄白，脉弱。

治法：益气固表，清除余热。

方药：补中益气汤加减。黄芪 30g，党参 15g，当归 10g，白术 15g，柴胡 10g，防风 10g，山药 30g，芡实 15g，地榆 15g，白花蛇舌草 30g。水煎 2 次兑匀，分 3 次服。

加减：血尿加小蓟 20g，紫珠草 30g，生藕节 20g；阴虚者加女贞子 15g，墨旱莲 15g。

6）气阴两虚证

主症：多见于急性肾炎恢复期患者，主要表现为疲乏无力，易感冒，午后潮热，或手足心热，口干咽燥，或慢性咽干、咽痛，咽喉暗红，舌质红，少苔，脉细或弱。

治法：益气养阴，兼清余热。

方药：益气健肾汤（刘宝厚经验方）加减。黄芪 30g，太子参 15g，生地黄 20g，女贞子 15g，墨旱莲 15g，石韦 30g，地龙 15g，益母草 15g，莪术 15g。水煎 2 次兑匀，分 3 次服。

加减：易感冒者，加白术 15g，防风 15g；扁桃体肿大、发红者，加玄参 10g，马勃 10g，僵蚕 10g，桔梗 10g，浙贝母 15g。

7. 预后 本病的近期预后较好，儿童优于成人。有研究统计，临床与病理完全恢复的儿童占 92%，成人占 60%。肾脏预后不良的表现有：①持续少尿和氮质血症；②持续高血压；③持续大量蛋白尿；④血纤维蛋白持续升高，尿中大量纤维蛋白降解产物；⑤病理提示新月体肾小球肾炎。及时透析治疗后患者生存率极高。

（二）隐匿型肾小球肾炎

隐匿型肾小球肾炎又称无症状性蛋白尿和（或）血尿，是一组表现为轻至中度蛋白尿和（或）肾小球源性血尿，常无水肿、高血压及肾功能损害的肾小球疾病。多在体检或偶然情况下做尿常规检查时发现。本病多见于儿童及青少年，男性较为常见。据报道本病的发病率占普查人群的 0.79%。

1. 病因病机 隐匿型肾小球肾炎的病因尚不清楚，部分患者可能与链球菌感染有关。其发病机制与其他原发性肾小球疾病一样，都是由免疫复合物沉积所引起的肾小球疾病。

2. 病理类型 隐匿型肾小球肾炎常见的病理类型为肾小球轻微病变、系膜增生性肾小球肾炎、局灶增生性肾炎和 IgA 肾病等。一般为上述病理类型的轻型。

3. 临床表现 起病隐匿，临床仅表现为轻至中度蛋白尿和（或）血尿，常无水肿、高血压及肾功能损害等。故多数患者是在体检或因其他疾病就诊时发现尿常规检查异常，才诊断为本病。

4. 诊断要点 参照 2021 年改善全球肾脏病预后组织（Kidney Disease：Improving Global Outcomes，KDIGO）相关指南提出的诊断标准。

（1）尿检异常（满足以下任一或两项者）

1）血尿：尿沉渣镜检红细胞 ≥ 3 个 /HP（高倍视野），且为肾小球源性（如变形红细胞、红细胞管型）。

2）蛋白尿：尿蛋白排泄量轻度升高，但未达到肾病范围：尿蛋白定量: 30~300mg/24h(或尿白蛋白 / 肌酐比值,ACR 30~300mg/g); 或尿蛋白 / 肌酐比值(PCR): 150~500mg/g(或 15~50mg/mmol)。

(2)无临床症状

1)无水肿、高血压、肾功能异常(eGFR 通常正常)。

2)无全身性疾病(如糖尿病、系统性红斑狼疮等)或其他明确继发性肾损伤证据。

(3)排除其他原因

1)需排除泌尿系统感染、结石、肿瘤、剧烈运动、发热等导致的暂时性尿检异常。

2)必要时通过肾活检明确病理类型(如 IgA 肾病、薄基底膜肾小球病等)。

5. 临床类型 依据临床表现可分为 3 种形式: ①无症状性镜下血尿; ②无症状性蛋白尿; ③无症状性蛋白尿和血尿。

(1)无症状性蛋白尿: 无症状性蛋白尿多见于青年。临床上除轻度蛋白尿(<1.0g/24h)外,无其他尿常规检查异常,也无水肿、高血压等临床症状,肾功能正常,血液的生物化学及免疫学检查均在正常范围。但必须排除生理性蛋白尿、直立性蛋白尿、溢出性蛋白尿(如多发性骨髓瘤无症状期)、肾小管性蛋白尿(如慢性肾盂肾炎)和系统性疾病所致蛋白尿(如肾淀粉样变性、糖尿病肾病早期、轻型狼疮性肾炎)等才能确立隐匿型肾小球肾炎无症状性蛋白尿。

引起无症状性蛋白尿的肾小球疾病的病理类型以轻微的系膜增生性肾小球肾炎或 IgA 肾病多见,亦可见于局灶性节段性肾小球硬化症或膜性肾病。由于本病临床上无明显症状,肾功能正常,仅为少量蛋白尿,一般无需作肾活检。

(2)无症状性血尿: 无症状性血尿亦称单纯性血尿,多见于青少年,以肾小球源性血尿为突出表现,可呈持续性或反复发作性,常在剧烈运动或上呼吸道感染后加重,但无水肿、高血压、蛋白尿及肾功能减退,故称为“单纯性血尿”或“无症状性血尿”或“隐匿型肾小球肾炎血尿型”,其病理类型常见 IgA 肾病、非 IgA 系膜增生性肾小球肾炎、局灶性肾小球肾炎和薄基底膜肾小球病等。

(3)无症状性血尿和蛋白尿：持续性或反复发作的镜下血尿，同时有轻度蛋白尿(<1g/24h)，无高血压、水肿和肾功能减退等临床症状和体征，属隐匿型肾小球肾炎的一种临床表现形式。本病可长期迁延，也可间歇性出现。本病可自愈，也可发展为慢性肾炎。

6. 治疗 西医对隐匿型肾小球肾炎无特殊疗法，故主要采用中医治疗。

(1)无症状性蛋白尿

1)脾肾气虚证

主症：疲乏无力，食欲缺乏，腰膝酸软，头晕耳鸣，易患感冒，尿中泡沫多，舌淡胖，苔白，脉细弱。

治法：益气，健脾，固表。

方药：补中益气汤加减。黄芪 30g，当归 15g，山药 15g，党参 15g，白术 15g，升麻 10g，防风 10g，石韦 30g，益母草 15g，芡实 30g，金樱子 15g，菟丝子 15g，沙苑子 15g。水煎 2 次兑匀，分 3 次服，每日 1 剂。

加减：阴虚加生地黄 15g，枸杞子 15g，女贞子 15g；血瘀加红花 10g，桃仁 15g，赤芍 10g；血尿加白茅根 30g，紫珠草 30g，藕节 15g。

2)三焦湿热证

主症：上焦湿热表现为咽喉疼痛，或扁桃体红肿，或皮肤疖肿；中焦湿热表现为胁肋胀痛，脘闷纳差，口黏口苦；下焦湿热表现为尿频、尿急、尿灼热；舌质红，苔黄厚，脉滑数。

治法：清热利湿。

方药：

上焦湿热证：采用清热健肾汤加减。金银花 30g，桑叶 10g，僵蚕 10g，青风藤 20g，石韦 30g，白茅根 30g，当归 10g，益母草 30g，莪术 15g，蝉蜕 10g。咽喉干痛或扁桃体肿大，加桔梗 10g，马勃 15g，玄参 10g；皮肤疖肿，加紫花地丁 30g，蒲公英 30g，白蒺藜 15g；血尿，加小蓟 20g，藕节 15g。

中焦湿热证：采用大柴胡汤(《伤寒论》)加减。柴胡 15g，黄芩 10g，大黄 10g(后下),枳壳 15g,清半夏 10g,白芍 12g,金银花 30g,木香 10g,生姜 15g。脘腹胀满,加厚朴 10g,炒苍术 15g,陈皮 10g;胁肋胀痛,加川楝子 15g,延胡索 15g;热甚,加连翘 20g,蒲公英 30g。

下焦湿热证:采用通淋健肾汤(刘宝厚经验方)加减。忍冬藤 30g,龙葵 15g,石韦 30g,地榆 20g,海金沙 15g(包煎),乌药 10g,益智仁 15g,滑石 20g(包煎),甘草 5g。发热、恶寒,加柴胡 15g,黄芩 10g;血尿,加小蓟 30g,藕节 15g;脓尿,加败酱草 20g,生薏苡仁 30g。

3)血瘀证

主症:病情迁延,眼眶暗黑,或面色晦暗,舌质暗红,或有瘀点,脉沉涩,血液呈高黏或高凝状态。

治法:活血化瘀。

方药:活血通络汤(刘宝厚经验方)。药用:益母草 30g,赤芍 15g,泽兰 15g,川芎 10g,地龙 15g,莪术 15g,山药 20g,三七 6g(研细粉末,分 3 次冲服)。

加减:血瘀重者,加水蛭 6g(研细粉末,分 3 次冲服);兼湿热者,加石韦 30g,白花蛇舌草 30g,龙葵 15g。

(2)单纯性血尿

1)阴虚内热证

主症:尿血鲜红,或呈镜下血尿,头晕耳鸣,腰酸腿软,五心烦热,口干咽燥,舌质红,苔少,脉细数。

治法:滋阴清热,凉血止血。

方药:知柏地黄丸合小蓟饮子加减。生地黄 30g,山萸肉 15g,女贞子 15g,小蓟 30g,藕节 15g,山栀子 10g,黄柏 10g,当归 15g,白茅根 30g,牡丹皮 15g,地骨皮 15g。

加减:外感风热,鼻塞、喷嚏者,加金银花 30g,连翘 20g,荆芥 15g,防风 15g;小便灼热,加滑石 20g(包煎),生甘草 5g,石韦 20g。咽痛、扁桃体发炎者,加玄参 10g,僵蚕 10g,桔梗 10g,浙贝母 15g;皮肤疖肿者,加紫花地丁 30g,蒲公英 30g,苦参 15g;血瘀加三七粉 6g(分 3 次冲服)。

2）气阴两虚证

主症：血尿时轻时重，平时以少量镜下血尿为主，稍有劳累血尿即加重，气短乏力，手足心热，口干咽燥，舌质红，苔薄白，脉沉细或细数。

治法：益气养阴，凉血止血。

方药：益气健肾汤（刘宝厚经验方）加减。黄芪 30g，太子参 15g，生地黄 15g，女贞子 15g，墨旱莲 15g，当归 15g，益母草 30g，石韦 30g，小蓟 30g，藕节 15g。

加减：咽喉干燥加玄参 10g，麦冬 10g；血尿加小蓟 30g，藕节 15g，三七粉 6g（分 3 次冲服）。

【注意事项】

（1）无症状性血尿和蛋白尿：无症状性血尿和蛋白尿的中医辨证论治基本与上述单纯性血尿和无症状性蛋白尿相同，可参照上述几种证型进行辨证论治。

（2）对患者应定期（至少每 3~6 个月随访 1 次）监测尿沉渣、肾功能和血压变化。肾功能、血压正常，仅轻度蛋白尿（<1.0g/24h）患者，预后较好，无需行肾活检。虽肾功能正常，但蛋白尿一直超过 1g/24h 的患者，建议做肾活检以明确诊断。特别是在 ACEI 或 ARB 治疗后，蛋白尿仍持续存在者。

（3）对反复发作的慢性扁桃体炎与血尿、蛋白尿发作密切相关者，可待急性期过后行扁桃体摘除术。

【临证经验】

本病在临床上往往无明显宏观症状可辨，刘教授认为应根据患者体质类型、舌象，结合微观检查进行辨证。隐匿型肾小球肾炎以气虚质、阴虚质和血瘀质为多见。但往往以病邪滞留为突出表现，如湿热留恋，或瘀血未除，常常是蛋白尿、血尿持续难消的主要原因，所以说“湿热不除，蛋白难消”“瘀血不去，肾气难复”。加强清热除湿、活血通络治疗，往往会取得较好的效果。

（三）IgA 肾病

IgA 肾病，也称为贝格尔病。其特征是肾活检免疫病理显示在肾小球系膜区以 IgA 为主的免疫复合物沉积，以肾小球系膜增生为基本组织学改变。IgA 肾病是一种常见的原发性肾小球疾病，其临床表现多种多样，主要表现为反复发作的肉眼血尿或持续性镜下血尿，伴或不伴蛋白尿、高血压和肾功能受损。在全球范围内，IgA 肾病是导致终末期肾脏病的主要病因之一。据统计，IgA 肾病在我国发病率占原发性肾小球疾病的 40%~47.2%。

虽然 IgA 肾病具有上述独特的免疫病理特性，但其肾活检组织学表现变化多样，临床表现、治疗反应和预后也存在高度差异。因此，IgA 肾病的发病实际是一种具有特征性免疫病理表现，由多种临床和病理类型组成的临床 - 病理综合征。另一方面，许多已知病因的肾小球疾病可以导致 IgA 在肾小球系膜区沉积，例如狼疮性肾炎、过敏性紫癜性肾炎、干燥综合征、强直性脊柱炎、关节炎、疱疹样皮炎，以及酒精性肝硬化、慢性肝炎等，称之为继发性 IgA 肾病。本节主要介绍的是原发性 IgA 肾病。

1. 病因病机 迄今为止，IgA 肾病确切的发病机制尚未完全阐明，IgA 肾病患者常在呼吸道感染或消化道感染后发病。另外，有证据表明，部分 IgA 肾病患者的呼吸道或消化道黏膜对一些食物抗原具有异常高反应性，因此提示系膜区 IgA 沉积可能为对这些外源性抗原的异常免疫应答反应。在这些免疫反应后，常出现肉眼血尿，故推测黏膜免疫与 IgA 肾病的发病机制相关，这一观点虽得到了部分研究的支持，但也有不同的研究结果，所以对本病的发病原因至今尚不完全清楚，只认为 IgA 肾病是一组与遗传、环境等多种因素有关的临床综合征。

2. 病理改变 IgA 肾病的特征是以 IgA 为主的免疫复合物在肾小球系膜区沉积，因此肾组织病理及免疫病理检查是 IgA 肾病确诊的必备条件。

（1）光镜下表现：IgA 肾病的光镜下表现为弥漫性肾小球系膜细胞和系膜基质增生，故其病理类型主要为系膜增生性肾小球肾炎，病变程度可轻可重。目前普遍公认的是 2017 年更新的 IgA 肾病牛津病理分型，该分型确定了 5 个能预测该病预后且光镜下容易评分的病理病变指标，分别为系膜细胞增生（M0/M1）、毛细血管内皮细胞增生（E0/E1）、节段性硬化（S0/S1）及是否伴有足细胞肥大或尖端损伤、肾小管萎缩和间质纤维化（<25%，26%~50%，>50%；T0/1/2）、新月体比例（0，<25%，>25%；C0/1/2），上述 5 项指标构成了牛津病理分型 MEST-C 体系。

（2）电镜下表现：IgA 肾病电镜下可见电子致密物主要沉积于系膜区或毛细血管壁，与 IgA 沉积分布一致，致密物沉积的量与免疫组织化学染色强度一致，具有重要辅助诊断价值。

（3）免疫荧光：IgA 肾病的特征表现是以 IgA 为主的免疫球蛋白在肾小球系膜区呈颗粒状或团块状弥漫沉积，部分患者可沿毛细血管袢沉积。多达 90% 的患者为 C3 沉积，40% 的患者为 IgG 或 IgM 沉积。IgA 也可沿血管壁沉积，尤其是紫癜性肾炎更为突出。

不论是儿童还是成人患者，经过长期临床缓解后，组织 IgA 沉积物可能消失。约 1/3 患者出现系膜区 IgA 沉积，这是疾病严重的特征。

3. 临床表现 IgA 肾病临床表现多种多样，多见于 16~35 岁患者，男女之比为 2∶1~6∶1。起病前多有上呼吸道感染（咽炎、扁桃体炎）或肠道感染等前驱症状。也可在受凉、过度劳累、预防接种及肺炎等影响下出现，偶尔在胃肠道感染或尿路感染后出现。血尿通常在出现感染症状后 1~2 天内明显。肉眼血尿可在几天后自发缓解，镜下血尿持续存在，常伴或不伴蛋白尿。30%~40% 的患者起病隐匿，表现为无症状性血尿和（或）轻度蛋白尿，常在体检时发现。10%~24% 的患者出现大量蛋白尿，甚至表现为肾病综合征。成年 IgA 肾病患者中高血压的发生率为 20%，而儿童患者仅占 5%。

4. 诊断要点

（1）IgA 肾病临床表现多种多样，多见于青壮年，与感染同步的血尿（镜下或肉眼），伴或不伴蛋白尿，从临床上应考虑 IgA 肾病的可能性，确诊需作肾活检，特别是免疫病理检查。

（2）病因诊断是有效治疗的基础，许多继发性 IgA 肾病的原发病是可治的，如急性链球菌感染后肾小球肾炎、薄基底膜肾小球病和奥尔波特综合征。

（3）实验室检查：约 30% 的病例，血清中 IgA 水平增高，而补体成分浓度多正常。10%~15% 的患者血液中 IgA 循环免疫复合物升高。掌侧前臂皮肤活检常可见毛细血管的 IgA、C3 和纤维素沉积。尿红细胞形态分析以畸形红细胞为主（≥ 80%）。

5. 临床分类

（1）反复发作肉眼血尿型：此型常在上呼吸道感染或肠道感染期间出现肉眼血尿，持续 2~3 天后变为镜下血尿，如此反复发作。有肉眼血尿时常可伴有不同程度的蛋白尿，肉眼血尿消失后尿蛋白也随之减少或消失。患者一般无水肿及高血压，但常伴有腰痛，可为单侧性或双侧性，体检肾区无明显叩击痛。此类型多见于儿童，约占本病的 20%。

（2）无症状性镜下血尿型：镜下血尿常持续存在，尿中红细胞以畸形红细胞为主（≥ 80%），可伴有轻度蛋白尿（<1g/24h），临床无症状，多在体检时发现而确诊。此类型最多见，约占 50%。

（3）肾炎综合征型：除持续性镜下血尿外，常有轻度蛋白尿、水肿、高血压或缓慢进行性肾功能损害。此类型占 10%~15%，预后较差。

（4）肾病综合征型：表现为大量蛋白尿、低蛋白血症和镜下血尿，占 IgA 肾病的 7%~16%。若伴有高血压、肾功能损害，则预后不良。

（5）其他类型：如急进性肾炎综合征、急性肾衰竭，临床上较少见，预后不良。

6. 鉴别诊断 由于肾小球系膜区 IgA 沉积可见于其他许多疾病，故临床应除外下列疾病，并与之鉴别。

（1）急性感染后肾小球肾炎：该病与 IgA 肾病均可于上呼吸道感染、急性扁桃体炎或咽炎后出现血尿，并可表现为蛋白尿、水肿及高血压。但 IgA 肾病在感染后 1~3 天出现血尿，而急性肾小球肾炎在感染后 1~2 周出现急性肾炎综合征症状表现，血清补体降低，IgA 正常，可予以鉴别。

（2）过敏性紫癜性肾炎：本病与 IgA 肾病均可表现为镜下血尿或肉眼血尿，肾穿刺两者同样有肾小球系膜区 IgA 沉积，但过敏性紫癜性肾炎为继发性肾小球疾病，起病多为急性，常有皮肤紫癜、腹痛、黑便、关节痛及全身血管炎改变等，可予以鉴别。

（3）遗传性肾小球疾病：以血尿为主要表现的单基因遗传性肾小球疾

病主要有薄基底膜肾小球病和奥尔波特综合征。前者主要表现为持续性镜下血尿，肾脏是唯一受累器官，通常血压正常，肾功能长期维持在正常范围，病程为良性过程；后者是以血尿、进行性肾功能减退直至终末期肾脏病、感觉神经性耳聋及眼部病变为临床特点的遗传性疾病综合征。

7. 治疗　目前，IgA 肾病的病因和发病机制尚不完全清楚，其临床表现、病理改变和预后存在高度异质性，因而在治疗上也没有统一的治疗方案和特异性治疗方法。《KDIGO 肾小球肾炎临床实践指南》(简称《KDIGO 指南》根据当时的系统文献提供的临床研究证据，为 IgA 肾病的治疗提供了循证医学证据。近年来，国内学者采用中医中药治疗本病，也取得了一定进展。

(1)西医治疗

1)轻微尿常规检查异常、GFR 正常、血压正常的患者，预后良好，但需要长期(>10 年)定期随诊。

2)中度蛋白尿(尿蛋白>1.0~3.5g/24h)、高血压、GFR 下降的预后中等的患者，需给予全面综合支持治疗 3~6 个月。其中：① GFR>50ml/min 时，若尿蛋白<1g/24h，GFR 正常，只需行支持治疗；若尿蛋白>1.0g/24h，则需在支持治疗的基础上进行糖皮质激素治疗 6 个月。②当 GFR 在 30~50ml/min 时，需支持治疗，酌情使用免疫抑制剂。③当 GFR<30ml/min 时，给予支持治疗，但不推荐使用免疫抑制剂(急进性肾小球肾炎除外)。

3)GFR 急剧下降者，临床表现为急性肾损伤时，首先要除外大量血尿红细胞管型导致的急性肾小管损伤；若临床表现为肾病综合征或急进性肾小球肾炎时，需支持治疗和激素 + 免疫抑制剂治疗。

4)进展缓慢型 IgA 肾病

控制高血压和降低蛋白尿：控制高血压和降低蛋白尿是治疗 IgA 肾病的基础。近几年的随机对照试验表明，RAS 阻断剂对于非糖尿病肾病患者也具有降低尿蛋白和保护肾功能的作用，而其中关于 RAS 阻断剂在肾小球肾炎的研究中，IgA 肾病的研究证据最多。《KDIGO 指南》建议：当尿蛋白>1g/24h 时，推荐使用长效 ACEI 或 ARB 治疗(1B)。如果患者能够耐受，可逐渐加量以控制尿蛋白<1g/24h(2C)；对于尿蛋白在

0.5~1.0g/d 的患者，使用 ACEI 或 ARB 治疗（2D）；尿蛋白＜1g/24h 者，血压的控制目标应当是＜130/80mmHg；当尿蛋白＞1g/24h 时，血压控制目标值应＜125/75mmHg。

糖皮质激素：《KDIGO 指南》中建议，糖皮质激素仅应用于 IgA 肾病高危患者，即经最佳支持治疗 3~6 个月后，尿蛋白仍＞1g/24h，且 GFR＞50ml/min 的患者，单纯口服醋酸泼尼松治疗，一般起始剂量为 0.8~1.0mg/（kg·d），持续 2 个月，然后以每个月 0.2mg/（kg·d）减量，总疗程 6~8 个月。但没有证据建议 GFR＜50ml/min 的患者使用糖皮质激素。当 GFR＜30ml/min 时，给予支持治疗，但不推荐使用免疫抑制剂（急进性肾小球肾炎除外）。

此外，还有两种情况通常被认为是糖皮质激素治疗的适应证，一种是临床表现为肾病综合征和肾活检提示微小病变合并 IgA 肾病者，治疗原则按照肾小球微小病变处理；另一种是新月体型 IgA 肾病，治疗原则参照抗中性粒细胞胞质抗体相关血管炎新月体治疗。

环磷酰胺和硫唑嘌呤：《KDIGO 指南》不推荐环磷酰胺和硫唑嘌呤应用于中度危险患者，只有存在新月体的 IgA 肾病（也称为血管炎性 IgA 肾病）的患者才可应用。

吗替麦考酚酯：吗替麦考酚酯在 IgA 肾病患者中的治疗作用目前存在争议，因此，《KDIGO 指南》不推荐吗替麦考酚酯应用于中等危险的 IgA 肾病患者。

羟氯喹：羟氯喹为 4- 氨基喹啉衍生物类抗疟药，作用和机制与氯喹类似，但毒性仅为氯喹的一半。本品也有抗炎、调节免疫、抗感染、光滤、抗凝等作用。临床上常用于疟疾、过敏性及自身免疫性疾病的治疗。*Am J Kidney Dis* 刊登的一项研究表明，羟氯喹加上优化的肾素 - 血管紧张素 - 醛固酮系统抑制剂可显著减少 IgA 肾病患者 6 个月以上的蛋白尿，无不良事件证据，为 IgA 肾病提供了新的治疗方法。

扁桃体切除问题：当扁桃体炎为血尿的诱发因素时，切除扁桃体可以减少血尿发作的频率，但《KDIGO 指南》不建议切除扁桃体。

（2）中医辨证论治：中医学理论认为，IgA 肾病的发生，多由于人体御邪能力不足之时，外感风热之邪，或由于饮食不节、思虑劳倦过度，损伤脾、肾、肝诸脏所致。因此，外感风热、饮食劳倦是 IgA 肾病发病的主要原因，而禀赋不足、卫表不固则是其发病的内在因素。

根据 IgA 肾病的临床表现，治疗时应分为发作期和缓解期论治。发作期可分上焦湿热和中焦湿热两种证型；缓解期则以阴虚内热、气阴两虚和脾肾气虚为多见。

1）发作期（肉眼血尿期）：多见于风热袭肺，灼伤血络，或湿热结于胃肠引起的急性发作。临床以肉眼血尿为主。治疗的重点应是清热解毒，清化湿热。

上焦湿热证

主症：发热，咽喉红肿疼痛，或扁桃体红肿或化脓，或咳嗽，痰黏不利，或皮肤疖肿，腰酸痛，尿赤，舌红苔黄，脉浮数。

治则：疏风清热，凉血止血。

药用：金银花 15g，白花蛇舌草 30g，荆芥 10g，玄参 10g，马勃 10g，茜草根 15g，小蓟 30g，紫珠草 20g，生藕节 15g，桔梗 10g，生甘草 6g。水煎 2 次兑匀，分 3 次温服。活血止血胶囊，5 粒 / 次，3 次 /d，冲服。

中焦湿热证

主症：腹痛腹泻，大便不畅或便溏，或口苦胁痛，尿赤尿血，舌红，苔黄腻，脉弦数。

治则：清化湿热，凉血止血。

药用：柴胡 12g，葛根 15g，黄连 10g，广木香 10g，地榆 20g，白茅根 30g，茜草根 15g，地锦草 15g，薏苡仁 30g。每日 1 剂。活血止血胶囊，6 粒 / 次，3 次 /d，冲服。

2）缓解期（镜下血尿期）

阴虚内热证

主症：腰酸腰痛，手足心热，口干咽燥，尿液持续有镜下血尿。舌红少苔，脉细数。

治则：滋阴清热，凉血止血。

方药：小蓟饮子加减。生地黄 30g，女贞子 15g，墨旱莲 15g，牡丹皮

15g，白茅根 30g，石韦 30g，地锦草 30g，茜草根 15g，当归 15g，苍术 15g。每日 1 剂。活血止血胶囊，5 粒 / 次，3 次 /d，冲服。

此型属虚中夹实证，治疗应扶正祛邪，扶正以调整脏腑阴阳，祛邪以清除循环免疫复合物。方中当归、苍术独具此功，以下两证亦如此。

气阴两虚证

主症：一般指脾气虚和肾阴虚并见。疲乏无力，腰膝酸软，手足心热，口干不思饮，自汗或盗汗，易感冒，镜下血尿持续不消，或伴见蛋白尿，舌质淡红，舌苔薄白，脉细数。

治则：益气养阴，凉血止血。

方药：大补元煎加减。黄芪 30g，太子参 15g，当归 15g，生地黄 30g，山萸肉 15g，女贞子 15g，墨旱莲 15g，白茅根 30g，地锦草 15g，茜草根 15g，藕节 15g，牡丹皮 15g。每日 1 剂。活血止血胶囊，6 粒 / 次，3 次 /d，冲服。

脾肾气虚证（镜下血尿日久不消）

主症：体倦乏力，纳差腹胀，腰膝酸软，头晕耳鸣，镜下血尿持续不消，或伴见蛋白尿，面色少华，舌淡红、胖大、边有齿痕，苔白厚，脉沉弱。

治则：健脾补肾，益气摄血。

药用：黄芪 30g，党参 15g，当归 15g，女贞子 15g，墨旱莲 15g，枸杞子 15g，菟丝子 15g，苍术 15g，蒲黄炭 15g，茜草根 15g，小蓟 30g，怀山药 20g，益智仁 15g，每日 1 剂。活血止血胶囊，6 粒 / 次，3 次 /d，冲服。

对久病血尿者，更应加强活血化瘀之力，加用桃仁、红花、川芎、三七之类，方能收效，IgA 肾病血尿尤为如此。

【临证经验】

1. 控制血压是 IgA 肾病长期治疗的基础。对有高血压的 IgA 肾病患者，应积极控制血压，首选 ACEI 或 ARB 类药物。目标血压应控制在 125/75mmHg 以下。

2. 尿蛋白 1~3.5g/24h，肾功能正常的 IgA 肾病患者，给予激素治疗（醋酸泼尼松 0.5mg/kg，隔日口服），并在 1、3、5 月初分别用甲泼尼龙 1g/d，冲击 3 天，总疗程 6 个月，可以降低尿蛋白、保护肾功能，而且短期治疗能够使患者长期受益。

3. IgA肾病多以血尿为主要临床表现，故止血便成了治疗的主要目标。刘教授认为，治疗肾小球源性血尿决不能见血止血，过早地使用收涩性较强的止血药，以免造成血栓的形成，损害肾小管，而应在辨证的基础上加用凉血止血药，如大蓟、小蓟、藕节、紫珠草、白茅根、地榆、大黄等，或活血止血药，如蒲黄、茜草根、三七等。对病程日久，血尿不止的患者，更应采用活血化瘀法治疗。刘教授常用三七、琥珀各等份，研为极细粉末，装入胶囊，每粒0.3g，5粒/次，3次/d，冲服，有很好的疗效。

（四）薄基底膜肾小球病

1. 诊断要点 本病有家族史，故原称为良性家族性血尿。其临床特点是持续性镜下血尿，无水肿、高血压、蛋白尿和肾衰。肾活检电镜下，肾小球基底膜变薄（成人<250~265nm，儿童随年龄调整）是其病理特征。

2. 治疗方法 目前西医尚无特殊疗法，中医治疗也在探索阶段。根据辨证论治原则，一般以肺肾气阴两虚证为多见，表现为疲乏无力，少气懒言，手足心热，虚烦失眠，潮热盗汗，口干咽燥，舌质红，少苔，脉细数。治以益气养阴止血。方用大补元煎加减：黄芪30g，太子参15g，生地黄20g，女贞子15g，墨旱莲15g，当归15g，牡丹皮10g，地骨皮15g，白茅根30g，小蓟30g，藕节15g。

（五）遗传性肾炎

1. 诊断要点 有明显的家族史，以青年男性为多见，约占慢性肾炎综合征的3%。起病隐匿，小儿时仅有无症状性轻度蛋白尿和反复发生的血尿，约60%患儿可为肉眼血尿，常在激烈运动后或上呼吸道感染后加重，肾功能缓进性减退，常伴有耳鸣、眼异常（圆锥形或球形晶状体病、近视、白内障、视网膜病变）。

2. 治疗方法 无特殊疗法，只能对症治疗。可试用中医药治疗。临床以肝肾阴虚型为多见。表现为头晕耳鸣，视力减退，腰酸腿软，咽干口燥，五心烦热，虚烦失眠，舌红少苔，脉沉细或弦细。治宜滋补肝肾，活血止血。方用杞菊地黄汤加减：枸杞子10g，白菊花10g，生地黄20g，吴茱萸10g，女贞子10g，墨旱莲10g，茯苓10g，牡丹皮10g，蒲黄10g（包煎），白茅根 30g，茜草根 10g，三七粉 1.5g（分 3 次冲服）。

（六）过敏性紫癜性肾炎

过敏性紫癜是一种主要累及皮肤、胃肠道、关节和肾脏的系统性小血管炎，伴有肾脏损害者称为过敏性紫癜性肾炎，发生率可高达 12%~40%，好发于儿童，80%~90% 的患者发病年龄为 7~13 岁，成人发病率低，男女发病比例为（1.2~1.8）∶1。过敏性紫癜性肾炎发病有一定季节性，以春秋两季居多。

1. 病因病机 引起过敏性紫癜的病因与感染（细菌、病毒、衣原体及寄生虫）、食物（如鱼、虾、蟹、蛋、鸡、牛奶等）、药物（如青霉素、氨苄青霉素、头孢素类抗生素等）以及疫苗接种、昆虫叮咬、寒冷刺激等有关。过敏性紫癜的发病机制至今仍不完全清楚，但已明确的机制之一为蛋白质及其大分子变应原作为抗原，刺激人体产生抗体（主要为 IgG），抗原与抗体两者结合形成抗原 - 抗体复合物，沉积于小血管和毛细血管内膜，激活补体，导致中性粒细胞的游走、趋化及一系列炎性介质的释放，引起血管炎症反应。此种炎性反应除见于皮肤、黏膜小动脉及毛细血管外，尚可累及肠道、肾脏及关节腔等部位小血管。

2. 病理类型 光镜下，过敏性紫癜性肾炎的肾脏病理改变与 IgA 肾病相似，主要表现为以 IgA 沉积为主的系膜增生性肾小球肾炎，可伴不同程度新月体形成。其病变可以从肾小球基本正常到弥漫性系膜增生，也可见节段性增生及毛细血管内皮细胞增生。电镜下可见肾小球系膜区和毛细血管壁电子致密物沉积，与 IgA 沉积分布一致，因此，须与其他系膜区 IgA 沉积疾病鉴别，如狼疮性肾炎。

3. 临床表现 过敏性紫癜在各年龄段均可发病，但年轻患者居多。紫癜性皮疹可在伸肌侧反复发作。可出现多关节痛（通常不伴关节肿胀）和胃肠道血管炎引起的腹痛。严重的患者可出现血性腹泻和肠套叠。大多数儿童过敏性紫癜为自限性疾病。在成人过敏性紫癜患者中，紫癜、关节痛和胃肠道症状的发生率分别为 95%、60% 和 50%。

过敏性紫癜相关肾脏损害多为一过性。急性期需注意尿异常改变。患者多为镜下血尿和蛋白尿，肉眼血尿少见。无症状性尿异常是其最常见的临床表现。20%~30% 的患者可出现肾病综合征表现。新月体性肾小球肾炎可能导致急性肾损伤。

4. 诊断要点

(1)常见于 7~13 岁儿童，但任何年龄均可发病。

(2)发病前 1~3 周，有低热、咽痛、全身不适、乏力或上呼吸道感染。

(3)过敏性紫癜的经典四联症为皮肤、胃肠道、关节和肾脏受累，但临床上并非均伴有四联症。皮疹多发于臀部和下肢伸侧，出血性斑点略高出皮面，呈斑点状，也可融合成片。25%~90% 的患者表现为腹部绞痛、恶心、呕吐、黑便或便血。关节受累多发生于踝关节和膝关节。本病肾脏受累率为 20%~100%，多为镜下血尿和蛋白尿，肉眼血尿少见。近一半患者表现为肾病综合征。

(4)血小板计数、功能及凝血检查正常，50% 的患者血清 IgA 升高，血冷球蛋白多呈阳性。成人过敏性紫癜确诊必须存在肾脏或皮肤活检发现有 IgA 沉积。

(5)临床上可表现为 IgA 肾病、急性肾炎、肾病综合征及急进性肾炎等类型。

5. 临床分类

(1)单纯性血尿：无蛋白尿或伴有轻度蛋白尿(<0.1g/24h)。

(2)肾炎综合征：有以血尿为主的蛋白尿、水肿或伴高血压、肾功能损害。

(3)肾病综合征：有过敏性紫癜的特征又具备大量蛋白尿(>3.5g/24h)。

6. 治疗方法

西医学对本病尚无一致的治疗方案，糖皮质激素对缓解腹部症状和关节受累有效，但对肾脏病变的疗效并不理想。刘教授长期以来以中药为主治疗非肾病综合征型患者，取得了较好的效果。

(1)西医治疗：部分过敏性紫癜患者在早期可出现一过性肾炎表现，但可自行缓解，不需治疗。轻型过敏性紫癜性肾炎报道较少，单纯激素治疗一般无效，且对过敏性紫癜患者早期应用糖皮质激素不能预防肾炎的发生。缓慢进展型紫癜性肾炎首选 ACEI 或 ARB 控制血压及蛋白尿。参照《KDIGO 指南》,可加用糖皮质激素(如醋酸泼尼松 0.5~1mg/kg/d),但需权衡获益与风险。相比 IgA 肾病,紫癜性肾炎容易发生新月体肾小球肾炎,尤其在病程早期。对于该类型患者,治疗应采取糖皮质激素联合环磷酰胺或硫唑嘌呤等细胞毒性药物或免疫抑制剂,甚至血浆置换或甲泼尼龙冲击治疗等。目前对过敏性紫癜性肾炎治疗建议如下。

1)新月体性肾小球肾炎的治疗同新月体性 IgA 肾病。

2)其他类型过敏性紫癜性肾炎(包括肾病综合征)的治疗同 IgA 肾病。

3)高血压:首选 ACEI 或 ARB。控制目标血压:尿蛋白<1.0g/24h 者,血压应控制在 130/80mmHg 以下;尿蛋白>1.0g/24h 者,血压应控制在 125/75mmHg 以下。

4)改善血管通透性药物:①大剂量(5~10g/d)维生素 C 静脉注射,持续用药 5~7d,疗效较好。②曲可芦丁,300mg/ 次,2~3 次 /d,口服。

5)对症治疗:腹痛较重者,可予阿托品或山莨菪碱口服或皮下注射;关节痛者,可酌用镇痛药;呕吐严重者,可用止吐药;伴发呕血、血便者,可给予抑制胃酸分泌等治疗。

(2)中医疗法:中西医结合治疗过敏性紫癜性肾炎有较好的效果,特别对慢性反复发作性和紫癜性肾炎。治疗最好按不同临床表现如隐匿型肾小球肾炎、急性肾小球肾炎、慢性肾小球肾炎、肾病综合征及急进性肾小球肾炎等类型,采取中西药有机结合治疗。

1)隐匿型肾小球肾炎型:此型的临床特点是无症状性血尿和(或)蛋白尿,约占本病的 50%。对此型患者的治疗,刘教授的经验是只采取中药治疗,便能获得较好的疗效,无需采用激素。

中药治疗可采用具有清化湿热、活血化瘀功效的清热健肾汤(刘宝厚教经验方)加减治疗。

药用:金银花 30g,桑叶 10g,紫草 15g,青风藤 15g,益母草 20g,生地黄 20g,赤芍 15g,牡丹皮 10g,桃仁 15g,红花 10g,蝉蜕 10g,生甘草 5g。血尿选加白茅根 30g,小蓟 20g,藕节 15g,紫珠草 30g;气虚者加黄芪 30g,

黄精 15g，太子参 15g；阴虚者加龟甲 30g（先煎），知母 10g，玄参 10g，地骨皮 15g；关节痛者加五加皮 15g，鸡血藤 20g。水煎 2 次兑匀，分 3 次服。如有扁桃体炎可同时应用抗生素。待病情控制后，摘除扁桃体。

2）急性肾小球肾炎型：约占本病的 30%，治疗宜采取西药对症治疗和中医药治疗。对症治疗如抗感染、降压、抗凝等。

中药治疗可采用清化湿热，活血化瘀的清热健肾汤加（刘宝厚经验方）减治疗。

药用：白花蛇舌草 30g，半枝莲 20g，青风藤 15g，龙葵 15g，蝉蜕 10g，白茅根 30g，石韦 30g，当归 10g，益母草 20g，每日 1 剂。血尿加小蓟 20g，藕节 15g；皮肤紫癜加紫草 15g，牡丹皮 15g，生地黄 20g；或合用雷公藤多苷片，1~2 片 / 次，3 次 /d。

3）慢性肾小球肾炎型：部分患者病情迁延，表现为血尿、蛋白尿、高血压和缓慢进展的肾功能损害，可按照慢性肾炎予以积极治疗。

4）肾病综合征型：目前是否采用激素治疗，仍有争议。据刘教授的经验，对肾病综合征型和腹型还是应用激素治疗为好，因激素有抑制抗原 - 抗体反应、减轻炎性渗出、改善血管通透性等作用。但必须配合中药治疗，以减轻激素的不良反应，减少复发。对使用激素治疗效果不佳或反复发作者，可联合环磷酰胺治疗。

5）急进性肾小球肾炎型：此型临床少见，但由于预后差，故应按急进性肾炎予以积极治疗。

【临证经验】

1. 清热解毒法治疗紫癜性肾炎　过敏性紫癜性肾炎的病因迄今尚未完全阐明，多数学者认为与细菌或病毒感染有关。通过大量临床观察发现，本病的发生、复发、加重和迁延不愈，多与呼吸道感染、扁桃体炎密切相关。因此，在治疗上预防感染或控制感染是非常重要的一个环节。抗生素只能起到杀菌或抑菌作用，而不能清除细菌或病毒所产生的毒素，因此可选用清热解毒类中药以加强疗效，刘教授认为，中药的清热解毒作用，既能杀菌或抑菌，又能清除细菌或病毒所产生的毒素，起到“菌毒并治”的双重功效。所以，中医中药治疗本病有较好的疗效。

刘教授常采用清热健肾汤(刘宝厚经验方)加减治疗。药用:白花蛇舌草30g,半枝莲15g,紫草15g,益母草20g,生地黄20g,赤芍15g,牡丹皮10g,桃仁15g,红花10g,蝉蜕10g,生甘草5g,水煎2次兑匀,分3次服。血尿选加白茅根30g,小蓟20g,藕节15g,紫珠草30g;气虚者加黄芪30g,黄精15g,太子参15g;阴虚者加龟甲30g(先煎),知母10g,玄参10g,地骨皮15g;关节疼痛者加青风藤15g,五加皮15g,鸡血藤20g。如有扁桃体炎可同时应用抗生素,待病情控制后,摘除扁桃体。

2. 活血化瘀法在过敏性紫癜中的应用 过敏性紫癜属中医的斑疹、肌衄范畴,其病机为热伤血络,脉络瘀阻,故活血化瘀是其必不可少的治法,活血化瘀药如丹参、赤芍、牡丹皮、桃仁、红花、益母草、泽兰等尤为常用。刘教授观察到清热解毒药配合活血化瘀药不仅能提高清热解毒和抗过敏的效果,而且对改善血液循环(包括肾脏的微循环)有很好的作用。总之,清热解毒、祛风通络、活血化瘀是治疗过敏性紫癜性肾炎之大法。

(七) 狼疮性肾炎

系统性红斑狼疮是一种多因素参与的系统性自身免疫性疾病,由于体内有大量致病性自身抗体和免疫复合物,造成组织损伤,临床可以出现各个系统和脏器损害的症状,但以肾脏受累最为常见。当其损害肾脏时称为狼疮性肾炎。

1. 病因病机 狼疮性肾炎的发生与遗传因素密切相关,自身抗体对其发病至关重要,包括抗双链DNA抗体、抗Sm抗体、C1q抗体和抗核抗体等。其中抗双链DNA抗体对狼疮性肾炎的发病尤为重要。新近发现,T细胞亚群可能与狼疮性肾炎进展有关。

2. 临床表现

(1)肾脏表现:狼疮性肾炎肾脏受损与肾小球组织学改变相关,可表现为单纯性血尿或蛋白尿,血尿、蛋白尿伴水肿和(或)高血压,即肾炎样表现;也可表现为大量蛋白尿、低蛋白血症、水肿,即肾病综合征样表现(发生率达45%~65%);甚至有急进性肾炎样表现,表现为大量蛋白尿,伴肾功能急剧减退(发生率达10%~20%)。也可呈现小管间质病变,而肾小管酸中毒较为少见。部分狼疮性肾炎患者可发展为慢性肾衰竭。

(2)肾外表现：系统性红斑狼疮病情活跃时常出现乏力、低热、食欲减退和消瘦的非特异性症状，可伴脱发，口腔或鼻黏膜溃疡，关节痛和非变形性关节炎，皮肤改变如光过敏、雷诺现象、面部蝶形红斑等。血液系统损害常见，表现为自身免疫性溶血性贫血、血小板和白细胞减少及血栓形成。累及神经系统时可表现为头痛、抽搐、神经麻痹、昏迷或精神病。此外，40% 的患者尚可出现胸膜炎、心包炎等浆膜腔炎；1/4 的患者可出现脾脏和淋巴结肿大；易合并抗磷脂综合征，导致流产和血栓形成等表现。

3. 病理分型 狼疮性肾炎的病理分型主要参照国际肾脏病学会（ISN）/ 肾脏病理学会（RPS）标准（见表 5-4-1 狼疮性肾炎病理分型）。

表 5-4-1 狼疮性肾炎病理分型

分型	病理学改变
Ⅰ型	轻微系膜性狼疮性肾炎，光学显微镜下肾小球正常，免疫荧光和电子显微镜示系膜区免疫复合物沉积
Ⅱ型	系膜增生性狼疮性肾炎，系膜细胞增生伴系膜区免疫复合物沉积
Ⅲ型	局灶性狼疮性肾炎 Ⅲ(A)单纯活动性病变；局灶增生性狼疮性肾炎 Ⅲ(A/C)活动性和慢性病变：局灶增生和硬化性狼疮性肾炎 Ⅲ(C)慢性非活动性病变：局灶硬化性狼疮性肾炎
Ⅳ型	弥漫性狼疮性肾炎 Ⅳ-S(A)或Ⅳ-G(A)单纯活动性病变：弥漫节段性或弥漫球性增生性狼疮性肾炎 Ⅳ-S(A/C)或Ⅳ-G(A/C)活动性和慢性病变：弥漫节段性或弥漫球性增生和硬化性狼疮性肾炎 Ⅳ-S(C)或Ⅳ-G(C)慢性非活动性病变伴硬化：弥漫节段性或弥漫球性硬化性狼疮性肾炎
Ⅴ型	膜性狼疮性肾炎
Ⅵ型	严重硬化性狼疮性肾炎 ≥90% 的肾小球球性硬化，无活动性病变

注：A：活动性（active）；C：慢性（chronic）；G：球形（global）；S：阶段性（segmental）

4. 诊断

(1)诊断标准：目前多参照美国风湿病学会（American College of

Rheumatology，ACR）修订的诊断标准，凡符合以下 11 项中任何 4 项或 4 项以上者，即可诊断为系统性红斑狼疮，其诊断的敏感性及特异性达 96% 以上。具体诊断标准如下。

1）颧部蝶形红斑：颧部扁平或高出皮肤的固定性红斑，常不累及鼻唇沟部位。

2）盘状红斑：隆起红斑，表面附有角质性鳞屑和毛囊损害，陈旧病灶可见皮肤萎缩。

3）光过敏：有光过敏史或检查时发现日光照射引起的皮损。

4）口腔溃疡：口腔或鼻咽部无痛性溃疡。

5）关节炎：非侵蚀性关节炎，累及两个或两个以上的周围关节，特征为关节肿、痛或积液。

6）浆膜炎：①胸膜炎，有胸痛史，体检可闻及胸膜摩擦音，发现胸腔积液；②心包炎，闻及心包摩擦音，或心电图、超声心动图证实有心包积液。

7）肾损害：①持续性蛋白尿 $>0.5g/dl$；②细胞管型，为红细胞、血红蛋白、颗粒管型或混合性管型。

8）神经系统病变：①癫痫发作，排除药物和代谢紊乱，如尿毒症、酮体血症或电解质紊乱；②精神障碍，排除药物和代谢紊乱（同上）。

9）血液学异常：①溶血性贫血伴网织红细胞增多，或②白细胞减少，$<4\times10^9/L$，或③淋巴细胞减少，$<1.5\times10^9/L$，或④血小板减少，$<100\times10^9/L$，排除药物所致。

10）免疫学异常：①红斑狼疮细胞阳性，或②抗双链 DNA 抗体滴定度升高，或③抗 Sm 抗体阳性，或④梅毒血清试验阳性。至少持续 6 个月，并由梅毒螺旋体制动试验（TPI）或荧光密螺旋体抗体吸收试验（FTA）证实不是梅毒。

11）免疫荧光抗核抗体阳性。

（2）狼疮活动性的判断：目前尚无统一的标准，可用下面的简单积分法粗略地判断疾病活动情况。每项计 1 分。

1）发热；

2）关节炎；

3）浆膜炎；

4）典型皮疹；

5）神经精神症状；

6）脱发；

7）全身中毒症状；

8）尿常规异常；

9）红细胞沉降率＞50mm/h；

10）贫血；

11）白细胞减少；

12）血小板减少；

13）心电图显示心肌受损；

14）低补体血症；

15）红斑狼疮细胞阳性；

16）抗核抗体 ≥ 1∶80；

17）抗双链 DNA 抗体（+）。

如总分低于 3 分，则没有活动；4~5 分为轻度活动；6~7 分为中度活动；≥ 9 分为重度活动。

5. 鉴别诊断 由于本病临床表现复杂，不典型病例的误诊率较高，国内报道约为 30%。临床上必须与原发性肾小球疾病、慢性活动性肝炎、痛风、感染性心内膜炎、特发性血小板减少性紫癜、混合性结缔组织病等相鉴别。

（1）类结缔组织病：类结缔组织病是指患者存在自身免疫性疾病的临床表现和血清学标志（如抗核抗体阳性），但不符合任何一种特定结缔组织病（如系统性红斑狼疮、类风湿性关节炎、干燥综合征等）的分类标准。这类疾病可能表现为非特异性症状，如关节痛、皮疹、乏力等，部分患者可能随时间进展为明确的结缔组织病。

（2）类风湿性关节炎：类风湿性关节炎肾损伤患者以关节侵蚀性病变为特点。肾组织活检病理以系膜增生性肾小球肾炎多见。而系统性红斑狼疮相关关节炎对关节的损害为非侵蚀性；同时，狼疮性肾炎在病理上以肾小球内大量免疫复合物沉积为特征(光镜下可见“满堂红”现象,免疫荧光多呈满堂亮现象)、血清学标志物,如抗核抗体、抗 dsDNA 抗体阳性。

6. 西医治疗

(1)根据不同病理类型的治疗方案

1)Ⅰ和Ⅱ型的治疗:激素和免疫抑制剂的使用取决于肾外狼疮性肾炎的临床表现。对蛋白尿>3g/d 且病理表现为轻微病变或局灶增生硬化的Ⅱ型狼疮性肾炎患者,建议使用糖皮质激素或钙调磷酸酶抑制剂(CNI)。

2)增殖性狼疮性肾炎的治疗:包括初始诱导治疗和维持治疗两个阶段。

①初始诱导治疗方案及疗程:推荐联合应用糖皮质激素和免疫抑制剂,如环磷酰胺或霉酚酸酯。

糖皮质激素联合每月静注环磷酰胺 0.5~1g/m² 体表面积,共 6 个月。

糖皮质激素联合每 2 周小剂量注射环磷酰胺 500mg,共 3 个月。

糖皮质激素联合口服环磷酰胺 1.0~1.5mg/(kg·d),共 2~4 个月。

糖皮质激素联合霉酚酸酯 3g/d,共 6 个月。

对于严重增生性肾小球肾炎,其可快速进展至肾功能不全,常有弥漫性(>50%)肾小球新月体形成或血管袢坏死,考虑采用足量间断环磷酰胺静脉冲击治疗或考虑使用霉酚酸酯治疗。

初始诱导治疗的疗程为 3~6 个月,若病情稳定且达到部分缓解或完全缓解,则进入维持治疗;若治疗反应差,则选择其他初始诱导治疗的替代方案。维持治疗疗程 6~24 个月。对于完全缓解患者可逐渐在 1 年内减少甚至停止治疗,而部分缓解患者须继续维持治疗。

②维持治疗方案及疗程:推荐将小剂量糖皮质激素(≤10mg/d 醋酸泼尼松或其他等量糖皮质激素)与霉酚酸酯(1~3g/d)、硫唑嘌呤(AZA)1.5~2.5mg/(kg·d)或钙调磷酸酶抑制剂(当不能耐受硫唑嘌呤及霉酚酸酯时)联合使用。维持治疗疗程:

完全缓解后,建议维持治疗持续 1 年以上,而后考虑减少免疫抑制剂剂量。

若在维持治疗减量时出现肾功能恶化和(或)蛋白尿增加,建议将免疫抑制治疗剂量增加至初始控制狼疮性肾炎的剂量。

若维持治疗12个月仍未达到完全缓解,在考虑转变治疗方案前应先进行重复肾活检。

3) V型狼疮性肾炎的治疗:对于蛋白尿属非肾病综合征范围且肾功能稳定的单纯V型狼疮性肾炎患者,推荐使用羟氯喹、肾脏保护及控制肾外狼疮治疗。对于持续存在肾病综合征范围蛋白尿的单纯V型狼疮性肾炎患者,建议除肾脏保护治疗外,加用适量糖皮质激素及以下任一种免疫抑制剂治疗,即霉酚酸酯、硫唑嘌呤、环磷酰胺或钙调磷酸酶抑制剂。

4) 复发与难治性狼疮性肾炎的治疗:对于狼疮性肾炎复发患者,建议使用原治疗方案诱导缓解治疗。若重复使用原治疗方案导致环磷酰胺过量,推荐使用不含环磷酰胺的初始治疗方案。对于一个疗程的初始方案治疗后,血肌酐或尿蛋白水平仍继续升高者,可考虑重复肾活检,以鉴别原因是活动性病变还是瘢痕等慢性病变。若为活动性病变,可换用其他初始治疗方案重新治疗。经多种常规方案治疗仍无效的狼疮性肾炎患者,可考虑静脉注射丙种球蛋白、钙调磷酸酶抑制剂、利妥昔单抗。

(2) 非特异性治疗　严格控制血压和血脂。高血压是狼疮性肾炎非活动期肾功能恶化和肾储备能力丧失的一个重要因素。常用药物是ACEI、ARB、醛固酮拮抗剂,以及限制饮食中盐和蛋白质摄入、控制血脂、减轻体重、纠正代谢异常(如酸中毒)等方法,保护肾脏。

7. 中医辨证论治

(1) 热毒炽盛证

主症:高热持续不退,烦躁不安,甚则神昏谵语,关节疼痛,肌肉疼痛,肢体水肿,面部对称性红斑,色泽鲜红,口舌生疮,舌质红或紫暗,苔黄而干,脉洪数。本证多见于系统性红斑狼疮活动期。

治法:清热解毒,凉血活血。

方药:清瘟败毒饮(《疫疹一得》)加减。水牛角20g(先煎),生地黄20g,黄芩10g,黄连10g,栀子15g,牡丹皮10g,赤芍15g,知母10g,玄参10g,白花蛇舌草30g。水煎2次兑匀,分3次服。

加减：热盛加生石膏30g(先煎)；血尿加小蓟30g，藕节15g；皮肤红斑加紫草15g，茜草15g；血瘀加丹参20g，全蝎15g；关节疼痛加青风藤20g，鸡血藤20g。

(2)阴虚内热证

主症：持续低热，手足心热，面颧潮红，自汗盗汗，口干咽燥，腰酸腿软，关节疼痛，尿黄便干，脱发，舌质红，苔少或镜面舌，脉细数。本证多见于狼疮性肾炎的亚急性期或轻度活动期。

治法：滋阴降火。

方药：知柏地黄丸(《医宗金鉴》)加减。生地黄20g，山茱萸15g，山药15g，茯苓15g，泽泻15g，知母10g，黄柏10g。

加减：热盛者加金银花30g，白花蛇舌草30g；头晕耳鸣者加天麻10g(先煎)，钩藤15g(后下)；关节疼痛加青风藤20g，鸡血藤20g。

(3)肝肾阴虚证

主症：偶有低热，两目干涩，腰酸腿痛，毛发脱落，月经不调或闭经，或头晕目眩，耳鸣，口干咽燥。舌红少津，脉沉细。此证多见于系统性红斑狼疮的缓解期。

治法：滋补肝肾，养阴清热。

方药：大补阴丸(《丹溪心法》)加减。黄柏10g，知母10g，生地黄20g，龟甲30g(先煎)，女贞子15g，墨旱莲15g，泽兰15g。

加减：血尿、蛋白尿明显者加小蓟20g，茜草15g，山药15g；若阴虚兼有气虚，神疲体倦、少气懒言者，为气阴两虚证，加黄芪30g，太子参15g。

(4)脾肾气(阳)虚证

主症：面目四肢水肿，疲乏无力，腹胀纳差，腰酸腿软，尿少便溏，面色苍白，舌淡胖大，有齿印，苔白厚，脉沉细。此证是系统性红斑狼疮侵及肾脏发生的狼疮性肾炎或系统性红斑狼疮肾病综合征。

治法：温补脾肾，利尿解毒。

方药：实脾饮(《济生方》)加减。茯苓30g，炒白术15g，木瓜15g，大腹皮15g，炙附子15g(先煎)，益母草30g，车前草30g，泽兰15g，木香10g，炮姜10g。

加减：恶心呕吐者加藿香15g，紫苏梗10g，陈皮10g；腰痛者加焦杜仲15g，炒续断15g。畏寒肢冷者，重用炙附子30g（先煎）。

（5）气阴两虚证

主症：疲乏无力，少气懒言，自汗盗汗，头晕耳鸣，口干咽燥，五心烦热，舌红，少苔，脉细数。此证多见于系统性红斑狼疮经长期糖皮质激素治疗后的患者。

治法：益气滋阴。

方药：六味地黄汤合四君子汤加减。熟地黄20g，山萸肉15g，山药20g，牡丹皮15g，茯苓15g，泽兰15g，太子参15g，炒白术15g。

加减：易感冒者加黄芪30g，防风15g；自汗盗汗者，加糯稻根15g，桑白皮10g，地骨皮15g。

【临证经验】

狼疮性肾炎是一种自身免疫相关性肾小球肾炎，病情千差万别，治疗十分棘手。近年来采用糖皮质激素联合环磷酰胺冲击治疗，对控制狼疮的活动，诱导病情的缓解，起到了较好的治疗效果。但短期应用仍会复发，长期应用则不良反应较大。激素和细胞毒性药物均可降低机体抵抗力，容易诱发感染，且细胞毒性药物易引起白细胞下降和肝损害等，常使治疗方案不能顺利进行，导致缓解率下降，复发率增高。刘教授认为在西医用药方案的基础上，配合中医中药分阶段辨证论治，对减少药物不良反应、增强患者体质和提高西药疗效，均有满意的效果。

四、常见非肾小球性血尿的诊断和治疗

（一）肾结石

1. 诊断要点 在非肾小球性血尿中，由肾结石引起者约占26%，有肾绞痛时，常伴有肉眼血尿或镜下血尿。无症状的肾结石常因其他原因作腹部X线检查时偶然发现。

2. 治疗方法 可根据结石的性质、部位、大小采取相应的治疗措施。对于直径≥0.7cm的肾盂或输尿管上段结石，可采用体外冲击波碎石术治疗。结石≤0.6cm，患者健康状况良好者，可采取体位排石和（或）中药

排石。常用排石中药有：大叶金钱草 30~60g，车前草 30g，石韦 30g，海金沙 15g（包煎），冬葵子 15g，滑石 15g（包煎），甘草 10g。

（二）腰痛—血尿综合征

1. 诊断要点 多见于年轻妇女，口服避孕药可能是致病原因。临床表现为反复肉眼血尿（以正常红细胞尿为主）、肾区钝痛、无或轻度蛋白尿。实验室检查：血纤维蛋白肽 A 水平升高，前列环素刺激因子活力减低。肾动脉造影发现肾内血管终末端狭窄。核素二巯基丁二酸肾扫描，表现为节段性肾缺血。肾活检呈正常肾小球，叶间动脉壁增厚，伴 C3 沉积。

2. 治疗方法 部分患者在停服避孕药或用抗凝治疗后症状缓解。

（三）肾血管异常

肾血管异常是“不明原因血尿”的原因之一，常以血尿为唯一表现，而无其他临床症状，确诊依赖肾血管造影。其病变主要有肾盂和输尿管静脉曲张、肾内动脉瘤、下腔静脉或肾静脉先天畸形、肾静脉血栓形成等。左肾静脉受压综合征，又称胡桃夹现象，是儿童血尿常见的原因，约占 33.3%，其机制为左肾静脉走行于腹主动脉和肠系膜上动脉之间，受其压迫，引起血尿。临床在排除肾小球性血尿及其他继发性血尿外，通过彩超检查可见左肾静脉受压、扩张，>80% 的尿中红细胞形态正常，即可作出诊断。

五、临证经验

血尿的诊断一定要按诊断程序进行，不能只见到尿常规检查潜血阳性，就诊断为血尿，一定要看尿沉渣镜检结果，如高倍视野下红细胞 ≥ 3 个，或 12h 尿沉渣计数红细胞>50 万个，或 1 小时尿红细胞>10 万个，方可诊断为血尿。确诊为血尿后，用相差显微镜分析尿红细胞形态，确定是肾小球源性血尿（来自肾小球）还是非肾小球源性血尿（来自下尿路）。对治疗方案的确定至关重要。

刘教授认为，血尿的病位在肾，多由于热伤脉络或脾肾不固所致。治疗血尿应分清标本虚实，急则治其标，缓则治其本。一般将其分为以下六个证型论治。

(1)上焦湿热，热伤脉络：宜疏风清热，凉血止血。药用：金银花30g，白花蛇舌草30g，荆芥10g，玄参10g，牛蒡子10g，山豆根10g，白茅根30g，茜草根15g，地锦草15g，紫珠草30g，桔梗10g，生甘草6g。加活血止血胶囊(三七、琥珀各等分研末，1.8g/次，3次/d，冲服)。

(2)中焦湿热：宜清热化湿，凉血止血。药用：柴胡12g，藿香10g，薏苡仁30g，白蔻6g，黄连10g，木香10g，生地榆15g，小蓟30g，茜草根15g，地锦草15g。加活血止血胶囊。

(3)下焦湿热：宜清热通淋，凉血止血。药用：萹蓄30g，瞿麦30g，土茯苓30g，石韦30g，小蓟30g，茜草根15g，藕节15g，生地榆15g，生甘草6g。加活血止血胶囊。

(4)阴虚内热：宜滋阴清热，凉血止血。药用：生地黄30g，女贞子15g，墨旱莲15g，牡丹皮10g，白茅根30g，石韦30g，地锦草15g，茜草根15g。加活血止血胶囊。

(5)气阴两虚：宜益气养阴，凉血止血。药用上方加黄芪30g，太子参15g。

(6)脾肾气虚：宜益气健脾止血。药用上方去太子参，加党参15g，枸杞子10g，山药15g，益智仁10g。

治疗血尿，决不能见血止血，过早地使用收涩性较强的止血药，而应在辨证论治的基础上加用凉血止血药，如大蓟、小蓟、藕节、白茅根、地榆、大黄等，或活血止血药，如蒲黄、茜草根、三七等。对病程日久，血尿不止的患者，应采用活血止血的方法治疗。刘教授常采用三七、琥珀各等分，研为极细粉末，装入0.3g胶囊，6粒/次，3次/d，冲服，疗效较好。

第五节　肾性高血压

肾性高血压是指由肾动脉阻塞和肾实质疾病所引起的高血压，前者称之为肾血管性高血压，后者称之为肾实质性高血压，两者的疾病性质不同，引起高血压的始动原因也不同，临床上一般所说的肾性高血压，通常是指肾实质性高血压。高血压不仅会使心血管的并发症加重（左心扩大、心力衰竭），而且会进一步损害肾脏，加速肾实质病变的进展，其危害性大，应给予积极有效的治疗。

一、发病机制

肾实质性高血压的发病除与血容量增加、肾素 - 血管紧张素系统活性增加外，还可能与其他一些因素有关。

（1）容量增加：慢性肾实质疾病时，水钠排泄障碍而致潴留，主要原因为：①肾小球滤过水钠减少；②肾小管对钠转运障碍；③肾实质产生前列腺素减少，致水、钠潴留；④其他钠利尿激素如心钠素、内源性类洋地黄素等物质减少。由于容量增加而发生的高血压，称为容量依赖型高血压。但高血压的持续，主要由周围血管收缩所致，周围血管收缩则与血管壁钠、水含量增加而致血管腔变窄，对儿茶酚胺的反应增强，血管紧张素Ⅱ的作用加大等因素有关。

（2）肾素 - 血管紧张素 - 醛固酮系统：肾实质疾病时，肾血流量不足，使球旁器分泌肾素增加，通过肾素 - 血管紧张素 - 醛固酮系统，全身小动脉收缩，引起肾素依赖型高血压。

（3）肾分泌降压物质减少：肾实质性疾病时，髓质分泌前列腺素、激肽及肾髓质中性物质等减少，引起血压升高。

（4）钠利尿激素：主要是心钠素和内源性类洋地黄素。心钠素的生理作用有增加 GFR，使尿钠排泄量增加，抑制肾素、醛固酮、加压素等释放，总的效应起到降压作用。肾功能不全的肾性高血压患者血中心钠素增高数倍以上，与血压高低呈正相关。故认为，此类患者的心钠素适当增加，可能起到调整加压激素的升压作用。内源性类洋地黄素能抑制 Na^+-K^+-ATP 酶活性、利尿和利钠作用，亦可使小动脉收缩和升高血压。它在慢性肾衰竭和肾性高血压时明显增多。因此，认为这些物质的异常与高血压的发生有一定关系。

（5）交感神经系统的兴奋性增高：绝大部分终末期肾衰竭患者均有不

同程度的系统血管阻力增高，提示慢性肾衰竭患者血管舒张机制受损和（或）血管收缩机制亢进，从生理和病理生理角度分析，导致慢性肾衰竭患者血管舒缩紊乱的最可能原因是交感神经系统的兴奋性增高。

（6）内分泌激素：皮质类固醇、甲状旁腺激素、内皮素等内分泌激素，亦可参与高血压的发病机制。在血压正常时，24h 最高的尿排钠量称为基础排钠量。慢性肾脏病患者由于饮食内摄入的钠超过了基础排钠量，导致钠在体内潴留，从而引起高血压。基础排钠量与原发病有关，是同一种肾实质疾病，具有很大的个体差异性。慢性肾脏病患者如果基础排钠量<20mmol/d，则高血压常较严重，必须严格限制钠的摄入，并使用大剂量的利尿药和降压药。据报道，基础排钠量过低，是“抗药性高血压症”的主要原因之一。利尿药能治疗慢性肾脏病患者的高血压，主要是因为它能增加患者的尿钠排出。

二、诊断要点

肾性高血压的诊断，首先应鉴别是肾脏疾病引起的高血压，还是原发性高血压所致的肾损害。部分慢性肾脏病患者的症状较隐匿，而高血压表现较突出，因此常会被误诊为原发性高血压，两者的鉴别要点是：①肾性高血压发病年龄常较小（<30 岁），而原发性高血压发病年龄常较大（>60 岁）；②肾性高血压常先有肾脏疾病史，在发现高血压的同时或之前就存在尿液检查异常，后者则先有多年的高血压史，后有尿液异常；③前者蛋白尿较严重，常>1.5g/24h，后者较轻，常<1.5g/24h；④肾功能的损害前者出现较早，尤以肾小球功能损害明显，后者则出现较晚；⑤肾性高血压常伴有严重的贫血和低蛋白血症，而高血压引起的肾损害常较轻；⑥眼底改变亦有助于高血压病的诊断。确定为肾性高血压后，需进一步寻找病因，明确原发疾病。临床常见的原发疾病如下：

1. 原发性肾小球疾病　包括急性肾炎和慢性肾炎。

（1）急性肾炎：起病急骤，高血压伴血尿、水肿、少尿，抗链球菌溶血素“O”试验阳性，暂时性补体 C3 降低，红细胞沉降率增大等表现时，应考虑急性肾炎。随着水肿的消退，血压多在 1~2 周内恢复正常。

(2)慢性肾炎：相当部分慢性肾炎患者出现高血压，一般有不同程度的血尿或蛋白尿，同时多伴有肾功能不全和贫血。

2. 导致继发性肾损害的疾病 常见的有系统性红斑狼疮、进行性系统性硬化、过敏性紫癜等。此类疾病多属于全身血管炎性病变，高血压通常出现于病程晚期，与肾功能受累程度相关，影像学及实验室检查可进一步评估肾损害情况。

3. 慢性肾盂肾炎和反流性肾病

(1)慢性肾盂肾炎由以下三种情况组成：①伴有反流的慢性肾盂肾炎(反流性肾病)；②伴有尿路梗阻的慢性肾盂肾炎(慢性梗阻性肾盂肾炎)；③特发性慢性肾盂肾炎(少见)。

(2)反流性肾病中，20%~30%的患者有高血压。梗阻性肾病也可引起高血压，当梗阻缓解后，血压可以有不同程度的恢复。

4. 溶血尿毒症综合征 主要表现为急性微血管内溶血、急性肾衰竭、血小板减少和血管内凝血。任何年龄均可发病，以小儿多见。病情经过可分为前驱期和慢性期。本病在急性期之后可发生严重而持久的高血压，但不同年龄组高血压发生率不同，3岁以下婴幼儿很少发生高血压，3岁以上者高血压发生率高。

5. 先天性多囊肾 可分为①婴儿型多囊肾；②成人多囊肾；③髓质多囊肾。部分患者出现高血压。该病早期即可出现腰部肿物、肾区疼痛，静脉肾盂造影及超声波检查可帮助诊断。

6. 肾素瘤 主要表现为高血压，伴低血钾、乏力、轻瘫、周期性瘫痪等。血肾素-血管紧张素增高，醛固酮分泌增加。肾动脉造影、B超和CT检查可发现肿物。

7. 肾发育不全 肾发育不全是指肾脏比正常体积小50%以上，但肾单位及肾导管的分化和发育正常，只是肾单位的数目减少，肾小叶和肾小盏的数目也减少。可分为以下几个亚型：

(1)单位肾发育不全：本症可分单侧或双侧肾发育不全，以双侧多见。严重者在新生儿即出现口干、多尿、脱水等症状，尿浓缩和钠的重吸收功能减退，最终死于肾衰竭。本症可表现为高血压，但有时血压也可正常，静脉肾盂造影可见肾脏缩小。

(2)节段性肾发育不全：本型较少见。临床上多数病例以严重高血压为主要表现，头痛或并发高血压脑病，其中50%的患者有视网膜病变。高血压者常有蛋白尿和血尿，静脉肾盂造影可见小而形态不规则的肾脏或扩大的肾盏。

(3)少而大的肾单位发育不全：本型为先天性，多于出生后2年内出现进行性肾衰竭的临床表现。

8. **遗传性疾病** 常见遗传性肾炎、利德尔综合征、法布里病等。

三、治疗

肾性高血压的治疗，可采取降压以西药为主，改善症状以中药为主的治疗原则。

(一) 降压药的应用

对肾性高血压患者，应充分控制血压，以避免肾血管的损害和保护肾脏功能。但降压不宜太快，宜缓慢地将血压控制在理想范围。降压靶目标值应根据尿蛋白排泄量确定：尿蛋白<1g/24h，靶目标值为130/80mmHg；尿蛋白>1g/24h，靶目标值为125/75mmHg。糖尿病肾病的血压靶目标值为130/85mmHg，临床显性糖尿病肾病的血压靶目标值应为125/75mmHg。

降压药的选择应遵循：①疗效良好；②作用时间长(以缓释剂或控释剂为佳)；③不良反应小，不影响生活质量；④服用方便；⑤价格低廉等原则。

肾性高血压的降压方法，与原发性高血压相似。一般来说，除严重高血压(舒张压>130mmHg)患者需要2~3种降压药同时使用外，绝大多数患者的治疗从单一种药物、小剂量开始，如依那普利5~10mg/次，1~2次/d，若仍不能控制血压，则逐渐增加药物剂量，或联合用药。过快、过猛地降低血压，会损伤肾小动脉的自身调节能力，导致GFR明显下降。

目前临床上治疗肾性高血压的药物与治疗原发性高血压的药物大致相同。现就各类降压药在肾性高血压中的作用特点简介如下：

1. **血管紧张素转换酶抑制剂(ACEI)及血管紧张素Ⅱ受体拮抗剂(ARB)**

常用得 ACEI 包括依那普利(5~10mg/ 次,每日 1 次)、贝那普利(10~20mg/ 次,每日 1 次)和培哚普利(4~8mg/ 次,每日 1 次)。ACEI 通过抑制血管紧张素Ⅱ的生成发挥降压作用,其对肾小球出球小动脉的扩张作用强于入球小动脉,从而降低肾小球囊内压,因此是治疗肾性高血压的理想药物之一。

但需注意的是,由于肾小球囊内压下降,肾小球滤过减少,可能导致尿量减少和血肌酐升高,尤其在失水、使用利尿剂或充血性心力衰竭时更为明显,甚至可能引发急性肾衰竭。此外,肾功能不全患者使用 ACEI 可能出现高钾血症。在透析脱水过程中,还可能出现严重低血压。因此,当血肌酐>354μmol/L 时,应禁用 ACEI,因此时残存肾小球已很少,依赖高滤过状态代偿,ACEI 会破坏此代偿机制,导致血肌酐迅速升高,并极易诱发高钾血症。

ARB 类药物的应用原则与 ACEI 相似,适用于对 ACEI 存在使用顾虑或出现咳嗽等不良反应的患者。常用药物有氯沙坦钾(25~50mg/ 次,每日 1 次)、厄贝沙坦(150mg/ 次,每日 1 次)和替米沙坦(20mg/ 次,每日 1 次)。

2. **钙通道阻滞剂(CCB)** 可降低外周血管阻力、增加肾血流量,从而有效降低血压。其作用机制主要为抑制钙离子向肌肉细胞内转运,松弛血管平滑肌,扩张血管。该类药物不良反应较轻微,偶见面部潮红、恶心或体位性低血压。常用药物包括:硝苯地平控释片(30~60mg/ 次,1 次 /d),氨氯地平缓释片(5~10mg/ 次,1 次 /d),非洛地平缓释片(5~10mg/ 次,1 次 /d)。

目前认为,ACEI 联合 CCB(如氨氯地平与培哚普利)在降压和改善代谢方面具有协同作用。两药联用不仅能增强降压效果,还可改善代谢异常、抗动脉硬化,进一步强化靶器官保护,使患者获益更多。

3. **α 受体阻滞剂** 常用药物如哌唑嗪,起始剂量为每次 0.5~1mg,每日 3 次,可逐渐增加至每次 2~5mg,每日 3 次。需注意该药可能引起体位性低血压和钠潴留。对于肾功能损害患者,不宜长期使用。

4. β 受体阻滞剂 常用药物包括普萘洛尔，可抑制肾素分泌，一般不影响肾血流量、肾小球滤过率及钠排泄。对于氮质血症患者，更适合选用纳多洛尔，因其具有增加肾血流量的作用。推荐剂量为每次 40~300mg，每日 1 次。

5. α 和 β 受体阻滞剂 如拉贝洛尔，兼有 α 受体和 β 受体的阻滞作用。由于去甲肾上腺素水平升高是肾衰竭高血压的原因之一。因此，从理论上说，此类药治疗肾衰竭高血压是有利的。

6. 中枢性降压药 如甲基多巴与可乐定，可引起钠潴留，需与利尿剂合用。

7. 血管扩张剂 如肼屈嗪，能直接扩张血管，引起钠潴留和反射性心动过速，需与利尿剂和交感神经阻滞剂合用。

8. 利尿剂 噻嗪类利尿剂可用于轻度肾功能不全者，当 GFR<30ml/min 时，一般无效；在氮质血症患者与袢利尿剂（呋塞米）合用时，可有协同作用。呋塞米可用于轻、中度肾功能不全患者，因其作用时间短，对有明显钠潴留者，需每日给药 2~3 次。利尿剂可激活肾素 - 血管紧张素 - 醛固酮系统，但与 ACEI 或 β 受体阻滞剂合用，可预防这种作用。

（二）轻、中度肾功能不全患者高血压的治疗

此时导致肾性高血压发病的主要因素是水钠潴留。因此治疗的首要步骤是限制钠的摄入，每天 80~100mmol（相当于食盐 5~6g）为宜。药物使用方面，轻度肾功能不全者用双氢氯噻嗪，初始剂量为 25mg/d，最大剂量可用至 100mg/d。但在轻、中度肾功能不全时更常用呋塞米，初始剂量为 20mg/d，若无效可加大剂量，最大可用至 400~600mg/d，分 2~3 次用药。使用利尿剂治疗初期，可能会导致 GFR 下降，但继续使用则可使肾功能保持稳定，甚至有所改善。

当上述处理未能有效降低血压时，应加用非利尿性降压药，如 β 受体阻滞剂、ACEI 和钙通道阻滞剂是较好的选择。如：(1) ACEI+ 利尿剂，如依那普利 + 氢氯噻嗪；(2) ACEI+ 钙通道阻滞剂，如苯那普利 + 氨氯地平；(3) ARB+ 利尿剂，如氯沙坦钾 + 氢氯噻嗪；(4) β 受体阻滞剂 + 利尿剂，如倍他洛尔 + 氢氯噻嗪。

（三）终末期肾病患者高血压的治疗

终末期肾病患者进行长期透析后，如能注意维持水钠平衡和保持合适的干体重，约 80%~90% 的患者血压可趋于正常。若透析后血压仍高，应进行降压治疗。当 GFR 下降至正常的 10%~15% 时，利尿治疗即无效。此时患者体内的钠和水主要靠透析排出。因此，充分脱水，以保持干体重，就显得十分重要。在透析前已接受降压药治疗者，应尽可能逐渐减量，直至停药。因为长期使用降压药可使透析患者容易发生低血压。约 10% 的终末期肾病患者的高血压，经限钠和透析脱水仍不能控制者，则应加用降压药。由于这些患者常有肾素 - 血管紧张素 - 醛固酮系统活性增高，因此 β 受体阻滞剂和 ACEI 效果较好，其应用方法同上。为减少血液透析中低血压的发生，降压药最好在非透析日使用。值得注意的是，透析患者如不能保持合适的干体重，而有水钠潴留，就会对降压药产生抗药性，降低治疗效果，血压得不到控制。如果能给予透析脱水，消除水钠潴留，恢复干体重，则可使降压药恢复疗效。

（四）中医辨证论治

1. 肝肾阴虚血瘀证

主症：眩晕，耳鸣，头痛，视物模糊，健忘，手足心热，烦躁失眠，腰酸腿软，舌质暗红，苔薄白，脉弦细数。

治法：滋阴潜阳，活血通络。

方药：天麻钩藤饮加减。天麻 15g，钩藤 15g，生石决明 30g（先煎），野菊花 10g，黄芩 10g，丹参 15g，益母草 30g，地龙 10g，川牛膝 10g，车前草 30g。水煎 2 次兑匀，分 3 次服。

加减：阴虚甚者，加生地黄 15g，鳖甲 30g；肝阳上亢甚者，加磁石 30g，夏枯草 15g；血瘀重者（如舌质暗红，有瘀点或瘀斑）加赤芍 15g，桃仁 10g，红花 10g，水蛭 4.5g（研末，分 3 次冲服）。

2. 气阴两虚瘀阻证

主症：头晕目眩，腰酸肢肿，疲乏无力，纳食不香，手足心热，烦躁失眠，面色晦暗无华，唇舌暗或有瘀点或瘀斑，苔白厚，脉沉涩。

治法：补气养阴，活血通络。

方药：补阳还五汤合六味地黄汤加减。黄芪30~60g，当归15g，赤芍15g，生地黄15g，吴茱萸10g，地龙15g，泽兰15g，桃仁10g，红花10g。水煎2次兑匀，分3次服。

加减：水肿甚者加猪苓30g，泽泻15g；痰多者加清半夏10g，天竹黄10g；语言不利者加菖蒲10g，远志10g。

3. 脾肾阳虚瘀阻证

主症：畏寒肢冷，面浮肢肿，倦怠乏力，脘腹胀满，少食纳呆，恶心呕吐，腰酸膝软，夜尿清长，舌质暗淡，有齿印，脉沉弱。

治法：温补脾肾，利水活血。

方药：济生肾气汤加减。熟附片10g，肉桂10g，干地黄12g，山萸肉12g，茯苓20g，泽泻15g，山药15g，丹参20g，车前子30g(包煎)，怀牛膝15g，益母草30g。每日1剂。水煎2次兑匀，分3次服。同服降氮胶囊(大黄、红花、水蛭等)，4粒/次，3次/d，若大便稀，2次/d为宜。

加减：恶心呕吐明显者，加藿香10g，姜半夏10g，伏龙肝30g；少食纳呆，脘腹胀满者，加炒白术15g，大腹皮15g，草豆蔻6g。

4. 气滞血瘀证

主证：眩晕，头涨痛，痛处固定，经久不愈，面色灰暗，舌淡、边有瘀点，脉弦涩。

治法：疏肝理气，活血化瘀。

方药：血府逐瘀汤加减。当归30g，川芎15g，赤芍20g，生地黄15g，桃仁10g，红花10g，柴胡10g，枳壳10g，川牛膝10g，益母草30g。

加减：阴虚血分有热者，重用生地黄30g，加牡丹皮10g，焦栀子10g；若有肝阳上亢加菊花10g，夏枯草15g；瘀血日久加全蝎10g，水蛭粉4.5g(分3次冲服)。

四、临证经验

肾性高血压在没有发生肾衰竭时，对降压药物的敏感性与没有肾脏并发症的原发性高血压基本相似，绝大部分患者选用1~2种降压药即可很好地控制血压。但慢性肾衰竭合并高血压患者比原发性高血压患者和无肾衰竭的慢性肾脏病患者对降压药物的敏感性明显降低。在慢性肾衰竭的肾功能代偿期和氮质血症期，近一半的患者需要 3 种以上的降压药方能控制血压，到了肾衰竭期和尿毒症期，近一半的患者需要 4 种以上的降压药物才能控制血压。在使用降压药时，如果患者有水钠潴留，往往会影响降压药的疗效，在此情况下，不论采用西药还是中药治疗，都必须以利尿为主。

肾性高血压属中医辨证中的本虚标实之证，本虚初期多表现为肝肾阴虚，日久逐渐发展为脾肾气阴两虚，到后期多表现为脾肾阴阳两虚之证，并在其发展过程中始终存在“水湿”和“血瘀”的兼症，如面浮肢肿，尿少，眼周黧黑，唇舌紫暗等。因此，刘教授主张治疗必须在辨证的基础上加重利水药和活血化瘀药的使用，往往能提高疗效。这就是中医所说的“血水同源”“血不利则为水”的原理。通过利水可达到降压的目的，所以刘教授常常在利水药中加入适量水蛭、䗪虫一类破血逐瘀药，常会收到较单用利水药更佳的治疗效果，血压也随之下降。

第六节　低蛋白血症

低蛋白血症既不是一个独立的疾病，也不是临床常见的症状，而是一个病理上的概念。所谓低蛋白血症是指血浆总蛋白低于 50g/L，白蛋白低于 30g/L，由此产生的一系列相应临床表现。它常常是许多急、慢性疾病发展到一定病理阶段后的异常表现。

一、低蛋白血症的成因

（一）营养不良

一般认为营养不良包括原发性营养不良和继发性营养缺乏。原发性营养不良又称膳食性营养不良，其成因主要与不良饮食习惯有关。轻者可致体质减弱，血浆蛋白下降，劳动力降低，抵抗力下降。重者则可以直接危及生命。从营养角度来看，烹调方法不当，可致蛋白、维生素类的营养素大量损失，而偏食、忌食某些食物，如不食鱼、肉、蛋、奶及其他有特色的蔬菜等，都可以导致营养素的来源不足，而造成低蛋白血症。另外，不良的饮食习惯，如喜欢大量饮酒，也能影响正常的食物摄入量。

继发性营养缺乏多见于以下原因：

(1)食物摄取障碍：如许多胃肠道疾病及精神系统疾患，均可导致食物摄入不足，或某些常见疾病由于病情需要，采取了相应的限食措施，也是造成营养不良、低蛋白血症的原因，如慢性肾衰竭、糖尿病、高血压病、肥胖症等，都可能因限制蛋白质的摄入而出现低蛋白血症。

(2)食物的吸收障碍：胃肠道的吸收障碍是最重要、最常见的因素，如慢性腹泻，由于肠道过度蠕动，使食物从肠道迅速通过，因而减少了食物充分消化、吸收，久而久之，造成营养不良、低蛋白血症。另外，慢性萎缩性胃炎及胃肠道手术后消化吸收障碍，也是导致营养不良和低蛋白血症的原因。

(3)利用障碍：某些营养成分的吸收利用多与人体脏器功能有关，特别是在肝脏疾患时更是如此。肝功能减低的情况下，常常导致代谢失常。

(二) 合成障碍

蛋白质的合成与肝脏的关系最为密切，肝内蛋白质代谢非常活跃，除了合成其本身所需要的各种蛋白质外，还能合成大部分血浆蛋白，如γ-球蛋白、β-球蛋白、纤维蛋白原、凝血酶原等，肝脏还有储存蛋白质的功能。因此，肝脏在维持血浆蛋白与全身组织蛋白的动态平衡中起着重要作用。一旦肝脏发生病变，血浆蛋白的含量就会降低。血浆蛋白在维持血浆的胶体渗透压中起着重要作用。由于肝脏的炎症、肝细胞破坏或抗原性病变，刺激免疫系统，可致γ-球蛋白升高，以弥补清蛋白减少的部分，这时总蛋白可能变化不大，但白蛋白与球蛋白(A/G)的比值可能变小。

测定血清总蛋白及A/G的比值，可以了解肝脏受损的程度。若A/G<1.25，表示肝功异常；<1.0(即A/G倒置)，表示肝功严重受损；若白蛋白<30g/L，治疗后仍不回升或下降至20g/L以下，表示肝功能严重损伤，预后不良。

对球蛋白成分的分析,也有助于对肝脏病变程度的诊断。如γ-球蛋白可以随肝炎的迁延化、慢性化而增高,这是由免疫球蛋白G(IgG)增多所致,此种慢性肝炎易转变成肝硬化。如用血清蛋白电泳的分析方法,图形出现β-球蛋白和γ-球蛋白互相融合,形成β-γ桥,是晚期肝硬化的特征。

血清总蛋白及白蛋白与球蛋白比值的变化,并非肝病所独有,如肾病、肾炎、重度营养不良、慢性腹泻等,由于蛋白质的丢失(如蛋白尿)或合成原料不足(如营养不良),白蛋白也可降低。

(三) 丢失过多

蛋白的丢失,主要从尿中漏出,多见于肾病综合征、慢性肾小球肾炎,特别是肾病综合征,由于尿中大量蛋白的丢失(尿蛋白>3.5g/24h),肝脏的代谢作用又不能弥补尿蛋白的大量丢失,往往导致血浆蛋白降低(白蛋白<30g/L),出现低蛋白血症。

二、低蛋白血症的诊断标准和临床意义

诊断低蛋白血症至今没有统一标准,但一般情况下,将血浆总蛋白低于50g/L,白蛋白低于30g/L者,诊断为低蛋白血症。低蛋白血症虽然不是一个独立的疾病,但对某些临床相关疾病的诊断却有十分重要的意义。如尿蛋白总量>3.5g,血浆白蛋白低于30g/L,又有不同程度的水肿和高脂血症,就可以诊断肾病综合征。又如血浆蛋白低于正常,且白蛋白与球蛋白(A/G)的比值倒置,常提示肝功能受损;若血浆蛋白低于20g/L以下,表示肝功严重受损。如果血清蛋白电泳图形出现β-球蛋白和γ-球蛋白相互融合,形成β-γ桥,是晚期肝硬化的特征性表现之一,但也可见于其他慢性肝病(如原发性胆汁性胆管炎、自身免疫性肝炎等)

三、低蛋白血症的治疗

(一) 中医辨证论治

低蛋白血症属于中医“水肿”“虚劳”的范畴,人体内的蛋白质与中医学中的人体“精微物质”颇相吻合,其生成与脾、胃、肝、肾关系最为密

切。脾为后天之本，气血生化之源，脾能升清、降浊、散精；肾为先天之本，主藏精，可储藏五脏六腑所生成的精气；肝主藏血，有疏泄周身气机之功能。肝肾同源，精血可以互生，因此肝肾与精血的化生均有密切的关系。若脾、肝、肾三脏功能失调，均可导致人体精、血化生障碍，而出现低蛋白血症。故本症病性以虚为主，或有虚实夹杂。临床常见证有：

1. 肺肾气虚血瘀证

主症：面白无华，面浮肢肿，倦怠乏力，腰膝酸软。易感冒，自汗，手足不温，舌淡红，苔白，脉弱。

治法：益气固表，利水活血。

方药：益气健肾方（刘宝厚经验方）加减。黄芪 30~60g，党参 15g，生地黄 20g，山茱萸 10g，女贞子 15g，墨旱莲 15g，当归 20g，益母草 30g，赤芍 15g，水蛭 4.5g（研细冲服）。水煎 2 次兑匀，分 3 次服。

加减：水肿甚者，加车前子 30g（包煎），怀牛膝 15g；若畏寒肢冷，加附片 15g，桂枝 10g。

2. 脾肾阳虚寒瘀证

主症：面色㿠白，形寒肢冷，神疲乏力，腹胀纳差，腰膝酸软，尿少，双下肢水肿，按之凹陷不起，甚则出现胸腹腔积液。舌质暗淡或有瘀斑、瘀点，舌体胖、有齿印，苔白或腻，脉沉细或沉迟无力。

治法：温肾健脾，利水活血。

方药：温阳健肾方（刘宝厚经验方）加减。黄芪 60g，鹿角胶 10g，淫阳藿 15g，肉苁蓉 15g，菟丝子 15g，女贞子 15g，山药 30g，黑大豆 30g，猪苓 30g，益母草 15g，莪术 15g。每日 1 剂，水煎 2 次兑匀，分 3 次服。

加减：水肿甚者，加车前子 30g（包煎），怀牛膝 15g，茯苓 30g，泽泻 15g；若畏寒肢冷，加附片 15g，桂枝 10g。

3. 肝肾阴虚热瘀证

主症：头晕耳鸣，腰膝酸软，咽干舌燥，五心烦热，潮热盗汗，视物模糊，性功能低下或月经不调，双下肢水肿，舌红少苔，脉弦细或细数。

治法：滋补肝肾，养阴活血。

方药：养阴健肾方（刘宝厚经验方）加减。生地黄 20g，玄参 15g，牡丹皮 15g，地骨皮 15g，女贞子 15g，墨旱莲 15g，茯苓 15g，泽泻 15g，益母草 30g，地龙 15g。每日 1 剂，水煎 2 次兑匀，分 3 次服。

加减：头晕耳鸣、血压高者，加天麻 10g，钩藤 15g；月经不调，加当归 20g，赤芍 15g。

4. 气阴两虚瘀阻证

主症：面色无华或面色晦暗，倦怠乏力，易感冒，腰膝酸软，手足心热，口干咽燥，午后潮热，下肢水肿，舌红少苔，脉细数或细涩。

治法：益气养阴，活血通络。

方药：益气健肾方（刘宝厚经验方）加减。黄芪 30~60g，太子参 15g，生地黄 20g，山茱萸 10g，女贞子 15g，墨旱莲 15g，当归 15g，益母草 30g，赤芍 15g，水蛭 4.5g（研细冲服）。每日 1 剂，水煎 2 次兑匀，分 3 次服。

加减：午后潮热，加败龟甲 30g，知母 15g；下肢水肿，加茯苓 15g，泽兰 15g。

5. 湿热蕴结瘀阻证

主症：面浮肢肿，倦怠乏力，脘闷纳呆，口干或口黏，咽喉肿痛，或皮肤疖肿，尿短赤或涩痛不利，舌暗红，苔黄厚，脉滑数。

治法：清热利湿，祛风通络。

方药：清热健肾方（刘宝厚经验方）加减。白花蛇舌草 30g，半枝莲 30g，青风藤 30g，龙葵 15g，蝉蜕 10g，当归 15g，益母草 30g，土茯苓 30g，泽兰 30g。每日 1 剂，水煎 2 次兑匀，分 3 次服。

加减：若皮肤疖肿，加重楼 30g，蒲公英 30g，紫花地丁 30g；若尿短赤或涩痛不利者，加萹蓄 20g，瞿麦 20g，海金沙 15g（包煎）。

（二）西医治疗

低蛋白血症引起的临床症状主要是水肿，严重时可出现胸腔积液和（或）腹腔积液（腹水），故治疗的目的主要是利水消肿。

1. 肾病综合征患者水肿的出现及其严重程度 一般来说，肾病综合征患者水肿的严重程度与低蛋白血症的程度呈正相关。长期以来，医学界一直认为血浆胶体渗透压的降低是肾病综合征患者水肿形成的主要原因，即肾病综合征水肿形成的低渗透压学说。该学说认为，肾小球疾病引起肾小球滤过膜损伤，蛋白通透性增加，导致大量蛋白尿产生，加之肾小管蛋白分解作用增加，促使低蛋白血症的形成；低蛋白血症导致血浆胶体渗透压降低，而促使体液由血管内向血管外逸出，引起水肿；血浆胶体渗透压的降低，导致血管内血容量不足，刺激交感神经和肾素-血管紧张素-醛固酮系统兴奋以及抗利尿激素分泌、抑制心房利钠激素的分泌，引起肾脏水、钠排泄减少，加重水肿形成。1988年，Bernard提出了过多血容量学说。该学说认为，肾病综合征患者因某种原因引起肾脏排钠功能受损，导致水钠潴留，使循环血量增加，毛细血管内静水压上升，促使体液由血管内向血管外逸出，引起水肿。按照此学说，肾病综合征患者循环血量增加，将抑制肾素活性，促进心房利钠激素分泌。但是临床上确实存在循环血量减少、肾素活性亢进、心房利钠激素降低的肾病综合征患者。因此，单纯过多血容量学说并不能完全解释肾病综合征患者水肿的发生机制。所以，肾病综合征水肿发生的机制是低血浆胶体渗透压和肾脏排钠障碍共同作用的结果。

在血浆白蛋白浓度下降，血浆胶体渗透压下降的同时，组织液从淋巴的回流量明显增加，从而带走组织液中的蛋白质，使组织液的胶体渗透压下降，维持毛细血管内外的胶体渗透压差。血浆胶体渗透压维持在10mmHg（血浆白蛋白浓度20g/L）以上时，该机制尚可保持毛细血管内外的胶体渗透压差在正常范围。由此可见，只要血浆白蛋白浓度不低于20g/L，低蛋白血症对水肿的形成则无明显作用。所以，治疗肾病综合征水肿不能盲目地输注白蛋白，因为输注白蛋白后1~2天内全部由肾脏排出，大量尿蛋白会加重肾小管上皮细胞的损伤，促进肾纤维化进程。只有在血浆白蛋白浓度低于20g/L，且伴有较严重的全身水肿时才可输注白蛋白。使用方法为，静脉滴注白蛋白后，接着静脉滴注呋塞米120mg（加入葡萄糖液中，缓慢滴注1h），常可使原先对呋塞米无反应的病例获得良好的利尿效果。

2. 肝硬化腹水是肝硬化最突出的临床表现 腹水形成的机制是钠、水的过量潴留，与门脉压力增高、低蛋白血症等因素有关。因此，提高血浆胶体渗透压，对改善机体的一般情况、恢复肝功能、促进腹水的消退等均有帮助。有效方法是：放腹水加输注白蛋白。因单纯放腹水只能临时改善症状，2~3 天内腹水迅速复原。可在放腹水后静脉滴注白蛋白 40g，比大剂量利尿剂的治疗效果为好。

四、临证经验

中医认为，人体营养物质的消化和吸收，全赖于脾胃的生理功能。脾胃的运化、升降功能正常，气、血、精的生成就旺盛，人体的营养状况就良好。脾胃功能低下，或由于其他因素影响脾胃的运化、升降功能，都会出现营养不良、低蛋白血症。临床上经常见到部分肾病综合征患者，凡是脾胃功能正常者，即使尿蛋白比较高，血浆蛋白也不会太低。若脾胃功能低下，食欲缺乏，低蛋白血症就比较突出。所以，中医治疗低蛋白血症的关键是健脾、和胃。刘宝厚教授常用参苓白术散加黑大豆治疗，既可健脾开胃，又可提升血浆蛋白浓度。当然这只是开源，还要减少尿蛋白以节流。

第七节　肾性贫血

肾性贫血是各种肾脏疾病发展到肾衰竭时必然出现的症状，肾脏损害的患者中约 60%~70% 有贫血的症状，严重影响了患者生命质量，而且是导致患者死亡的危险因素。

一、病因病机

目前一般认为肾性贫血的发生是由多种因素综合障碍所致，主要原因与肾脏产生的红细胞生成素减少有关。慢性肾衰竭时红细胞生存时间缩短，可能是由于红细胞的膜结构发生了异常。铁剂、叶酸、蛋白质的缺乏，以及尿毒症毒素对骨髓造血功能的抑制，都是引起贫血原因。因此，改善患者肾性贫血对延缓慢性肾衰竭的进展及提高其生活质量均有重要意义。

二、肾性贫血的诊断标准

(1)符合慢性肾衰竭诊断标准,血清肌酐>186.0μmol/L,内生肌酐清除率<50ml/min。

(2)血红蛋白≤100g/L,或红细胞压积≤30%,并有贫血的临床症状和体征。

三、治疗

(一)西医治疗

红细胞生成素　红细胞生成素应用于临床已有10多年,可使慢性肾衰竭患者的贫血得到了有效的治疗,避免了输血带来的诸多弊端。国产红细胞生成素安全有效,不良反应小,价格便宜,目前已广泛应用于临床。

使用方法:持续性血液透析患者,每周剂量为150U/kg,分2~3次皮下注射或静脉注射;非血液透析患者,每周剂量为100U/kg,分2~3次皮下注射。血红蛋白上升速度每月以10~20g/L为宜。若每月上升<7g/L或(和)红细胞压积上升<0.2时,红细胞生成素剂量上调50%;若每月血红蛋白上升>25g/L或(和)红细胞压积>0.8时,红细胞生成素剂量应下调25%~50%。当红细胞压积≥0.33,或血红蛋白>110g/L时,则达到目标值。此时,红细胞生成素剂量宜减少25%,继续维持用药。

在应用红细胞生成素时,患者必须摄取充足的铁,并保持转铁蛋白饱和度≥20%和血清铁水平≥100ng/ml,才能达到血红蛋白在110~120g/L或(和)红细胞压积在33%~36%的目标值。为此,一定要配合充足的造血所必需的物质,如口服硫酸亚铁0.2g/次,3次/d;叶酸10mg/次,3次/d;肌内注射维生素B_{12} 500μg/次,1周2次。

使用红细胞生成素治疗时,应注意监测患者血压,以防血压升高;红细胞生成素能导致血小板在正常范围内轻度上升,血液黏稠度增高而出现透析器内凝血、瘘堵塞,若适当增加肝素用量或采用抗血小板治疗,则可以预防可能出现的血液高凝状态及血瘘堵塞。

（二）中医治疗

肾性贫血当归属于中医“肾劳”“血虚”等证范畴。主要是由于肾气虚衰，脏腑功能减退和失调，气血生成不足和浊毒内阻所引起。而脏腑功能的减退和失调的根本原因，是肾气的虚衰、肾精的不足，导致脾肾同病，五脏俱虚，浊毒壅盛，阻碍脾胃，致使脾胃失运，消化吸收功能严重减退，气血生化乏源。肾衰竭后期，肾中精气亏耗，精不能生髓，髓不能生血，精血髓俱损，血源匮乏，贫血日益加重，严重影响患者的生活质量，甚至会其导致死亡。因此，治疗肾性贫血一定要把握填补肾精、固元扶本原则，进行整体调理，加强患者脾胃消化功能，方能取得预期疗效。

1. 保元汤（《景岳全书》）加味 黄芪 30g，当归 10g，人参 10g，枸杞子 10g，炒薏苡仁 15g，黑大豆 30g，大黄 10g，甘草 6g。现代药理研究认为，人参能刺激造血器官，使造血功能旺盛；黄芪有扩血管、降血压和利尿作用；大黄有降低血清肌酐、尿素氮及延缓肾衰竭进程的作用；黑大豆含有植物雌激素和高生物价蛋白，能减轻肾小球高滤过，并具有抗自由基作用，保护肾功能。

2. 复方紫河车胶囊（紫河车与肉桂之比为 4∶1） 有补肾填精之功能，用于治疗肾性贫血，尤其对伴有高血压、高血凝状态的患者，有良好的疗效。

四、临证经验

刘教授主张采取中西药有机结合的方法治疗肾性贫血。即采用皮下注射红细胞生成素 3 000U/ 次，每周 2 次；同时口服硫酸亚铁 0.2g/ 次，3 次 /d；叶酸 10mg/ 次，3 次 /d；肌内注射维生素 B_{12} 500μg/ 次，1 周 2 次；归芪口服液 10ml/ 次，3 次 /d。能益气生血，促进脾胃运化。研究表明，该药辅助红细胞生成素治疗肾性贫血较单用红细胞生成素治疗效果显著，不仅能提前达到目标值，而且能促进铁剂的吸收，提高铁的利用。慢性肾衰竭时，患者脾肾衰败，胃失和降，此时，再给予大剂量中药，尤其是含血肉有情之品、大辛大热之品，长期口服，患者很难坚持服用。

第八节 肾性骨病

肾性骨病可分为狭义性肾性骨病和广义性肾性骨病。前者又称为肾性骨营养不良，是慢性肾衰竭伴发的代谢性骨病；后者是指一切与肾脏有关的骨病或病因与肾脏有关的骨病，如肾小管酸中毒伴发的软骨病、肾病综合征时发生的骨病、范科尼综合征时的骨病等。本文主要介绍慢性肾衰竭时发生的骨病。该病以骨质疏松、骨软化、纤维性骨炎、软组织钙化、骨性佝偻病、骨硬化、骨滑脱、骨畸形、骨再生障碍和病理性骨折为临床特征，可以在慢性肾衰竭的任何阶段发生。在引起肾性骨病的因素中，维生素 D 缺乏、甲状旁腺功能亢进起重要作用。近 30 年来，由于血液净化技术的发展，尿毒症患者的生命得以延长，但肾性骨病的发生率却依然较高，危害亦较大，目前治疗尚有一定难度，因此，倍受肾病科临床医生重视。

一、肾性骨病的临床表现、实验室检查及诊断

（一）临床表现

1. 顽固的皮肤瘙痒；
2. 自发性肌腱断裂；
3. 骨痛与骨折；
4. 骨畸形；
5. 生长迟缓；
6. 皮肤溃疡和组织坏死；
7. 软组织和血管迁移性钙化。

（二）实验室检查

1. 骨骼 X 线检查 继发性甲状旁腺亢进性骨炎；骨软化（软骨样病变）。

2. 生化激素测定 ①血钙；②血清甲状旁腺激素；③血25-羟维生素D_3、1,25-二羟维生素D_3；④血铝；⑤反映骨吸收的指标：血和尿羟脯氨酸、尿吡啶交联（如吡啶啉、脱氧吡啶啉）测定；⑥反映骨形成的指标：骨钙蛋白、骨碱性磷酸酶同功酶测定。

3. 锝（^{99m}Tc-二甲基亚磷酸盐） 放射性核素骨扫描。

（三）诊断依据

根据临床表现、实验室检查及骨病理检查，可作出诊断。骨病理活检可明确肾性骨病诊断与组织学分类。

二、肾性骨病的组织学分类

1. 高转化型肾性骨病 此型常见于甲状旁腺增生和功能亢进的患者。重要病理变化是纤维性骨病与骨强度较差。表现为骨细胞增生活跃，破骨细胞与成骨细胞活性以及骨转化率均增加。实验室检查示血钙降低，血磷、碱性磷酸酶、骨钙蛋白升高和血甲状旁腺激素水平显著升高。X线检查可发现甲状旁腺功能亢进所致的骨膜下吸收、骨硬化等特征表现。

2. 低转化型肾性骨病 包括软骨病和无力性骨病两种类型。发病机制与活性维生素D的缺乏有关，以骨钙化为主要病理性特征。

软骨病的危险因素为老年患者（>58岁），骨骼易于变形。骨活检显示破骨细胞与成骨细胞数目和活性降低，总骨量变化不定。实验室检查示血钙正常，血磷增高，血铝通常也升高，而血清碱性磷酸酶、骨钙蛋白及全段甲状旁腺激素水平常降低。X线检查主要表现为假性骨折。

无力性骨病的危险因素为男性、糖尿病患者，易于骨折。骨组织学改变主要为骨细胞活性明显降低，总骨量减少。实验室检查示血钙正常或轻度降低，血磷正常，血清碱性磷酸酶、骨钙蛋白及全段甲状旁腺激素水平多正常或偏低。

3. 混合性骨病 其特点是由甲状旁腺功能亢进、矿化缺陷引起，骨形成率正常或降低。总骨量变化不定。是高转化型和低转化型肾性骨病两种疾病特点混合的类型。临床表现常为纤维性骨炎和软骨病并存。

三、肾性骨病的治疗和预防

治疗目标：①维持血清全段甲状旁腺激素水平在 120~150ng/L；②血磷浓度低于 55mg/L，血钙浓度 92~104mg/L，钙磷乘积低于 550mg/L；③血铝浓度低于 20μg/L；④血清碳酸氢盐水平 20~40mmol/L。

(1) 控制磷滞留和高磷血症：①限制饮食中的磷摄入，要求患者磷摄入量为 5~7mg/(kg·d)，至少<700mg/d。②磷结合剂的应用，醋酸钙溶解度高，是更有效的结合剂；碳酸钙不及醋酸钙作用好，钙吸收少，但也是一个有效、耐受性好的结合剂；酮酸和必需氨基酸既能改善营养状态，又可控制血磷。③增加磷的透析清除，可用低钙透析液。

(2) 补钙：补钙时，若血磷应低于 55mg/L (5.5mg/dl)，血钙高于 105mg/L (10.5mg/dl) 时，钙剂应减量或暂停补钙。

(3) 维生素 D 及其代谢产物的治疗：①常规治疗：骨化三醇，0.25~1.0μg/d，口服；②大剂量冲击疗法（间歇性大剂量方法）：采用 1,25- 二羟维生素 D3（骨化三醇），2~4μg/ 次，每周 2~3 次静脉注射，通常 4 周后可见疗效。③新型衍生物的应用：近年来应用 22- 氧 - 钙三醇和 19-non-1.25 $(OH)_2D_3$ 可选择性抑制甲状旁腺激素分泌，对肠道钙的吸收影响较小，显著降低高钙血症风险。④小剂量维持方案：钙三醇，每日 0.125μg，预防甲状旁腺激素水平增高，不增加钙磷乘积，可预防慢性骨病发生。

(4) 甲状旁腺切除术

1) 切除指征：①高钙性继发性甲状旁腺功能亢进性骨病；②继发性甲状旁腺功能亢进合并广泛性骨外钙化：③软组织、皮肤等缺血性损害、溃疡和坏死；④甲状旁腺激素增高伴严重顽固的瘙痒。

2) 方法：甲状旁腺全切除、次全切除，术后并发低血钙，可静脉或口服大量钙盐，2g/d。

(5) 经皮注射无水乙醇：超声引导下对增大的甲状旁腺内注射无水乙醇，使组织硬化。

(6) 铝中毒的防治

1) 预防：必须停用含铝制剂，血液透析用水含铝量应<30μg/L 以下，

最好在 10μg/L 以下。

2）检测：可疑时应作 DFO 试验，必要时作骨活检。

3）DFO 治疗铝中毒的指征：

①持续血铝水平升高 ≥ 200μg/L；

② DFO 试验阳性，且符合以下任一条件：骨铝含量高出正常值 10 倍以上；骨铝染色阳性。

③用法与疗程：大剂量法（负荷试验或短期强化治疗）：用于诊断性 DFO 试验或严重铝中毒（如血铝 ≥ 200μg/L 伴临床症状）。剂量：静脉输注（5mg/kg），于透析结束前 1 小时缓慢输注（持续至少 30 分钟）；肌肉注射（5mg/kg），单次给药（需结合肾功能调整）。疗程：用于诊断试验时（单次给药，给药后 44 小时测血铝水平，较基线升高 ≥ 50% 为阳性）；用于治疗时（每周 1~2 次，持续 4~12 周，直至血铝降至目标水平，如 <100μg/L 或症状缓解）。

小剂量法（维持治疗或长期透析患者）：用于轻中度铝中毒或维持性透析患者的长期去铝治疗。剂量：静脉 / 皮下输注：1~2mg/kg，于每次透析的最后 60 分钟给药（或透析后皮下注射）。疗程：每周 3 次（与透析频率同步），持续 3~6 个月，需定期监测血铝及骨铝水平。

④潜在不良反应：治疗相关性低血压；眼、耳毒性（有文献报告）；头痛、头晕；感染风险增加。

四、临证经验

肾性骨病属中医学中的骨痿。中医认为，肾主骨、生髓，骨、骨髓的生长、发育以及病理变化，都与肾有密切的关系。骨的生长、强壮有赖于肾之精气的濡养。由于大热灼伤肾的阴液，或长期过劳，肾精亏损、肾火亢盛等都会导致骨枯而髓减，发展为骨痿。骨痿的主症为：初起眼睑水肿，继则四肢及全身水肿，腰背酸软，难于直立，下肢萎软无力，步履艰难，面色少华或灰暗，舌淡苔白，苔质稍胖有齿痕，脉沉无力。因此，治疗骨痿，宜补肾健脑，利水壮骨。方用实脾饮合真武汤加减：黑附片 15g（先煎），白术 15g，茯苓 15g，泽泻 15g，车前子 30g（包煎），厚朴 10g，补骨脂 10g，骨碎补10g。水煎2次兑匀，分3次服。如虚寒过甚，畏寒肢冷，面色㿠白，加葫芦巴10g，巴戟天10g，肉桂3g，以温补肾阳，以助气化；如病久瘀血内阻，舌质紫暗有瘀斑，脉沉，加当归15g，赤芍10g，桃仁10g，红花10g，丹参15g，以活血祛瘀；如水邪凌肺，肾不纳气，出现心悸、气喘、咳嗽，加炒葶苈子10g，党参15g，五味子10g，大枣5枚，以益气泻肺平喘；如神疲欲睡，泛恶，甚至口有尿味，加附片10g(先煎)，制大黄15g，黄连5g，姜半夏10g，以解毒降浊。

第九节　紫　　斑

紫斑亦称紫癜，是出血性疾病的常见皮肤表现，常见于下肢及臀部，对称分布，分批出现，呈点状或片状，除过敏性紫癜外，一般不高出皮肤表面，直径2~5mm，可伴有腹痛、关节痛或尿血，多见于青少年。西医学中的过敏性紫癜和血小板减少性紫癜可参照本节辨证论治。

一、辨证要点

1. 辨病位　病位主在肺(肺与皮毛相合)，与脾(脾不统血)关系密切。

2. 辨病性　实证多由实火或虚火引起；虚证则由气虚失摄所致。

二、辨证论治

1. 热盛迫血证

主症：皮下出现紫红斑，或青紫斑点或斑块，发热口渴，咽喉疼痛，常伴尿血，黑便，咽红，或扁桃体红肿，舌质红，苔薄黄，脉数。

辨证分析：火热偏盛，迫血妄行，血溢于肌肤，故皮下出现紫红斑或青紫斑点或斑块；热邪上炎，则发热口渴，咽喉疼痛，扁桃体红肿；热邪下注，灼伤脉络，则可出现血尿、黑便；舌质红、苔薄黄、脉数，均为一派热象。说明病位在血，病性属热。

治法：清营解毒，凉血止血。

方药：清营汤（《温病条辨》）加味。水牛角 30g（先煎），生地黄 30g，玄参 15g，麦冬 15g，牡丹皮 15g，金银花 30g，连翘 15g，黄连 10g，竹叶 6g，紫草 15g，茜草 15g，侧柏叶 15g，地榆 15g。

加减：若紫斑密集成片，可加服紫雪丹；腹痛便血者，加白芍、甘草、槐花、地榆炭；关节肿痛者，加秦艽、木瓜、桑枝、川牛膝。

2. 阴虚火旺证

主症：皮下出现红紫或青紫斑块，潮热盗汗，手足心热，心烦口干，常伴鼻衄、齿衄、月经过多等，舌红，舌嫩，少苔，脉细数。

辨证分析：阴虚生内热，虚火内炽，灼伤脉络，血溢肌肤，则皮下出现红紫或青紫斑块，或伴鼻衄、齿衄、月经过多等；阴虚生内热，则潮热盗汗，手足心热，心烦口干；舌红、少苔、脉象细数，皆为阴虚内热之候。说明病位在阴，病性属虚、热。

治法：滋阴降火，宁络止血。

方药：茜草散（《重订严氏济生方》）加味。生地黄 30g，女贞子 15g，墨旱莲 15g，玄参 15g，龟甲 30g，阿胶 15g（烊化），紫草 15g，牡丹皮 15g，茜草根 15g，侧柏叶 15g，黄芩 10g。

加减：若潮热明显，加鳖甲、地骨皮、秦艽、白薇。

3. 气不摄血证

主症：紫斑反复出现，经久不愈，神疲乏力，食欲缺乏，头晕目眩，面色萎黄，舌质淡红，苔白，脉弱。

辨证分析：气虚不摄血，脾虚不统血，血溢于肌肤，则见紫斑反复出现，经久不愈；脾虚运化无权，气血不足，则见神疲乏力，食欲缺乏，头晕目眩，面色萎黄；舌质淡红、苔白、脉弱，皆为气虚之候。说明病位在脾气，病性属虚。

治法：益气健脾，摄血止血。

方药：归脾汤（《济生方》）加减。黄芪 30g，当归 15g，党参 15g，黄精 15g，白术 15g，茯苓 15g，仙鹤草 30g，棕榈炭 30g，血余炭 15g（包煎），蒲黄炭 15g（包煎），紫草 15g。

加减：腰膝酸冷、小便频数者，加菟丝子、补骨脂、杜仲、续断。

第六章

肾脏病常见病理类型诊治精要

刘宝厚教授强调,针对部分慢性肾脏病患者应尽早进行肾脏病理检查以明确病理类型,这对临床治疗具有重要指导意义。同一临床诊断的疾病往往包含多种病理类型。以慢性肾炎为例,其病理改变可分为:系膜增生性肾小球肾炎、系膜毛细血管性肾小球肾炎、膜性肾病及局灶节段性肾小球硬化等。这些不同的病理类型对相同治疗的反应、病情进展速度及预后均存在显著差异。因此,通过明确病理分型,可为临床制定精准、个体化的治疗方案提供关键依据。

经皮肾穿刺活体组织病理诊断是当今肾脏病诊断学的一个重要组成部分,是病理学的一个重要分支。经皮肾穿刺技术的开展,在肾脏病学和肾脏病理学的发展方面,起到了极为重要的作用。虽然肾穿刺活体组织检查是一种创伤性检查方法,但随着医学的发展,穿刺针的改进和影像定位的日益精确,禁忌证已越来越少。肾穿刺活体组织检查的普遍开展,可以了解各种不同时期和不同严重程度的肾脏疾病的病理改变,为研究肾脏病的病因、发病机制提供了条件。肾脏疾病的病理学分类与临床分类相结合,亦为临床医生制订治疗计划提供了依据。目前,医学界广泛采用的肾脏疾病病理学分类方法,仍是 WHO 1982 年制定的肾小球疾病病理学分类标准。

第一节　微小病变型肾病

微小病变型肾病（minimal change disease，MCD）是一个病理学诊断名称，可分为原发性（特发性）和继发性两大类。其病理特征为光镜下肾小球形态基本正常，而电镜下可见足细胞足突广泛融合。原发性 MCD 具有独特的临床病理特征，被认为是一个独立的疾病实体，故被命名为微小病变型肾病。

一、病理特征

微小病变型肾病组织光镜下表现为肾小球基本正常，或呈微小改变，毛细血管壁薄而精致，近端肾小管上皮细胞内可见玻璃样颗粒沉积，通常无局灶性肾小管萎缩、小管基膜增厚和间质纤维化；电镜下有广泛的肾小球毛细血管上皮细胞足突融合和裂孔闭塞。免疫荧光检查阴性。本病的发病有免疫介导过程参与，尤其是与 T 细胞功能失调有关。

二、临床特征

(1) 本病为儿童原发性肾病综合征最常见的病理类型，约占 80%。15 岁以下儿童的发病率为 3~5/10 万人，高发年龄为 3~7 岁，男性患儿多见。

(2) 在成人原发性肾病综合征患者中，本病占 10%~15%，随着年龄的增长而发病率逐渐减少，但老年人发病率又呈增高趋势。

(3) 本病常有前驱的上呼吸道病毒感染史，与蛋白尿发生的间隔期很短；有些患者可为过敏体质，或曾有预防接种史。

(4) 常有典型的肾病综合征表现，一般无持续性高血压、血尿及肾功能损害。有大量蛋白尿，尿蛋白具有高度选择性。儿童约 90% 的病例对糖皮质激素治疗敏感，起效快（2 周左右），但复发率也高，可达 60%。成人患者起效较慢（6~20 周），但复发率较低。

(5)在临床肾病综合征的激素治疗中，MCD 呈肾病综合征表现的患者易出现频繁复发(激素初始治疗缓解后，6 个月内复发 ≥ 2 次，或 1 年内复发 ≥ 3 次)，激素依赖(激素治疗过程中或停药后 14 日内复发 2 次)或激素抵抗(足量激素治疗 4~12 周仍无效)，从而增加治疗难度，临床上常称为难治性肾病综合征。

糖皮质激素多应用醋酸泼尼松治疗，有肝功能损害者可使用甲泼尼龙治疗。激素治疗成功的关键是初始用量要足，大剂量诱导用药时间要长，减药速度要慢。对激素依赖和抵抗者，可同时应用细胞毒性药物治疗，常用环磷酰胺、环孢素 A、霉酚酸酯等。

三、中西医结合分阶段一体化治疗

(一) 大剂量激素初始治疗阶段

初发病例首始激素用量一定要足量，才能诱导其迅速缓解。成人醋酸泼尼松的用量为 1mg/(kg·d)，小儿用量为 1.5~2.0mg/(kg·d)，年龄越小，用量越大，但每天不超过 80mg，凌晨 1 次顿服，连服 6~8 周。由于激素为阳刚之品，大剂量长期服用会导致人体阴亏阳亢，产生阴虚火旺证候，临床表现为兴奋失眠，潮热盗汗，五心烦热，食欲亢进，口干舌燥，满月脸，多毛痤疮，舌质暗红，脉象弦数或细数。此阶段应采取滋阴降火法治疗，常用养阴健肾汤(刘宝厚经验方)加减，药用：生地黄 30g，玄参 15g，牡丹皮 10g，地骨皮 15g，女贞子 15g，墨旱莲 15g，知母 15g，黄柏 10g，益母草 30g，地龙 15g(成人量)，每日 1 剂。既能拮抗外源性激素引起的反馈抑制作用，减轻和减少大剂量激素所致的不良反应，又能提高患者对激素的敏感性。

(二) 激素减量阶段

大剂量激素连续治疗 6~8 周后，开始每周递减原剂量的 10%，成人每周减量一般为 5mg。如果经 8 周大剂量激素治疗病情不见好转，甚至恶化，即应按此递减法继续减量，直至停药。如部分缓解(尿蛋白减少<3g/d，或较治疗前减少一半以上，水肿等症状有所减轻)，在减量至小剂量后[成人 0.5~0.75mg/(kg·d)，小儿 0.75~1mg/(kg·d)]可将 2 日的药量合为隔日

凌晨 1 次顿服，持续 3~6 个月，视病情而定。也可加用细胞毒性药物，常可提高缓解率，减少复发。细胞毒性药物临床常选用环磷酰胺，其用法是：环磷酰胺 0.2g 加入生理盐水 20ml 中，静脉注射，隔日 1 次，或 2~3mg/(kg·d) 口服，累积量应小于 150mg/kg。

此阶段由于激素的减量，可出现不同程度的激素撤减综合征，并用环磷酰胺时可导致白细胞减少，患者常出现疲乏无力、腰膝酸软、头晕耳鸣、手足心热、口干咽燥、舌红少苔、脉象细数等气阴两虚证，治宜益气养阴，活血通络，常用益气健肾汤（刘宝厚经验方）加减，药用：黄芪 30~60g，太子参 15g，当归 20g，生地黄 20g，女贞子 15g，墨旱莲 15g，益母草 30g，白茅根 30g，莪术 15g，每日 1 剂。通过激素减量阶段，阴虚火旺证候逐渐缓解，但由于“壮火食气”，对人体正气的耗损非常严重，因此这一阶段重在益气养阴，这既可防止激素撤减综合征，又可减轻细胞毒性药物的不良反应。方中重用黄芪，是由于该药具有提高血浆白蛋白水平，改善血脂代谢紊乱和血液高凝状态，减轻蛋白尿和降低白介素 6 的作用。黄芪与当归合用，可补气生血，减轻环磷酰胺对骨髓的抑制，升高血白细胞。

（三）激素维持治疗阶段

在完成小剂量激素治疗阶段后，每 2 周递减小剂量激素的 10% 至维持量（成人隔日晨服 0.4mg/kg，小儿隔日晨服 0.8~1mg/kg）时，持续服用 4~6 个月，难治性肾病综合征持续服用 12 个月。此阶段激素剂量已接近人体生理剂量，不良反应较少，患者常表现疲乏无力、腰酸腿软、食欲缺乏、怕冷甚至畏寒肢冷等气虚甚至阳虚证候，证型由气阴两虚证转变为脾肾气（阳）虚证，治疗上就应温肾健脾、活血化瘀，常用温阳健肾汤（刘宝厚经验方）加减，药用黄芪 60g，锁阳 15g，淫羊藿 15g，菟丝子 10g，女贞子 10g，益母草 30g，莪术 15g，每日 1 剂。可巩固疗效，防止复发。鉴于本病大剂量长期使用激素，患者阴液受损较重，由此，刘教授应用温阳药时多选用温而不燥之品，如淫羊藿、巴戟天、锁阳、菟丝子、肉苁蓉等，以防大热大燥之品损耗刚刚恢复的肾阴。

肾病综合征患者常伴有血液高凝状态。因此，在疾病的各个治疗阶段，均可考虑联用活血化瘀药物，以改善微循环，从而提升整体疗效。

第二节　系膜增生性肾小球肾炎

系膜增生性肾小球肾炎是一个病理形态学诊断名称，是一组以光镜下肾小球呈弥漫性系膜细胞增生和（或）系膜基质弥漫增宽而毛细血管壁正常为特征的肾小球肾炎。

系膜增生性肾小球肾炎可分为原发性和继发性两大类。

原发性肾小球疾病包括：①突出的 IgA 在系膜区沉积（IgA 肾病）；②突出的 IgM 或 C_3 在系膜区沉积；③免疫球蛋白和（或）C_3 的其他模式沉积；④没有免疫球蛋白或 C_3 沉积。

继发性肾小球疾病包括：①链球菌感染后肾小球肾炎的消散期；②系统性红斑狼疮；③过敏性紫癜；④类风湿性关节炎；⑤遗传性肾炎；⑥肺出血 - 肾炎综合征；⑦木村病；⑧糖尿病肾病。

由于 IgA 肾病约占原发性系膜增生性肾小球肾炎的 50%，故通常把 IgA 肾病单独分出，而将其余的原发性系膜增生性肾小球肾炎，统称为非 IgA 系膜增生性肾小球肾炎，即肾小球系膜区看不到 IgA 沉积的系膜增生性肾小球肾炎。

一、病理特征

系膜增生性肾小球肾炎光镜下的特征是不同程度的弥漫性系膜细胞增生，伴系膜基质增多，早期以系膜细胞增生为主，后期伴系膜基质增多，甚至以系膜基质增多为主。全部肾小球的所有小叶受累程度一致，肾小球毛细血管壁及基底膜正常。当肾小球系膜细胞增生时，间质及肾小管基本正常，当系膜病变进展时，可出现间质炎症细胞浸润及纤维化、肾小管萎缩，肾血管一般正常。

根据系膜细胞增生程度，非 IgA 系膜增生性肾小球肾炎可分为轻、中、重度三级。①轻度：增生的系膜宽度不超过毛细血管的直径，毛细血管呈开放状，无挤压现象；②中度：增生的系膜宽度超过毛细血管的直径，毛细血管腔呈现轻重不等的挤压现象；③重度：增生的系膜在弥漫性指状分布的基础上，呈团块状聚集，系膜基质明显增多，在团块状增生聚集的部位，毛细血管结构破坏，血管消失。

免疫病理检查非 IgA 系膜增生性肾小球肾炎又可分为 4 型：

(1) 以 IgM、C_3 在系膜区沉积为主者，占 21%~29%。称“IgM 肾病”。

(2) 以 IgG、C_3 沉积为主者，占非 IgA 系膜增生性肾小球肾炎的 57%~60%。

(3) 只有 C_3 沉积，占非 IgA 系膜增生性肾小球肾炎的 7%~19%，称为单纯性 C_3 系膜增生性肾小球肾炎。

(4) 免疫病理检查阴性，没有任何免疫复合物，称为寡免疫复合物肾病，占非 IgA 系膜增生性肾小球肾炎的 3%~27%。

电镜下可见系膜细胞及基质增生，20%~50% 的肾活检标本于系膜区见到电子致密物。

二、临床特征

(1) 好发于青少年，男性多于女性。

(2) 约 50% 患者在前驱上呼吸道感染后急性起病，甚至表现为急性肾炎综合征。

(3) 临床表现多样化，有以下 5 种类型：①无症状性蛋白尿；②孤立性血尿，70%~90% 患者为镜下血尿，约 30% 为反复发作的肉眼血尿；③蛋白尿合并血尿；④肾病综合征，占 24.1%~57.4%；⑤慢性肾炎，占 27.3%~35.3%。

(4) 免疫学检查：血清 IgA、IgG 不高，IgM 可升高，补体 C_3 正常。

三、治疗

(一) 治疗原则

1. 积极防治感染灶，去除诱因　对上呼吸道感染等前驱症状应积极治疗。对孤立性或反复发作的肉眼血尿，宜行扁桃体摘除术。

2. 调节免疫反应，减轻肾脏损害　包括使用激素、环磷酰胺、雷公藤多苷等。

3. 抑制系膜细胞增生及抑制系膜基质合成　是治疗非 IgA 系膜增生性肾小球肾炎的重要环节。除上述药物外，可用 ACEI、肝素等。

4. 对症治疗　包括利尿、降压、抗凝等。

5. 保护肾功能，延缓肾衰竭进展。

（二）根据临床类型进行治疗

1. 对无症状性蛋白尿、孤立性血尿及非肾病综合征范畴的蛋白尿和（或）血尿者，按“隐匿型肾小球肾炎”治疗。

2. 对慢性肾炎型，按“慢性肾炎”一节的中医辨证论治予以治疗。

3. 对肾病综合征型，按“难治性肾病综合征”一节的中西医结合分阶段一体化治疗。

（三）按肾脏病理改变的轻重施治

1. 肾脏病理改变轻，肾功能正常的肾病综合征患者可按“微小病变性肾病”治疗方案进行。对难治性肾病综合征患者，应采用激素 + 环磷酰胺 + 中药治疗。

2. 肾脏病理改变重，肾功能基本正常的肾病综合征患者，应采用激素 + 环磷酰胺 + 中药治疗。

3. 肾脏病理改变重，肾功能不正常的肾病综合征患者，不宜使用激素及环磷酰胺，可用 ACEI、抗凝药物、中药治疗。

四、临证经验

系膜增生性肾小球肾炎在我国发病率较高，在原发性肾病综合征中约占 30%，其病程迁延，起病隐匿，临床表现错综复杂，治疗应区别对待。刘教授认为，对无症状性蛋白尿、孤立性血尿以及慢性肾炎综合征表现者，应以中医辨证论治为主要治法，配合西医对症治疗；若表现为肾病综合征型者，应采取激素 + 细胞毒性药物 + 中药的中西医结合分阶段一体化治疗。在治疗过程中，不论哪种类型，只要患者出现湿热证候（即感染），如扁桃体炎、咽炎、皮肤疖肿等，应积极采取清热解毒法治疗，彻底清除感染，才能阻断抗原的侵袭，使炎症介质得以清除，蛋白尿和血尿方能消除，即所谓“湿热不除，蛋白难消”。若病程迁延，久病入络，必有瘀血内阻，治疗应在辨证的基础上，加强活血化瘀药物的治疗，才能收到效果，即所谓“瘀血不去，肾气难复”。

中医辨证首先须辨明本虚还是标实，本虚证临证多见有气阴两虚、肝肾阴虚和脾肾阳虚证；标实证中最常见的是湿热证和血瘀证。采用中药治疗一定要辨证准确，用药得当，才能收到好的效果。

第三节　局灶节段性肾小球硬化

局灶节段性肾小球硬化是一种临床病理综合征，其特点为非选择性蛋白尿，同时伴局灶性、节段性肾小球硬化和足突的消失。局灶节段性肾小球硬化引起的肾病综合征常常为糖皮质激素抵抗、持续性非选择性蛋白尿和肾功能进行性减退。引起局灶节段性肾小球硬化的原发疾病可以是原发性肾小球病变，也可以是继发性疾病。原发性局灶节段性肾小球硬化可以是在其他病理类型（如微小病变性或系膜增生性肾小球肾炎）的基础上，附加的非特异性病变，也可以是一种独立的疾病（特发性局灶节段性肾小球硬化）。继发性局灶节段性肾小球硬化，可继发于多种全身性疾病，如镇痛剂肾病、反流性肾病、人类免疫缺陷病毒相关性肾病、恶性肿瘤、增生性或坏死性肾小球肾炎的晚期。

一、病理特征

局灶节段性肾小球硬化光镜下的特征为少数肾小球受损，这些肾小球多在较深的部位，即近髓质的皮质部，其余肾小球正常或弥漫性系膜增生。可见病变呈局灶、节段分布，主要表现为受累节段的硬化（系膜基质增多、毛细血管闭塞、球囊粘连等），相应的肾小管萎缩、肾间质纤维化。免疫病理检查显示 IgM 和 C_3 在肾小球受累节段呈团块状沉积。电镜下可见局灶性基膜萎陷和上皮细胞表面剥脱。并可见到肾小球上皮细胞足突广泛融合。

二、临床特征

(1)凡见肾病综合征或单纯性蛋白尿患者伴有近端肾小管功能损害，持续性肾病综合征伴有高血压、镜下血尿、非选择性蛋白尿，对激素不敏感的患者，特别是儿童，应怀疑局灶节段性肾小球硬化，肾活检有助于诊断。

(2)局灶节段性肾小球硬化占儿童肾病综合征的 7%~15%，占成人肾病综合征的 15%~20%，成人的发病率较高。

(3)起病隐匿，临床上以肾病综合征为主要表现，占初发病例的 60%~85%，近 50% 的患者可伴有镜下血尿，约 20% 可见肉眼血尿。常伴有高血压和肾功能减退。

(4)多数患者可伴有肾性糖尿、氨基酸尿及磷酸盐尿等肾近曲小管功能障碍的表现。

(5)本病对糖皮质激素及细胞毒性药物治疗的反应较差，50%~70% 治疗无效，逐渐发展至肾衰竭。但约 25% 轻症病例(受累肾小球较少)或继发于微小病变型肾病者，经治疗仍有可能得到临床缓解。

三、治疗

(1)对在微小病变型肾病基础上发生的局灶节段性肾小球硬化，标准剂量的糖皮质激素治疗，仍可收到良好的疗效。对系膜增生明显的儿童局灶节段性肾小球硬化 - 肾病综合征病例，根据国际儿童肾脏病研究会(ISKDC)方案治疗，即强的松 60mg/(d·m^2)(最大至 80mg/d)分次口服 4 周，接着减至 40mg/(d·m^2)(最大至 60mg/d)每周连续 3 日分次口服 4 周，然后逐渐减量用 4 周以上治疗时，其完全缓解率在 20%~25%，当延长强的松治疗至 6 个月时，完全缓解率可上升至 50%。成人局灶节段性肾小球硬化 - 肾病综合征者，强的松初始剂量为 1mg/(kg·d)(最大至 80mg/d)，一般维持 2~3 个月后逐渐减量。至小剂量 0.5mg/(kg·d)持续 6~12 个月，其完全缓解率在 30%~40%。

环磷酰胺和环孢素 A，主要用于对激素依赖、抵抗和复发的病例。与激素联合使用，可提高局灶节段性肾小球硬化 - 肾病综合征的缓解率、降低复发率，并可减少激素用量及其不良反应。环磷酰胺一般剂量为 2mg/(kg·d)，口服 2~3 个月，或 600~1 000mg/ 次，静脉滴注，每月 1 次。

环孢素 A 5~6mg/(kg·d)，大部分患者在治疗的 1 个月内起效，但当环孢素 A 减量或停用时，75% 以上的病例会复发。有报道环孢素 A 加小剂量强的松治疗局灶节段性肾小球硬化 - 肾病综合征 26 周，完全缓解率加部分缓解率达 70%，随访 52 周复发率为 40%，78 周为 60%。提示环孢素 A 对肾功能保护较好，是激素抵抗的局灶节段性肾小球硬化治疗有效的药物。但长期应用有明显增加肾小管萎缩及间质纤维化的作用，严重限制其应用。因此，在有肾功能不全及小管间质病变严重的局灶节段性肾小球硬化患者须慎用。

霉酚酸脂：是近年来用于治疗原发性肾病综合征的新型免疫抑制剂。国内有报道，激素加霉酚酸酯(起始量 1.0~1.5g/d)治疗难治性原发性肾病综合征，疗程 6 个月，能使大部分病例获得缓解。

(2) ACEI 和 ARB：ACEI 能较好地控制血压，降低肾小球囊内压，减少蛋白尿，延缓肾衰竭进程。ACEI 与 ARB 合用，可增强降低蛋白尿的作用。

(3) 其他辅助治疗：低蛋白饮食、降脂、抗凝治疗等。

(4) 中西医结合治疗：国内王永均教授对 30 例局灶节段性肾小球硬化患者采用中西医结合个体化治疗方案，供选择的药物有醋酸泼尼松、雷公藤多苷片、ACEI、环磷酰胺、非甾体类消炎药、益肾通络方(黄芪、首乌、金樱子、积雪草、桃仁、制大黄)等，疗效显著。

第四节 膜性肾病

膜性肾病(membranous nephropathy，MN)是成人原发性肾病综合征最常见病理类型之一，占成人肾病综合征的20%~30%，属难治性肾病范畴。所谓“膜性”是指以肾小球毛细血管壁弥漫性增厚为特征的病理改变，是由于肾小球基膜上皮细胞下有弥漫的免疫复合物沉积，加之基膜的反应性变化的结果。MN既可作为原发性肾小球疾病独立存在，也可由多种系统性疾病继发引起。根据病因学分类：原发性MN中，特发性MN占75%~80%，目前认为其发病与抗磷脂酶A2受体（PLA2R）抗体等自身抗体相关。继发性MN占20%~25%，继发因素多与下列有关：感染，如乙型肝炎病毒、丙型肝炎病毒、疟疾、伤寒等；恶性肿瘤，如肺癌、结肠癌、淋巴瘤等；自身免疫性疾病，如系统性红斑狼疮、类风湿性关节炎、干燥综合征等；化学和药物损伤，如金制剂、青霉胺、非甾体抗炎药和卡托普利等。

一、病理特征

光镜下，典型的膜性肾病表现为肾小球毛细血管壁弥漫性和均匀性增厚，无明显内皮、系膜或上皮细胞增生。早期毛细血管腔通畅，银浸渗染色技术可显示有许多“钉突”状嗜银物质，向外突出于管腔。当病损进展时，毛细血管壁进行性增厚，并侵犯到毛细血管腔，此时，许多钉突拉长，其中连在一起，形成银—阳性圈，包围着嗜酸性、过碘酸希夫染色阴性沉积物。晚期，毛细血管壁变厚，过碘酸希夫染色和银染色可出现双轨或虫蚀样改变，并有广泛的间质纤维化和肾小管萎缩。

电镜下见上皮下有不同程度的电子致密物沉积是MN的特征性表现，它不仅能准确地发现基膜的病变性质、范围及严重程度，而且可明确区分原发性（特发性）与继发性MN（如狼疮、乙肝相关等）。继发性MN可能伴随其他沉积物（如内皮下或系膜区沉积）或特殊结构（如狼疮性肾炎中的“指纹样结构”）。

免疫荧光典型表现：IgG（尤其是IgG4亚型，原发性MN）和C3呈均一的细颗粒状沉积于毛细血管袢。原发性MN以IgG4为主，其他补体成分（C1q、C4）较少见；继发性MN，如狼疮性肾炎可伴多种免疫球蛋白（IgG/IgM/IgA）和补体（C1q强阳性）沉积，乙肝相关MN可能检出HBsAg

或 HBcAg。

光镜的局限性：光镜仅能观察到基膜增厚（银染见"钉突"形成），但无法区分原发 / 继发，需结合电镜和免疫荧光。

分期标准（Ehrenreich-Churg 分期）：

Ⅰ期：上皮下沉积，基膜未增厚；

Ⅱ期：基膜包裹沉积物形成钉突；

Ⅲ期：沉积物被基膜完全包裹；

Ⅳ期：基膜不规则增厚伴透亮区。

二、临床特征

1. 年龄分布 本病可发生于任何年龄，80%~90% 的患者确诊时已超过 30 岁，发病高峰为 50~60 岁。

2. 临床表现 ①肾病综合征（占 70%~85%）。②非肾病范围蛋白尿：20%~30% 患者表现为轻中度蛋白尿（<3.5g/24h）。20%~30% 患者表现为非肾病范围蛋白尿（<3.5g/24h）。③无症状性蛋白尿和（或）血尿：少数患者仅通过尿检发现。④高血压：30%~50% 患者伴发，但通常较轻。⑤肾功能损害：多数患者起病时肾功能正常，但 10%~20% 可进展至慢性肾衰竭（尤其是持续性大量蛋白尿者）。少数表现为急性肾损伤（如肾静脉血栓、严重低白蛋白血症导致肾灌注不足）。

3. 并发症 ①血栓栓塞：肾静脉血栓（发生率 10%~40%，表现为腰痛、血尿、肾功能恶化）。深静脉血栓（下肢常见）或肺栓塞（风险与低白蛋白血症相关）。②感染：因免疫球蛋白丢失、免疫抑制治疗导致肺炎、腹膜炎等。③急性肾损伤：少见，可能与低血容量、肾间质水肿或血栓相关。

4. 自然病程与预后 ①自发缓解：约 30% 原发性 MN 患者蛋白尿可自行缓解（尤其非肾病范围蛋白尿者）。②进展风险：持续大量蛋白尿（>8g/24h）、高龄、男性、高血压、eGFR 下降提示预后不良。约 40% 患者 10~15 年内进展至终末期肾病（ESRD）。③预后指标：抗 PLA2R 抗体滴度与疾病活动度相关，监测有助于评估治疗反应。

三、治疗

原发性膜性肾病约有30%的病例可自行缓解,但50岁以上男性患者,大量蛋白尿、高血压和肾功能损害是预后不良的危险因素。无论糖皮质激素还是细胞毒性药物或环孢素A的长期服用,不仅效果很差,不良反应亦大,因此,这类药物都不是治疗膜性肾病的理想药物。目前,根据循证医学推荐的膜性肾病治疗方案如下:

(1)对于临床表现轻微的膜性肾病综合征患者,可采取限制饮食中蛋白质、给予ACEI或ARB等非特异性治疗。

(2)对于50岁以上男性患者,有大量蛋白尿、高血压和肾功能损害者,可给予激素联合细胞毒性药物如环磷酰胺、苯丁酸氮芥或环孢素A治疗。具体方案如下:

1)强的松,可用至1.5~2mg/(kg·d)。凌晨1次顿服,连服2个月。治疗有效后,迅速逐步撤减激素。

2)环磷酰胺,1.5~2.5mg/(kg·d),连服6~12个月。环磷酰胺治疗期间,如末梢血白细胞$<4.5\times10^9$/L,不宜使用环磷酰胺冲击治疗。

3)第1、3、5个月用甲基强的松龙1g/d静脉连续滴注3天后,改用强的松0.4mg/(kg·d),口服27d,第2、4、6个月用苯丁酸氮芥0.2mg/(kg·d),口服,疗程共计6个月。

4)环孢素A,4~6mg/(kg·d),口服6~12个月,并依据环孢素A的血浆浓度(100~200ng/ml)调整剂量,开始治疗时可并用醋酸泼尼松1~2mg/(kg·d),口服2个月。治疗有效后,迅速逐步撤减激素。对于合并肾功能不全的患者,一般不主张使用环孢素A治疗,而推荐激素联合环磷酰胺或苯丁酸氮芥治疗。

(3)对于合并中、重度肾功能不全的患者,应以保护肾功能为主,给予低蛋白饮食、ACEI或ARB等非特异性治疗,或降脂、抗凝等对症治疗,而不主张免疫抑制剂治疗。宜采用激素+环磷酰胺+中药,或激素+环孢素A+中药治疗。

(4)中医治疗:国内陈以平提出膜性肾病肾小球基膜上皮细胞下弥漫

的免疫复合物沉积，当属中医理论中“湿热胶着成瘀”。采用自拟清热膜肾方(党参、白术、当归、益母草、白花蛇舌草、茯苓、苍术等)治疗。如肾衰竭者，加川芎、葛根、制大黄；伴水肿者，加用黄芪注射液40ml/d，静脉滴注，15d为1个疗程；伴低蛋白血症者，加黑料豆丸(黑料豆、黄芪等)，10g/次，3次/d；伴血瘀者，加活血通脉胶囊，4粒/次，3次/d。

第五节　系膜毛细血管性肾小球肾炎

系膜毛细血管性肾小球肾炎(mesangiocapillary glomerulonephritis)，又称膜增生性肾小球肾炎(membranoproliferative glomerulonephritis，MPGN)。病理上以肾小球系膜细胞明显增生、系膜基质增多和毛细血管袢肥厚呈双轨样改变为特征，临床上有持续性的低补体血症表现。膜增生性肾小球肾炎按其发病原因可分为原发性和继发性两类。这里仅介绍原发性膜增生性肾小球肾炎。

一、病理特征

1. 光镜特征

(1)系膜增生和基质增多：系膜细胞和基质弥漫性增生，导致肾小球分叶状改变(分叶状肾小球)。

(2)毛细血管壁增厚：由于系膜基质插入和内皮下或上皮下沉积物形成，导致基底膜“双轨征”——银染或PAS染色下可见基底膜分层或“双线”表现。

(3)肾小球增大：肾小球体积增大，细胞增多(系膜细胞和内皮细胞)。

分型依据：

Ⅰ型MPGN(最常见)：内皮下免疫复合物沉积，系膜插入基底膜成双轨征。

Ⅱ型MPGN(致密物沉积病，DDD)：基底膜内致密电子致密物沉积。

Ⅲ型 MPGN：上皮下和内皮下均有沉积物。

2. 免疫荧光　免疫复合物沉积。

Ⅰ型：C3 伴 IgG/IgM 沉积（颗粒状荧光），提示补体激活（经典途径）。

Ⅱ型：以 C3 强阳性为主，IgG/IgM 通常阴性（补体替代途径激活）。

Ⅲ型：通常表现为阴性或微弱，提示非典型免疫复合物介导的损伤机制。

3. 电镜特征

Ⅰ型：内皮下沉积物：电子致密物位于内皮细胞与基底膜之间。

膜插入：系膜细胞 / 基质延伸至内皮下，导致基底膜“分裂”。

Ⅱ型（DDD）：均质、带状电子致密物沉积在基底膜内。

Ⅲ型：上皮下和内皮下复合物沉积。

二、临床特征

本病可发生于任何年龄，男女无明显差异。65%~70% 为Ⅰ型膜增生性肾小球肾炎，20%~35% 为Ⅱ型膜增生性肾小球肾炎。

本病临床表现有很大的个体差异，20%~30% 表现为急性肾炎综合征；约 30% 表现为无症状性蛋白尿；10%~20% 伴有反复发作的肉眼或严重的镜下血尿；50% 的患者表现为肾病综合征。Ⅱ型膜增生性肾小球肾炎以急性肾炎综合征起病较为常见。发病时约 50% 的患者有前驱感染史。几乎所有病例均有蛋白尿、血尿。半数以上患者有肾功能损害、高血压及贫血，病情多缓慢进行性进展。70% 的Ⅰ型膜增生性肾小球肾炎和几乎全部的Ⅱ型膜增生性肾小球肾炎病例，血清 CH_{50} 和 C_3 持续降低，对本病的诊断有重要意义。

三、治疗

（1）膜增生性肾小球肾炎目前仍缺乏有效治疗方法。循证医学研究结果显示，儿童患者对糖皮质激素反应较好，推荐使用醋酸泼尼松或甲泼尼龙 40mg/（m^2·d），隔日口服 6~12 个月，无效者停药。糖皮质激素和免疫抑制剂对成人患者无明显效果，不宜应用。成人患者推荐使用潘生丁 225~300mg/d，口服，并用阿司匹林 15mg/（kg·d），分 3 次口服，华法林 2~4mg/d 口服；并给予 ACEI 或 ARB、降血脂药物等非特异治疗。

（2）甲基强的松龙冲击治疗，用量 30mg/（kg·d），最大 1 000mg，连续 3d 静脉注射，对 60% 的Ⅰ型患者有效，特别是早期治疗可见有完全缓解的病例。

（3）中医治疗

1）气虚瘀阻肾络证

主症：疲乏无力，面色少华，眩晕，水肿，尿中蛋白及红细胞均增多，血压偏高，舌质紫暗，苔白厚，脉沉涩。

治法：益气活血，滋肾通络。

方药：参芪地黄汤合补阳还五汤加减。黄芪 30g，生地黄 15g，山茱萸 12g，泽兰叶 15g，当归 15g，赤芍 15g，川芎 12g，地龙 10g，桃仁 10g，红花 10g，益母草 30g。

加减：眩晕甚者，加野菊花 10g，枸杞子 10g，钩藤 12g；血尿明显者，加小蓟 30g，藕节 15g，白茅根 30g。

2）肾虚脉络瘀阻证

主症：水肿，疲乏无力，腰酸腿软，尿中蛋白及红细胞均增多，肾功能轻度损害，面色暗滞，舌质紫暗，苔白厚，脉沉涩。

治法：益肾活血解毒。

方药：左归丸加减。熟地黄 15g，仙茅 15g，淫羊藿 15g，肉苁蓉 12g，龟甲 15g（先煎），炮穿山甲 15g（先煎），黄芪 30g，当归 15g，女贞子 15g，墨旱莲 15g，制大黄 10g，生地榆 30g，益母草 30g。

加减：腰酸腿软者，加杜仲 15g，怀牛膝 15g；血尿明显者，加茜草根 15g，紫珠草 30g，三七粉 4.5g（冲服）。

四、临证经验

膜增生性肾小球肾炎的大多数患者预后差，病情常呈进行性进展，约 50% 的患者可在 10 年内发展至终末期肾衰竭。中药桃红四物汤加味（当归 50g，赤芍 30g，川芎 30g，生地黄 30g，桃仁 15g，红花 15g，益母草 30g，莪术 30g，牛膝 15g，玉米须 50g）治疗有一定效果，但缺乏系统观察，可试用治疗观察。

第六节　新月体肾小球肾炎

新月体肾小球肾炎又称毛细血管外增生性肾小球肾炎，是肾小球有大量（50% 以上）新月体形成为主的肾小球疾病。临床上以进行性肾衰竭为特征，常常在起病后的数周至数月间发展至终末期肾衰竭。

一、发病机制

新月体形成的机制目前尚存在很多争论，而细胞免疫在新月体发生中的作用越来越被人们所重视。新月体形成的触发机制是肾小球基底膜的断裂。抗体的直接作用、补体系统膜攻击成分的激活、活化的巨噬细胞蛋白水解酶活性以及系膜细胞增生挤压等均可使基底膜损伤断裂。使纤维蛋白、巨噬细胞、凝血蛋白、成纤维细胞等向肾小球囊腔移入并沉积。巨噬细胞浸润是新月体形成的关键因素。巨噬细胞通过多种化学趋化物［如纤维蛋白、巨噬细胞趋化蛋白 1、巨噬细胞抑制因子、巨噬细胞炎症蛋白 1_{α}、骨桥接素及多种黏附分子（如 VCAM-1、ICAM-1、CD_{44}）］等在肾小球定位，一旦定位至鲍曼囊，活化的巨噬细胞释放多种因子（如组织因子、肿瘤坏死因子、转化生长因子及血管内皮生长因子等）参与毛细血管的破坏，引起壁层上皮细胞的增生和 T 淋巴细胞的激活。

T 淋巴细胞在新月体形成中的主要作用是介导抗体的识别及巨噬细胞趋化。而凝血系统在新月体形成中的作用为纤维蛋白的交联，在去除纤维蛋白后能制止新月体的形成。DNA 拓扑异构酶Ⅰ、$Ⅱ_{\alpha}$、细胞周期调节蛋白 A 和 Bcl-2 基因在新月体性肾小球肾炎的研究中也日益引起重视。

二、病理特征

新月体肾小球肾炎光镜下的特征为大多数(50% 以上)的肾小球毛细血管壁损伤严重,肾小球囊腔内有大量新月体形成,超过肾小球囊腔面积的 50%,受累的肾小球超过全部肾小球的 50%。病变早期为细胞新月体,后期为纤维新月体,导致肾小球硬化和功能丧失。肾小管、间质发生退行性改变,可伴有不同程度的肾间质细胞浸润和纤维化。电镜下可见毛细血管基膜断裂,纤维素凝聚于肾小球囊内,可见不同部位的电子致密物沉积。免疫荧光检查可见不同免疫荧光复合物沉积。Couser(William G.Couser,著名肾病学家)将其分为三种类型:Ⅰ型,抗肾小球基膜抗体导致的抗基膜型肾小球肾炎,IgG 和 C_3 沿毛细血管壁呈细线状沉积(抗肾抗体型);Ⅱ型,免疫型复合物肾小球肾炎,IgG、IgA、IgM 和 C_3 等呈颗粒状沿系膜区及毛细血管壁沉积(免疫复合物型),此型在我国常见;Ⅲ型,肾小球内无免疫复合物沉积(免疫缺失型),多由血管炎引起。

三、临床特征

(1)本病男性多于女性,Ⅰ型多见于青年,Ⅱ型常见于青壮年,Ⅲ型多发生在中老年。小儿新月体肾小球肾炎中以Ⅱ型最常见,发病率在 80% 左右。

(2)患者大多数表现为急进性肾炎综合征,起病急,有蛋白尿、血尿、少尿、水肿、高血压、贫血、全身乏力、食欲减退等表现。Ⅰ型及Ⅲ型患者常有前驱感染症状。

(3)病情进展快,短期内可发展成尿毒症。发病时或发病后即有肾功能减退,血肌酐和尿素氮进行性升高,短期内即见血清肌酐>500μmol/L,很快进入尿毒症期。

四、治疗

新月体肾小球肾炎是一种危重的疾病,应尽早诊断,予以及时而合理的治疗。治疗上在使用西药治疗的同时,可根据病情发展的不同阶段,进行中医辨证论治，能收到相得益彰的效果。

（一）西医治疗

1. 糖皮质激素和细胞毒性药物的应用

⑴抗肾抗体型（Ⅰ型）：应用甲基强的松龙 7~15mg/（kg·d）或 0.5~1g/d（需根据患者体重调整，成人通常不超过 1g/d），静脉滴注冲击 3d 后，醋酸泼尼松 60mg/d、45mg/d、30mg/d、20mg/d、15mg/d、10mg/d、5mg/d，各口服 1 周；同时加用环磷酰胺 3mg/（kg·d）（55 岁以下患者）或 2mg/（kg·d）（55 岁以上患者）口服 8 周；每日血浆置换血浆 4L，连续 14d 或直至抗肾小球基膜抗体转阴。除非患者同时存在肺出血，否则不主张对无尿且 85% 肾小球已有新月体形成的患者进行血浆置换治疗。如果抗肾小球基膜抗体持续阳性，可适当延长上述治疗。

⑵免疫缺失型（Ⅲ型）：应用甲基强的松龙 7~15mg/（kg·d）或 0.5~1.0g/d（需根据患者体重调整，成人通常不超过 1g/d），静脉滴注冲击 3d 后，改醋酸泼尼松 1mg/（kg·d）口服，1 个月后逐步减量，维持治疗 6~12 个月；并及早加用环磷酰胺 2mg/（kg·d），口服或静脉注射每月 0.5~1.0g/m^2，逐月增加 0.25g/m^2，直至最大每月 1g/m^2，维持治疗 6~12 个月，治疗期间根据外周血白细胞计数调整剂量；对于有严重肺出血和经上述治疗无效的病例，可考虑血浆置换治疗；对于治疗后缓解的病例，应继续临床随访肾功能和抗中性粒细胞胞质抗体，如果病情复发，可重复以上治疗。

⑶免疫复合物型（Ⅱ型）：其治疗方案与Ⅲ型新月体肾小球肾炎相同。

2. 抗凝及抗血栓药物的应用　抗凝及抗血栓药物可抑制肾小球内纤维蛋白沉积和新月体形成，或使纤维细胞新月体病变减轻。常用药物有低分子肝素、尿激酶及抗栓酶等。

3. 血浆置换疗法　血浆置换可清除血浆中的抗原、抗体、免疫复合物、补体及纤维蛋白原，尚可去除血浆中的炎症介质、细胞因子和生长因子。因此，本疗法使用后 1~2 周，即见症状及肾功能开始好转。每日置换血浆 2~4L，隔日 1 次，3~5 次为 1 个疗程。血浆置换术必须同时应用激素和细胞毒性药物强化治疗。

4. 抗细胞因子药物的应用　近年来，细胞因子的研究蓬勃发展，部分学者试用白介素-1受体拮抗剂，发现该药可减轻蛋白尿，改善肾功能，抑制肾小球内细胞增殖，使巨噬细胞明显减少，阻止新月体形成及小管间质病变发生。

5. 血液透析与肾移植 许多患者除肾内纤维化病变之外，尚存在部分活动性病变，早期进行血液透析为免疫抑制疗法创造条件。对不可逆的肾衰竭，可行肾移植，但移植不宜过早进行，移植前最好先行两侧肾脏切除，因移植肾中本病复发率较高。

（二）中医辨证论治

1. 湿热蕴结，肾络瘀阻证

主症：发热，头痛，咳嗽，咽痛，咯血，气促，水肿，恶心，少尿，便秘，舌质暗红，苔黄厚腻，脉细滑带数。多见于新月体肾小球肾炎早期，急性发作阶段。

治法：清热解毒，活血化瘀。

方药：清热健肾汤（刘宝厚经验方）加减。白花蛇舌草30g，半枝莲30g，青风藤30g，益母草30g，当归15g，赤芍15g，泽兰15g，石韦30g，莪术15g，大黄12g，水蛭粉4.5g（冲服）。水煎2次兑匀，分3次服（下同）。

加减：肉眼血尿加白茅根30g，藕节15g，侧柏叶10g，小蓟30g，以凉血止血；水肿明显者，加车前子30g（包煎），白茅根30g，冬瓜皮30g，葫芦瓢15g，桑白皮15g，以利尿消肿。

2. 气阴两虚，肾络瘀阻证

主症：疲乏无力，腰酸腿软，咽干口渴，五心烦热，大便秘结，舌红少津，苔黄，脉濡数。

治法：补益滋肾，活血化瘀。

方药：养阴健肾汤（刘宝厚经验方）加减。黄芪30g，太子参15g，知母10g，黄柏10g，生地黄30g，吴茱萸15g，茯苓15g，牡丹皮15g，女贞子15g，墨旱莲15g，山药15g，丹参30g，水蛭粉4.5g（分3次冲服）。

加减：水肿甚者，加薏苡仁30g，玉米须30g，以健脾利水；血尿重者，加白茅根30g，小蓟30g，藕节15g，大黄炭10g，三七粉4.5g（分3次冲服），以凉血活血止血。

3. **脾肾两虚，肾络瘀阻证**

主症：精神萎靡，面色晦暗，尿少水肿，恶心呕吐，口气秽浊，畏寒纳呆，夜尿增多，舌质淡红，苔白厚，脉沉无力。多见于新月体肾小球肾炎晚期。

治法：温补脾肾，化瘀泄浊。

方药：温阳健肾汤（刘宝厚经验方）加减。黄芪 30g，党参 15g，红景天 15g，淫羊藿 15g，肉苁蓉 15g，菟丝子 15g，女贞子 15g，白术 15g，丹参 30g，制大黄 10g。

加减：皮肤瘙痒者，加地肤子 12g，白鲜皮 15g，蝉蜕 10g，苦参 15g，以祛风止痒；恶心呕吐，口气秽浊，加姜半夏 10g，紫苏梗 30g，生姜 10g，以降逆止呕；若水肿甚，同时伴有心慌、气促、胸闷等心包积液、胸腔积液者，可改用真武汤加减，以温阳利水。

4. **肝肾阴虚，肝阳上亢证**

主症：头晕目眩，口干欲饮，腰酸乏力，手足麻木，甚至神昏，抽搐，舌质暗红，苔薄白，脉弦细。

治法：平补肝肾，育阴潜阳。

方药：天麻钩藤饮加减。天麻 12g，钩藤 15g（后下），生石决明 30g（先煎），栀子 10g，黄芩 12g，杜仲 12g，牛膝 30g，茯神 15g，益母草 30g，桃仁 10g，桑寄生 15g，夜交藤 20g，水蛭粉 4.5g（分 3 次冲服），羚羊角粉 0.6g（分 3 次冲服）。

加减：神昏者，加石菖蒲 12g，郁金 15g，胆南星 10g，天竺黄 10g，以化痰开窍；抽搐者，加生龙骨 30g，生牡蛎 30g，杭白芍 12g，夏枯草 30g，以镇肝息风。

以上四个证型中均应重用活血化瘀药物，如丹参、桃仁、红花、赤芍、益母草、水蛭。

第七章

刘宝厚诊治肾脏病医案

名医医案是古今医案中的精品，具较高的学术价值及应用价值。本章选取刘宝厚教授中西医结合诊治肾脏病相关医案100例，每例均包含病史、西医诊断、中医辨证、治则、方药及按语。

一、急性肾小球肾炎医案

案1　急性肾小球肾炎（风热袭表，肺失宣降证）

梁某，男，12岁，学生，初诊2017年11月13日。

主诉：发冷发热，咽痛，咳嗽10余天，少尿伴晨起眼睑水肿2天。

患者于10天前因感冒出现发冷发热、咽喉疼痛、咳嗽等就诊于外院，初诊为急性扁桃体炎。给予抗生素（具体不详）治疗3天后烧退，咽喉痛减轻。2天前晨起眼睑水肿，尿少色赤，咳嗽气促，咽喉肿痛。遂来刘教授门诊。体温36.6℃，血压132/80mmHg，颜面部水肿，咽部充血，扁桃体Ⅲ度肿大；舌质红，舌体胖大，苔微黄厚，脉细数，双下肢凹肿。尿常规检查：尿蛋白3+，尿潜血3+，红细胞8~12个/HP。抗链球菌溶血素"O">800U，血常规、肾功能及血浆蛋白均正常。

西医诊断：急性肾小球肾炎。

证候分析：风热之邪袭于肌表，营卫不和，肺失宣降，不能通调水道，下输膀胱，水液代谢失常，故颜面部水肿，波及四肢，尿少色赤；肺失宣降，鼻窍不利，故咳嗽气促、咽喉痒痛；风邪夹热，故咽红、扁桃体肿大；湿热伤肾，肾失封藏，故出现蛋白尿；热伤肾络，则现血尿；舌质红、舌体胖大、苔微黄厚、脉细数，均为风热之候。说明本证病位在肺，病性属风热。

辨证：风热袭表，肺失宣降证。

治则：疏风清热，宣肺利水。

方药：麻黄连翘赤豆汤加减。麻黄 10g，连翘 15g，赤小豆 30g（捣），桑白皮 10g，杏仁 10g，玄参 15g，马勃 10g，玉米须 30g，白茅根 30g。水煎 2 次兑匀，分 3 次服（下同）。连服 7 剂。蛭龙通络胶囊（刘宝厚经验方院内制剂，下同）、活血止血胶囊（刘宝厚经验方院内制剂，下同），各 6 粒 / 次，3 次 /d。

二诊（11 月 27 日）：水肿明显减轻，尿量增多，尿色淡黄，自觉乏力、咽干。检查咽部无充血，扁桃体Ⅱ度肿大，舌质暗红，舌体胖大，苔微黄，脉细微数，尿蛋白 2+，尿潜血 2+，红细胞 5~7 个 /HP。随着治疗，证候演变为湿热蕴结，脉络瘀阻证，治应清热利湿，活血通络，方用清热健肾汤加减：白花蛇舌草 30g，半枝莲 30g，青风藤 15g，石韦 30g，白茅根 30g，龙葵 10g，丹参 15g，玄参 10g，马勃 15g，生藕节 20g，穿山龙 30g。7 剂。余药继服。

三诊（12 月 5 日）：水肿消退，尿液清亮，无明显不适。舌质红，舌体微胖大，苔薄白，脉细微数，尿蛋白 ±，尿潜血 +，红细胞 0~1 个 /HP。上方去龙葵、马勃，14 剂。

四诊（12 月 27 日）：无症状，尿常规检查正常。复查抗链球菌溶血素“O”<500U，肝肾功能均正常。

随访（2018 年 5 月 18 日）：扁桃体已摘除，半年多来从未感冒，多次复查尿常规正常。

【按语】急性肾炎属中医“风水”“阳水”范畴，外感风邪（常夹热或湿）、水湿浸渍、湿热内蕴为常见证型。针对本例风热袭表、肺失宣降证，刘教授选麻黄连翘赤豆汤加减调治。方中麻黄辛温宣散，开泄肺气，发汗解表，通调水道；连翘善清上焦热毒，利咽喉，助麻黄增强疏风清热、宣肺透邪之力；赤小豆利水消肿，与麻黄、桑白皮合用，宣肺利水消肿；桑白皮清肺热通调水道，助麻黄宣肺气增利水；杏仁苦降肺气，与麻黄一宣一降，调节气机，助水液代谢；玄参滋阴降火、解毒利咽，治疗咽喉肿痛；马勃清热解毒，专治咽喉热毒，助连翘、玄参利咽；玉米须利水消肿，助赤小豆、白茅根利水通淋；白茅根凉血止血治血尿、清热利尿消水肿。全方宣肺与利水并重（麻黄、杏仁、桑白皮宣降肺气，赤小豆、玉米须、白茅根通利水道）、解表与清热兼顾（连翘、马勃、玄参疏风清热解毒，防表邪内传）；祛邪不伤正（玄参滋阴，白茅根凉血，玉米须甘平，避免燥利伤阴）。

二诊水肿消退后，证型表现为湿热内蕴，脉络瘀阻，刘教授即用清热健肾汤加减以清热利湿、活血通络法治疗，尿蛋白明显减少，印证了刘教授"湿热不除，蛋白难消"学术思想的临床价值。

案 2　急性肾小球肾炎（风水相搏，肺失宣降证）

范某，男，15 岁，学生，初诊 2010 年 9 月 24 日。

自述于 1 周前因感冒出现发冷发热（体温 38.5℃），流涕、打喷嚏、咽痛、咳黄痰等，在当地乡卫生院被诊为上呼吸道感染，给予抗生素（具体不详）治疗 3 天后烧退，咽痛、咳嗽减轻。5 天前发现晨起眼睑水肿，后逐渐出现颜面及下肢亦水肿，尿少色赤，咳嗽气促，咽喉痒痛。就诊时，体温 36.5℃，血压 127/82mmHg，颜面部水肿，咽部充血，扁桃体肿大Ⅱ度，舌质红，舌体胖大，苔微黄厚，脉细数，双下肢轻微凹肿。尿蛋白 2+，尿潜血 3+，红细胞 37/HP。抗链球菌溶血素"O">930U，肝肾功能、血浆蛋白均正常。

西医诊断：急性肾小球肾炎。

证候分析：风邪袭肺，宣降失调，不能通调水道，下输膀胱，风水相搏，则见颜面及下肢水肿、尿少色赤；肺失宣降，鼻窍不利，故咳嗽、气促、咽喉痒痛；风遏水泛，水湿浸渍，故双下肢凹陷性水肿；咽红、扁桃体肿大、舌质红、舌体胖大、苔微黄厚、脉细数，均为风热之候；肺失宣降，肾失封藏，故尿中出现蛋白。综上分析，本证病位在肺，病性属风热。

辨证：风水相搏，肺失宣降证。

治则：疏风清热，宣肺利水。

方药：越婢加术汤加减。麻黄 10g，桂枝 10g，茯苓 30g，桑白皮 15g，杏仁 15g，玄参 15g，马勃 15g，玉米须 30g，白茅根 30g，板蓝根 20g。7 剂。蛭龙通络胶囊、活血止血胶囊，各 6 粒 / 次，3 次 /d。

二诊(10月11日):水肿明显减轻,尿量增多,尿色淡黄,乏力,咽干不适。血压120/65mmHg,扁桃体Ⅱ度,无充血,舌质暗红,舌体胖大,苔微黄,脉细微数。尿蛋白1+,红细胞:14个/HP。当前证候病位在肾,病性属湿、热、瘀。辨证为湿热蕴结,脉络瘀阻。治应清热利湿,活血通络,选清热健肾汤加减。白花蛇舌草30g,半枝莲30g,青风藤15g,石韦30g,白茅根30g,龙葵10g,丹参15g,玄参10g,马勃15g,生藕节20g,穿山龙30g。14剂。余药继服。

三诊(10月25日):水肿消退,尿色正常,仍觉疲倦,舌质红,舌体微胖大,苔薄白,脉细微数。尿蛋白阴性,尿潜血2+,红细胞0~1个/HP。上方去玄参、马勃、半枝莲、生藕节,加生黄芪30g,白术15g,女贞子15g,防风10g,7剂。

四诊(11月2日):无特殊不适,尿常规检查正常。复查抗链球菌溶血素"O"<500U,肝肾功能均正常。

随访(2011年4月18日):患者一直无不适,再未感冒,多次复查尿常规检查正常。

【按语】本案例主要病机为风邪袭肺,宣降失调,风遏水泛,水湿浸渍。越婢加术汤源自《金匮要略》,主治"风水恶风,一身悉肿"。刘教授在其基础上加减,侧重疏风清热、宣肺利水,兼顾解毒消肿。方中麻黄发汗解表,宣肺利水,开宣肺气,使水湿从表而解;桂枝温通经脉,助阳化气,协同麻黄增强宣散之力,兼助膀胱气化;茯苓利水渗湿健脾,导水湿从小便出;桑白皮清热泻肺,利水消肿,助麻黄宣降肺气;杏仁宣肺降气,润肠通便,通调水道(肺与大肠相表里);玄参清热解毒,滋阴利咽;马勃清热解毒,专治咽痛血尿(热伤肾血络);玉米须利水消肿;白茅根凉血止血,清热利尿;板蓝根清热解毒,抗病毒。全方以越婢加术汤为基础加减,融合宣肺解表、清热利水、解毒凉血三法,宣肺与利水并重(麻黄、杏仁宣降肺气,茯苓、玉米须、白茅根通利水道,体现"提壶揭盖"之法)、解表清里兼顾(麻黄、桂枝解表散邪;玄参、板蓝根、马勃清里热,防表邪入里化热)、护阴防燥(白茅根、玄参滋阴凉血,反佐麻黄、桂枝之温燥),契合急性肾炎风水夹热的病机,体现中医"开鬼门,洁净府"的治疗思路。

案 3　急性肾小球肾炎(上焦湿热,热伤血络证)

刘某,男,14 岁,2015 年 7 月 22 日初诊。

眼睑及双下肢水肿伴茶色尿 3 周余。

患者于 3 周前因感冒后出现眼睑及双下肢水肿,尿呈深茶色,伴咽痛咳嗽,自服感冒药(具体不详)无效。随于当地某医院检查,血常规:白细胞 20.94×10^9/L,中性粒细胞百分比 85.4%;尿常规:尿蛋白 1+,尿潜血 3+。被诊断为急性肾小球肾炎,给予抗感染等(具体不详)治疗后,水肿明显好转,尿色清亮,尿蛋白 ±,遂带药出院。本次就诊前 1 天再次出现茶色尿,伴咽痛。查眼睑及双下肢轻度水肿,咽充血,扁桃体Ⅱ度肿大,有脓点,舌淡、苔微黄,脉细数。尿常规:尿潜血 3+,尿蛋白 2+,红细胞 121.7/μl,余检查未见异常。

西医诊断:急性肾小球肾炎。

证候分析:患者外感热毒病邪,风热袭表,故咽痛;肺失宣降,水道失调,故颜面及下肢水肿;湿、热互结伤肾,精关不固则出现蛋白尿;热损肾络,则出现血尿。咽红、扁桃体肿大、舌质红、舌体胖大、苔微黄厚、脉细数,均为湿热之候;病位在肺、肾,病性属湿热。

辨证:上焦湿热,热伤血络证

治则:清热健肾,疏风活血。

方药:清热健肾汤加减。白花蛇舌草 20g,半枝莲 10g,白茅根 10g,石韦 10g,青风藤 30g,蝉蜕 10g,益母草 20g,当归 10g,龙葵 10g,莪术 10g,炒苍术 10g。7 剂。

二诊(8 月 11 日):眼睑及双下肢水肿消失,肉眼血尿及咽痛咳嗽明显好转,咽轻度充血,扁桃体Ⅱ度肿大,无脓点。舌淡、苔白,脉沉细。尿常规示尿潜血 2+,尿蛋白 +,红细胞 60/μl。上方加板蓝根 15g,小蓟 10g。14 剂。

三诊(8 月 30 日):自觉乏力,肉眼血尿及咽痛消失,咽无充血,扁桃体无肿大,舌淡、苔白,脉沉细。尿常规示尿潜血 +,尿蛋白阴性,红细胞 26/μl。治以益气健肾,凉血止血。黄芪 30g,石韦 20g,当归 12g,生地黄 15g,女贞子 10g,墨旱莲 10g,地龙 10g,生地榆 20g,白茅根 20g,小蓟 10g,茜草

10g，益母草 20g。14 剂。

四诊（9 月 14 日）：症状消失，尿常规正常。中药调理善后，嘱避风寒、慎起居、忌食辛辣刺激食物。

随访（2016 年 11 月 17 日）：1 年来，患者未出现特殊不适，多次复查，尿常规检查正常。

【按语】“祛邪务净，以防死灰复燃”“温补勿早，以防闭门留寇”是刘教授“湿热不除、蛋白难消”学术思想诸多核心内涵之一。本例刘教授在初诊、二诊时连用清热健肾汤清湿热之邪，在确保余邪已净时，三诊才用益气健肾汤扶正固本，其深刻用意就在于此。刘教授清热健肾汤以清热利湿为主，兼顾疏风解表、凉血活血。方中白花蛇舌草清热解毒、利湿通淋，针对湿热毒邪；半枝莲助白花蛇舌草清湿热；石韦清热利湿、通淋止血，助湿热从小便排出；龙葵清热解毒、活血利水消肿，助清除湿热瘀毒。诸药共奏清热解毒、利湿通淋，助湿热从尿排出之效。白茅根凉血止血、清热利尿，针对热伤血络之尿血；益母草活血利水、清热解毒，改善肾脏微循环；莪术破血逐瘀、行气消积，助消散瘀滞；当归养血活血，兼防利湿伤正。诸药共司凉血止血、活血化瘀利水湿之功。蝉蜕疏风清热、透邪外出，针对外感风热或湿热郁表；青风藤祛风除湿、通络止痛，助湿热从表而解。二药疏风透邪、祛湿通络，助湿热从表而散。炒苍术固护中焦，健脾燥湿，防寒凉药伤脾，助运化水湿。

案 4　急性肾小球肾炎（上焦湿热，热伤血络证）

杨某，女，23 岁，学生，2011 年 3 月 4 日初诊。

4 周前因着凉出现流涕、咽痛、咳嗽、发热（38.6℃），自服解热镇痛药及感冒药（具体不详），4 天后上述症状缓解，但排尿时发现尿色浓茶样，遂于当地某院就诊。尿常规：尿蛋白 3+，红细胞满视野，红细胞计数 560/μl，24h 尿蛋白定量 1.43g。被诊为“急性肾小球肾炎”，予黄葵胶囊、肾炎康复片口服治疗 1 个月无改善，遂来刘教授门诊就诊。现症见：稍有咽痛、乏力，尿色红、有泡沫，查体：体温 36.7℃，血压 110/80mmHg。眼睑轻微水肿，咽红，下肢无水肿。舌红、苔微黄厚，脉滑数。尿蛋白 3+，红细胞满视野，红细胞计数 543/μl。

西医诊断：急性肾小球肾炎。

证候分析：患者外感热毒病邪，风热袭表，鼻窍不利，故咽痛；营卫不和，肺失宣降，水道失调，故颜面及下肢水肿；湿热伤肾，精关不固则出现蛋白尿；热损肾络，则出现血尿。咽红、扁桃体肿大、舌质红、舌体胖大、苔微黄厚、脉滑数，均为湿热之候；病位在肺、肾，病性属湿热。

中医辨证：上焦湿热，热伤脉络证。

治则：清热健肾，凉血利湿。

方药：清热健肾汤加减。白花蛇舌草 20g，金银花 20g，玄参 10g，桔梗 10g，蝉蜕 8g，白茅根 20g，小蓟 15g，茯苓 15g，牡丹皮 10g，青风藤 30g，益母草 20g，甘草 6g。7 剂。

二诊（3 月 21 日）：精神佳，纳可，尿量正常，尿色偏红，尿中已无泡沫，舌红、苔薄，脉滑。尿常规示尿蛋白阴性，红细胞 205/μl。因正处经期，遣方应加滋阴养血，故上方去蝉蜕、牡丹皮，加当归 10g，麦冬 15g。7 剂。

三诊（4 月 7 日）：全身状态良好，舌红、苔薄，脉滑。尿蛋白阴性，红细胞计数 74 个 /μl。初诊方加茜草 10g，紫草 15g，侧柏炭 10g，芡实 15g，莲须 15g。7 剂。

四诊（4 月 22 日）：无不适，舌红、苔薄，脉滑。复查尿蛋白阴性，红细胞 9/μl。上方加桑椹 10g，菟丝子 10g。7 剂。

五诊（5 月 10 日）：无不适，舌红、苔薄，脉滑。尿常规全部正常，四诊原方 7 剂以巩固疗效，此后停药。随访 3 个月未见复发。

【按语】刘教授认为，急性肾小球肾炎病因包括外邪侵袭、禀赋不足、劳欲过度、用药不当等诸多方面，其中以风邪侵袭危害最大，并可夹杂寒、热、暑、湿等邪气。其基本病机为本虚标实、肾元亏虚为本，风寒湿热邪为标。本例上焦湿热下注，伤身损络，故刘教授按急则治其标的原则，选清热健肾汤加减以清热为主，兼顾凉血、利湿、活血。方中金银花、白花蛇舌草、玄参、桔梗、蝉蜕共奏清上焦热毒、透邪利咽之作用；白茅根、小蓟、牡丹皮清热凉血，活血散瘀，防血热壅滞成瘀；茯苓、益母草、青风藤健脾利湿，活血通络，改善肾脏微循环，促进水湿排泄。全方紧扣"上焦湿热，热伤血络"病机，清利结合，凉血不滞邪，利湿不伤阴。

案 5　急性肾小球肾炎(上焦湿热，热伤血络证)

患者刘某，男，14 岁，2013 年 11 月 10 日初诊。

主诉：眼睑及双下肢水肿伴肉眼血尿 20 余天。

患者入院前 20 天因感冒后出现眼睑及双下肢水肿，肉眼血尿，伴咽痛咳嗽，自服感冒药(具体不详)无效后就诊某医院。尿常规检查：尿蛋白 2+，尿潜血 3+。被诊断为急性肾小球肾炎，给予抗感染等治疗(具体不详)后好转出院。此次就诊前 1 日再次出现肉眼血尿，咽痛咳嗽，咳痰不利。眼睑及双下肢轻度水肿，咽充血，扁桃体Ⅱ度肿大，有脓点。舌淡，苔微黄，脉沉细。尿潜血 3+，尿蛋白 2+，红细胞 110.8/μl。

西医诊断：急性肾小球肾炎。

证候分析：外感热毒病邪，风热袭表；营卫不和，肺失宣降，通调水道失司，故颜面及下肢水肿；湿热伤肾，精关不固，精微下泻；热损肾络，出现血尿。咽红、扁桃体肿大、舌质红、舌体胖大、苔微黄厚、脉沉细，均为湿热之候；本证病位在肺、肾，病性属湿热。

中医辨证：上焦湿热，热伤血络证。

治则：清热健肾，疏风活血。

方药：清热健肾汤加减。白花蛇舌草、半枝莲、白茅根、石韦、青风藤各 30g，蝉蜕 10g，益母草、当归、龙葵、莪术、炒苍术各 15g。7 剂。

二诊(11 月 18 日)：水肿消失，肉眼血尿及咽痛明显好转，咽部轻度充血，扁桃体Ⅱ度肿大，无脓点。舌淡，苔白，脉沉细。尿蛋白 1+，红细胞 56/μl。上方加板蓝根 10g，通草 6g，车前子 10g。7 剂。

三诊(11 月 25 日)：肉眼血尿及咽痛消失，偶有咳嗽，咽无充血，扁桃体无肿大。舌淡，苔白，脉沉细。尿蛋白阴性，红细胞 12/μl。治宜益气健肾，凉血止血。药用黄芪、石韦各 30g，当归 12g，生地黄、女贞子、墨旱莲、地龙、小蓟、茜草各 15g，生地榆、白茅根各 20g，益母草、莪术各 10g。7 剂。

四诊(12 月 2 日)：效不更方，上方继续服用 28 剂，临床症状消失，尿常规正常。随访 1 年余未见复发。

【按语】刘教授指出，湿热既是致病因素，又是病理产物，贯穿急性肾炎病程的始终。所以，彻底控制感染，清除湿热之邪成为本病治疗的关键。本例刘教授首先用清热健肾汤彻底清除湿热后，三诊才以益气健肾方扶正固表，提高免疫力。经过1个多月治疗，尿蛋白完全转阴，血尿消失。充分印证了刘教授“祛邪以安正，邪去正自安”“祛邪务净，扶正从缓”学术思想的治疗价值。刘宝厚教授同时强调，治疗肾小球源性血尿不能见血止血，而过早地使用收涩性较强的止血药，应在辨证论治的基础上加用凉血止血药，如大蓟、小蓟、藕节、白茅根、地榆、大黄等，或活血止血药，如蒲黄、茜草、三七等。

二、急进性肾小球肾炎医案

案6　急进性肾小球肾炎（脾肾虚衰，水毒湿浊证）

患者何某，男，48岁，干部，2006年3月11日初诊。

主诉：水肿，尿少，头痛，恶心1周。

患者于十余天前因劳累出现全身酸痛不适，咽喉疼痛及轻微咳嗽，自服氯芬黄敏及阿莫西林效果欠佳。近1周来，晨起眼睑水肿，2~3天后全身水肿，尿量减少，如浓茶色，全身疲乏困痛，恶心纳呆，头痛，头昏，就诊于刘教授门诊。检查：血压160/98mmHg，体温38.5℃，颜面及双下肢水肿，舌质暗红，苔微黄厚，脉沉弦数。尿常规检查：尿蛋白3+，尿潜血3+，红细胞10~13/HP，24小时尿量450ml，血红蛋白98g/L，血尿素氮12.35mmol/L，肌酐352μmol/L，白蛋白33.0mmol/L，自身抗体阴性，抗肾小球基膜抗体及抗中性粒细胞胞质抗体阴性，补体C_3 0.60g/L。

西医诊断：急进性肾小球肾炎。

证候分析：患者肾阳受损，气化失司，水邪泛溢，故全身水肿；湿浊阻于中焦，胃气上逆，故恶心纳呆；湿浊困脾，清阳不升，浊阴不降，故全身疲乏困痛，头痛，头昏；舌质暗红、苔微黄厚、脉沉弦数，为水毒湿浊瘀之候。综上，本证病位在脾肾，病性属水毒湿浊。

中医辨证：脾肾虚衰，水毒湿浊泛滥证。

治则：温阳健脾，利水消肿。

选方：五苓散合五皮饮加减。茯苓30g，猪苓30g，泽泻20g，炒白术 30g，桂枝 15g，大腹皮 15g，陈皮 15g，清半夏 15g，桑白皮 15g，玉米须 30g，生姜 30g。3 剂。蛭龙通络胶囊、活血止血胶囊，各 6 粒 / 次，3 次 /d，冲服。西药：硝苯地平缓释片、双嘧达莫片。

二诊（3 月 14 日）：尿量稍有增加，病情仍重，恶心，呕吐，因服胶囊恶心，暂停蛭龙通络胶囊、活血止血胶囊，中药上方继服 7 剂。低分子肝素钙 5 000IU/d。

三诊（3 月 22 日）：病情仍重，复查尿常规示血尿素氮 23.8mmol/L，血肌酐 422.4μmol/L，因患者拒绝肾穿刺，故急予甲泼尼龙 1.0g 冲击治疗，溶于 5% 葡萄糖 250ml 中，静脉滴注，1 次 /d，连续 3 天。

四诊（3 月 25 日）：甲泼尼龙冲击治疗 3 天后，改为醋酸泼尼松 60mg/d，晨顿服。环磷酰胺，第 1 天 0.4g，第 2 天 0.6g，加入 5% 葡萄糖 250ml 中，静脉滴注，每 2 周 1 次。

五诊（4 月 10 日）：精神食欲稍好，24 小时尿量约 1 500ml，水肿明显减轻。自述潮热，汗多，五心烦热、失眠，口干欲饮。面部潮红，舌质暗红，少苔，脉弦数。尿常规示：尿蛋白 2+，尿潜血 2+，红细胞 5~8 个 /HP。因服用大剂量激素，出现阴虚火旺证候，遂予滋阴降火的养阴健肾汤加减。生地黄 30g，玄参 15g，牡丹皮 15g，女贞子 15g，墨旱莲 15g，知母 15g，黄柏 10g，玉米须 30g，地龙 15g。14 剂。蛭龙通络胶囊、活血止血胶囊，各 6 粒 / 次，3 次 /d，冲服。

六诊（4 月 25 日）：病情稳定，精神食欲俱增，舌质红，苔薄白，脉弦数。复查尿常规示尿蛋白 ±，尿潜血 2+，红细胞 0~3 个 /HP，血尿素氮 11.2mmol/L，肌酐 136.4mol/L，中药上方继服，14 剂；西药原剂量、次数继服。

七诊（5 月 10 日）：病情稳定，血压 130/80mmHg。舌质红少苔，脉细数。尿蛋白总量 0.45g。激素 2 周减 5mg，中药上方加减继服，28 剂。

八诊（8 月 30 日）：自觉仍乏力，食欲欠佳，腰酸困。复查尿常规示尿蛋白 0.08g，肾功能正常。舌淡红，舌体胖嫩，苔白，脉沉细。目前证属脾肾气虚，用益气温阳健肾汤加减。黄芪 60g，当归 15g，锁阳 15g，淫羊藿 15g，炒白术 15g，茯苓 15g，益母草 30g，莪术 15g。28 剂。激素每月递减

2.5mg。

随访(2007 年 5 月 23 日):激素撤完已 3 个月,无任何不适,尿常规检查、肾功能均正常。

【按语】急进性肾炎是一种免疫损伤性弥漫增生性新月体性肾小球肾炎,进展迅速,病情重,预后差,若不及时治疗,就可以在短期内发展至终末期肾衰竭。刘教授认为,早确诊、早治疗是确保本病疗效及预后的关键;本病在治疗上一定要采取中西药有机结合治疗,以协同增效。确诊后恰当及时地使用激素冲击治疗,可抑制新月体破坏肾小球(其破坏过程仅需 1~2 周),挽救患者的生命。大剂量激素常出现阴虚火旺证候,此时配以滋阴降火中药,既能拮抗外源性激素的反馈抑制,减轻激素不良反应,又能提高患者对激素的耐受性;激素减量阶段常出现气阴两虚证候,应配以益气养阴中药,既能防止激素撤减综合征,又可防止复发。激素维持治疗阶段,常会出现脾肾气(阳)虚证候,应配以健脾补肾的中药,以温补脾肾,巩固疗效。在三个治疗阶段均应加入活血化瘀药物,如莪术、益母草、泽兰、丹参、水蛭等,对提高疗效大有裨益。

案 7　急进性肾小球肾炎(脾肾虚衰,湿热蕴阻证)

患者祁某,女,15 岁,学生,1998 年 6 月 1 日初诊。

患者于 1 个月前,因劳累加之感冒突发血尿、踝部稍肿、乏力、恶心。尿常规检查示:尿蛋白 2+,尿潜血 3+,红细胞:满视野。于外院住院,经肾穿刺被诊断为毛细血管内增殖性肾小球肾炎伴多数小型新月体形成;经用“强的松、环磷酰胺、双嘧达莫、盐酸贝那普利”等药(具体剂量不详)治疗 50 余天,尿常规检查示尿蛋白 +、尿潜血 +,出院后就诊于刘教授门诊。现症见患者自述乏力,腰膝、下腹部冰凉酸痛,恶心纳差,小便少、色黄,血压 136/82mmHg,精神差,满月脸,踝部凹陷性水肿,舌淡红,苔微黄,舌质干燥,舌体胖大,有齿痕,脉细数。查尿蛋白:2+,红细胞:231 个 /HP。血尿素氮:3.5mmol/L,血肌酐:332μmol/L,白蛋白:36.6g/L。

西医诊断:急进性肾小球肾炎。

证候分析:肾阳亏虚,温煦失职,则腰膝、下腹冰凉酸痛;脾肾阳虚,不能温化水液,泛溢肌肤,故踝部凹陷性水肿;湿热蕴结脾胃,受纳运化失职，升降失常，胃气上逆，故恶心纳呆；阳虚水气上泛，故舌淡胖大、有齿痕；小便少、色黄，舌淡红、苔微黄、舌质干燥均为湿热内盛之候。综上，本证病位在脾肾，病性属湿热。

辨证：脾肾虚衰，湿热蕴阻证。

治则：清热利湿，祛风活血。

方药：清热健肾方加减。白花蛇舌草 20g，半枝莲 10g，白茅根 10g，石韦 10g，青风藤 30g，蝉蜕 10g，益母草 20g，当归 10g，龙葵 10g，莪术 10g，炒苍术 10g。西药：强的松 40mg/ 次，1 次 /d，晨顿服；环磷酰胺 0.2g+5% 葡萄糖注射液 100ml，静脉滴注，隔日 1 次，共 10 次；酚妥拉明 10mg+ 多巴胺 10mg+5% 葡萄糖注射液 250ml，静脉滴注，1 次 /d，共 10 次；双嘧达莫 50mg/ 次，3 次 /d；硫糖铝 1.0g/ 次，3 次 /d；脂必妥 10.5g/ 次，3 次 /d。

二诊（6 月 21 日）：精神好转，无明显不适。水肿减轻，尿常规检查示尿蛋白 ±，红细胞 23 个 /HP，24 小时尿量约 1 100ml。中药加紫珠草、茜草、小蓟凉血止血，14 剂。

三诊（7 月 6 日）：水肿明显减轻，汗多，失眠，口干渴。血压 135/80mmHg，面部潮红，舌质暗红，少苔，脉弦数。尿常规检查示尿蛋白 ±，红细胞 5~8 个 /HP。大剂量使用激素后出现阴虚火旺证，选用滋阴健肾汤加减以滋阴降火。生地黄 30g，玄参 15g，牡丹皮 15g，女贞子 15g，墨旱莲 15g，知母 15g，黄柏 10g，玉米须 30g，地龙 15g。停服酚妥拉明 + 多巴胺。

四诊（7 月 21 日）：精神食欲改善，舌质红，苔薄白，脉弦数。尿常规检查示尿蛋白 ±，尿潜血 +，红细胞 0~3 个 /HP。血尿素氮 10.5mmol/L，血肌酐 78.6μmol/L。原方案治疗 14 天。

五诊（8 月 12 日）：病情稳定，血压 130/80mmHg，舌质红，苔薄白，脉弦数。化验：尿蛋白阴性，尿蛋白总量 0.21g。血肌酐 86.6μmol/L。激素每 2 周减 5mg，停用环磷酰胺，中药上方加减治疗。

六诊（8 月 30 日）：复查肾功能正常，尿蛋白总量 0.08g。舌淡红，舌体胖嫩，苔白，脉弦数。激素继续减量，上方加减继服。

七诊（9 月 26 日）：无症状，尿常规检查正常。舌淡红，苔白，脉沉细。激素已减至 15mg。给予益气健肾胶囊，巩固疗效。嘱激素每两周减半片至撤完，定期复查尿常规、肾功能。

【按语】急进性肾炎进展迅猛，中医基本病机为脾肾虚衰为本、湿热瘀阻为标。本例初诊湿热为标为急，刘教授选用清热健肾方加减，意在首先彻底清除湿热。方中白花蛇舌草、半枝莲、白茅根、石韦、龙葵共为清热利湿组，以清热解毒、利湿通淋，兼凉血止血，抑制免疫炎症，减轻肾脏损伤。青风藤祛风除湿、减少抗原抗体复合物沉积；蝉蜕疏风清热、透邪外达，缓解过敏反应，减轻肾小球炎症。益母草活血化瘀，改善肾微循环，增强利尿消肿之力；莪术破血行气、针对瘀阻肾络之病理；当归养血活血，防利湿伤正，调和气血；炒苍术燥湿健脾，助运化水湿，兼顾脾虚之本。全方以攻补兼施（清热利湿、活血祛风）为主，针对湿热（白花蛇舌草、石韦）、风邪（青风藤、蝉蜕），又改善瘀血（益母草、莪术），佐以当归、苍术顾护正气，契合急进性肾小球肾炎"湿、热、瘀、风"交织为标的病理特点。通过抗炎、免疫调节、改善微循环，为后续（七诊）补益脾肾创造条件。三诊时因大剂量激素后出现阴虚火旺证，选滋阴健肾汤加减滋阴降火，症状很快改善。全程治疗体现了刘教授在肾病治疗中"随证分阶段施治（清热健肾 - 滋阴健肾 - 益气健肾）"的基本原则。

案 8　急进性肾小球肾炎（脾肾虚衰，水毒湿浊证）

杨某，男，35 岁，干部，2017 年 3 月 12 日初诊。

患者 10 天前感冒，服"荆防颗粒"后症状缓解，但咽喉疼痛，咳嗽。继服"阿莫西林"无效。近 1 周来晨起眼睑水肿，后波及双下肢，尿少，浓茶色。遂就诊于刘教授门诊。刻下：全身疲乏，恶心纳呆，头痛头昏。血压：160/98mmHg，体温：36.5℃，面部虚浮，双下肢凹陷性水肿；尿量：650ml/24h；舌质暗红，苔微黄厚，脉沉弦数。尿蛋白 3+，尿蛋白总量 4.47g，红细胞 9~13 个 /HP，血红蛋白 94g/L。血尿素氮 9.35mmol/L，血肌酐 356.6μmol/L，总蛋白 63.0mmol/L，白蛋白 35.0mmol/L，总胆固醇 6.67mmol/L，甘油三酯 1.62mmol/L，高密度脂蛋白 1.31mmol/L，低密度脂蛋白 2.94mmol/L。

西医诊断：急进性肾小球肾炎。

证候分析：肾阳受损，气化失司，水邪泛溢，故全身水肿；湿浊阻于中焦，胃气上逆，故恶心纳呆；湿浊困脾，清阳不升，浊阴不降，故全身疲乏困痛、头痛、头昏；舌质暗红、苔微黄厚、脉沉弦数均为水毒湿浊瘀之候。说明病位在脾肾，病性属水毒湿浊。

辨证：脾肾虚衰，水毒湿浊证。

治则：温阳健脾，利水消肿。

方药：五苓散加减。茯苓 30g，猪苓 30g，泽泻 20g，炒白术 30g，桂枝 15g，大腹皮 15g，陈皮 15g，清半夏 15g，桑白皮 15g，玉米须 30g，生姜 30g。3 剂。硝苯地平缓释片，30mg/ 次，1 次 /d。甲泼尼龙 1.0g+5% 葡萄糖注射液 250ml，1 次 /d，连续 3d。患者拒绝肾穿刺。

二诊（3 月 16 日）：患者病情仍重，尿量稍有增加，仍恶心、呕吐。中药上方加车前子 30g（包煎），7 剂。冲击治疗后，改醋酸泼尼松每天 60mg，晨顿服。环磷酰胺，第一天 0.4g，第二天 0.6g，加入 5% 葡萄糖注射液 250ml 中，静脉滴注，每 2 周 1 次。低分子肝素钙 5 000IU/d。硝苯地平缓释片 30mg/ 次，1 次 /d。

三诊（3 月 24 日）：患者无恶心，食欲稍好，尿量增多，24h 约 1 000ml，舌质红，苔薄白，脉弦数。尿蛋白 2+，尿蛋白总量 2.32g，红细胞 0~3 个 /HP。血尿素氮 9.5mmol/L，血肌酐 241.6μmol/L，原方案治疗。

四诊（4 月 8 日）：患者精神、食欲稍好，尿量 1 600ml/24h，水肿减轻，潮热，汗多，失眠，口干渴。舌质暗红，少苔，脉弦数。尿蛋白 2+，红细胞 5~8 个 /HP。大剂量使用激素后出现阴虚火旺证。滋阴健肾汤加减以滋阴降火。生地黄 30g，玄参 15g，牡丹皮 15g，女贞子 15g，墨旱莲 15g，知母 15g，黄柏 10g，玉米须 30g，地龙 15g。蛭龙通络胶囊、活血止血胶囊，各 6 粒 / 次，3 次 /d，冲服。

五诊（5 月 17 日）：病情稳定，无明显不适，舌质红，苔薄白，脉弦数。尿蛋白 ±，尿潜血 2+，红细胞 0~3 个 /HP。血尿素氮 9.5mmol/L，血肌酐 136.6μmol/L，原方案治疗。

六诊（5 月 31 日）：病情稳定，舌质红，苔薄白，脉弦数。尿蛋白总量 0.45g。激素每 2 周减 5mg，中药继上方加减治疗。

七诊（8 月 30 日）：无明显不适，复查尿常规、肾功能均正常，尿蛋白总量 0.08g，舌淡红，舌体胖嫩，苔白，脉弦。激素逐渐减量至维持治疗阶段（10mg/d），补阳健肾汤加减以巩固疗效。黄芪 60g，当归 15g，锁阳 15g，淫羊藿 15g，炒白术 15g，茯苓 15g，益母草 30g，莪术 15g。激素每月减 2.5mg，停服环磷酰胺。

随访（2018 年 5 月 23 日）：激素撤完已 3 个月，无任何症状，很少感冒，尿常规检查查、肾功能均正常。

【按语】急进性肾小球肾炎属中医“水肿”“关格”范畴，脾肾阳虚致水湿内停、浊毒壅塞为本病病机关键。五苓散本为太阳蓄水证主方，本例证候刘教授活用其“通阳化气利水”之功，契合脾肾虚衰、水湿泛滥之病机。方中桂枝、生姜温通脾肾之阳，恢复气化功能；白术、茯苓、陈皮健运脾气，切断水湿生成之源；猪苓、泽泻、大腹皮、玉米须等通利三焦，导湿浊从下而解；半夏化痰、桑白皮泻肺，针对水湿上犯的兼证。全方以五苓散为基础，温阳与利水并举，健脾与行气同施，标本兼顾，配合西药抗炎、抑制免疫治疗，达到中西药协同作用，明显提高治疗效果。

三、慢性肾小球肾炎医案

案 9　慢性肾小球肾炎（肾气不固证）

陈某，男，48 岁，2016 年 4 月 18 日初诊。

患者于 3 年前无明显诱因尿中出现蛋白质、镜下血尿。因为症状不明显，未作任何治疗。本次就诊前 2 周，因劳累后出现晨起颜面水肿，后波及下肢，遂来刘教授门诊就诊。刻下：自述疲乏无力，头晕头昏，腰酸腿软，尿少色黄。血压 158/90mmHg，舌质淡，苔薄白，脉沉弦。双下肢水肿。尿蛋白 2+，红细胞 15~20 个 /HP。尿红细胞形态学：80% 为变形红细胞，肾功能正常。

西医诊断：慢性肾小球肾炎。

证候分析：肾气不足，封藏不固，蛋白质、血细胞随尿排出，故蛋白尿、血尿日久不愈，尿少色黄；腰为肾之府，肾虚则腰酸腿软；肾虚髓海不充，则疲乏无力、头晕头昏；舌质淡、苔薄白、脉沉弦，均为肾虚之候。综上，本证病位在肾气，病性属虚。

辨证：肾气不固证。

治则：补益肾气，固摄止血。

方药：无比山药丸加减。熟地黄30g，山萸肉15g，山药15g，杜仲15g，菟丝子15g，肉苁蓉15g，巴戟天15g，怀牛膝15g，煅龙骨30g(先煎)，煅牡蛎30g(先煎)，金樱子15g，芡实30g(先煎)，白茅根30g，紫珠草30g，小蓟15g，槐花15g。14剂。盐酸依那普利5mg/次，2次/d。

二诊(5月7日)：患者头晕减轻，尿量增多，舌淡红，苔薄白，脉沉弦。尿蛋白2+，尿潜血3+，红细胞5~10个/HP。继以原方14剂，活血止血胶囊，6粒/次，3次/d。

三诊(5月16日)：患者诸症明显减轻，尿蛋白+，尿潜血2+，红细胞<3个/HP。予益气健肾胶囊、蛭龙通络胶囊、活血止血胶囊，各6粒/次，3次/d，服用28d。

四诊(6月13日)：患者自觉无不适，精神食欲正常，尿常规检查正常，尿蛋白总量0.13g。

【按语】刘教授指出，慢性肾炎病程较长，其基本病机为“本虚标实”。本案证候以虚证为主，非急性期一般表现为湿热证。选用无比山药丸加减，重在补肾填精，固摄肾气。方中熟地黄、山萸肉、山药补肾阴、益精血，固摄下焦；杜仲、菟丝子、肉苁蓉、巴戟天温补肾阳、强腰膝，阴阳双补以恢复肾气封藏之职；怀牛膝引药下行，兼补肝肾，助肾气固摄；诸药共奏补肾填精，固摄肾气之功。煅龙骨、煅牡蛎收敛固涩，潜阳止血，减少精微物质(蛋白)流失；金樱子、芡实固肾缩尿，针对蛋白尿；白茅根、紫珠草、小蓟、槐花凉血止血，清热利尿，专治血尿。此药组的主要作用为固涩止血，减少蛋白尿和血尿。全方以补肾固摄为主，兼顾止血，标本同治。

案10　慢性肾炎(脾肾阳虚，湿浊瘀阻证)

寇某，男，46岁，干部，2009年5月23日初诊。

患者5年前于外院诊断为慢性肾炎(具体不详)，未进行治疗。本次就诊自述体倦乏力，食欲缺乏，平日怕冷，易感冒，夜尿多。查体：眼睑水肿，面色少华，双下肢微肿，舌淡暗红，舌体胖大，边有齿痕，苔白根厚，脉沉细，血压148/90mmHg。尿蛋白2+，肌酐216μmol/L，血尿素氮18.5mmol/L，肌酐清除率 46ml/min，血红蛋白 98.0g/L。

西医诊断：慢性肾炎，慢性肾脏病 3 期。

证候分析：肾阳受损，气化失司，水湿泛溢，故眼睑、双下肢微肿；湿浊中阻，脾失健运，清阳不升，浊阴不降，故体倦乏力，食欲缺乏；肾阳亏虚，温煦失职，则腰膝、下腹冰凉酸痛；舌质暗红，舌体胖大，边有齿痕，苔白根厚，脉沉细为水毒湿浊瘀之候。综上，本证病位在脾肾，病性属水毒湿浊。

中医辨证：脾肾阳虚，湿浊瘀阻证。

治则：温肾健脾泄浊汤加减。

方药：温肾健脾泄浊汤。黑附片 15g（先煎），茯苓 15g，山萸肉 15g，炒白术 20g，官桂 10g，干姜 15g，黄芪 60g，当归 15g，酒大黄 10g，红花 15g，莪术 15g，煅牡蛎 50g（先煎），水蛭粉 3g（分 3 次冲服）。14 剂。配合西药降压、纠正贫血、补钙。

二诊（6 月 8 日）：患者怕冷、夜尿多稍有改善，大便偏干，舌质淡红，舌体胖大，边有齿痕，苔白根厚，脉沉弦细。血压 140/85mmHg，尿蛋白 2+，予原方加大黑附片为 30g（先煎 1h），黄芪 90g，酒大黄 15g。14 剂。

三诊（6 月 23 日）：患者精神、食欲均好，无怕冷，夜尿 2 次，舌淡红，舌体稍胖大，苔白稍厚，脉沉弦细，血压 135/76mmHg。检查示尿蛋白 +，肌酐 156μmol/L，血尿素氮 10.5mmol/L，血红蛋白 102.0g/L。继服上方，略施加减。14 剂。

随访（2011 年 10 月 26 日）：患者病情一直稳定，冬季亦不易感冒，一直上班工作。尿蛋白阴性，血肌酐 101μmol/L，血尿素氮 8.5mmol/L，血红蛋白 112.0g/L。

【按语】刘教授指出，慢性肾炎缠绵日久必将导致肾功能损害，病情发展至此，其中医基本病机为本虚标实。本例患者脾肾阳虚为本，血瘀、湿浊为标。所以，刘教授选温肾健脾泄浊汤加减以温补脾肾，化瘀泄浊。方中黑附片大辛大热，温肾阳、散寒湿，为君药，针对脾肾阳虚之本；官桂、干姜辅助附子温阳散寒，增强脾肾阳气推动之力；山萸肉补益肝肾，固摄精气，防温阳药之燥散；诸药共奏温肾助阳之功。黄芪大补脾气，利水消肿，兼助气化，白术、茯苓健脾燥湿、渗湿利水，助黄芪运化水湿。红花、莪术、水蛭粉活血破瘀，疏通肾络，针对“久病入络”，改善微循环；当归养血活血，防化瘀药伤正；酒大黄通腑泄浊，降浊毒兼活血，煅牡蛎吸附毒素，软坚散结，助大黄泄浊。全方温补与泄浊并重，补泻兼施、活血化瘀贯穿始终，护正气固本。通过温补、化瘀、泄浊三法联合，标本兼顾，对本例早中期慢性肾功能不全阳虚瘀浊证者疗效显著，病情逐渐好转，血肌酐也恢复正常。

案 11　慢性肾小球肾炎（脾肾阳虚，脉络瘀阻证）

冯某，男，40 岁，干部，2009 年 3 月 12 日初诊。

患者颜面及下肢水肿，时轻时重已有 3 年多。尿蛋白 3+，尿潜血 2+。在某省级医院住院，被诊断为慢性肾炎，肾穿刺病理诊断为系膜增殖性肾小球肾炎。给予对症治疗（具体不详）效果不佳，就诊于刘教授门诊。刻下：自述疲乏纳差，脘腹胀满，畏寒肢冷，夜尿多于白昼，平日易感冒。检查：血压 150/90mmHg，面色萎黄，颜面及下肢轻度水肿，舌淡而暗，舌体胖大，边有齿痕，苔薄白，脉沉细。尿蛋白 3+，尿潜血 2+，红细胞 3~5 个 /HP，尿蛋白总量 2.38g，血红蛋白 108g/L，血尿素氮 8.85mmol/L，血肌酐 138.2μmol/L，总蛋白 60.9mmol/L，白蛋白 39.4mmol/L，总胆固醇 5.17mmol/L，甘油三酯 1.52mmol/L，高密度脂蛋白 1.41mmol/L，低密度脂蛋白 2.99mmol/L。

西医诊断：慢性肾小球肾炎，慢性肾脏病 3 期。

证候分析：脾肾阳虚，体内阳气不足，不能温煦肌肤，故表现为畏寒肢冷，夜尿多于白昼；脾肾阳虚，气化固摄失司，水邪泛溢，故眼睑、双下肢微肿；湿浊困脾，清阳不升，浊阴不降，故体倦乏力，食欲缺乏；肾阳虚衰，卫气不固，故平日易感冒；舌质暗红，苔薄白，脉沉细均为脉络瘀阻之候。综上，本证病位在脾肾，病性属湿浊、血瘀。

中医辨证：脾肾阳虚，脉络瘀阻证。

治则：温肾健脾，化瘀通络。

方药：真武汤合当归补血汤加味。黄芪 90g，当归 15g，黑附片 20g（先煎），茯苓 30g，炒白术 30g，桂枝 15g，杭白芍 15g，干姜 15g，益母草 15g，莪术 15g，玉米须 30g。14 剂。贝那普利 10mg/ 次，3 次 /d。

二诊(3 月 26 日):患者水肿明显减轻,无腹胀,血压 140/85mmHg,舌淡而暗,舌体稍胖,边有齿痕,苔白根厚,脉弦微数。尿蛋白 2+,红细胞 0~3 个 /HP,原方黑附片加至 30g,14 剂。西药继服。

三诊(4 月 12 日):患者水肿全消,夜尿 2 次,能去户外活动。血压 135/75mmHg,舌红而暗,舌体稍胖,苔白稍厚,脉弦微数。尿蛋白 +,红细胞 0 个 /HP。原方加减。14 剂。西药继服。

四诊(4 月 28 日):患者无明显不适。舌红而暗,舌体稍胖,苔白厚,脉弦微数。原方加减。14 剂。西药继服。

五诊(2009 年 7 月 13 日):患者精神食欲俱佳,无明显不适,血压、尿常规检查、肾功能均正常,尿蛋白总量 0.08g,予补阳健肾胶囊(刘宝厚经验方院内制剂,下同),6 粒 / 次,3 次 /d,巩固治疗半年。

随访(2010 年 10 月 25 日):停药半年多,无任何不适,体质明显增强,从不感冒,复查尿常规、肝功能、肾功能正常。

【按语】脾肾阳虚、脉络瘀阻为本例患者的关键病机,故刘教授选用温阳利水的代表方真武汤,针对脾肾阳虚、水湿内停之证。合当归补血汤(黄芪、当归)以益气生血、活血通络。加味药:桂枝助附子温通肾阳,兼通血脉,增强化瘀通络之效;干姜与附子协同温补脾肾之阳,散寒化湿;益母草活血化瘀,针对慢性肾炎的水湿与血瘀;莪术破血行气,加强化瘀通络之力;玉米须利水消肿,现代研究证实其可减轻蛋白尿。全方以真武汤温阳利水治本,当归补血汤益气活血通络,佐以化瘀利湿之品,契合“脾肾阳虚、脉络瘀阻”之病机。整个疗程 4 个月,病情基本控制,蛋白尿转阴,血肌酐正常。说明中医治疗本病,只要辨证准确,用药精当,必能取得较好的疗效。

案 12　慢性肾小球肾炎(脾肾阳虚,水毒湿浊证)

张某,男,59 岁,2013 年 3 月 15 日初诊。

患者疲乏无力,纳差,尿少腿肿 3 年余。未进一步检查,仅偶尔服用利尿剂。就诊前 2 周,因劳累上述症状加重,遂来刘教授门诊就诊。现症见:自述疲乏无力,头痛,头昏,不思饮食、偶有恶心,平素怕冷,眼睑及下肢水肿。查体:面色少华,舌质淡而暗,舌体胖大,边有齿痕,苔白根厚,脉沉细无力，双下肢凹陷性水肿。血压 158/90mmHg。尿蛋白 2+，血肌酐 373μmol/L，血尿素氮 27.06mmol/L，肌酐清除率 52ml/min，血红蛋白 94.0g/L。

西医诊断：慢性肾炎，慢性肾脏病 3 期。

证候分析：肾阳受损，气化失司，水邪泛溢，故双下肢凹陷性水肿、舌体胖大、边有齿痕；湿浊阻于中焦，胃气上逆，故疲乏无力、纳差、偶有恶心；湿浊困脾，清阳不升，浊阴不降，故全身疲乏困痛、头痛、头昏；舌质暗红、舌质淡而暗、脉沉细无力为水毒湿浊瘀之候。综上，病位在脾肾，病性属水毒湿浊。

中医辨证：脾肾阳虚，水毒湿浊证。

治则：温肾健脾，泄浊通络。

方药：温肾健脾泄浊方加减。黑顺片 20g（先煎），茯苓 30g，山萸肉 15g，炒白术 30g，酒大黄 10g，肉桂 15g，干姜 15g，莪术 15g，红花 10g，车前子 30g（包煎），泽泻 15g，煅牡蛎 50g，水蛭粉 3g（冲服）。14 剂。配合西药降压、纠正贫血、补钙。

二诊（4 月 3 日）：患者服药后尿量增多，水肿明显减轻，腹部已不胀，精神稍振，食欲增进，稀便，1 日 2 次，舌淡红，舌体胖大，边有齿痕，苔白厚，脉沉细，双下肢胫前压迹。血压 140/80mmHg，尿蛋白 2+。原方去车前子，加黄芪 60g，当归 15g，继服 14 剂。

三诊（4 月 20 日）：患者水肿全消，精神食欲俱增，舌淡红，舌体稍胖，苔白根部稍厚，脉沉弦。血压 135/75mmHg，尿蛋白 +。原方去泽泻，茯苓减量为 15g，继服 14 剂。

四诊（5 月 6 日）：患者精神、食欲均恢复正常，能做一些日常工作，舌淡红胖大，苔白厚，脉沉细。血压 135/75mmHg。尿蛋白阴性，肌酐 186μmol/L，血尿素氮 12.9mmol/L，血红蛋白 112g/L。继服原方加减调治。

五诊（8 月 15 日）：患者一直服用原方加减治疗 3 个月，病情明显好转，精神食欲均正常，能从事日常工作。尿蛋白阴性，肌酐 102μmol/L，尿素氮 8.5mmol/L。嘱其按原方隔日 1 剂，巩固治疗 3 个月。

【按语】肾阳虚衰是慢性肾衰竭的发病之本，水毒湿浊、脉络瘀阻是发病之标，故本病呈本虚标实之证。本例患者系慢性肾炎导致的慢性肾衰竭早期，证候表现为脾肾阳虚，水毒潴留。经用温肾健脾泄浊方加减治疗3个月后，病情明显好转，体质显著增强，能从事日常工作，肾功能亦恢复正常。仔细探究，温肾健脾泄浊方在早、中期慢性肾衰竭中的显著疗效，与附子恰如其分的配伍不无关系：附子配肉桂、干姜，相须为用，既温肾壮阳，又兼暖脾土，先天后天兼顾；附子配山萸肉，温阳而不伤阴，益阴而不留邪，阴阳兼顾；附子配茯苓、白术，温肾健脾利水，标本兼顾；附子配水蛭、莪术、红花，温通经络、化瘀通络、消瘕通络，从而改善肾脏血流量，此仍为标本兼顾。

案13　慢性肾小球肾炎（脾肾气虚，湿热蕴结证）

王某，男，21岁，2014年3月9日初诊。

患者2个月前因感冒发热2天后，热虽退但出现面浮足肿，就诊于当地医院，尿常规检查：尿蛋白3+，经中、西药物治疗（具体不详）2个月，复查：尿蛋白2+，肝、肾功能均正常。为求中医治疗，来刘教授门诊。刻下症见：面白无华，面目水肿，口淡乏味，腰酸乏力，下肢凹陷性水肿，小便黄赤，量不多。舌质淡红，苔薄黄腻，舌质干燥，舌体胖大有齿痕，脉细数。

证候分析：脾主运化，肾主水液，脾肾虚弱，湿浊内生，蕴结日久而化热；湿热蕴结脾胃，脾阳虚损，受纳运化失职，升降失常，故口淡乏味；湿热困脾蕴肾，致脾肾亏虚，不能运化水液，水液潴留，故下肢肿胀、舌体胖大、有齿痕；小便黄赤、量不多，舌质淡红、苔薄黄腻、舌质干燥、舌体胖大有齿痕，脉细数均为湿热内盛之象。综上分析，本证病为在脾肾，病性属湿热。

中医辨证：脾肾气虚，湿热蕴结证。

治则：益气温肾健脾，清热化湿。

方药：黄芪合四君子汤加减。生黄芪30g，白术15g，茯苓30g，菟丝子15g，补骨脂15g，肉苁蓉30g，官桂10g，益母草15g，白茅根30g，石韦30g，蝉蜕15g，生薏仁15g，玉米须30g，莪术15g。14剂。

二诊（3月23日）：患者水肿明显减轻，食欲增加。上方去白茅根、石韦，加白花蛇舌草30g，半枝莲30g，金钱草30g，龙胆草12g，金银花20g。14剂。

三诊(4 月 7 日):患者自述困倦乏力、腰膝酸软、无明显怕冷。舌质淡,苔薄白,舌体无胖大,脉细。复查尿蛋白 +。目前患者以脾肾气虚为主,方用益气健肾汤加减。14 剂。

四诊(4 月 22 日):患者无明显不适,尿蛋白阴性。益气健肾汤加白术 15g,女贞子 15g,防风 10g,桑椹 15g。28 剂。

五诊(6 月 8 日):患者无不适,多次复查尿常规正常。

【按语】脾肾虚衰为本,水毒湿浊、脉络瘀阻为标是慢性肾衰竭发病的基本病机。本例初诊时,患者面目水肿、口淡乏味、腰酸乏力、下肢凹陷性水肿、小便短赤量少,均为脾肾阳衰之候。针对此病机,刘教授采用黄芪合四君子汤加菟丝子、补骨脂、肉苁蓉、官桂等温肾阳之品,健脾化湿,补肾壮阳,利尿消肿,服药 14 剂后,水湿潴留明显缓解;考虑到湿热毒邪较甚,二诊加白花蛇舌草、半枝莲、金钱草、龙胆草、金银花以清热解毒,除湿热。服用 14 剂后,患者出现以脾肾气虚为主的证候,治以益气健脾后,患者无明显不适,尿蛋白转阴。可见,准确的辨证是取得较好疗效的前提。

四、肾病综合征医案

案 14　原发性肾病综合征(脾肾阳虚,脉络瘀阻证)

李某,男,38 岁,工人,2009 年 4 月 1 日初诊。

主诉:间断双下肢水肿,尿中泡沫多 2 年余。

患者于 2 年多前因水肿、尿中泡沫多,在省某医院住院,检查:尿蛋白 3+,尿蛋白总量 4.47g,红细胞 15~23 个 /HP。血尿素氮 8.84mmol/L,血肌酐 101μmol/L,总蛋白 52.8mmol/L,白蛋白 25.4mmol/L,总胆固醇 6.17mmol/L,甘油三酯 2.35mmol/L,高密度脂蛋白 2.11mmol/L,低密度脂蛋白 4.59mmol/L。临床诊断为肾病综合征。肾穿刺病理诊断为局灶节段性肾小球硬化。给予足量激素 + 环磷酰胺治疗近半年,尿蛋白波动于 2+~3+。激素减量至 30mg 时,停环磷酰胺,加用环孢素 A(剂量不详)治疗 8 个月余,疗效不明显,停用。要求中西医结合治疗,遂来刘教授门诊。刻下症见:自述平日易感冒,畏寒肢冷,全身疲乏,纳差,腰膝酸困。

查体：血压 148/96mmHg，颜面水肿，双下肢凹陷性水肿，舌质暗红，舌体胖大，有齿印，苔白厚，脉沉细。化验：尿蛋白 3+，尿蛋白总量 3.9g，肌酐 96μmol/L。

西医诊断：原发性肾病综合征。

证候分析：脾主运化，肾主水液，脾肾阳虚，不能运化水液，水液潴留，故面浮肢肿；阳气不能温煦肌肤，故畏寒肢冷；脾失健运，则神疲乏力，食欲缺乏；舌淡胖大，有齿印，苔白厚，脉沉细，均为阳虚之象；舌质暗为血瘀。综上分析，说明病位在脾、肾；病性属阳虚、血瘀。

中医辨证：脾肾阳虚，脉络瘀阻证。

治则：温肾健脾，活血通络。

方药：温阳健肾汤加减。生黄芪 30g，当归 15g，黑附片 15g（先煎），桂枝 10g，淫羊藿 15g，肉苁蓉 15g，菟丝子 15g，熟地黄 20g，山药 30g，炒白术 15g，茯苓 15g，莪术 15g。14 剂。醋酸泼尼松 50mg/ 次，晨顿服；双嘧达莫 5mg/ 次，3 次 /d；碳酸钙 D_3 片，1 片 / 次，1 次 /d；替米沙坦 20mg/ 次，1 次 /d。

二诊（4 月 15 日）：患者水肿消退，精神、食欲增加，口干，手心发热，舌质暗红，舌体胖嫩，苔薄白，脉弦微数，尿蛋白 +。说明通过温阳及激素治疗后，阳虚证候已基本消失，而阴虚证候显现。治以益气养阴，活血通络。生黄芪 30g，太子参 15g，生地黄 15g，当归 15g，生山药 30g，女贞子 15g，墨旱莲 15g，牡丹皮 15g，莪术 15g，丹参 15g，益母草 15g，地龙 10g，石韦 30g。14 剂。余药继服。

三诊（4 月 29 日）：患者无明显症状，颜面部及胸部痤疮，尿蛋白 ±。舌质红嫩，苔薄白，脉弦细微数，原方加重楼 30g，14 剂。余药继服。

四诊（5 月 14 日）：患者无明显症状，舌质红嫩，苔薄白，脉弦微数。尿常规检查正常。原方 14 剂。余药继服。

五诊（5 月 27 日）：患者病情稳定，尿蛋白阴性，尿蛋白总量 0.18g。舌质红，苔白，脉弦数。继服上方 14 剂。醋酸泼尼松每周减量 5mg，余药继服。

六诊（6 月 16 日）：患者无明显不适，尿常规检查正常，尿蛋白总量 0.41g。舌质红，舌体胖嫩，苔薄白，脉弦微数。继以益气养阴、活血通络法治疗。醋酸泼尼松减至 15mg 时,每月递减 2.5mg。

复诊(2010 年 6 月 5 日):停药已 5 个月,患者无任何不适,尿常规检查一直正常。

【按语】刘教授认为,本例病机核心为脾肾阳虚为本,水湿泛滥、脉络瘀阻为标。为此,刘教授用温阳健肾汤加减以温肾健脾固本,活血通络祛标。方中黑附片、桂枝、淫羊藿、肉苁蓉、菟丝子温补肾阳,助命门之火以化气行水;生黄芪、炒白术、山药、茯苓健脾益气,运化水湿,兼顾中焦;熟地黄滋阴养血,使阳得阴助而生化无穷;当归、莪术活血化瘀,通络消癥,以改善肾络瘀阻。诸药合用,共奏温补脾肾、活血通络之效,标本兼顾,以期缓解水肿、改善肾功能。

案 15　原发性肾病综合征(心肾阴虚,脉络瘀阻证)

雷某,男,38 岁,工人,2008 年 4 月 23 日初诊。

主诉:颜面及下肢水肿半年,加重 1 个月。

患者于 2 月 9 日因颜面及下肢水肿入住某省级医院,检查:血压 66/88mmHg,尿蛋白 3+,红细胞 70 个 /μl,尿蛋白总量 3.39g,血尿素氮 8.84mmol/L,血肌酐 101μmol/L,总蛋白 33.9mmol/L,白蛋白 18.4mmol/L。被诊断为原发性肾病综合征。病理诊断:膜性肾病。给予醋酸泼尼松 60mg/d 及对症治疗。因病情无好转,遂出院后就诊于刘教授门诊寻求中西医结合治疗。刻下症见:患者情绪激动,失眠,咽干舌燥,食欲亢进,出汗多,手足心发热,满月脸,水牛背,舌质暗红,舌苔微黄厚,脉细数。

西医诊断:原发性肾病综合征。

证候分析:服用大剂量激素后,肾阴受灼,水火不济,心火独亢,故情绪激动,失眠;阴亏于下,火炎于上,故口干津少;汗多,手足心发热,满月脸,水牛背,皆系阴虚火旺之证候;舌质暗红,提示患者脉络瘀阻;脉细数,是阴虚内热之象。综上,病位在心肾,病性属阴虚、血瘀。

中医辨证:心肾阴虚,脉络瘀阻证。

治则:滋阴降火,化瘀通络。

方药:养阴健肾汤加减。知母 15g,栀子 15g,生地黄 30g,女贞子 15g,玄参 15g,牡丹皮 15g,地骨皮 15g,莪术 15g,丹参 30g,地龙 15g,益母草 15g。14 剂。醋酸泼尼松 55mg/d，晨顿服；环磷酰胺 1.0g，分 2 次冲击治疗，1 次 /d；双嘧达莫 50mg/ 次，3 次 /d；碳酸钙 D_3 1 片 / 次，1 次 /d；奥美拉唑 20mg/ 次，1 次 /d；贝那普利 10mg/ 次，1 次 /d。

二诊（5 月 8 日）：患者病情稳定，出汗减少，其他症状同前，舌质暗红，舌体胖嫩，苔薄微黄，脉弦数，西药继用，中药原方 14 剂。

三诊（5 月 23 日）：患者诸症悉减，病情稳定，满月脸、水牛背均有减轻，舌质暗红，舌体胖嫩，苔薄微黄，脉弦数。尿蛋白 2+，24 小时尿蛋白总量 1.34g，血浆总蛋白 44.5mmol/L，白蛋白 25.0mmol/L。原方去栀子，加茯苓、炒白术。28 剂，西药继用。

四诊（6 月 20 日）：患者饭量明显较前减少，乏力，腰酸腿软，手足心热基本缓解，舌红，胖嫩，苔薄，脉弦数。尿蛋白 ±，尿蛋白总量 0.68/24h，肾功能正常。醋酸泼尼松已减至 35mg/d。环磷酰胺累积量 4g。当前证候属脾肾气阴两虚兼血瘀证，治以益气补肾，活血通络，选益气健肾汤加减。生黄芪 90g，当归 15g，生地黄 20g，山萸肉 15g，菟丝子 15g，女贞子 15g，山药 15g，金樱子 30g，莪术 15g，益母草 15g，丹参 30g。14 剂。

五诊（2009 年 9 月 25 日）：治疗已 1 年，患者无症状，激素已减完，环磷酰胺累计量 8g 停药。尿检蛋白阴性，24 小时尿蛋白总量 0.13g/24h。予以巩固治疗。生黄芪 90g，当归 15g，丹参 30g，川芎 15g，苍术 15g，莪术 15g。嘱连服 2 个月后复查。

六诊（2010 年 1 月 28 日）：尿常规检查正常，尿蛋白总量 0.08g/24h，肾功能正常。激素减完已 4 个月，停药观察。

【按语】膜性肾病对激素敏感性较差，一般完全缓解率不足 20%。本例刘教授采取激素 + 环磷酰胺 + 中药三联治疗，疗效明显提高，疗程明显缩短，且激素和环磷酰胺的不良反应较小，总疗程 1 年余，随访 16 个月，病情一直完全控制。说明中西药有机结合分阶段治疗难治性肾病综合征是一种有效的治疗方案。

案 16　原发性肾病综合征（脾肾气阴两虚，脉络瘀阻证）

苏某，男，13 岁，学生，2010 年 7 月 12 日初诊。

患者于 2 年前因水肿、尿中泡沫多，在北京某医院住院，化验尿蛋白

3+，低蛋白血症。诊断为原发性肾病综合征，肾穿刺病理诊断为膜性肾病。采用足量激素治疗，尿蛋白减至 2+，尿蛋白总量在 1~2g 时一直不消，遂来刘教授门诊要求中西医结合治疗。现症见：眼睑微肿，头晕，耳鸣，口干舌燥，乏力、纳差，腰膝酸软，平日易感冒，查体：血压 120/75mmHg。舌质暗红，少津，苔薄白，脉细微数。化验：尿蛋白 3+，24 小时尿蛋白总量 1.45g，血肌酐：75μmol/L，血浆总蛋白 40.3g/L，白蛋白 21.6g/L。

西医诊断：原发性肾病综合征。

证候分析：患者久病不愈，晨起眼睑微肿，乃脾气虚弱，不能运化水湿；脾气虚弱，运化失常，故乏力、纳差；肾阴亏虚，不能生髓充骨养脑，故头晕耳鸣、腰膝酸软；肾阴不足，虚热内生，故见口干舌燥、舌少津、脉细微数；舌质暗红，为血瘀之象。说明本病此阶段病位在脾气、肾阴；病性属虚、血瘀。

辨证：脾肾气阴两虚，脉络瘀阻证。

治则：益气养阴，活血通络。

方药：益气健肾汤加减：生黄芪 30g，太子参 15g，当归 15g，生地黄 20g，女贞子 15g，墨旱莲 15g，山药 30g，茯苓 15g，泽兰 15g，地榆 15g，莪术 15g，丹参 20g。14 剂。醋酸泼尼松 30mg/ 次，晨顿服；双嘧达莫 50mg/ 次，3 次 /d；碳酸钙 D_3，1 片 / 次，1 次 /d。

二诊（7 月 28 日）：患者水肿减轻，精神、食欲增加，无明显不适，尿常规检查示尿蛋白 2+。舌质暗红，苔薄白，脉细微数。原方去太子参，加石韦 30g，芡实 30g。水煎 2 次兑匀，分 3 次服，14 剂。其他治疗同前。

三诊（8 月 12 日）：患者水肿消退，无明显不适，尿蛋白 +，舌质红，苔薄白，脉细微数，原方去泽兰，继服 14 剂。

四诊（8 月 28 日）：患者经上方加减治疗后，病情稳定，无明显症状，舌质红，苔薄白，脉弦微数。尿蛋白阴性，24 小时尿蛋白总量 0.3g/L，血浆白蛋白 36.2g/L。原方 15 剂。醋酸泼尼松 17.5mg，隔日服。

五诊（9 月 13 日）：患者无明显不适，舌质淡红，苔薄白，脉沉细，醋酸泼尼松减至隔日 10mg；尿常规检查正常，肝、肾功能，血浆蛋白、血脂均正常，尿蛋白总量 0.21g。继以益气养阴、活血通络法治疗。醋酸泼尼松每月递减 2.5mg。

复诊(2011 年 1 月 5 日):无不适,激素已减完,尿常规检查正常,尿蛋白总量 0.08g。

【按语】刘教授指出,儿童原发性肾病综合征对激素不敏感者,应尽快进行肾组织活检,明确病理类型,依据不同病理结果,采用中西药有机结合治疗。本例患儿病理为膜性肾病,采用足量激素治疗后尿蛋白一直不消,加用中药随证论治后,不仅临床症状明显改善,尿蛋白明显减少,而且最后完全转阴。说明中药不仅能够增强激素敏感性,起到协同增效作用,还能减轻其不良反应,充分体现了中西药有机结合的优越性。

案 17　原发性肾病综合征(脾肾阳虚,脉络瘀阻证)

杜某,男,35 岁,工人,2008 年 3 月 30 日初诊。

患者于 2 年多前(2006 年 2 月)因水肿、尿中泡沫多,在省某医院诊断为原发性肾病综合征,肾穿刺病理诊断为系膜增生性肾小球肾炎,采用醋酸泼尼松每日 60mg 治疗 3 个月后,病情控制,尿蛋白转阴,激素每 2 周减 1 片。当激素减量至 25mg 时反跳,激素再次加至每日 50mg。为求中西医结合治疗来刘教授门诊。刻下:自诉晨眼睑微肿,精神、食欲尚好,畏寒肢冷,腹胀便溏,查体:血压 125/80mmHg,舌质暗红,舌体胖大,边有齿印,苔白厚腻,脉沉细。尿蛋白 3+,尿蛋白总量 2.6g,血肌酐 96.0μmol/L,总蛋白 51.7g/L,白蛋白 20.5g/L。

西医诊断:原发性肾病综合征。

证候分析:脾主运化,肾主水液。脾肾阳虚,不能运化水液,水液潴留,故面浮肢肿;阳气不能温煦肌肤,故畏寒肢冷;脾失健运,则神疲乏力、食欲缺乏;舌淡胖大,有齿印,苔白厚,脉沉细,均为阳虚之象;舌质暗为血瘀。说明病位在脾、肾;病性属阳虚、血瘀。

中医辨证:脾肾阳虚,脉络瘀阻证。

治则:温肾健脾,活血通络。

方药:补阳健肾汤加减。生黄芪 90g,当归 15g,黑附片 15g(先煎),桂枝 10g,淫羊藿 15g,莪术 15g,丹参 15g。14 剂。蛭龙通络胶囊,6 粒 / 次,3 次 /d,保持醋酸泼尼松 50mg,晨顿服;双嘧达莫 75mg/ 次,3 次 /d;碳酸

钙 D_3 片，600mg/ 次，1 次 /d。

二诊（4 月 15 日）：患者水肿消退，精神、食欲增加，腹部已不胀，尿蛋白 ±，舌质暗红，苔白稍厚，脉弦微数。原方去苍术，14 剂。西药继服。

三诊（4 月 28 日）：患者颜面及胸部痤疮，手足心热，睡眠差，舌质红，舌体胖嫩，苔薄白，脉弦细微数，尿常规检查正常。说明证候已转为脾肾气阴两虚，脉络瘀阻。治应益气养阴，活血通络。选益气健肾汤加减。生黄芪 60g，太子参 15g，生地黄 15g，当归 15g，生山药 30g，女贞子 15g，墨旱莲 15g，牡丹皮 15g，莪术 15g，丹参 15g，益母草 15g，地龙 15g，石韦 30g。14 剂。西药继服。

四诊（5 月 16 日）：患者无明显症状，颜面部及胸部痤疮，尿常规检查正常。舌质红，苔薄白，脉弦微数。复查：总蛋白 63.1g/L，白蛋白 36.2g/L。原方加重楼 30g，28 剂。

五诊（7 月 31 日）：患者稍感乏力，腰困，激素已减至 5mg/d。尿蛋白总量 0.18g。舌质淡红，苔薄白，脉弦。可见，经治疗患者证型已转为脾肾气虚，脉络瘀阻。治以益气补肾，活血通络。生黄芪 60g，当归 15g，淫羊藿 15g，肉苁蓉 15g，菟丝子 15g，女贞子 15g，山药 15g，金樱子 30g，茯苓 15g，莪术 15g，丹参 15g。28 剂。

六诊（9 月 2 日）：患者无明显不适，尿常规检查正常。舌质红，苔薄白，脉弦。激素已减完。予以益气扶正巩固治疗。生黄芪 120g，当归 20g，莪术 15g，丹参 15g，炒苍术 15g。

七诊（2009 年 3 月 5 日）：患者停药已 5 个月，无任何不适，尿常规检查一直正常。

【按语】刘教授指出，中医治病，关键在于辨证准确，用药精当，这样才能收到好的疗效。本病例 2 年多来病情复发 2 次。本次初诊时仍每日口服醋酸泼尼松 50mg，本应出现阴虚火旺或气阴两虚之证，但患者表现为一派虚寒之象，故采用温肾健脾、活血通络法治疗，症状逐渐改善，尿蛋白下降，中西药有机结合的疗效凸显，可能与温补脾肾药可提高激素敏感性有关。但随激素减量，患者出现气阴两虚证候，治以益气养阴，活血通络，病情仍持续好转。可见，辨证准确是提高疗效的关键。

案 18　肾病综合征(气阴两虚,湿热蕴结证)

王某,男,6 岁。2018 年 6 月 26 日初诊。

主诉:反复眼睑及颜面水肿 2 个月余。

患者于 1 年前,因感冒出现颜面及双下肢水肿,就诊于当地医院,化验:尿蛋白 3+,红细胞 8~15 个 /HP,白蛋白 21g/L;病理诊断:微小病变型肾病。临床诊断为肾病综合征。给予醋酸泼尼松,每日 50mg 治疗 1 周后,尿蛋白转阴,继服 2 周尿蛋白持续阴性后,激素每两周减 1 片;减至 4 片时,尿蛋白反弹至 3+;加至每日 8 片服 1 周后,尿蛋白再次转阴。后激素每减至 2~3 片时,尿蛋白 2+~3+。本次就诊前因感冒尿蛋白至 2+,水肿加重,遂来刘教授门诊就诊。刻下症见:激素已减至每日 15mg。自述乏力、食欲差,偶有恶心。查体:精神欠佳,库欣面容,双下肢水肿;舌淡胖大,有齿痕;小便少色黄,舌红,苔黄厚,舌质干燥,脉细滑略数。

西医诊断:肾病综合征。

证候分析:脾肾亏虚,气血运化不利,故精神差、乏力;湿热蕴结脾胃,水谷运化失职,气机升降失常,水湿内停,胃气上逆,故食欲差、偶有恶心;双下肢水肿,舌淡胖大、有齿痕,小便少色黄、舌红、苔黄厚、舌质干燥、脉细滑略数均为湿热内盛之候。综上,本证病位在脾肾,病性属湿热。

辨证:气阴两虚,湿热蕴结证。

治则:清利湿热,滋补脾肾。

方药:滋阴健肾方加减。黄芪 20g,太子参 15g,当归 10g,生地黄 15g,知母 10g,泽泻 10g,牡丹皮 9g,山茱萸 10g,女贞子 10g,墨旱莲 10g,金银花 20g,白花蛇舌草 20g,僵蚕 10g,甘草 5g。14 剂。醋酸泼尼松片 15mg 继服。

二诊(7 月 12 日):患者乏力明显好转,双下肢水肿减轻,尿量增加、色淡。尿蛋白 +。舌质红,苔薄黄,脉弦数。上方加玉米须 30g,青风藤 10g,芡实 10g。28 剂。醋酸泼尼松 15mg 继服。

三诊(8 月 13 日):患者库欣面容明显减轻,大便正常,食欲正常,舌质淡,苔薄,脉弦细。尿蛋白 ±,尿蛋白总量 0.52g。上方加淫羊藿 10g。28 剂。醋酸泼尼松 15mg 继服。

四诊(9月14日):患者颜面水肿消退,面色红润,食欲正常,舌淡红,苔薄,脉细。尿蛋白阴性,24小时尿蛋白总量0.17g。上方减金银花、白花蛇舌草、僵蚕,继服2个月。激素每两周减1片。

五诊(2019年3月14日):患者激素已减停半年,每月复查尿蛋白均为阴性。

随访1年,患者疾病未复发。

【按语】本病例属典型的激素依赖患者。刘教授认为,激素依赖、尿蛋白缠绵难以撤退,多与潜在或隐匿的感染有关,即湿热未尽。个别激素撤减反跳可能与劳累等因素有关。所以,临床有湿热证的表现,治疗必须根据湿热的轻重缓急,采取标本兼治,或急则治标的方法,彻底清除湿热,才能收到好的疗效。更为重要的是临床常见一些病例,其临床症状,如水肿等完全消退,但尿蛋白仍持续存在,此乃湿热留恋或湿热未净,此时,不宜过早应用温补之品以扶正固本,否则就会造成闭门留寇及温热助邪之弊。“炉火虽熄,唯恐灰中余火,死灰复燃。”导致患者长时间蛋白尿难消。此乃刘宝厚教授“湿热不除,蛋白难消”的根本内涵所在。本例患者初诊时小便少色黄、舌红、苔黄厚、舌质干燥、脉细滑略数,即提示湿热的存在,刘教授在滋阴的同时加用金银花、白花蛇舌草、僵蚕治疗后,患者小便少、色黄消失,尿量正常;舌质干燥消失;舌质从红变为淡;舌苔从黄厚、薄黄到淡薄。尿蛋也从2+、+到完全阴性。

案19　肾病综合征(脾肾气阴两虚,脉络瘀阻证)

马某,男,16岁。2013年6月14日初诊。

患者3年前因水肿、尿中泡沫增多,前往西安某医院就诊,化验:尿蛋白3+。被诊断为原发性肾病综合征。病理诊断为膜性肾病。给予强的松30mg治疗2周后,尿蛋白:2+,尿蛋白总量:1.69g。出院后要求中西医结合治疗来刘教授门诊。刻下症见:双侧眼睑水肿,口干咽燥,全身疲乏,纳差,腰膝酸困。查体:血压124/78mmHg,舌质暗红,苔薄微黄,少津,脉细数。化验:尿蛋白3+,尿蛋白总量1.72g,血肌酐78μmol/L,血尿素氮4.3mmol/L。

西医诊断:肾病综合征。

证候分析：脾肾亏虚，气血运化不利，故全身疲乏；湿热蕴结脾、胃、肾，水谷运化失职，气机升降失常，胃气上逆，故纳差；脾肾气亏虚，无力推动气血运行，水湿内停，故双眼睑水肿；苔薄微黄、少津、脉细数均为湿热内盛之候。舌质暗红为血瘀之象。说明病位在脾肾，病性属湿热、血瘀。

中医辨证：脾肾气阴两虚，脉络瘀阻证。

治则：益气养阴，活血通络为主。

方药：滋阴健肾 + 益气健肾方加减：黄芪 30g，太子参 15g，当归 15g，莪术 10g，生地黄 20g，女贞子 15g，墨旱莲 15g，山药 20g，泽兰 15g，丹参 15g，牛膝 10g，杜仲 15g。14 剂。醋酸泼尼松 30mg，晨起顿服；双嘧达莫 50mg/ 次，3 次 /d；碳酸钙 D_3 片。1 片 / 次，1 次 /d。

二诊（6 月 28 日）：患者水肿较前减轻，自觉倦怠乏力，腰困、不思饮食。尿蛋白 2+。舌质暗红，苔薄白，脉弦细数。上方去太子参、生地黄、女贞子、墨旱莲、山药，加黄芪至 60g，锁阳 30g，白术 15g，茯苓 15g，以加强益气健脾、温补肾阳之力，28 剂。西药同前服。

三诊（7 月 27 日）：患者水肿消退，疲乏、纳差不适明显缓解。尿蛋白 +，舌质红，苔薄白，脉微细数。上方继服 14 剂。西药同前服。

四诊（8 月 12 日）：患者无明显不适症状，病情稳定。舌质红，苔薄白，脉微细数。复查尿常规正常。上方减黄芪至 30g，继服 28 剂。醋酸泼尼松每 2 周减 1 片。余西药继服。

五诊（8 月 30 日）：患者无明显不适，醋酸泼尼松减至每日 10mg。复查尿常规、肝功能、肾功能、血浆蛋白、血脂均正常。舌质淡红，苔薄白，脉微数。治以以益气养阴、活血通络，28 剂。醋酸泼尼松每 2 周递减 2.5mg。

六诊（2013 年 10 月 20 日）：患者自诉无明显不适，激素已减完。尿常规检查正常，停药观察。

随访（2014 年 3 月 19 日）：患者病情控制，复查肝功能、肾功能、血浆蛋白、血脂、尿常规均正常。

【按语】

本案为青少年原发性肾病综合征（膜性肾病），病程三载，迭经激素治疗，尿蛋白持续未消，转求中西医结合诊治。四诊合参，初诊属脾肾气阴两虚，兼夹湿热瘀阻之证。刘教授治以益气养阴以固其本，活血利湿以通其络。首诊方用黄芪、太子参、山药健脾益气，生地黄、二至丸（女贞子、墨旱莲）滋补肾阴，当归、莪术、丹参、泽兰、牛膝活血化瘀通络，杜仲强腰膝，共奏扶正祛邪之效。二诊水肿减而乏力纳差仍在，舌转淡，此乃气阴未复，中焦脾阳亦显不足，故调整方略，去部分阴柔之品，重加黄芪至60g，并增锁阳、白术、茯苓，意在"阴中求阳"，加强温运脾肾、化气行水之力，治法由养阴清热为主转为益气健脾温阳为主，体现了"观其脉证，知犯何逆，随证治之"的辨治精髓。其后守法调理，诸症渐平，尿蛋白持续减少至转阴。纵观全程，治疗有两大要旨：一是病证结合，分期论治。初期标实较著，治以益气养阴兼清利活血；中期气虚及阳，及时转以温补脾肾为主；后期则以扶正固本收功。二是中西协同，增效减毒。以中药辨证施治，协同激素治疗，不仅有效消除了蛋白尿，而且为激素的顺利撤减创造了条件，最终达到临床完全缓解，体现了中西医结合在治疗难治性肾病中的优势。

五、隐匿型肾小球肾炎医案

案20　隐匿型肾小球肾炎（上焦湿热，热灼脉络证）

李某，男，19岁，学生，2017年4月13日初诊。

患者因受凉后，咽痛，尿色深黄，遂就诊于刘教授门诊。自诉咽痒，涕黄，平素易感冒。检查：血压110/70mmHg，咽部微红，扁桃体无肿大、充血，舌质红，苔黄厚，脉细微数。尿常规检查：尿蛋白2+，红细胞1~3个/HP。肝、肾功能及血浆蛋白均正常。

西医诊断：隐匿型肾小球肾炎。

证候分析：风邪夹热，故咽喉疼痛、涕黄、咽部微红；卫气不固，故易感冒；肾气不固，故尿中出现蛋白质；热伤肾络，故出现血尿；舌质红、苔黄厚、脉细微数，均为湿热之象。说明病位在肺肾，病性属湿热伤络。

中医辨证：上焦湿热，热灼脉络证。

治则：清热解毒，凉血止血。

方药：清热健肾汤加减。白花蛇舌草30g，半枝莲30g，青风藤30g，石韦30g，白茅根30g，龙葵15g，丹参15g，莪术15g，当归15g，玄参15g，马勃 15g，蝉蜕 15g。14 剂。

二诊（5 月 11 日）：患者自觉无明显不适，咽痛好转。血压 100/70mmHg，舌质暗红，舌体胖嫩、苔白，脉细微数。尿常规检查示尿蛋白 ±，红细胞 0~2 个 /HP。此证属肺脾气虚。治以益气健脾，活血通络。选补中益气汤加减。生黄芪 50g，太子参 15g，柴胡 15g，升麻 10g，当归 15g，生山药 30g，炒白术 15g，生地黄 15g，牡丹皮 15g，益母草 15g，小蓟 30g，石韦 30g。14 剂。

三诊（6 月 15 日）：患者无明显症状，尿常规检查示尿蛋白 ±，红细胞 0~1 个 /HP。舌质红，苔微黄，脉弦细微数，原方加减治疗。

四诊（2017 年 10 月 18 日）：患者无症状，很少感冒。尿蛋白 –，尿蛋白总量 0.08g/d。

【按语】本病例属临床无症可辨型。刘教授认为，此类应根据患者体质类型、舌象，结合微观检查进行辨证。隐匿型肾小球肾炎以气虚质、阴虚质和血瘀质为多见。但往往以病邪滞留为突出表现，如湿热留恋，或瘀血未除，常常是蛋白尿、血尿持续难消的主要原因，加强清热除湿、活血通络治疗，往往会取得较好的效果。刘教授用清热除湿药（如白花蛇舌草、半枝莲、玄参、马勃等）加活血化瘀药（如丹参、莪术、益母草等）治疗，尿蛋白很快转阴。

案 21　隐匿型肾小球肾炎（风热袭肺，脉络瘀阻证）

赵某，男，21 岁，学生，2012 年 3 月 18 日初诊。

主诉：发现尿浓茶色及尿中泡沫多 1 个月余，全身酸痛不适伴咽部疼痛 1 周。

患者于 1 个月前发现尿浓茶色及尿中泡沫多，在当地医院检查结果：尿蛋白 2+，尿潜血 +。因无任何明显不适，未作任何治疗。1 周前患者因感冒出现打喷嚏，流鼻涕，全身酸痛不适，伴咽部疼痛、胸闷咳嗽，再次尿常规检查：尿蛋白 3+，红细胞 10~15 个 /HP。遂就诊于刘教授门诊。检查：血压 110/70mmHg，咽部微红，扁桃体Ⅱ度肿大、充血，舌质暗红，苔微黄厚，脉细微数。尿蛋白 2+，尿潜血 3+，红细胞 10~13 个 /HP，肝、肾功能及血浆蛋白均正常。

西医诊断：隐匿型肾小球肾炎。

证候分析：肺开窍于鼻，肺司呼吸，鼻为呼吸出入之门户。风邪夹热首侵鼻肺，故打喷嚏，流鼻涕，咽部疼痛，咳嗽，咽部微红，扁桃体肿大、充血；卫气不固，故易感冒；肾气不固，故尿中出现蛋白质；热伤肾络，故出现血尿；舌质暗红为血瘀之候；苔微黄厚、脉细微数均为湿热毒邪之象。说明病位在肺、肾，病性属湿热伤络。

中医辨证：风热袭肺，脉络瘀阻证。

治则：清热解毒，活血止血通络。

方药：清热健肾汤加减。白花蛇舌草 30g，半枝莲 30g，青风藤 30g，石韦 30g，白茅根 30g，龙葵 15g，丹参 15g，莪术 15g，当归 15g，玄参 15g，马勃 15g。14 剂。

二诊（4 月 10 日）：患者咽部已无不适，自觉无明显不适。血压 110/70mmHg，扁桃体Ⅱ度肿大，无充血，舌质暗红，舌体胖嫩，苔白稍厚，脉细微数，尿常规检查：尿蛋白 ±，红细胞 0~2 个 /HP。证属肺肾气阴两虚，脉络瘀阻。治以益气养阴，活血通络。选参芪地黄汤加减。生黄芪 50g，太子参 15g，生地黄 20g，当归 15g，生山药 30g，女贞子 15g，墨旱莲 15g，牡丹皮 15g，莪术 15g，丹参 15g，益母草 15g，玄参 10g，石韦 30g。21 剂。

三诊（5 月 6 日）：患者无明显症状，仅剧烈运动或感冒后，尿蛋白 ±，舌质红，苔微黄，脉弦细微数，原方加减治疗。

四诊（2012 年 10 月 20 日）：患者无症状，很少感冒。尿常规检查一直正常，复查肝、肾功能均正常，停药观察。

【按语】本案例为隐匿型肾小球肾炎典型之治。其病机关键在于外感风热湿热毒邪，引动伏邪，循经伤及肺肾，导致肾络受损、血瘀水停，故见蛋白尿、血尿反复发作。刘教授首诊时，患者新感外邪，呈现一派风热袭肺、湿热内蕴、络损血瘀之标实证候。咽喉乃肺胃之门户，亦是肾经所过之处，此处红肿热痛，实为湿热毒邪上壅之明证，亦是诱发及加重肾病之关键。此时若急于补益，恐有闭门留寇之弊。故治以“清热解毒、活血止血通络”为急，方选清热健肾汤加减。方中白花蛇舌草、半枝莲、龙葵、石韦清热解毒利湿，直折病势；青风藤祛风通络；白茅根凉血止血；丹参、莪术、当归活血化瘀通肾络；玄参、马勃清利咽喉，解毒散结。诸药合力，重在祛邪，体现了刘教授“湿热不除，蛋白难消”之治疗思想，亦合“急则治其标”之旨。

待二诊时，外感已解，热毒大势已去，咽喉红肿消退，尿检显著改善。然舌质暗红、体胖嫩，脉细微数，此乃邪去正虚，气阴两伤，瘀血未彻之象。病机已由实转虚，或虚实夹杂而以正虚为主。故治疗重心当即转向扶正固本，兼清余邪。方易为参芪地黄汤加减，以生黄芪、太子参、生地黄、生山药益气养阴，固护肺脾肾；女贞子、墨旱莲滋肾凉血；牡丹皮、莪术、丹参、益母草、当归持续活血化瘀通络；佐以玄参、石韦清解残留之热。此阶段治疗，紧扣“肺肾气阴两虚，脉络瘀阻”之病机，意在扶正以御外邪，固本以防复发。刘教授诊治思路清晰，层次分明：先以峻剂清解，祛除诱因，廓清外围；旋即转为缓图，益气养阴，活血通络，修复内损。其治疗不仅着眼于消除尿中蛋白、红细胞，更注重调整机体状态，减少感冒等诱发因素，从而截断病情反复之链条。本案成功之处，在于准确把握了祛邪与扶正的时机转换，并将活血通络之法贯穿治疗始终，充分体现了中医辨证论治、分期施治的灵活性与优越性。

案 22　隐匿型肾小球肾炎（上焦湿热，热灼脉络证）

李某，男，17 岁，学生，2017 年 4 月 13 日初诊。

患者因受凉后，咽痛，尿色深黄，遂就诊于刘教授门诊。自诉咽痒，涕黄，平素易感冒。检查：血压 110/70mmHg，咽部微红，扁桃体无肿大、充血，舌质红，苔黄厚，脉细微数。尿蛋白 2+，红细胞 1~3 个 /HP。肝、肾功能及血浆蛋白均正常。

西医诊断：隐匿型肾小球肾炎。

证候分析：风邪夹热，故咽喉疼痛、涕黄、咽部微红；卫气不固，故易感冒；肾气不固，故尿中出现蛋白质；热伤肾络，则出现血尿；舌质红、苔黄厚、脉细微数均为湿热之象。说明证病位在肺肾，病性属湿热伤络。

中医辨证：上焦湿热，热灼脉络证。

治则：清热解毒，凉血止血。

方药：清热健肾汤加减。白花蛇舌草 30g，半枝莲 30g，青风藤 30g，石韦 30g，白茅根 30g，龙葵 15g，丹参 15g，莪术 15g，当归 15g，玄参 15g，马勃 15g，蝉蜕 15g。14 剂。

二诊（5 月 11 日）：患者无明显不适，咽痛好转。舌质暗红，舌体胖嫩，苔白，脉细微数。尿蛋白 ±，红细胞 0~2 个 /HP。上方继服 14 剂。

三诊（6 月 15 日）：患者无明显症状，尿蛋白 –，红细胞 0~1 个 /HP。舌质红，苔微黄，脉弦细微数，原方加减治疗。

四诊（10 月 18 日）：患者无症状，很少感冒。尿常规检查、24h 尿蛋白定量一直正常。

【按语】刘教授认为，隐匿型肾小球肾炎［无症状性血尿和（或）蛋白尿］多属于中医“尿血”“虚劳”“精气下泄”等范畴。病机常与脾肾亏虚、湿热内蕴、血络受损相关。初起湿热在气分，则形成蛋白尿；湿热不解，日久内扰血分，伤及脉络，则形成血尿。临床上，初期多以湿证、热证等实证为主；日久不愈，耗伤正气，则易致脾肾两虚，久病入络则易致瘀血内停。本案为上焦湿热，热灼脉络证，所以刘教授用清热健肾汤加减以清上焦为主，佐以凉血止血，符合“治火即是治血”原则。

六、IgA 肾病医案

案 23 IgA 肾病（局灶节段性肾小球硬化）（上焦湿热，脉络瘀阻证）

秦某，女，18 岁，学生，2017 年 9 月 6 日初诊。

患者于 2017 年 6 月患感冒伴咳嗽，3 天后感冒症状好转，出现双下肢水肿，就诊于省某医院，化验：尿蛋白 3+，尿潜血 3+，尿蛋白总量 2.89g。临床病理诊断为 IgA 肾病（局灶节段性肾小球硬化）。予以醋酸泼尼松，20mg/ 次，3 次 /d；双嘧达莫 25mg/ 次，3 次 /d；碳酸钙 D_3 片，1 片 / 次，1 次 /d，出院在家休息治疗。为求中西医结合治疗来刘教授门诊。自述近期感冒后咽部疼痛、咳嗽，痰黄白相间，双手发抖，出汗多。查体：满月脸，水牛背，咽部充血，双下肢水肿，舌质暗红，苔微黄，脉细数。尿蛋白 1+，尿潜血 2+。

西医诊断：IgA 肾病（局灶节段性肾小球硬化）。

证候分析：风邪夹热首侵鼻肺，故咽部疼痛、咳嗽，痰黄白相间，咽部微红，充血；肾气不固，故尿中出现蛋白质；热伤肾络，故出现血尿；舌质暗红为血瘀之候；苔微黄、脉细数均为湿热毒邪之象。双手发抖、出汗多、满月脸、水牛背，均为激素不良反应所致。说明病位在肺、肾，病性属湿热伤络。

中医辨证：上焦湿热，脉络瘀阻证。

治则：清热利湿，活血通络。

方药：清热健肾汤加减。鱼腥草 30g，枇杷叶 15g，石韦 30g，白茅根 30g，紫珠草 30g，龙葵 10g，黄芩 10g，白花蛇舌草 30g，半枝莲 15g，丹参 15g，当归 15g，浙贝母 15g。7 剂。醋酸泼尼松 30mg/ 次，晨顿服，其他西药同上。

二诊(9 月 14 日)：患者咳嗽好转，怕热，多汗，手发抖，满月脸，水牛背，双下肢水肿减轻，舌质红，苔微黄，脉细数。尿常规检查正常，尿蛋白总量 1.25g。证属气阴两虚，脉络瘀阻证。治以益气养阴，活血通络。选益气健肾汤加减。生黄芪 30g，牡丹皮 15g，知母 15g，莪术 15g，丹参 15g，益母草 15g，太子参 15g，生地黄 30g，当归 15g，女贞子 15g，墨旱莲 15g，地龙 10g，石韦 30g。14 剂。醋酸泼尼松每 2 周减 5mg，其他药同前。

三诊(9 月 28 日)：患者无任何不适，舌暗红，胖大，边有齿痕，双下肢仍轻微水肿，苔白稍厚，脉细微数。尿常规检查正常，尿蛋白总量 0.39g。患者证候转为脾肾阳虚，脉络瘀阻证。治以温肾健脾，活血通络。选补阳健肾汤加减。生黄芪 30g，菟丝子 15g，女贞子 15g，山药 15g，茯苓 15g，炒白术 15g，莪术 15g，丹参 15g，当归 15g，淫羊藿 15g，肉苁蓉 15g。28 剂。醋酸泼尼松减至 10mg，属患者每两周减半片。停双嘧达莫片，钙维生素 D 继服。

四诊(10 月 16 日)：患者无任何不适，复查尿常规正常，尿蛋白总量 0.08g。上方加巴戟天 15g，仙茅 15g，继服 28 剂。

五诊(12 月 6 日)：患者无任何不适，激素已减完，复查尿常规正常，尿蛋白总量 0.12g。

【按语】局灶性节段性肾小球硬化症属难治性疾病。目前治疗的主要目的是减少蛋白尿，减缓肾小球硬化的进程。西医治疗主要以激素以及免疫抑制剂为主，大约 60% 的患者对激素治疗有效，可达到部分或完全缓解，但起效较慢，不良反应大。本病例刘教授采用西药（激素）加中药随证加减治疗半年余，获临床痊愈。说明中西医结合治疗本病，不仅疗效显著，而且也可缩短病程。

案 24　IgA 肾病（局灶节段性肾小球硬化）（上焦湿热，脉络瘀阻证）

赵某，女，13 岁，学生，2012 年 8 月 2 日初诊。

患者于 3 个月前因感冒出现咽痛，眼睑及双下肢水肿，就诊于省某院，住院化验：尿蛋白 3+，红细胞稀布视野 /HP，尿蛋白总量 4.1g；总蛋白 40.3g/L，白蛋白 18.7g/L；血压 118/74mmHg；肾组织穿刺病理检查示 IgA 肾病、局灶节段性肾小球硬化。给予醋酸泼尼松 30mg/ 次，晨顿服；双嘧达莫 25mg/ 次，3 次 /d；碳酸钙 D_3 片 1 片 / 次，1 次 /d。治疗 4 周后，症状缓解，尿蛋白：+，红细胞：5~12 个 /HP，带药出院治疗。本次就诊前 1 周，患者因感冒出现咳嗽，咳黄痰，咽痛，遂就诊于刘教授门诊。体检：血压 121/82mmHg，咽部充血，颜面及双下肢水肿，舌质暗红，苔微黄厚，脉细数。尿常规检查：尿蛋白 2+，尿潜血 3+，红细胞 10~15 个 /HP，肾功能正常。

西医诊断：IgA 肾病（局灶节段性肾小球硬化）。

证候分析：风邪夹热首侵鼻肺，热邪上炎，则咽部充血、咽痛；风热犯肺，肺失宣降，故咳嗽、咳黄痰；湿热下注，伤肾气，灼脉络，故症见蛋白漏出及血尿；肺肾通调水道功能失常，故眼睑及双下肢水肿；舌质暗红、苔微黄厚、脉细数，均为湿热瘀阻之候。说明病位在上焦（肺），病性属湿热、瘀。

辨证：上焦（肺）湿热，脉络瘀阻证。

治则：清热利湿，活血通络。

方药：清热健肾汤加减。白花蛇舌草 30g，半枝莲 15g，枇杷叶 15g，石韦 30g，白茅根 30g，紫珠草 30g，龙葵 10g，丹参 15g，当归 15g，莪术 15g，金银花 30g，僵蚕 15g。7 剂。西药同上。

二诊（8 月 10 日）：患者咳嗽、咳痰明显减轻，口干，舌质红，苔微黄，脉细数。上方加浙贝母 15g，14 剂。西药同上。

三诊（8 月 24 日）：患者咳嗽痊愈，水肿减轻，怕热，全身无力，多汗，舌质红,苔微黄,脉细数。尿常规检查:尿蛋白 +,尿蛋白总量 1.21g。目前以气阴两虚为主,治以益气养阴,活血通络。选用益气健肾汤加减。生黄芪 30g,太子参 15g,生地黄 30g,当归 15g,女贞子 15g,墨旱莲 15g,牡丹皮 15g,知母 15g,莪术 15g,丹参 15g,益母草 15g,地龙 10g,石韦 30g。14 剂。西药同前。

四诊(9 月 9 日):患者上述诸症明显减轻,舌质红,苔薄白,脉细数。尿常规检查示尿蛋白 -,尿蛋白总量 0.11g。继服上方 28 剂。醋酸泼尼松每两周减 1 片,余西药继服。

五诊(10 月 11 日):患者无任何不适,尿常规正常,尿蛋白总量 0.06g。舌红,稍胖大,有齿龈,苔白稍厚,脉细微数。醋酸泼尼松已减至 20mg/d,停服氟伐他汀。患者开始出现脾肾阳虚证候,选用补阳健肾汤加减。生黄芪 30g,当归 15g,淫羊藿 15g,肉苁蓉 15g,菟丝子 15g,女贞子 15g,山药 15g,茯苓 15g,炒白术 15g,莪术 15g,丹参 15g,28 剂。激素每两周减半片,停双嘧达莫片,碳酸钙 D_3 继服。

六诊(11 月 8 日):患者无任何不适,复查尿常规正常,尿蛋白总量 0.14g。上方去丹参、女贞子、山药、茯苓、炒白术,加锁阳 30g,巴戟天 15g,仙茅 15g,山萸肉 15g。28 剂。

七诊(2013 年 2 月 4 日):患者无任何不适,复查尿常规正常,尿蛋白总量 0.06g。所有药全部停服。

【按语】

本案为少年女性,罹患 IgA 肾病(局灶节段性肾小球硬化),病理较重,属中医“水肿”“尿血”范畴。其病程迁延,外感乃其反复之诱因。初诊时,因新感引动宿疾,呈现一派上焦(肺)湿热、下焦络瘀之象,标实突出,故急则治标,首以清热利湿、活血通络立法,方用“清热健肾汤”加减,重点清肺解毒、利湿止血兼以化瘀。药后肺热渐清,咳嗽得缓,然湿热久羁,加之激素耗气伤阴,证候旋即转为气阴两虚,兼有湿热瘀滞未清,故三诊及时转方为“益气健肾汤”,益气养阴为主,兼清余邪、通肾络,此乃治法随证机转换之体现。待湿热渐去,虚象显露,尤其在激素规律撤减过程中,证候呈现向脾肾阳虚演变之趋势,故后期以“补阳健肾汤”温补脾肾、固本培元，佐以活血，终收全功。全程治法环环相扣，先祛邪，继扶正，后固本，层次分明。

本案成功体现了中西医药协同增效之优势。中医治疗紧扣病机演变，在不同阶段精准干预，有效控制了感染、减轻了激素不良反应、改善了临床症状，为西药（激素）的顺利撤减创造了条件，并最终助力实现临床缓解（尿蛋白转阴）。这充分展示了在难治性肾小球疾病治疗中，辨证论治、分期论治的中医策略，对于控制病情、巩固疗效、改善预后具有重要价值。

案 25　IgA 肾病（弥漫轻度系膜增生性肾小球肾炎伴局灶节段性肾小球硬化）（湿热蕴结，脉络瘀阻证）

李某，21 岁，学生，2012 年 11 月 16 日初诊。

2 个月前患者因感冒后出现肉眼血尿，于某省级医院检查，尿蛋白：2+，红细胞：15~23 个 /HP。肝、肾功能及血浆蛋白均正常。病理诊断为 IgA 肾病（弥漫轻度系膜增生性肾小球肾炎伴局灶节段性肾小球硬化）。一直采用激素、环磷酰胺冲击治疗（具体不详），未痊愈，遂就诊于刘教授门诊。自诉疲乏纳差，平日易感冒，咳嗽、咽喉部疼痛。血压：115/70mmHg，咽部微红，扁桃体Ⅱ度肿大、充血，眼睑及双下肢轻度水肿，舌质暗红，苔微黄厚，脉细微数。尿蛋白 2+，红细胞 10~18 个 /HP。

西医诊断：IgA 肾病（弥漫轻度系膜增生性肾小球肾炎伴局灶节段性肾小球硬化）

证候分析：肺开窍于鼻，肺司呼吸，鼻为呼吸出入之门户。风热侵鼻肺，热邪上炎，则咽部充血、扁桃体红肿、咽喉疼痛；风热犯肺，肺失宣降，故咳嗽；湿热下注，伤肾气，灼脉络，症见蛋白漏出及血尿；肺肾通调水道功能失常，故眼睑及双下肢水肿；舌质暗红、苔微黄厚、脉细数均为湿热瘀阻之候。说明病位在肺、肾，病性属湿热、血瘀。

中医辨证：湿热蕴结，脉络瘀阻证。

治则：清热解毒，活血止血。

方药：清热健肾汤加减。白花蛇舌草 20g，半枝莲 15g，青风藤 15g，石韦 15g，小蓟 20g，藕节 15g，龙葵 10g，马勃 10g，丹参 15g，当归 10g，莪术 15g，14 剂。继服醋酸泼尼松 15mg，晨顿服，停用环磷酰胺。

二诊(12 月 3 日):患者疲乏纳差,易感冒,咽部已不痛,扁桃体Ⅱ度肿大,但无充血,舌质红,苔薄白,脉细微数。尿蛋白 +,红细胞 5~8 个 /HP。原方加黄芪 30g,炒白术 15g,防风 15g。14 剂。

三诊(12 月 20 日):患者精神欠佳,余他无明显症状,舌质红,舌嫩,苔薄白,脉细微数,尿蛋白 ±,红细胞 2~5 个 /HP。证属肺肾气阴两虚,脉络瘀阻。治以益气养阴,活血通络。选益气健肾汤加减。生黄芪 30g,太子参 10g,生地黄 15g,山萸肉 10g,生山药 15g,女贞子 10g,墨旱莲 10g,牡丹皮 10g,益母草 15g,白茅根 30g,紫珠草 15g。14 剂。醋酸泼尼松 10mg,晨顿服,余西药继服。

四诊(2013 年 1 月 9 日):患者感冒,咳嗽,痰黄,咽喉疼痛,尿少色深,咽部充血,扁桃体Ⅱ度肿大、充血,舌质红,苔微黄厚,脉细微数。尿蛋白 +,红细胞 8~15 个 /HP。辨证为上焦湿热,复用清热健肾汤加减,7 剂。

五诊(1 月 20 日):患者外感已解,咳嗽、咳痰明显减轻,咽喉不痛,尿多色淡黄,扁桃体Ⅱ度肿大,无充血,舌质红,苔微黄,脉细微数。尿蛋白 +,红细胞 6~10 个 /HP。上方去金银花、连翘、枇杷叶,加穿山龙 20g,青风藤 15g。因正值假期春节,带药 30 剂。醋酸泼尼松每月递减 2.5mg。余西药继服。

六诊(2 月 25 日):患者无任何不适,面色萎黄,舌质红,舌体胖嫩,苔薄白,脉细微数,尿蛋白阴性,红细胞 0~3 个 /HP。辨证为气阴两虚,脉络瘀阻。治宜益气养阴,活血通络。复用益气健肾汤加减,30 剂。

七诊(3 月 26 日):患者自觉无任何不适,尿常规检查正常,予益气健肾胶囊,5 粒 / 次,3 次 /d,余西药继服。

随访(10 月 18 日):病情控制,血、尿常规正常,肝功能、肾功能、血浆蛋白、血脂均正常,尿蛋白总量 0.08g。舌质红,苔薄白,脉细数,停药观察。

【按语】IgA 肾病是免疫病理学诊断名词,主要临床表现为肉眼血尿或镜下血尿,属中医学的“尿血”范畴。在治疗上,《医学心悟》提出“凡治尿血,不可轻用止涩药,恐积瘀于阴茎,痛楚难当也”。刘教授通过大量的临床观察也认为,治疗血尿不可采用收涩止血药和温经止血药,而应采用凉血止血药或活血止血药，方能取得较好的疗效。本例患者采取清热利湿、祛风通络的清热健肾汤加减，配合小剂量激素治疗，取得了较激素 + 环磷酰胺冲击治疗更好的效果，经 2 个多月的治疗，不仅取得了临床控制，而且病理改变亦得到明显改善，显示出中医药治疗本病的独特疗效。

案 26　IgA 肾病（局灶节段性肾小球硬化）（上焦湿热，脉络瘀阻证）

俞某，男，34 岁，干部，2014 年 7 月 24 日初诊。

患者于 2 年前因感冒后出现晨起眼睑水肿，未引起重视，未采取任何治疗。本次就诊前 1 个月，患者再次因上呼吸道感染，出现流涕、咽痛不适、咳嗽，伴双下肢凹陷性水肿，遂于省某医院住院治疗，入院检查：尿蛋白 3+，红细胞 32 个 /HP。尿蛋白总量 3.76g，总蛋白 40.3g/L，白蛋白 18.7g/L，肾功能正常，病理诊断为 IgA 肾病，局灶节段性肾小球硬化，给予醋酸泼尼松 30mg，晨顿服；双嘧达莫 25mg/ 次，3 次 /d；碳酸钙 D_3 1 片 / 次，1 次 /d。出院后继续激素维持治疗。为中西医结合治疗来刘教授门诊。刻下：自述流涕、咳嗽、少量黄痰，咽痛，全身酸痛不适，乏力，易出汗，满月脸，水牛背，血压 115/70mmHg，舌质暗红，苔微黄厚，脉细数。尿常规检查：尿蛋白 2+，红细胞 8~13 个 /HP。

西医诊断：IgA 肾病（局灶节段性肾小球硬化）。

证候分析：热邪犯肺，肺失宣降，则咽干疼痛不适、咳嗽；湿热下注，伤肾气，肾失封藏，症见蛋白尿；热灼脉络，迫血外溢，则见血尿；肺肾通调水道功能失常，故眼睑及双下肢水肿；满月脸、水牛背、易出汗，皆为激素所引起的阴虚火旺症状；舌质暗红、苔微黄厚、脉细数均为湿热瘀阻之候。说明病位在肺（上焦），病性属湿热、血瘀。

中医辨证：上焦湿热，脉络瘀阻证。

治则：清热利湿，活血通络。

方药：清热健肾汤加减。白花蛇舌草 30g，半枝莲 15g，黄芩 10g，石韦 30g，白茅根 30g，龙葵 10g，青风藤 15g，莪术 15g，枇杷叶 15g。7 剂。上方西药继服。

二诊（8 月 10 日）：患者上呼吸道感染症状明显减轻，但未痊愈，多汗，口干，舌质红，苔微黄，脉细数。上方加玄参 15g，金银花 20g，浙贝母

10g，7剂。

三诊（8月26日）：患者上呼吸道感染痊愈，自述多汗，手发抖，满月脸，水牛背，舌质暗红，苔微黄，脉细数。尿蛋白2+，尿蛋白总量1.34g。证属气阴两虚，脉络瘀阻证。治以益气养阴，活血通络。选益气健肾汤加减。生黄芪30g，太子参15g，生地黄30g，女贞子15g，墨旱莲15g，牡丹皮15g，知母15g，莪术15g，丹参15g，益母草15g，地龙10g，石韦30g。14剂。西药同前。

四诊（9月10日）：怕热、多汗、手抖、满月脸、水牛背均有减轻，病情稳定，舌质红，苔薄白，脉细数。尿常规检查正常。继服上方14剂。醋酸泼尼松25mg，晨顿服，其他药同前。

五诊（9月25日）：无任何不适，舌质红，苔白稍厚，脉细微数。尿蛋白±，尿蛋白总量0.66g。证属脾肾阳虚，脉络瘀阻。治以温肾健脾，活血通络。选补阳健肾汤加减。生黄芪30g，炒白术15g，防风15g，淫羊藿10g，锁阳10g，菟丝子15g，山萸肉10g，山药15g，茯苓10g，莪术10g，丹参10g。水煎服，醋酸泼尼松20mg，晨顿服。停服氟伐他汀，其他西药同前。

六诊（2015年6月13日）：病情基本控制，复查血常规、尿常规、肝功能、肾功能、血脂均正常。药用生黄芪30g，当归15g，莪术15g，白术15g，防风15g，进行巩固治疗，醋酸泼尼松已减至隔日5mg。

七诊（8月2日）：激素减完已3个月，无任何不适，亦未感冒。复查血常规、尿常规、肝功能、肾功能、血脂均正常。

【按语】本案患者西医诊断为IgA肾病（局灶节段性肾小球硬化），以大量蛋白尿、低蛋白血症及镜下血尿为主要表现。初诊时，在激素维持治疗背景下，复感外邪，呈现急性上呼吸道感染与肾病迁延并存的复杂状态。

刘教授知常达变、衷中参西、分期论治：

1. 重祛邪，清上通下：患者初诊时症见流涕、咽痛、咳嗽、黄痰，伴水肿、蛋白尿、血尿，舌暗红苔黄厚，此乃外感风热湿毒，壅滞上焦，肺失宣降，进而下扰肾络，湿热瘀阻。此时虽有肾虚之本，但急则治标，首当清利。故以清热健肾汤加减，以白花蛇舌草、半枝莲、黄芩、枇杷叶清宣肺热；石韦、白茅根、龙葵清热利湿；青风藤通络，莪术活血。此阶段治疗重在祛除实邪，为后续扶正固本扫清道路。

2. 随证转方，紧扣病机演变：随着外感症状缓解，治疗重心转向处理肾病核心病机及激素不良反应。二诊热未清尽，加玄参、金银花、浙贝母以增清热解毒、利咽散结之力。三诊时外感已除，但见多汗、手抖、满月脸等明显阴虚火旺之象，此乃激素“壮火食气”之不良反应显现，病机已转为气阴两虚，脉络瘀阻。故更方为益气健肾汤加减，以生黄芪、太子参益气，生地黄、二至丸（女贞子、墨旱莲）养阴，知母、牡丹皮清虚热，合丹参、莪术、益母草、地龙活血通络，体现“益气养阴以治本，活血通络以治标”的思路。

3. 激素递减，治以温补固本：待阴虚火旺之象减轻，病情稳定，尿检改善，激素减至接近生理剂量时，治疗重点转向巩固根本，预防复发。五诊时辨证为脾肾阳虚，脉络瘀阻，故投以补阳健肾汤加减，以淫羊藿、锁阳、菟丝子、山萸肉温肾填精，生黄芪、炒白术、山药、茯苓健脾益气，仍佐以莪术、丹参活血，体现了“补中有通，温而不滞”的原则。此阶段治疗旨在激发机体自身调节能力，为顺利撤减激素、稳定长期疗效奠定基础。

4. 益气活血以固疗效：待激素完全撤除，各项指标恢复正常后，治疗进入巩固期。末诊以玉屏风散（黄芪、白术、防风）合当归、莪术为主方，意在益气固表以御外邪，调和气血以畅脉络，防止病情反复，收功全案。

刘教授精准地把握了疾病本身（湿热、瘀血、气阴两虚、脾肾阳虚）与药物不良反应（致阴虚火旺之象）两条线索的交织演变，方随证转，药随症调。西医方面，在中药协同下，激素得以平稳、顺利递减直至停药，最终实现临床缓解。此乃中西医优势互补，分期、分阶段联合治疗慢性肾炎合并激素应用的典范案例，充分展现了中医辨证论治的灵活性及其在减毒增效、巩固疗效方面的独特价值。

案 27　IgA 肾病（系膜增殖型）（肝经郁热，络脉瘀阻证）

刘某，男，30 岁，2016 年 2 月 3 日初诊。

患者于 1 年前体检时发现镜下血尿，当时无水肿、腰酸乏力等不适，当地某医院诊断为“急性肾炎”，住院治疗（具体不详）2 个月痊愈出院。出院后 2 周发现肉眼血尿，伴腰痛。前往当地医院检查，尿蛋白 2+，红细胞 10~15 个 /HP。前往上级医院经肾穿刺被确诊为 IgA 肾病（系膜增殖型），此后多次复查尿常规，结果时好时坏，有时出现肉眼血尿，曾多次在当地经中西药治疗后病情改善不明显，遂至刘教授门诊就诊。现症见：自诉心烦多梦，脾气急躁，腰痛，小便短赤，大便偏干，舌红苔白，脉弦滑且数。尿蛋白 2+，红细胞 5~7 个 /HP。

西医诊断：IgA 肾病（系膜增殖型）。

证候分析：肝气郁结，情志不遂，导致肝失疏泄，气机瘀滞，久郁化热，气郁化火，灼伤津液，炼液成痰，血热妄行；气滞血行不畅，郁热煎灼血液，血黏成瘀，血瘀阻滞经络，出现血尿、蛋白尿。气滞血瘀，不通则痛，故腰痛；心烦多梦、易生气、小便短赤、大便干、舌红苔白、脉弦滑且数均为气郁化火，痰瘀阻络之候，说明其病位在肝，病性属郁热加络脉瘀阻。

中医辨证：肝经郁热，络脉瘀阻。

治则：清肝泻热，活血通络，凉血止血。

方药：柴胡疏肝散加减。柴胡 10g，黄芩 10g，川楝子 10g，荆芥炭 10g，防风 6g，地榆 10g，赤芍 10g，炒槐花 10g，茜草 10g，茅根、芦根各 15g，小蓟 30g，大黄 10g。7 剂。

二诊（2 月 17 日）：患者睡眠转安，尿赤见轻，尿蛋白 +，红细胞 0 个 /HP，舌红苔白，脉弦滑。续服前方 14 剂。

三诊（3 月 22 日）：患者自述腰痛有所缓解，尿蛋白转阴，红细胞 0 个 /HP，治以活血通络、凉血育阴。药用荆芥炭 10g，防风 6g，赤芍 10g，丹参 10g，茜草 10g，地榆 10g，丝瓜络 10g，桑枝 10g，墨旱莲 10g，女贞子 10g，小蓟 10g，藕节 10g，白茅根、芦根各 20g，大黄 6g。服 14 剂。

四诊（4 月 12 日）：患者腰痛完全缓解，尿常规检查示尿蛋白及隐血、红细胞均阴性，无其他不适。上方加减治疗 1 个月，病情稳定，未再反复。嘱其慎起居，防感冒，节饮食，忌辛辣肥甘厚味。

【按语】本例患者为青年男性，病程已久，临床症见反复血尿，心烦多梦，脾气急躁，腰痛，大便偏干，舌红苔白，脉弦滑且数，且肾活检为 IgA 肾病（系膜增殖型），病理多表现为局部或弥漫性系膜增生、硬化、粘连的受累肾小球，从微观辨证来看，存在肾脏局部瘀血。综上，该患者证属肝经郁热，络脉瘀阻，故首诊辨证以湿、热、瘀为主要证候，治疗以清肝泻热、凉血通络为法，选用柴胡、黄芩、川楝子清肝泻热，赤芍、地榆、炒槐花、小蓟、荆芥炭、防风等凉血通络，茅根、茜草止血不留瘀。湿、热祛除后仍有腰痛，此时辨证以瘀、虚为主，故改活血化瘀通络、凉血益气育阴之剂巩固，上方去柴胡、黄芩、川楝子，以丹参、赤芍、大黄活血化瘀，加墨旱莲、女贞子益气养阴、补益脾肾，丝瓜络、桑枝等祛风通络，继续投以地榆、小蓟、茅根、茜草等活血凉血止血。分清主次，方随证变，疗效显著。

案 28　IgA 肾病（湿热蕴结，脉络瘀阻证）

鄢某，23 岁，学生，2009 年 5 月 8 日初诊。

患者于 3 个月前因感冒出现尿中泡沫多、腰痛、眼睑水肿，在某医院住院，检查：尿蛋白 2+，红细胞 10~12 个 /HP。肝、肾功能及血浆蛋白均正常，病理诊断为 IgA 肾病（Ⅱ～Ⅲ级），予以雷公藤多苷片 30mg/ 次，3 次 /d；厄贝沙坦 150mg/ 次，3 次 /d，治疗 3 周尿蛋无改变出院。遂来刘教授门诊。刻下症见：自述平日易感冒，时有咽喉部干痛，腰酸困痛。血压：130/80mmHg。咽部微红，扁桃体Ⅱ度肿大、充血，眼睑水肿，舌质暗红、微胖大、苔薄微黄，脉细数。尿常规检查：尿蛋白 2+，红细胞 6~10 个 /HP。

西医诊断：IgA 肾病。

证候分析：外邪入侵，首犯鼻肺，热邪上炎，则咽部充血、扁桃体红肿、咽喉干痛；外卫不固，则平日易感冒；腰为肾之府，湿热下注伤肾，则腰痛；湿热伤肾，肾固摄无力，封藏失常，故出现蛋白尿；热伤肾络，则现血尿；湿热犯肺伤肾，肺失宣降，通调水道功能失常，故眼睑水肿；舌质暗红、微胖大、苔薄微黄、脉细数，均为湿热瘀阻之候。病位在肺肾，病性属湿热加瘀阻。

中医辨证：湿热蕴结，脉络瘀阻证。

治则：清热解毒，活血止血。

方药：清热健肾方加减。白花蛇舌草 30g，半枝莲 30g，青风藤 15g，石韦 30g，白茅根 30g，龙葵 10g，丹参 15g，当归 15g，地龙 15g，莪术 15g。水煎2次兑匀，分3次服，21剂。益肾Ⅰ、Ⅱ号胶囊（刘宝厚益气健肾汤院内胶囊制剂，下同），各6粒/次，3次/d；雷公藤多苷片30mg/次，3次/d；厄贝沙坦150mg/次，2次/d。

二诊（5月29日）：乏力，咽部无不适，血压120/70mmHg，扁桃体Ⅱ度肿大，无充血，舌质红，胖嫩，苔薄白，脉弦数，尿常规检查示尿蛋白 ±，红细胞0~2个/HP。辨证为气阴两虚，脉络瘀阻。治则益气养阴，活血通络。生黄芪30g，太子参15g，生地黄15g，当归15g，生山药30g，女贞子15g，墨旱莲15g，牡丹皮15g，莪术15g，丹参15g，益母草15g，地龙10g，石韦30g。21剂。火把花根片，5片/次，3次/d；厄贝沙坦75mg/次，1次/d；停雷公藤多苷片。

三诊（6月22日）：患者无明显症状，打球剧烈运动后或感冒后尿常规检查尿蛋白均为+，红细胞0~1个/HP。舌质红，苔微黄，脉弦细微数，原方去地龙，30剂。

四诊（7月21日）：乏力，咽干，感冒减少。血压120/70mmHg，尿常规检查正常。舌质红，苔薄白，脉弦微数。原方30剂。

五诊（8月24日）：患者病情稳定，不耐劳累，尿常规检查正常。复查肝肾功能均正常。舌质红，齿印，苔白，脉弦细，继服上方14剂。其他用药同前。

六诊（5月29日）：患者自述打篮球后乏力、腰困，舌质红，舌体胖大齿印，苔薄白，脉弦细。辨证为脾肾气虚，脉络瘀阻。治则为健脾补肾，活血通络。生黄芪30g，当归15g，淫羊藿15g，肉苁蓉15g，菟丝子15g，女贞子15g，山药15g，炒苍术15g，茯苓15g，莪术15g，丹参15g，嘱患者连服2个月。停服雷公藤多苷片。

随访（2010年3月26日）：患者病情控制，血、尿常规检查均正常，尿蛋白总量0.41g。舌质红，苔薄白，脉弦细。生黄芪30g，当归15g，炒苍术15g，莪术15g，丹参15g。水煎服，嘱患者连服1个月。

随访（2011年4月10日）：患者无任何不适，停药半年。

【按语】IgA肾病是一种病理诊断，临床上患者往往被诊断为“急性肾炎”“隐匿型肾小球肾炎”“慢性肾炎”或“肾病综合征”等，故凡在上呼吸道感染后，出现肉眼血尿或血尿加重，兼或不兼有蛋白尿者，感染控制后，转变为镜下血尿。血尿以畸形红细胞为主，血清 IgA 可能升高者，应考虑 IgA 肾病的可能并进行肾穿刺免疫病理检查，以免耽误治疗。沙坦类、普利类降压药有很好的治疗蛋白尿作用，且已被临床证实。本例患者刘教授除采用中药清热解毒、活血止血外，将厄贝沙坦量增加为 2 次，尿蛋白、血尿很快得到改善。刘教授临床观察显示，在应用此两类降压药治疗蛋白尿时，剂量至少应达到正常降压量的 2~4 倍。

七、过敏性紫癜性肾炎医案

案 29　过敏性紫癜性肾炎(混合型)(风邪侵袭、湿热内蕴、血热妄行证)

何某，男，10 岁，学生。2008 年 1 月 13 日初诊。

主诉：反复皮肤紫癜、腹痛 20 余日，加重 6 小时。

患者于 3 周前无明显诱因出现下肢皮肤紫癜，部分融合成片，伴腹痛、恶心。于某医院诊断为“过敏性紫癜性肾炎”，给予口服药物及静脉输液治疗(具体不详)后，腹痛、恶心症状消失，皮肤紫癜减轻即出院。本次就诊当日，四肢皮肤紫癜再度加重，并伴有腹痛、呕吐及黑便。刘教授将其收住院治疗，症见四肢、腹部皮肤紫癜，按之不褪色。咳嗽、咳白痰。腹痛、恶心、呕吐，呕吐物为胃内容物。疲乏无力，口干苦，喜冷饮，纳差，小便色黄，大便稀、色黑、量少。查体：四肢、腹部多处皮肤可见紫癜，眼睑轻微水肿，咽红，扁桃体无肿大。舌质红，苔黄厚，脉滑数。化验：尿蛋白 3+，尿潜血 3+，红细胞 3~10 个 /HP；粪潜血阳性。

西医诊断：过敏性紫癜性肾炎(混合型)。

证候分析：患儿脾胃不足，运化失健，以致湿蕴而化热。又遇邪风袭表，侵犯肺经，肺失宣肃，故见咳嗽、咳痰、咽部色红；风邪循经入里化热，与湿热相搏，以致里热炙盛，熏灼血脉，血热妄行，溢于肌肤而见皮肤紫癜，流于肠道则见便血；风湿热邪下侵肾络，血溢脉外而见尿血；湿热之邪阻滞中焦，气机不利，升降失司，故见腹痛、恶心、呕吐、口干苦诸症。舌质红、苔黄厚、脉滑数，均为湿热内炽之象。

中医辨证：风邪侵袭，湿热内蕴，血热妄行证。

治则：祛风凉血，利湿化瘀。

方药：清热健肾汤加味。白花蛇舌草 15g，半枝莲 15g，紫草 10g，青风藤 10g，益母草 10g，生地黄 10g，赤芍 10g，牡丹皮 10g，桃仁 5g，红花 5g，蝉蜕 5g，生甘草 5g，荆芥 10g，防风 10g，白鲜皮 10g。5 剂。西医给予控制感染、抑制免疫反应、改善血管通透性、保护胃黏膜、止呕、抗血小板凝集等对症治疗：克林霉素磷酸酯 0.6g + 0.9% 氯化钠注射液 100ml，静脉滴注，1 次 /d；0.9% 氯化钠注射液 250ml+ 地塞米松 10mg，静脉滴注，1 次 /d；芦丁片 20mg，3 次 /d；硫糖铝 0.5g/ 次，餐前服，3 次 /d。

入院第 4 天：患者全身皮肤紫癜逐渐消退，色变暗，无新发。腹痛、恶心、呕吐症状消失。偶有咳嗽、咳痰。纳食可，二便正常。四肢、腹、背、耳后及颜面紫癜色暗，眼睑轻度水肿，咽部无红肿，舌质淡红，苔白稍厚，脉细略数。查粪潜血阴性；尿蛋白 +，尿蛋白总量 1.17g；红细胞 3~10 个 /HP。停用抗生素、地塞米松；给予强的松 45mg，晨顿服；其余治疗不变。

入院第 10 天：患者再无新发紫癜，原有紫癜逐渐消退。无腹痛、恶心、呕吐等症状。纳食正常。四肢、腹背及颜面紫癜色暗黄。血、尿、粪常规及肾功能检查未见异常。于当日出院。

出院后门诊随诊，激素规律撤减，中药调理善后。半年后复查尿常规正常。

【按语】清热健肾汤有清热凉血、祛风解毒、活血化瘀之功。以白花蛇舌草、半枝莲为主药，既可清热解毒，又能利湿消肿。生地黄、牡丹皮、赤芍清血分热邪，凉血散瘀，止血而无留瘀之弊。益母草、桃仁、红花活血化瘀，使瘀血祛而新血自生。生甘草清热解毒、补气健脾、调和诸药。刘教授认为，多种祛风药皆有抗过敏之功效，故在原有祛风药（紫草、青风藤、蝉蜕）基础上又加入荆芥、防风、白鲜皮以加强祛风解毒、抗过敏之力。

案 30　过敏性紫癜性肾炎（热盛迫血证）

杜某，男，24 岁，干部，2016 年 3 月 22 日初诊。

主诉：双下肢皮肤紫癜 10 天，加重伴腹痛，黑便 1 天。

患者10天前因咽喉疼痛，双下肢皮肤紫癜、压之不褪色、以踝关节以下为重，于当地诊所对症治疗（具体不详）后，无新发紫癜出现。就诊前1天，腹部以下皮肤大面积紫癜，尿茶色，咽喉疼痛，查体：血压120/75mmHg，双侧眼睑水肿，双侧扁桃体Ⅱ度肿大、充血，舌质红，苔薄黄，脉细数。化验：尿蛋白3+，红细胞满视野/HP，尿蛋白总量5.83g，肌酐115μmol/L，血尿素氮3.2mmol/L，总蛋白46.3g/L，白蛋白24.2g/L，补体C3 0.51g/L，粪常规阴性。

西医诊断：过敏性紫癜性肾炎（肾病综合征型）。

证候分析：火热偏盛，迫血妄行，血溢于肌肤，故见皮肤紫癜；热邪上炎，则咽喉疼痛、扁桃体红肿；热邪下注，灼伤脉络，则见血尿；舌质红、苔薄黄、脉细数，均为一派热象。说明病位在血分，病性属热。

中医辨证：热盛迫血证。

治则：清营解毒，凉血止血。

方药：清营汤加味。水牛角30g（先煎），生地黄30g，玄参15g，麦冬15g，牡丹皮15g，金银花30g，连翘15g，马勃10g，白芍12g，地榆炭15g，紫草15g，茜草15g，侧柏叶15g，地榆15g。水煎服，7剂。醋酸泼尼松30mg，晨顿服；碳酸钙D_3片，1片/次，1次/d；奥美拉唑20mg/次，1次/d。

二诊（3月29日）：患者双下肢紫癜颜色变暗红，无新生紫癜出现，咽喉仍痛。查体：血压115/70mmHg，眼睑无水肿，咽部充血，舌质红，苔薄黄，脉细数。继以上方7剂。

三诊（4月6日）：患者双下肢紫癜颜色变浅，咽喉已不痛，精神欠佳，口干唇裂，咽部无充血，舌质红，苔薄白，脉细数。说明热毒已清，气阴两伤，予以六味地黄丸加黄芪20g，太子参10g，白茅根20g，紫珠草15g。水煎服，14剂。西药同前。

四诊（7月5日）：患者目前病情稳定，无明显症状，舌质红，苔薄白，脉细微数。复查尿常规检查正常。总蛋白63.1g/L，白蛋白36.2g/L，原方15剂。醋酸泼尼松25mg，晨顿服。

五诊（10月10日）：患者无明显不适，醋酸泼尼松减至隔日10mg，尿常规检查正常。尿蛋白总量0.21g。继以益气养阴、活血通络法治疗。醋酸泼尼松每月递减 5mg。

六诊(2017 年 2 月 12 日):激素减完已 2 个月。患者无明显不适,尿常规检查正常。尿蛋白总量 0.12g。

【按语】本案病机关键在于热毒炽盛,内陷营血,迫血妄行,外溢肌肤则发为紫癜,下灼肾络则见尿血。舌红、苔黄、脉数,皆为血分热盛之明证。故初诊辨证为热盛迫血,急当清营凉血、解毒宁络,方选清营汤加味,以水牛角、生地黄、牡丹皮、紫草、茜草等直折血分之热,伍以金银花、连翘、马勃清解上焦热毒,更佐地榆炭、侧柏叶等以增止血之力。此阶段治疗,紧扣“热、毒、血”三字,重在祛邪安正。二诊时紫癜趋稳,热势稍敛,然咽喉仍痛,热毒未清,故守方续进,以图全功。至三诊,紫癜渐退,咽痛已止,然现精神不振、口干唇裂之象,此乃热毒耗伤气阴之候。治法遂由清营凉血,转为益气养阴兼清余热,方易为六味地黄丸加黄芪、太子参、白茅根等,体现了中医“急则治其标,缓则治其本”及“祛邪不伤正”的诊疗思想。全程中西医结合治疗层次分明,配合得当。西医以激素迅速控制免疫炎症、降低蛋白尿,中药则在疾病不同阶段发挥协同作用:急性期重在清热解毒、凉血止血,以减轻血管炎症、保护肾络;缓解期侧重益气养阴固本,以调节免疫、稳定内环境、促进受损组织修复,并为激素的顺利减撤奠定基础。患者尿蛋白持续转阴,实验室指标显著改善,终至临床缓解,证实了辨证施治与分期论治相结合方案的优越性。然本病易反复,愈后仍需注意调摄,避风热,慎饮食,远过敏之物,并定期随访,以防复发。

案 31 过敏性紫癜性肾炎(风热夹瘀证)

陈某,男,5 岁。2015 年 6 月 11 日初诊。

患者于 1 个月前感冒发热后,出现双下肢、臀部紫红色点状及片状斑疹,伴有明显腹痛,踝关节痛。随即出现颜面水肿,尿液呈茶色。于当地医院检查:尿蛋白总量 0.25g,尿蛋白 2+,红细胞 10 个 /HP;肝肾功能正常。为进一步诊治来刘教授门诊。自述乏力、食欲下降。舌暗红,苔黄,脉弦数。

西医诊断:过敏性紫癜性肾炎。

证候分析:火热偏盛,迫血妄行,血溢于肌肤,故见皮肤紫癜;热邪下注，灼伤脉络，则见血尿；舌质暗红、苔黄、脉弦数均为风热夹瘀之候。说明病位在血分，病性属热、瘀。

中医辨证：风热夹瘀证。

治则：疏风清热，凉血散瘀。

方药：清热健肾方加减。生地黄 15g，连翘 10g，金银花 10g，牡丹皮 10g，赤芍 10g，白花蛇舌草 15g，蝉蜕 8g，半枝莲 10g，龙葵 10g，益母草 10g，车前子 10g（包煎），莪术 10g。7 剂。

二诊（6 月 18 日）：患者再未发热，双下肢斑疹颜色转淡，数量减少，踝关节疼痛减轻，仍有腹痛。尿液颜色恢复正常，尿蛋白 2+，红细胞 5 个 /HP。舌红，苔薄黄，脉弦数。上方加白茅根 30g，青风藤 10g，防风 10g。7 剂。

三诊（6 月 25 日）：患者食欲好转，仍乏力，双下肢、臀部斑疹基本消失，踝关节无明显疼痛，无腹痛，舌质红，苔薄黄，脉弦细。尿蛋白 ±，红细胞 2 个 /HP。肝肾功能正常。上方加黄芪 15g，太子参 10g，白术 10g。服 14 剂。

四诊（7 月 13 日）：患者无不适，尿常规检查均正常。上方加当归 10g，陈皮 10g，茯苓 10g，女贞子 10g，防风 10g。服 14 剂。

五诊（12 月 4 日）：患者无不适，多次复查尿常规均正常。停药观察。

【按语】本案为儿童过敏性紫癜性肾炎，属中医学“紫斑”“尿血”“水肿”范畴。患儿起病于外感之后，风热之邪内侵，与血相搏，灼伤血络，迫血妄行，外溢肌肤则发为紫癜，下注膀胱则见尿血；血瘀阻滞，不通则痛，故见腹痛、关节痛；热瘀互结，气化不利，水湿内停，故见颜面水肿。初诊时舌暗红、苔黄、脉弦数，一派风热夹瘀、热迫血行之象。刘教授紧扣病机，立“疏风清热，凉血散瘀”之法。方以清热健肾方加减，重用生地黄、牡丹皮、赤芍凉血养阴；金银花、连翘、蝉蜕疏风清热解毒；白花蛇舌草、半枝莲、龙葵加强清热解毒利湿之力；益母草、莪术活血化瘀；车前子利水渗湿，给邪以出路。全方清、疏、凉、散、利并用，力祛风热瘀毒。二诊热势渐退，紫癜减而腹痛存，尿血改善但未除，故加白茅根增强凉血止血利尿之功，青风藤祛风通络止痛，防风增疏风之力，体现了“治风先治血，血行风自灭”之旨。三诊邪去大半，正气已显不足，故见乏力、脉转弦细，遂加黄芪、太子参、白术益气健脾，扶正以固本，兼助祛邪，寓“扶正即所以祛邪”之意。至四诊、五诊，邪气已靖，尿检转阴，故加当归养血活血，陈皮、茯苓健脾理气，女贞子滋补肝肾，防风少量佐使以御风邪，终收全功，停药观察。纵观全程，治疗层次分明，初则重在祛邪，以清热凉血散瘀为主；邪势既衰，则及时转入扶正祛邪，益气健脾以固根本；终以调和气血、健脾益肾收功。体现了中医治疗紫癜性肾炎“分期论治”“先标后本”“气血同调”的学术思想，其辨证之精准，用药之序贯，值得借鉴。

案 32　过敏性紫癜性肾炎（脾肾阳虚，脉络瘀阻证）

解某，男，15 岁，学生，2014 年 12 月 11 日初诊。

患者于 7 个月前不明原因出现双下肢皮下散在出血点，于某医院儿科就诊，被诊断为“过敏性紫癜”，给予对症治疗（具体不详），紫癜消退，但颜面及下肢出现水肿，并逐渐加重，尿蛋白 3+。病理诊断：符合新月体形成型紫癜性肾炎（Ⅳ）。给予强的松 60mg 规范治疗，水肿消失，尿蛋白减少，病情好转出院。1 周前因感冒再次出现水肿，查尿蛋白 3+，尿蛋白总量 3.9g，遂就诊于刘教授门诊。刻下症见：眼睑及双下肢水肿，疲乏无力，畏寒肢冷，腹胀，纳差，尿量少，尿中泡沫多，平日易感冒。查体：血压 169/90mmHg，扁桃体无肿大，舌质暗红，舌体胖大，边有齿痕，苔白根厚，脉沉细，双下肢凹陷性水肿。化验：尿蛋白 3+，尿潜血 3+，尿蛋白总量 3.82g，血肌酐 65.6μmol/L，血尿素氮 7.9mmol/L，白蛋白 25.7g/L。

西医诊断：过敏性紫癜性肾炎，新月体形成型紫癜性肾炎（Ⅳ）。

证候分析：脾主运化，肾主水液，脾肾阳虚，不能运化水液，水液潴留，故面浮肢肿、尿量少；阳气不能温煦肌肤，故畏寒肢冷；脾失健运，则神疲乏力、腹胀、纳差；卫气不固，故平日易感冒；舌质暗红、舌体胖大、边有齿痕、苔白根厚、脉沉细，均为阳虚血瘀之候。说明病位在脾、肾；病性属阳虚、血瘀。

中医辨证：脾肾阳虚，脉络瘀阻证。

治则：温补脾肾，活血通络。

方药：补阳健肾汤加减。黄芪 50g，当归 15g，炮附片 10g，桂枝 10g，菟丝子 15g，淫羊藿 15g，女贞子 15g，山药 15g，益母草 15g，茯苓 30g，莪术 15g。7 剂。醋酸泼尼松 40mg，晨顿服；双嘧达莫 50mg/ 次，3 次 /d；骨化三醇胶丸 0.25μg/ 次，1 次 /d。

二诊（12 月 18 日）：患者病情未见缓解，复查：尿蛋白 3+，尿潜血 3+，红细胞 135 个 /μl。遂给予环磷酰胺冲击治疗（第 1 天，环磷酰胺 0.4g+0.9% 氯化钠注射液 100ml；第 2 天，环磷酰胺 0.2g+0.9% 氯化钠注射液 100ml）。每 2 周 1 次。

三诊（2015 年 1 月 8 日）：患者水肿明显减轻，仍感疲乏无力，食欲好转。舌质暗红，苔白稍厚，脉细数，胫前压迹。尿蛋白 2+，尿潜血 2+，红细胞 62/μl。原方加白茅根 30g，紫珠草 15g，丹参 15g，苍术 15g，7 剂。环磷酰胺累积量 1.2g，其他西药同前。

四诊（1 月 16 日）：水肿消退，精神、食欲增加，舌质暗红，苔微黄，脉细数。尿蛋白 2+，尿潜血 2+，红细胞 25/μl，白蛋白 38.9g。上方去苍术，加石韦 30g。14 剂，西药同前。

五诊（2 月 3 日）：无明显症状，尿常规检查示尿蛋白 2+，尿潜血 2+，红细胞 4~7 个 /μl，白蛋白 35.4g/L，舌质红，苔白，脉弦微数。继续上方 14 剂，西药同前，强的松每 2 周减 1 片。

六诊（3 月 2 日）：醋酸泼尼松减至 25mg，自诉手足心热，出汗，咽干，面部痤疮，毛发增多。尿蛋白 +，尿蛋白总量 0.8g，尿潜血 2+，红细胞 0~2 个 /μl，白蛋白 19.5g/L，舌质红，苔白，脉弦数。辨证为脾肾气阴两虚，脉络瘀阻证，治以益气补肾，凉血止血。方用当归补血汤合二至丸加减。黄芪 30g，当归 15g，党参 10g，川芎 15g，生地黄 15g，黄精 10g，女贞子 15g，墨旱莲 15g，金樱子 20g，牡丹皮 10g，炙甘草 10g。14 剂。停双嘧达莫，余西药同前，激素继续减量，减至 15mg 时维持 3 个月再减量。

七诊（8 月 6 日）：患者无特殊不适，醋酸泼尼松减至 5mg，尿常规检查示尿蛋白 +，尿蛋白总量 0.22g，红细胞 0~1/μl，舌质红，苔薄白，脉弦。治以健脾补肾，活血通络。方用当归补血汤加减。黄芪 30g，当归 15g，党参 10g，川芎 10g，陈皮 10g，白术 10g，金樱子 15g，淫羊藿 15g，丹参 10g，炙甘草 10g。14 剂。西药同前，激素继续减量。环磷酰胺累积量

5g,停药。

复诊(9 月 17 日):患者无特殊不适,尿常规检查示尿蛋白阴性,尿蛋白总量 0.09g,尿潜血 ±,红细胞 0~1 个 /μl。舌质淡红,苔薄白,脉弦微数,继以温阳健脾,活血通络法治疗。醋酸泼尼松每月递减 2.5mg。继续门诊随访。

【按语】刘教授指出,过敏性紫癜性肾炎新月体形成型以肾功能进行性损害为特征,且对激素不敏感,疗效较差,为此,必须采取激素 + 环磷酰胺联合冲击治疗,配合中药起协同作用并可减轻免疫抑制剂的不良反应。在激素治疗阶段给予温阳健脾中药以提高激素的敏感性,降低蛋白尿;在患者服用激素出现阴虚证候时,给予中药以益气养阴,减少激素不良反应;在小量激素维持阶段继续给予温补脾肾,巩固疗效。本例患者在整个病程中应用环磷酰胺并没有出现明显的骨髓抑制、脱发、膀胱出血等不良反应,与中药扶正减毒作用有关。

案 33　过敏性紫癜性肾炎(热盛迫血证)

陆某,男,14 岁,2016 年 3 月 22 日初诊。

患者双下肢皮下红斑 10 天,伴腹部疼痛,大便呈黑色,尿呈茶色,咽喉疼痛,体查:血压 120/75mmHg,双侧眼睑水肿,双侧扁桃体Ⅲ度肿大、充血,舌质红,苔薄黄,脉细数。臀部及双下肢伸侧散在斑点状出血性皮疹。化验:尿蛋白 3+,尿蛋白总量 1.83g,红细胞满视野 /HP,血肌酐 75μmol/L,血尿素氮 3.2mmol/L,总蛋白 40.3g/L,白蛋白 21.6g/L。

西医诊断:过敏性紫癜性肾炎。

证候分析:火热偏盛,迫血妄行,血溢于肌肤,故臀部及双下肢散在斑点状出血性红斑;热邪上炎,则咽喉疼痛,扁桃体红肿;热邪下注,灼伤脉络,则可出现腹痛、血尿、黑便;舌质红、苔薄黄、脉细数,均为一派热象。说明病位在血分,病性属热。

中医辨证:热盛迫血证。

治法:清营解毒,凉血止血。

方药:方用清营汤加味。水牛角 30g(先煎),生地黄 30g,玄参 15g,麦冬 15g,牡丹皮 15g,金银花 30g,连翘 15g,马勃 10g,白芍 12g,地榆炭

15g，紫草 15g，茜草 15g，侧柏叶 15g，地榆 15g。7 剂。醋酸泼尼松 30mg，晨顿服；双嘧达莫 50mg/ 次，3 次 /d；碳酸钙 D_3 片，1 片 / 次，1 次 /d；替米沙坦 20mg/ 次，1 次 /d。

二诊（3 月 30 日）：患者双下肢皮下红斑颜色变暗红，无新的红斑出现，腹痛明显减轻，大便呈黄色，咽喉仍痛。血压 115/70mmHg，眼睑无水肿，双侧扁桃体Ⅲ度肿大、稍充血，舌质红，苔薄黄，脉细数。臀部及双下肢陈旧性斑点状出血性皮疹。继服上方 7 剂。

三诊（4 月 8 日）：患者双下肢皮下红斑颜色已变浅、减少，咽喉已不痛，精神欠佳，口干唇裂，双侧扁桃体Ⅲ度肿大、无充血，舌质红，苔薄白，脉细数。说明热毒已清，气阴两伤，予以六味地黄丸加黄芪 20g，太子参 10g，白茅根 20g，紫珠草 15g。水煎服，14 剂。西药同前。

四诊（4 月 22 日）：患者经上方加减治疗后，病情稳定，无明显症状，舌质红，苔薄白，脉细微数。复查尿常规正常。尿蛋白总量 0.22g。上方 28 剂。醋酸泼尼松 20mg，晨顿服。

五诊（5 月 24 日）：患者无明显不适，醋酸泼尼松减至每日 10mg，尿常规检查正常，尿蛋白总量 0.15g。舌质淡红，稍胖嫩，苔薄白，脉细微数。继以益气养阴、活血通络法治疗。上方加白术 15g，防风 10g，女贞子 15g，28 剂。醋酸泼尼松每 2 周减半片。

六诊（7 月 27 日）：已停药 3 个月余，无明显不适，尿常规检查正常，尿蛋白总量 0.15g。

【按语】本案为青少年过敏性紫癜性肾炎，急性期以“热盛迫血”为主要证候。患者起病急骤，皮肤紫癜、肉眼血尿、黑便并见，伴咽喉肿痛、舌红脉数，一派热毒炽盛、灼伤血络、迫血妄行之象。治当“急则治其标”，首诊以清营解毒、凉血止血为法，方选清营汤加味。方中水牛角、生地黄、牡丹皮、紫草、茜草等直清血分热毒、凉血散瘀；金银花、连翘、马勃清热解毒利咽；地榆炭、侧柏叶收敛止血。药后热势得挫，血证渐止，皮疹转暗，腹痛便黑得消，方证相符。然热为阳邪，最易耗气伤阴。三诊时见精神欠佳、口干唇裂，乃热毒虽减，气阴已伤之候。此时病机已由热盛迫血转为气阴两虚，兼有余热未清。治法亦随之转变为益气养阴为主，佐以清热凉血，易方为六味地黄丸加黄芪、太子参、白茅根等。此阶段治疗，重在固本培元，扶助正气，使阴津得复，气能摄血，以固疗效，防其复发。初治以祛邪为主，继以扶正为要，体现了中医"观其脉证，知犯何逆，随证治之"的辨证精髓。在激素等西药控制急性炎症的同时，运用中药分阶段辨证干预，既能协同增效，快速控制症状，又能在激素减量阶段益气养阴，调和阴阳，减轻激素不良反应，稳定内环境，减少病情反复，终使尿检转阴，病情得以长期缓解。本案提示，对于此类疾病，把握"热毒"与"气阴两虚"两大核心病机及其转化时机，是取得佳效的关键。

案34　过敏性紫癜性肾炎(混合型)(风邪侵袭、湿热内蕴、血热妄行证)

王某，女，11岁，学生。2008年1月13日初诊。

主诉：反复皮肤紫癜、腹痛20余日，加重6小时。

患者于20余日前无明显诱因出现下肢皮肤紫癜，略高于皮肤，部分融合成片，伴腹痛、恶心。就诊于某省级医院，被诊断为"过敏性紫癜性肾炎"，给予口服药物及静脉输液治疗(具体不详)后，腹痛、恶心症状消失，皮肤紫癜减轻即出院。本次就诊当日清晨6时，皮肤紫癜再度加重，并伴有腹痛、呕吐及黑便。求诊于刘教授门诊。刻下症见：自述咽部干痛不适、轻微咳嗽，腹痛、恶心、呕吐，呕吐物为胃内容物，疲乏无力，口干苦，喜冷饮，纳差，小便色黄，大便黑，量少。查体：生命体征平稳。四肢、腹部、背部、耳后及颜面多处皮肤可见紫癜，略高于皮肤、大小不等、色红、深浅不一，按之不褪色，部分融合成片。眼睑微浮，咽红，扁桃体无肿大。舌质红，苔黄厚，脉滑数。化验：尿蛋白3+，红细胞3~5个/HP；粪常规：潜血阳性。

西医诊断：过敏性紫癜性肾炎(混合型)。

证候分析：患儿脾胃不足，运化失健，以致湿蕴而化热。又遇邪风袭表，侵犯肺经，肺失宣肃故见咽痛不适、咳嗽、咽部色红；风邪循经入里化热，与湿热相搏以致里热炙盛，熏灼血脉，血热妄行，溢于肌肤而见皮肤紫癜，流于肠道则见便血；风湿热邪下侵肾络，血溢脉外而见尿血；湿热之邪阻滞中焦，气机不利，升降失司故见腹痛、恶心、呕吐、口干口苦诸症。舌质红、苔黄厚、脉滑数具为湿热内炽之象。

中医辨证：风邪侵袭、湿热内蕴、血热妄行证。

治则：祛风凉血、利湿化瘀。

方药：清热健肾汤加味。白花蛇舌草 15g，枝莲 15g，紫草 10g，青风藤 10g，益母草 10g，生地黄 10g，赤芍 10g，牡丹皮 10g，桃仁 5g，红花 5g，蝉蜕 5g，生甘草 5g，荆芥 10g，防风 10g，白鲜皮 10g。7 剂。西医用强的松 30mg，每日晨顿服，以抑制免疫反应；胶体果胶铋胶囊，3 粒 / 次，3 次 /d 以保护胃黏膜；双嘧达莫片 25mg/ 次，3 次 /d 以抗血小板凝集；胃复安 5mg/ 次，2 次 /d 以止呕；头孢克肟胶囊，0.2g/ 次，2 次 /d 以控制咽部感染。

二诊（1 月 21 日）：上述治疗 7 天后，患者自述无咽痛、咳嗽、腹痛、恶心、呕吐。纳食可，二便正常。查体示全身皮肤紫癜逐渐消退，色变暗，无新发紫癜。眼睑轻度水肿，咽部无红肿，扁桃体无肿大。舌质淡红，苔白稍厚，脉细略数。粪潜血（阴性）；尿蛋白 ±，尿蛋白总量 1.12g；中药上方继服 7d。停头孢克肟胶囊、胃复安，余西药不变。

三诊（1 月 29 日）：患者自述手脚心热、易出汗，心悸、心慌。紫癜完全消退，无新发紫癜。血、尿、粪常规及肾功能未见异常。舌质红、干，苔白厚，脉细数。此证为激素引起的阴虚内热证。选滋阴健肾汤加减。14 剂。嘱激素每 1 周减 1 片。

四诊（2 月 15 日）：患者手脚心热、易出汗，心悸、心慌等阴虚症状减轻，尿、粪常规均正常。上方继服 14 剂。

五诊（2 月 29 日）：患者自觉乏力、手脚心热、易出汗，心悸、心慌等阴虚症状明显缓解，尿、粪常规均正常。上方加黄芪至 60g，陈皮 15g，继服 14 剂。激素每 2 周减 1 片，至 10mg 时，每 2 周减半片，减完停药，停胶体果胶铋胶囊、双嘧达莫片。

六诊（7 月 21 日）：激素已减完，其间多次复查尿、粪常规均正常。

【按语】刘教授指出，本病与上呼吸道感染密切相关，控制感染是治疗本病的关键环节；对于紫癜性肾炎有胃肠道症状或表现为肾病综合征者，激素的早期应用可使 IgA 产生减少或阻止 IgA 沉积于肾小球系膜区和毛细血管壁，减轻炎症反应，可减少肾脏损害的发生。故治疗本病可应用激素以抑制免疫反应，配合中药则可减轻激素的不良反应，提高疗效。

案 35　过敏性紫癜性肾炎（气阴两虚兼湿热瘀阻证）

苏某，男，12 岁，2010 年 7 月 25 日初诊。

患者于 1 年前感冒后，双下肢出现少许散在性对称皮肤紫癜，因无其他不适，未行诊治。1 个月前，因受风寒后出现发热，咳嗽，咳痰，伴有腹痛、双膝关节疼痛，就诊于某院儿科，给予头孢类抗生素静脉滴注 4 天，症状好转。2 周前出现双下肢对称性皮肤紫癜，伴腹痛、恶心，就诊于某医院，化验：尿蛋白 3+，尿蛋白总量 2.39g，诊断为“紫癜性肾炎”，给予激素静脉滴注治疗后好转出院。出院后改为口服醋酸泼尼松片 30mg 继续治疗。为配合中药，就诊于刘教授门诊。现自述乏力，咽干口干，食欲不佳。化验：尿蛋白 3+，尿蛋白总量 2.66g，咽红充血，扁桃体Ⅲ度肿大，双下肢皮肤紫癜，舌红，苔白，脉细数。

西医诊断：过敏性紫癜性肾炎。

证候分析：紫癜性肾炎属中医“紫斑”“尿血”“水肿”范畴，多因外感风热或湿热毒邪，内伤血络，迫血妄行，或久病伤阴，气阴两虚，兼瘀血内阻。

本患者初期（1 年前）外感风热或风寒化热，邪入血分，迫血外溢肌肤，故出现双下肢紫癜。近期再感风寒引动伏热，与湿热相搏，致里热炙盛，犯肺伤经络，故发热、咳嗽、关节痛；热毒壅盛则发热、咽红、扁桃体肿大，热毒进一步深入，损伤肾络，导致蛋白尿；湿热中阻，升降失司，气机不利，则腹痛、恶心；热灼津液则咽干口干。现阶段：热毒未清，加之激素治疗易耗气伤阴，气阴两伤，故乏力、食欲不佳、舌干、脉细数，为热伤血络，瘀血内停，故紫癜反复发作、蛋白尿持续。故核心病机为气阴两虚为本，热毒瘀血为标。说明病位在气、在阴，病性属虚、湿热、瘀。

中医辨证：气阴两虚兼湿热瘀阻证。

治则：清热利湿，益气养阴，活血通络。

方药：清热健肾胶囊加减，激素按现有剂量继续服用。

二诊（8 月 12 日）：患者自述仍乏力，咽干口干，出汗多。皮肤紫癜逐渐消退，色变暗，无新发，咽部无充血，扁桃体Ⅱ度肿大，尿蛋白 2+，尿蛋白总量 1.49g，舌淡红，苔白，脉细，鉴于湿热已基本解除，中医辨证属气阴两虚证，遂给予益气健肾胶囊治疗 14 天，其余用药不变。

三诊（8 月 24 日）：患者复查示尿蛋白总量 1.86g，尿蛋白 2+。刘教授认为，尿蛋白迁延难消，为湿热未净，应继续清热除湿，再给予清热健肾胶囊治疗 14 天，余治疗不变。

四诊（9 月 8 日）：患者再无新发紫癜，尿蛋白转阴，尿蛋白总量 0.62g，给予益气健肾胶囊治疗 21 天，激素每两周减 1 片，其余治疗不变。

五诊（10 月 11 日）：患者无不适。尿蛋白阴性，继续给予益气健肾胶囊治疗，激素规律撤减至停药。随诊半年余未见复发。

【按语】刘宝厚教授提出“湿热不除，蛋白难消”的学术思想，强调对迁延不愈的肾病蛋白尿患者，需辨证排查湿热证，并优先清利湿热以稳定病情。患者气阴两虚为本，脾虚生湿，阴虚生热，兼外感引动内邪，形成湿热交织之证：上犯咽喉则见咽红、扁桃体肿大，下注肌肤及肾络则见紫癜、蛋白尿及血尿。此时“急则治标”，以清化湿热为先，待湿热渐消之后，“缓则治本”，以益气养阴为主。本病例湿热未净而过早应用温补之品，导致蛋白尿反复难消，转为以清热利湿为主时，病情缓解。这就是刘教授“湿热不除，蛋白难消”学术思想的本质内涵。

八、高血压性肾损害医案

案 36　高血压性肾损害，慢性肾脏病 4 期（脾肾阳虚，湿浊蕴结，脉络瘀阻证）

翟某，女，61 岁，2003 年 11 月 15 日初诊。

患者高血压史 30 余年，血肌酐升高 7~8 年，视力减退，卧床不起半年，一直未系统治疗，拒绝血液透析。就诊时患者全身水肿，倦怠无力，少气懒言，食欲缺乏，恶心呕吐，畏寒肢冷，腰酸腿软，夜尿多，面色苍白无华，舌淡白，舌体胖大，边有齿痕，苔白厚，脉沉弦细弱。血压 162/ 90mmHg，眼科检查为高血压眼底。尿常规检查：尿蛋白 +，肌酐 586μmol/L，血尿素氮 15.5mmol/L，血红蛋白 85.0g/L，肌酐清除率 28ml/min。

西医诊断：高血压性肾损害，慢性肾脏病 4 期。

证候分析：患者长期高血压，久病及肾，肾阳衰微，不能温煦脾土，导致脾肾两虚。阳虚水停，泛溢肌肤则水肿；湿浊内蕴，阻滞气机，故恶心呕吐、苔厚。肾阳虚衰，温煦失司、固摄无权，故畏寒肢冷、腰酸腿软、夜尿增多；清气不升，浊阴不降，则血肌酐、尿素氮升高；脾虚生化无权，肾虚精不化血，故贫血（血红蛋白 85g/L）、面色苍白、舌淡。脉沉主里，弦主水饮，细弱为气血阴阳俱虚。说明病位在脾、肾，病性属阳虚、湿浊、脉络瘀阻。

中医辨证：脾肾阳虚，湿浊蕴结，脉络瘀阻证。

治则：温肾健脾，泄浊化瘀。

方药：真武汤加味。黑附片 15g（先煎），党参 30g，茯苓 15g，白芍 15g，炒白术 20g，陈皮 15g，清半夏 10g，生姜 15g，竹茹 10g，酒大黄 10g，红花 15g，煅牡蛎 50g。14 剂。蛭龙通络胶囊，6 粒 / 次，每日 3 次 /d，冲服。配合西药降压、纠正贫血、补钙。

二诊（12 月 3 日）：患者恶心明显减轻，已不呕吐，能少量进食，大便通畅，舌脉同前，继以原方去半夏、竹茹，14 剂。

三诊（12 月 18 日）：患者精神、食欲改善，但仍感疲乏，畏寒肢冷，夜尿减少，面色苍白无华，舌淡白，舌体胖大，边有齿痕，苔白稍厚，脉沉弦细，血压 138/80mmHg。本证仍为脾肾阳虚，标证湿浊蕴结已明显消除。故仍宗真武汤加减。余药同前。

四诊（2005 年 4 月 25 日）：患者经上法调治一年半后，精神、食欲俱增，体重也有增加，在家能为孙子做饭、搞卫生。尿常规检查示尿蛋白 +~±，血肌酐 258.5~325μmol/L，血尿素氮 10~12.3mmol/L，血红蛋白 105.0g/L。因中药饮片熬药不便，改服补阳健肾胶囊及蛭龙通络胶囊，各 6 粒 / 次，3 次 /d，冲服。配合西药降压、纠正贫血、补钙，病情一直维持稳定。

五诊（2011 年 1 月 24 日）：家属来诉，患者病情一直控制良好，能操持家务，于 1 个月前因患肺炎抢救无效病故，时年 72 岁。

【按语】患者高血压病史 30 余年，肾脏已萎缩，处于尿毒症期，因经济困难，一直拒绝采取透析和促红素治疗。刘教授经用真武汤加减治疗，配合西药降压、纠正贫血、补钙，病情一直维持稳定达 7 年余。在此期间患者虽然血肌酐、血尿素氮一直未恢复正常，但其精神、情绪状态、食欲良好，生活质量得到了明显改善，并能操持家务。刘教授将其称之为“带毒生存”。

案 37　高血压性肾损害，慢性肾脏病 3 期（脾肾气虚，痰湿血瘀证）

郭某，男，46 岁，干部，2010 年 8 月 16 日初诊。

患者头昏脑涨，头脑不清楚，记忆力减退，视力下降，夜尿多，已半年余，高血压病史 10 余年，平素喜欢饮酒、吃肉，身体肥胖，检查：血压 180/95mmHg，舌质暗红，舌体胖嫩，苔薄白，脉弦细，胫前压迹。化验：尿蛋白 2+，尿蛋白总量 1.25g，血肌酐 136.2μmol/L，血尿素氮 8.2mmol/L，肌酐清除率 48.79ml/min，总蛋白 81.3g/L，白蛋白 31.6g/L，总胆固醇 9.11mmol/L，甘油三酯 2.66mmol/L，高密度脂蛋白 2.14mmol/L，低密度脂蛋白 5.67mmol/L。

西医诊断：高血压性肾损害，慢性肾脏病 3 期。

证候分析：平素喜食肥甘醇酒，损伤脾胃，脾虚失健运、水湿内停、湿聚成痰，痰湿内蕴体内，故形体肥胖、肢体沉重；脾虚及肾，肾气亏虚，运化失司，水液潴留，故胫前压迹；肾气不足，固摄无权，则夜尿多；肾失封藏，精微外泄，故蛋白尿。肾虚髓海不足，肾精不能上荣，故头昏脑涨、记忆力减退、视力下降。舌质暗红、舌体胖嫩、苔薄白、脉弦细，均为气亏，痰湿瘀阻之候。说明病位在脾、肾，病性属阳虚、湿浊、血瘀。

中医辨证：脾肾气虚，痰湿血瘀证。

治则：健脾益肾，利湿活血。

方药：实脾饮合桃红四物汤加减。茯苓 30g，白术 30g，厚朴 15g，炒苍术 15g，泽泻 15g，桃仁 15g，红花 10g，当归 15g，赤芍 15g，地龙 15g。14 剂。蛭龙通络胶囊，4 粒 / 次，3 次 /d。氯沙坦钾 50mg/ 次，1 次 /d；非洛地平缓释片 10mg/ 次，1 次 /d；氟伐他汀 20mg/ 次，晚服。

二诊（9 月 2 日）：患者水肿消退，头昏脑涨减轻。血压 165/95mmHg，尿常规检查示尿蛋白 2+，舌质暗红，苔白厚，脉弦有力。原方 14 剂。加火把花根片，5 片 / 次，3 次 /d；肝泰乐 0.2g/ 次，3 次 /d，其他药物同前。

三诊（9 月 18 日）：患者无明显不适，舌质暗红，苔白稍厚，脉弦细微数，血压 150/90mmHg，尿蛋白 +。继服原方治疗。

四诊（12 月 8 日）：患者经上方加减治疗 3 个多月后，病情稳定，无明显症状，体重减轻，舌质暗红，苔白，脉弦有力。血压 140~135/90~85mmHg，尿常规检查正常。尿蛋白总量 0.12g，血肌酐 115.2μmol/L，血尿素氮 7.6mmol/L，总胆固醇 6.8mmol/L，甘油三酯 2.1mmol/L，高密度脂蛋白 1.78mmol/L，低密度脂蛋白 3.12mmol/L。停火把花根片。中药原方加减连服 1 个月。

复诊（2011 年 5 月 12 日）：患者病情稳定，体重 75kg，舌质暗红，舌体胖嫩，苔薄白，脉弦有力，血压正常，尿常规检查正常。予益气健肾胶囊，6 粒 / 次，3 次 /d，西药降压药继服。嘱患者低盐、低脂饮食。

【按语】高血压性肾病多见于身体肥胖之人，肥胖者痰湿内盛，血脉瘀阻，易导致多个脏腑功能失调，气血运行不畅，形成虚中夹实、虚实夹杂之证。治疗时以补虚为主呢？还是祛邪为主？目前尚有争议。刘教授认为应以祛邪为主，兼以扶正为好。邪实主要是指痰湿与血瘀，正虚则有气虚、阴虚、气阴两虚之别。邪气不除，正气难复，祛邪即可以扶正，因此，刘教授治疗高血压性肾病的基本原则是利湿化浊、活血通络，多年来用于临床常收到良好的效果。

案 38　高血压性肾损害，慢性肾脏病 5 期（气虚阴亏，湿热瘀阻证）

何某，女，45 岁，2018 年 12 月 3 日初诊。

患者于 1 个月前感冒，使用氯芬黄敏片、青霉素等治疗 3 天未见好转，遂就诊于当地医院，化验：尿蛋白 +，尿蛋白总量 0.86g，肌酐 572.2μmol/L，尿酸 387.4μmol/L，白蛋白 29.5g/L；血红蛋白 83.0g/L；查体：血压 174/89mmHg，轻度贫血貌，双下肢轻度水肿。眼科会诊：双侧高血压视网膜病变 3 级。肾活检病理诊断：血栓性微血管病，以恶性高血压病肾损伤可能性大。既往高血压病史 8 年余。给予对症治疗未好转，遂来刘教授门诊寻求中医治疗。刻下症见：自述口干、舌燥，倦怠无力，纳差，时有恶心呕吐；腰酸腿软，头晕耳鸣。查体：贫血貌，面色苍白无华、双下肢轻度水肿，舌淡暗少津，苔黄，脉细数涩。

西医诊断：高血压性肾损害，慢性肾脏病5期。

证候分析：久病气虚，损及脾肾。脾气亏虚，运化水谷精微失常，一则水液潴留，故面浮肢肿；二则营血亏虚，不能滋养筋脉、肌肉，故倦怠无力、贫血貌；胃失和降，胃气上逆，故纳差，时有恶心呕吐；肾阴亏虚，不能生髓充骨养脑，故头晕耳鸣、腰膝酸软；面色苍白无华为脾气亏虚之候；肾阴不足，虚热内生，故见口干、舌燥少津、苔黄、脉细数；舌质暗，为血瘀之象。说明本病此阶段病位在脾气、肾阴；病性属虚、血瘀。

中医辨证：(脾)气虚(肾)阴亏、湿热瘀阻证。

治则：益气养阴、清热利湿、活血化瘀。

方药：益气滋阴健肾+温肾健脾泄浊汤加减。生黄芪20g，太子参20g，黄精20g，女贞子15g，生地黄20g，白术15g，茯苓20g，金银花20g，白花蛇舌草30g，益母草30g，红花10g，当归20g，酒大黄10g，清半夏10g。14剂。西医治疗以积极降压为主。

二诊(12月18日)：患者诸症较前减轻，无恶心、呕吐，水肿消失。守原方随证略加减，28剂。

三诊(2019年1月22日)：患者仍觉乏力、腰困、头晕，食欲增加，余无不适。尿蛋白 ±，24小时尿蛋白定量0.54g，血肌酐324.6μmol/L，血尿酸438.6μmol/L，血浆白蛋白28.4g/L；血红蛋白86.0g/L；血压166/84mmHg，轻度贫血貌，双下肢轻度水肿。舌淡暗，苔白，脉细弱。上方去太子参、黄精、女贞子、生地黄、茯苓、金银花、白花蛇舌草、清半夏，加黄芪至30g，菟丝子15g，石韦20g，陈皮15g，焦杜仲15g，续断15g，莪术15g，煅牡蛎20g(先煎)，炮姜15g。21剂。原降压药继续服。

四诊(2月14日)：患者无特殊不适，复查尿蛋白 ±，尿蛋白总量0.48g，肌酐286μmol/L。原方服45剂，降压药继续服。

五诊(7月16日)：患者生活自理，无明显不适。复查尿蛋白 ±，24小时尿蛋白定量0.32g，血肌酐172.4μmol/L，血尿酸378.1μmol/L，血浆白蛋白32.3g/L；血红蛋白96.8g/L。

【按语】本案为高血压性肾损害所致之慢性肾脏病5期(尿毒症期)，病情危重，血肌酐高达572.2μmol/L，兼见重度蛋白尿、贫血、高血压及视网膜病变。刘教授在危重复杂疾病中坚持“病证结合”辨治，获效显著。初诊时，患者久病耗气，损及脾肾。既有倦怠、纳差、恶心、水肿、贫血等脾气亏虚，运化失司，气血生化乏源，水湿内停之象；又有口干舌燥、头晕耳鸣、腰膝酸软等肾阴不足，虚热内扰之候；舌暗、脉涩提示瘀血阻络；苔黄则为湿热留恋。故刘教授精准辨证为（脾）气虚（肾）阴亏、湿热瘀阻，病机虚实夹杂，以虚（气阴两虚）为本，以实（湿热、瘀血）为标。治以益气养阴治其本，清热利湿、活血化瘀治其标，方中生黄芪、太子参、白术、茯苓益气健脾；黄精、女贞子、生地黄滋补肾阴；金银花、白花蛇舌草清利湿热；益母草、红花、当归、酒大黄活血通络、化瘀泄浊；清半夏和胃降逆。全方扶正与祛邪兼顾，标本同治，故二诊即见恶心呕吐止、水肿消之效。三诊为本案关键转折点。患者湿热之标证已明显缓解（苔由黄转白，恶心呕吐消失），但乏力、腰困、头晕仍在，结合舌淡暗、脉细弱，提示脾肾气（阳）虚、湿瘀互结之本质凸显。此时若继续沿用养阴清热之品，恐更伤阳气。刘教授审时度势，果断调整治法与方药：去太子参、黄精、女贞子、生地黄等养阴之品，及金银花、白花蛇舌草等清热药，转而加强温补脾肾、活血化瘀、固摄精微之力。重用黄芪至30g益气固表；加菟丝子、焦杜仲、续断温补肾阳、强腰膝；陈皮、炮姜温运脾阳；石韦利湿通淋；莪术增强活血之力；煅牡蛎固涩精微。此方紧扣“脾肾阳虚，湿瘀内阻”之新病机，由滋阴清热为主转向温补脾肾、活血利湿为主，体现了“观其脉证，知犯何逆，随证治之”的辨证论治精髓。本案始终在规范西医降压等基础治疗上，充分发挥中医药在改善症状、调节整体机能、延缓肾脏纤维化进程方面的优势。尤其通过益气活血、温阳泄浊等法，可能改善了肾脏微循环、减轻了肾间质纤维化，从而使血肌酐显著下降（从572.2降至172.4μmol/L），贫血纠正，生活质量提高，展示了中医药在治疗慢性肾脏病终末期阶段的独特价值与潜力。

案39　高血压性肾损害，慢性肾脏病4期（脾肾阳虚，湿浊蕴结，脉络瘀阻、胃失和降证）

牟某，女，58岁，2013年11月15日初诊。

患者高血压病病史 20 余年，发现尿中蛋白（1+~2+）7 年、血肌酐升高 3 年余。为寻求中医治疗就诊于刘教授门诊。就诊时自觉神疲乏力，不思饮食，时有恶心，无呕吐，平素容易感冒，怕冷，腰酸困不适，夜尿频多。查体：血压 168/91mmHg，面色苍白，双下肢水肿，舌质暗淡，舌体胖大，边有齿痕，苔白厚腻，脉弦细。眼科检查：高血压眼底。彩色多普勒超声示：右肾 75cm × 48cm，左肾 85cm × 50cm。化验：尿蛋白 2+，血肌酐 564μmol/L，血尿素氮 18.5mmol/L，肌酐清除率 24ml/min，血红蛋白 97g/L。

西医诊断：高血压性肾损害，慢性肾脏病 4 期。

证候分析：久病气虚，寒湿内盛，脾肾阳虚，运化失职，则倦怠无力，不思饮食；湿浊内盛，脾阳受困，胃失和降，胃气上逆，则恶心；脾肾阳虚衰，运化、气化水湿失司，则四肢水肿。畏寒肢冷、腰酸腿软、夜尿多、面色苍白、舌体胖大、边有齿痕、苔白厚腻、脉弦细，均为脾肾阳虚之候，舌质暗为血瘀之象。说明病位在脾、肾，病性属阳虚、湿浊、血瘀。

中医辨证：脾肾阳虚，湿浊蕴结，脉络瘀阻、胃失和降证。

治则：温肾健脾，泄浊化瘀通络。

方药：温肾健脾泄浊汤加减。炮附子 15g（先煎），茯苓 15g，山萸肉 15g，炒白术 20g，肉桂 10g，陈皮 15g，姜半夏 15g，生姜 15g，代赭石 30g（先煎），酒大黄 10g，红花 15g，煅牡蛎 50g（先煎）。7 剂。配合西药降压、纠正贫血。

二诊（11 月 23 日）：患者恶心明显减轻，能少量进食，大便通畅，舌脉同前，继以原方去代赭石，加黄芪 30g，当归 15g。14 剂。

三诊（12 月 10 日）：患者精神、食欲俱增，夜尿减少，血压 142/84mmHg，舌淡白，舌体胖大，苔白稍厚，脉沉弦细。仍宗原方加减，14 剂。

四诊（2014 年 1 月 20 日）：患者经上法调治 2 个月后，精神、食欲明显增进，能上街走动，做点家务活。复查血肌酐 258.5μmol/L，血尿素氮 12.3mmol/L，血红蛋白 91.0g/L。配合西药降压、纠正贫血、补钙。

随访（2015 年 10 月 14 日）：患者病情一直维持稳定。尿蛋白 +，肌酐 169.3μmol/L，肝功能正常。

【按语】本案患者久患高血压，病及于肾，迁延日久，致脾肾阳气衰惫，为本虚之核心。脾失健运，肾失气化，水湿内停，酿生湿浊；阳虚寒凝，湿浊阻滞，致络脉瘀阻；浊邪上犯，胃失和降，故见神疲畏寒、腰酸水肿、恶心纳差、舌暗淡胖、苔白厚腻诸症。病属本虚标实，以脾肾阳虚为本，湿浊、瘀血、上逆之胃气为标，病势深重，已属关格范畴。针对这一病机特点，刘教授以温肾健脾、化瘀泄浊为治疗原则，自拟温肾健脾泄浊汤，在临床应用中取得了显著疗效，尤其对早、中期慢性肾衰竭患者效果更为突出。该方能有效降低血肌酐水平，改善肾功能，提高患者生存质量。方中附子大辛大热，具补火助阳之效，能上助心阳，中温脾阳，下补肾阳，为治疗心脾肾阳虚之要药，故为本方君药。其配伍特点如下：附子配大黄：辛热与苦寒相伍，温阳通络，温脾泄浊，体现扶正祛邪之法；附子配肉桂、干姜：相须为用，既增强温肾壮阳之功，又兼暖脾土之效；附子配山萸肉：温阳益阴，使温而不燥，补而不滞；附子配茯苓、白术：温肾健脾，利水渗湿，标本兼顾；附子配水蛭、莪术、红花：温通经脉，活血消癥，显著改善肾脏微循环。如此，共奏温补脾肾、化瘀泄浊之效，体现了中医“治病求本”和“标本同治”的治疗思想。

九、糖尿病肾病医案

案 40　糖尿病肾病（脾肾阳虚，脉络瘀阻证）

马某，男，58 岁，干部，2009 年 5 月 20 日初诊。

主诉：疲乏无力，不思饮食，腰膝酸软半年余，加重伴面部水肿 1 个月。

患者糖尿病病史 7~8 年，采用胰岛素治疗 2 年，血糖一直控制不理想，近半年来自觉疲乏无力，不思饮食，食后腹胀，腰膝酸软，夜尿清长，有时面部水肿。为寻求中医治疗来刘教授门诊。舌质暗红，舌体胖大，边有齿痕，苔白厚，脉沉弦。检查：血压 156/95mmHg，面部水肿，化验：尿蛋白 2+，尿蛋白总量 2.1g，血肌酐 116μmol/L，血尿素氮 6.2mmol/L，总蛋白 82.3g/L，白蛋白 32.6g/L，总胆固醇 7.21mmol/L，甘油三酯 2.46mmol/L，高密度脂蛋白 2.14mmol/L，低密度脂蛋白 5.15mmol/L，空腹血糖 9.3mmol/L，糖化血红蛋白 8.5%。眼科检查：糖尿病眼底病变。

西医诊断：糖尿病肾病。

证候分析：患者久病致脾胃虚损，运化失常，故疲乏无力、不思饮食、食后腹胀；肾阳虚衰，症见腰膝酸软、夜尿清长、有时面部水肿；舌质暗红为瘀血之征，舌体胖大边有齿痕乃阳虚湿盛之象，苔白厚主寒湿内蕴，脉沉弦为阳虚兼瘀之候。说明本病病位在脾、肾，病性属阳虚、血瘀。

中医辨证：脾肾阳虚，脉络瘀阻证。

治则：健脾利湿，活血化瘀。

方药：补阳健肾汤合桃红四物汤加减。黄芪 50g，当归 15g，锁阳 15g，肉苁蓉 15g，菟丝子 15g，女贞子 15g，怀山药 30g，茯苓 20g，白术 20g，桃仁 15g，红花 10g，莪术 15g，黄连 6g，地龙 15g，乌梅 30g。14 剂。氯沙坦钾 50mg/ 次，1 次 /d；非洛地平缓释片 10mg/ 次，1 次 /d；氟伐他汀 20mg/ 次，1 次 /d；继用诺和锐 30 皮下注射，早 18U，晚 12U。

二诊(6 月 7 日)：患者精神稍好，腹胀减轻，舌质淡红，舌体胖大，边有齿痕，苔白厚，脉沉弦。血压 150/90mmHg，空腹血糖 7.3mmol/L，尿蛋白 +，舌质暗红，舌体胖大，边有齿痕，苔白厚，脉弦细。原方去白术，加炒苍术 15g，14 剂。其他药物同前。

三诊(6 月 23 日)：患者精神、食欲明显增进，腹已不胀，大便通畅。舌质暗红，舌体胖大，边有齿痕，苔白稍厚，脉弦。血压 135/75mmHg，空腹血糖 6.3~7.0mmol/L，尿蛋白阴性，原方继服 28 剂。西药继用。

四诊(7 月 30 日)：患者病情稳定，无明显症状，舌质暗红，舌体稍胖，苔薄白，脉弦。尿常规检查正常，尿蛋白总量 0.2g，空腹血糖 6.3mmol/L，糖化血红蛋白 6.2%，血肌酐 125.2μmol/L，血尿素氮 6.6mmol/L。原方加减连服 6 个月。诺和锐 30 皮下注射，早 10U，晚 8U。停氟伐他汀。

五诊(2010 年 2 月 8 日)：患者病情稳定，无症状，舌质红，舌体胖嫩，苔薄白，脉弦，血压正常，尿常规检查正常。予补阳健肾胶囊，6 粒 / 次，3 次 /d，西药降压药、降糖药继用。

六诊(5 月 13 日)：患者病情稳定，无症状，舌质红，舌体胖嫩，苔薄白，脉弦，血压正常，尿常规检查正常。尿蛋白总量 0.12g。中药继服补阳健肾胶囊，西药降压药、降糖药继用。

【按语】消渴日久，缠绵不愈，伤阴耗气，故气阴两虚是本病的基本病机，但也有偏于阴虚或阴虚阳亢者，临证需审证求因。前者治以益气养阴为主，后者则需滋补肝肾或滋阴潜阳。临床出现持续性微量白蛋白尿时，肾脏已经受累。此时若不采取有效治疗，久病入络，痰、瘀、湿交阻脉络，深伏于肾络，形成微小癥积而发为糖尿病肾病。病情进一步发展，阴损及阳，则脾肾气虚→脾肾阳虚→阴阳两虚，患者逐渐进入肾衰竭期。所以本病的治疗除益气养阴为主外，必须并用消癥通络的药物，如水蛭、地龙、莪术、大黄等。当出现水肿、蛋白尿、肾功能减退时，病情已致阴损及阳，发展为脾肾阳虚或阴阳两虚。此时治疗就应在辨证的基础上加用化湿泄浊之品，如大黄、藿香、佩兰等，晚期则需作透析治疗。所以，辨证准确，用药精当，不仅能减少西药用量，有效稳定血糖、控制血压，还有助于减少微量白蛋白尿、延缓糖尿病肾病进展，并减缓肾小球滤过率（GFR）的下降。

案 41　糖尿病肾病（脾肾气阴两虚，湿瘀阻络证）

徐某，男，75 岁，2020 年 4 月 21 日初诊。

患者于 3 年前体检时发现尿蛋白呈阳性，未予重视，未做任何治疗。本次就诊前 2 个月，自觉乏力，腰酸困，尿中泡沫多，化验：尿蛋白 3+，尿蛋白总量 1.3g，为求进一步诊治来刘教授门诊。刻下症见：患者自述腰痛，乏力，食少纳呆，尿频尿急但无痛，大便干燥。查体：双下肢中度水肿，舌暗红，苔白腻，脉弦细涩。既往高血压病史 20 余年，血压最高达 170/100mmHg，目前口服酒石酸美托洛尔片，1 片 /d，血压基本控制在 125/75mmHg 左右；2 型糖尿病病史 2 年余，现口服阿卡波糖、二甲双胍，血糖控制尚可。冠心病病史 10 余年，现口服苯磺酸氨氯地平片、瑞舒伐他汀钙片、硫酸氢氯吡格雷片进行冠心病二级预防治疗。2018 年患者曾行心脏搭桥手术。化验：尿蛋白 3+，尿蛋白总量 1.13g；血肌酐 73.8μmol/L，血尿素氮 7.32mmol/L，血尿酸 315μmmol/L，血浆白蛋白 36.2g/L，空腹血糖 7.33mmol/L。

西医诊断：糖尿病肾病。

证候分析：糖尿病迁延日久，耗伤气阴，脾肾二脏受损，脾虚运化失司，肾虚气化不利，水湿内停，湿浊内蕴，故下肢水肿；脾虚气血不足，机体失养而周身无力；湿浊阻中焦，脾失健运，则食少纳呆；肾虚封藏不固，故精微蛋白下泻；腰为肾之府，肾虚则腰府失养，腰酸腿软；湿浊日久，化热伤阴，肠道失司，故大便干燥；湿浊缠绵，日久化热下注，故尿频尿急；舌质暗红为血瘀之象，苔白腻、脉弦细涩，均为气阴两虚、湿瘀阻络之候。说明病位在脾（气）肾（阴），病性属虚、湿浊、血瘀。

中医辨证：脾肾气阴两虚，湿瘀阻络证。

治则：益肾健脾，清热除湿，活血利水。

方药：益气健肾汤＋清热健肾汤加减。黄芪 30g，白术 15g，当归 10g，麦冬 15g，太子参 15g，陈皮 15g，白花蛇舌草 30g，马勃 10g，茯苓 20g，猪苓 20g，益母草 30g，莪术 15g，石韦 30g，藿香 10g，佩兰 15g，冬瓜皮 15g，酸枣仁 30g，鸡内金 30g。14 剂。

二诊（5 月 13 日）：患者自述乏力，睡眠、食欲尚可，腰酸困等症状得到显著缓解，下肢仍水肿。查尿蛋白总量 0.89g，尿蛋白 +，空腹血糖 7.12mmol/L。上方去酸枣仁、鸡内金，加车前子 30g，红花 10g，黄芪加至 40g。14 剂。

三诊（6 月 4 日）：患者双下肢水肿消失，仍偶有腰痛，饮食、睡眠、精神尚可。尿蛋白 ±，尿蛋白总量 0.28g，守方同前，继服 28 剂，以巩固疗效。

【按语】本案患者年高久病，消渴、眩晕、胸痹诸疾交织，肾络受损，精微下泄，病机复杂。刘教授认为，患者以蛋白尿、水肿为主诉，伴腰酸乏力、食少纳呆。腰为肾之府，乏力纳呆属脾虚。故病位在脾、肾二脏。脾虚则气血生化乏源，故乏力；运化失司，湿浊中阻，则纳呆、苔腻。肾虚失于固摄，精微下泄则尿浊泡沫多；气化不利，水湿内停则下肢水肿。此皆为虚证之象。然病程日久，“久病入络”，“湿浊郁热”，故见舌暗红（瘀）、大便干（阴伤津亏或湿郁化热）、尿频急（湿浊下注），脉弦细涩（气阴不足兼湿瘀阻络），此属本虚标实，虚中夹瘀夹湿。刘教授立“益肾健脾，清热除湿，活血利水”之法，切中病机。扶正固本：重用黄芪为君，配伍太子参、白术大补脾肺之气，以资化源、固摄精微；麦冬养阴，当归养血活血，共奏益气养阴之效，针对脾肾气阴两虚之本。祛邪治标：白花蛇舌草、马勃、石韦清热利湿解毒；茯苓、猪苓、冬瓜皮淡渗利水；藿香、佩兰芳香化湿醒脾；陈皮健脾燥湿。诸药合用，分消湿浊，给邪以出路。益母草、莪术活血利水，化瘀通络，直接针对“湿瘀阻络”之关键病机。佐使之药：酸枣仁安神，鸡内金消食健胃，兼顾兼症，体现整体观。初诊：诸症悉俱，标本同治。方中补、清、利、化、活诸法并施，结构严谨，攻补兼施而不杂乱。二诊时乏力、纳眠改善，腰酸缓解，提示气阴渐复，湿瘀稍减。然水肿未消，故去酸枣仁、鸡内金，专攻主证。加车前子增强利水，红花助益母草、莪术以加强活血化瘀之力；增黄芪用量，意在增强补气摄精、利水消肿之功，扶正以助祛邪。三诊时水肿尽消，蛋白尿显著减少，表明水湿已去大半，络中瘀滞得通，脾肾气阴得以渐复。此时守方继进，乃“效不更方”之旨，巩固疗效。总之，面对老年多重慢病、虚实夹杂的复杂局面，刘教授谨守“脾肾气阴两虚，湿瘀阻络”之病机核心，以益气养阴治其本，清热利湿、活血通络治其标，用药主次分明，随证加减，终使水肿消、蛋白减，取得满意疗效。充分展现了中医在治疗糖尿病肾病等慢性进展性疾病中，通过整体调节、改善内环境以延缓病程的独特优势。

案 42　糖尿病肾病（肺热伤津证）

邹某，男，55 岁，2015 年 9 月 21 日初诊。

主诉：口渴多饮、多尿、多食 1 个多月。

近 1 个月来，患者自觉易饥多食，口干舌燥，喜饮凉水，小便频多，身体明显消瘦，舌质鲜红，少苔少津，脉弦数。查空腹血糖：10.8mmol/L，尿蛋白：+，肝、肾功能正常。

西医诊断：糖尿病肾病。

证候分析：肺燥生热，津液失布，故口干舌燥、喜饮凉水；热灼三焦，气化失常，则小便频多；肺胃热盛，则易饥多食、身体明显消瘦；舌质鲜红、少苔少津、脉弦数，皆为热盛伤津之候。说明病位在肺、津，病性属燥热。

中医辨证：肺热伤津证。

治则：清热润肺，生津止渴。

方药：消渴方加味。生地黄 30g，麦冬 15g，天花粉 15g，知母 15g，生石膏 30g（先煎），黄连 10g，葛根 15g，桑白皮 15g，地骨皮 15g，乌梅 15g。

14剂。

二诊(10月11日):患者服药后多饮、多食等症状明显减轻,口舌不干燥,精神好转,唯夜间多尿,舌红,苔少,脉弦数。查血糖正常,遂予麦味地黄丸加减。麦冬15g,五味子15g,熟地黄30g,山萸肉15g,山药15g,牡丹皮15g,茯苓15g,益母草15g,泽兰15g,益智仁15g。水煎服,14剂。

三诊(10月28日):患者家住外县,服药后感觉很好,自己又在当地按原方取药15剂,自觉无任何不适,唯夜尿频多,遂作彩色多普勒超声检查示前列腺增生肥大。

【按语】本证属消渴病“上消”范畴,病起于肺燥胃热,灼伤津液,故见“三多一少”典型症状,舌脉一派热盛伤津之象。病虽初起,然尿中已现蛋白,提示燥热已伤及肾络,阴损及气,开阖失司,病已涉肾,属糖尿病肾病早期。刘教授首诊紧扣“肺热伤津”之核心病机,治以清热润肺、生津止渴。方选消渴方加味,以生石膏、知母、黄连清泻肺胃之热;生地黄、麦冬、天花粉、葛根甘寒养阴、生津止渴;桑白皮、地骨皮清泻肺中伏火;乌梅酸收敛津。诸药合用,直折火势,滋养津液,故取效甚捷。二诊时,肺胃热势已挫,燥渴多食得缓,然夜间多尿转为突出。此乃热去阴伤未复,病机重心已由肺胃燥热转向肾阴亏虚、固摄无权。故及时转方,以麦味地黄丸滋补肾阴、固摄下元,佐以益智仁加强固涩缩尿之力。加用益母草、泽兰,取其活血通络、利水泄浊之功,意在针对已损之肾络,防其瘀滞,体现了在滋阴基础上兼顾通络的治肾思路。三诊症情平稳,然夜尿频多未除,且检得前列腺增生。此提示需明辨尿频之因:是肾气不固为主,抑或前列腺增生所致水道不畅?二者病机治法迥异,当细加鉴别。后续治疗,应在巩固滋阴补肾基础上,或加强固摄,或参以消癥通淋,并需长期随访尿蛋白及肾功能,以观其变。纵观全程,辨证精准,方随证转,先清后补,由肺及肾,次序井然。既急清其标热,又缓固其根本,并早用活血之品防微杜渐,体现了中医治疗糖尿病肾病分期论治、既病防变的学术思想。然消渴病证复杂,久病多瘀多虚,后期仍需以健脾益肾、活血化瘀为法,长期调摄,以延缓肾病进展。

十、狼疮性肾炎医案

案 43　狼疮性肾炎(湿热蕴结,脉络瘀阻证)

王某,女,35 岁,2005 年 7 月 25 日初诊。

患者于半年前出现全身关节疼痛,尿中泡沫多,全身水肿,就诊于省某医院,住院化验:尿蛋白 2+,抗双链 DNA 抗体、抗核抗体阳性(颗粒型)、抗中性粒细胞胞质抗体均为阳性,肝、肾功能正常,低蛋白血症,高脂血症。入院诊断:狼疮性肾炎。给予醋酸泼尼松 60mg,晨顿服;双嘧达莫 50mg/ 次,3 次 /d;钙尔奇 1 片,1 次 /d;贝那普利 10mg/ 次,1 次 /d,治疗 3 个月,症状减轻后出院。为寻求中西医结合治疗来刘教授门诊。患者自述午后身热,汗多,脘腹胀满,尿少。近周感冒后,咳嗽,咳少量黄色黏稠痰,咽喉干痛。检查:血压 140/100mmHg,满月脸,水牛背,咽喉红,双下肢凹陷性水肿,舌质暗红,舌体胖大,有齿印,苔微黄厚,脉弦数。尿常规检查:尿蛋白 2+,红细胞 0~2 个 /HP。

西医诊断:狼疮性肾炎。

证候分析:满月脸、水牛背、潮热、汗多,皆为激素所引起的阴虚火旺症状;水肿、脘腹胀满、尿少,为脾不运化,水湿停聚所致。近期外感风热,肺失宣降,故咳嗽、痰黄稠、咽喉干痛、舌质暗红、苔黄厚、脉弦数,皆为湿热蕴结,肺气不宣,脉络瘀阻之候。说明本病此阶段病位在肺,病性属湿热、血瘀。

中医辨证:湿热蕴结,脉络瘀阻证。

治则:清热利湿,活血通络。

方药:清热健肾汤加减。白花蛇舌草 30g,半枝莲 30g,金银花 30g,石韦 30g,白茅根 30g,马勃 15g,龙葵 15g,丹参 15g,当归 15g,地龙 15g,莪术 15g。7 剂。蛭龙通脉胶囊,6 粒 / 次,3 次 /d;火把花根片,5 片 / 次,3 次 /d。原西药继服。

二诊(8 月 2 日):患者咽喉部已无不适,咳嗽、咳痰明显减轻,唯脘腹仍胀满,尿少,双下肢凹陷性水肿;舌质暗红,舌体胖大,有齿印,苔白厚,脉弦数。说明通过上述治疗后,外邪已解,但脾为湿困,肾阳虚弱本证显露。病位在脾阳、肾阳,病性属虚、水湿、血瘀。辨证为脾肾阳虚,水湿内聚,脉络瘀阻证,证属虚实夹杂证。治则温运脾肾,利水通络。选方真武汤合五苓散加减。黑附片 15g(先煎),桂枝 15g,茯苓 30g,猪苓 30g,泽泻 15g,炒白术 30g,干姜 15g,大腹皮 15g,丹参 30g,红花 10g,玉米须 30g。水煎 2 次兑匀,分 3 次服,7 剂。其他药物同上。

三诊(8 月 10 日):患者水肿明显减轻,尿量增多,脘腹胀满亦减轻,食欲增进,仍乏力,多汗,舌质暗红,舌体胖大,苔白厚,脉细数,胫前压迹。尿常规检查正常。继服上方加黄芪 50g,7 剂。

四诊(8 月 17 日):患者水肿消退,疲乏无力,潮热、多汗、手发抖、满月脸、水牛背,食欲亢进。血压 130/80mmHg,舌质暗红,舌体略胖,苔薄白,脉细数。尿常规检查正常。可见经治疗后,气虚及阴虚内热为患者目前证候之病机。故治则相应调整为益气养阴,活血通络。选方益气健肾汤加减。生黄芪 50g,太子参 15g,生地黄 30g,当归 15g,女贞子 15g,墨旱莲 15g,知母 15g,牡丹皮 15g,莪术 15g,丹参 15g,益母草 15g,地龙 10g,石韦 30g。水煎 2 次兑匀,分 3 次服,14 剂,其他药物同前。

五诊(9 月 2 日):患者诸症悉减,病情稳定,舌质红,苔薄白,脉细数,尿常规检查正常。继服上方 14 剂。停氨氯地平缓释片和氟伐他汀,其他用药同前。

六诊(9 月 17 日):患者无明显不适,舌质红,苔薄白,脉细数,尿常规检查正常已 8 周,复查示血肌酐 82.8μmmol/L,血尿素氮 6.1mmol/L,总蛋白 57.5mmol/L,白蛋白 32.3mmol/L,醋酸泼尼松开始减量,每 2 周递减 5mg,中药继服上方,停服火把花根片。

七诊(10 月 23 日):患者病情一直稳定,偶因感冒或劳累导致下肢轻度水肿,尿常规检查示尿蛋白 ±,镜检正常。可见治疗后,其证型转为脾肾气虚,脉络瘀阻。治疗随之调整为温肾健脾,活血通络。药用生黄芪 30g,当归 15g,淫羊藿 15g,肉苁蓉 15g,菟丝子 15g,女贞子 15g,山药 15g,炒苍术 15g,茯苓 15g,莪术 15g,丹参 15g。嘱患者连服 3 个月。

八诊(2006 年 1 月 27 日):病情基本控制,激素已撤完。复查尿常规、肝肾功能、血浆蛋白、血脂均正常,自身抗体检查均为阴性。予以黄芪 50g，当归 15g，炒苍术 15g，丹参 15g，川芎 15g，水煎服，每日 1 剂，巩固治疗。

2010 年 3 月 29 日及 2011 年 8 月 29 日两次随访：患者病情控制，血常规、尿常规、肝肾功能、血浆蛋白、血脂均正常，自身抗体检查均为阴性。

【按语】中医虽无狼疮性肾炎的病名，但依据其临床表现，概属于“蝴蝶疮”“日晒疮”“水肿”“虚劳”等范畴。刘教授认为，其病机要点为“脏腑衰败，热毒炽盛，血脉瘀阻”。在狼疮性肾炎的急性活动期多表现为热毒炽盛证；在亚急性期或轻度活动期多表现为阴虚内热证；在缓解期多呈肝肾阴虚证或气阴两虚证。治疗时需在辨证论治的基础上，根据病邪的轻重和兼症，酌加清热解毒药，如白花蛇舌草、半枝莲；活血化瘀药如益母草、泽兰、水蛭、全蝎、蜈蚣。出现白细胞减少时，可加用补气养血药，如当归、制首乌、鸡血藤、枸杞子。出现肝功能损害者，加养血柔肝药，如当归、杭白芍、枸杞子、黄精等。

案 44　狼疮性肾炎（湿热蕴结，脉络瘀阻证）

邱某，男，42 岁，干部，2015 年 6 月 24 日初诊。

患者于 6 个月前感冒后出现全身关节疼痛，尿中泡沫多，眼睑及下肢水肿，就诊于某省级医院，化验：尿蛋白 3+，尿蛋白总量 5.68g，白蛋白 24.3g，抗核抗体：阳性（颗粒型），抗中性粒细胞胞质抗体阳性。入院诊断：狼疮性肾炎，给予醋酸泼尼松 50mg，晨顿服；双嘧达莫 50mg/ 次，3 次 /d；钙尔奇 1 片 / 次，1 次 /d。2 个月后症状稍减轻，尿蛋白 2+。因治疗效果不佳来刘教授门诊。自述心悸、心慌、手脚心发热，不思饮食，检查：血压 134/88mmHg，满月脸，水牛背，双下肢凹陷性水肿，舌质暗红，舌体胖大，有齿印，苔微黄厚，脉弦数，尿常规检查：尿蛋白 2+，尿蛋白总量 1.69g，红细胞 0~4 个 /HP。

西医诊断：狼疮性肾炎。

证候分析：满月脸、水牛背、心悸、心慌、手脚心发热，皆为激素所致阴虚火旺之象；水肿、不思饮食均为脾不运化，水湿停聚之候；舌质暗红、苔微黄厚、脉弦数，均为湿热合邪蕴结阻络之候。说明本证病位在肺肾，病性属湿热、血瘀。

中医辨证：湿热蕴结，脉络瘀阻证。

治则：清热利湿，活血通络。

方药：清热健肾汤加减。白花蛇舌草 30g，半枝莲 15g，金银花 30g，石韦 30g，白茅根 30g，马勃 15g，龙葵 15g，丹参 15g，当归 15g，地龙 15g，莪术 15g。7 剂。西药原剂量服。

二诊（7 月 2 日）：患者自述脘腹胀满，纳差，尿少，舌质暗红，舌体胖大，有齿印，苔白厚，脉弦数，双下肢凹陷性水肿。证属脾肾阳衰，水湿内聚，脉络瘀阻。治以温运脾肾，利水通络。选真武汤合五苓散加减。黑附片 15g（先煎），桂枝 15g，茯苓 30g，猪苓 30g，泽泻 15g，炒白术 30g，干姜 15g，大腹皮 15g，丹参 30g，红花 10g，玉米须 30g。14 剂。其他药物同前。

三诊（7 月 17 日）：患者水肿明显减轻，尿量增多，脘腹胀满亦减轻，食欲增进，仍乏力，多汗，舌质暗红，舌体胖大，苔白厚，脉细数，胫前压迹。尿常规检查示尿蛋白阴性，尿蛋白总量 0.11g。继服上方加黄芪 50g，14 剂。醋酸泼尼松每 2 周递减 5mg。

四诊（8 月 2 日）：患者水肿消退，疲乏无力，潮热、多汗、手发抖、满月脸、水牛背，食欲亢进。舌质暗红，舌体略胖，苔薄白，脉细数。尿常规检查正常。辨证属脾肾气阴两虚，脉络瘀阻证。治则益气养阴，活血通络。选方益气健肾汤加减。生黄芪 50g，太子参 15g，生地黄 30g，当归 15g，女贞子 15g，墨旱莲 15g，知母 15g，牡丹皮 15g，莪术 15g，丹参 15g，益母草 15g，地龙 10g，石韦 30g。14 剂。激素每 2 周继减 5mg。

五诊（8 月 15 日）：患者诸症悉减，病情稳定，舌质红，苔薄白，脉细数。尿常规检查正常。继服上方 14 剂。激素每 2 周继减 5mg。其他用药同前。

六诊（9 月 2 日）：患者无明显不适，舌质红，苔薄白，脉细数。尿常规检查正常。醋酸泼尼松每 2 周递减 5mg，中药继服上方，28 剂。

七诊（9 月 30 日）：患者自述仍疲倦，偶有感冒或劳累，双下肢轻微水肿，尿蛋白 ±。辨证为脾肾气虚，脉络瘀阻。治则温肾健脾，活血通络。药用生黄芪 30g，当归 15g，淫羊藿 15g，肉苁蓉 15g，菟丝子 15g，女贞子 15g，山药 15g，炒苍术 15g，茯苓 15g，莪术 15g，丹参 15g。嘱患者连服 3

个月。醋酸泼尼松每2周继减5mg。

八诊（12月21日）：患者病情一直稳定。复查示尿蛋白阴性，尿蛋白总量0.08g。上方加巴戟天15g，仙茅15g，连服2个月。停双嘧达莫片。醋酸泼尼松每2周继减5mg。

九诊（2016年1月19日）：患者病情基本控制，激素已撤完。复查尿常规、肝肾功能、血浆蛋白、血脂均正常，自身抗体检查均为阴性。予以黄芪50g，当归15g，炒苍术15g，丹参15g，川芎15g，以巩固治疗。

【按语】对本例患者的治疗遵循急则治标，缓则治本的原则。初诊时，由于患者湿热内蕴较重，刘教授首先用清热利湿，活血通络为主的清热健肾汤加减治标。标证解除后，患者逐渐出现以脾肾阳衰为主的本证证候。故二诊选真武汤合五苓散加减治疗。经上述治疗后，患者出现疲乏无力、手抖、潮热、多汗、满月脸、水牛背、食欲亢进等脾肾气阴两虚证候。治疗也随之调整为益气养阴，活血通络，选益气健肾汤加减。经过一段时间的治疗，患者体质恢复，病情好转无复发。

案45　狼疮性肾炎（湿热蕴结，脉络瘀阻证）

张某，女，33岁。2009年3月13日初诊。

患者于2个月前因全身关节疼痛，双下肢水肿，就诊于某医院。检查：尿蛋白3+，尿蛋白总量6.23g，白蛋白25.6g/L。自身抗体：抗核抗体阳性，其余均为阴性；肝功能、肾功能均正常。入院诊断为：狼疮性肾炎。给予对症治疗（具体不详），上述症状减轻后出院。为求中医治疗，来刘教授门诊。刻下症见：自述近日感冒后咳嗽、痰黄不易咳出，口干舌燥、咽痛、纳差、尿少赤色，查体：血压146/92mmHg，满月脸，水牛背，咽部充血，双下肢水肿，舌质暗红，苔薄黄腻，脉弦微数。尿常规：尿蛋白3+，尿蛋白总量5.14g，尿潜血2+，红细胞6个/HP，血肌酐正常。

西医诊断：狼疮性肾炎。

证候分析：本病此阶段为本虚标实（脾肾阳虚、湿热热毒炽盛）之证候。双下肢水肿为脾阳亏虚，运化失健，水湿停聚之象；尿蛋白为肾阳虚衰，固摄失司之证。满月脸、水牛背、潮热、汗多，皆为服用激素所致的阴虚火旺之候；近期外感风热，肺失宣降，故咳嗽、痰黄稠；热邪上炎，故咽部充血、咽痛，口干舌燥；舌质暗红、苔薄黄腻、脉弦微数，皆为湿热蕴结，脉络瘀阻之候。说明现阶段本病病位在肺，病性属湿热、血瘀。

中医辨证：湿热蕴结，脉络瘀阻证。

治则：清热利湿，活血通络。

方药：清热健肾汤加减。白花蛇舌草 30g，半枝莲 30g，金银花 30g，白茅根 30g，泽兰 10g，丹参 15g，当归 15g，地龙 15g，穿山龙 10g，龙葵 15g，茯苓 20g，白术 30g。7 剂，水煎服，每日 1 剂。蛭龙通脉胶囊，6 粒 / 次，3 次 /d 醋酸泼尼松 50mg，晨顿服；贝那普利 10mg/ 次，1 次 /d；双嘧达莫 50mg/ 次，3 次 /d；碳酸钙 D_3 片，1 片 / 次，1 次 /d。

二诊（3 月 20 日）：患者自述轻微咳嗽、无痰，咽痛、口干消失，疲乏、纳差、尿少，约 800ml/24h，双下肢水肿明显，腹胀，舌质暗红，舌体胖大，苔白厚腻，脉弦细。据此，湿热证基本消失，中医辨证属脾肾阳虚，水湿泛滥，治疗需补益脾肾，活血化瘀，利水消肿。黄芪 30g，白术 30g，桂枝 20g，附子 10g（先煎），茯苓 20g，泽泻 15g，干姜 20g，丹参 20g，当归 10g，玉米须 20g，白茅根 15g。14 剂，水煎服，每日 1 剂。其余药物同上。

三诊（4 月 3 日）：患者全身水肿较前减轻，尿量增多，疲乏、脘腹胀满不适较前缓解，饮量增加。舌质暗红，舌体胖大，苔白腻，脉弦细数。上方去附子，加太子参 15g，益母草 15g，地龙 10g，石韦 30g。14 剂，水煎服，每日 1 剂。其余药物同上。

四诊（4 月 14 日）：患者水肿明显消退，疲乏、脘腹胀满不适明显缓解，病情平稳，舌质红，苔薄白，脉细数。尿常规正常。继服上方 14 剂，其他药物同前。

五诊（4 月 29 日）：患者无明显不适，舌质红，苔薄白，脉细数。化验结果示血肌酐 76.5μmol/L，血尿素氮 5.9mmol/L，尿常规未见异常。醋酸泼尼松逐渐减量，每 2 周减 5mg，中药上方继服。

六诊（2010 年 1 月 29 日）：患者病情平稳，偶因感冒或劳累后，出现双下肢水肿。复查肝肾功能、尿常规、血脂均在正常范围。辨证为脾肾阳虚，脉络瘀阻，治疗以温肾健脾，祛瘀通络为主。黄芪 30g，当归 15g，巴戟天 10g，锁阳 10g，淫羊藿 15g，莪术 10g，益母草 20g，茯苓 15g，续断 15g，山药 20g,白术 15g。28 剂。

七诊(2010 年 9 月 24 日):患者病情已控制,无不适症状,肝肾功能、尿常规、血脂均在正常范围,自身抗体检查为阴性。

【按语】本案病程迁延,证候复杂。初诊之时,患者虽病本在脾肾阳虚,然新感风热,引动内蕴之湿热,合而为患,痹阻肺络,瘀热互结,呈现一派标实急迫之象。刘教授谨守“急则治其标”之训,首诊以清热利湿、活血通络为法,投以清热健肾汤加减,集中清解肺与下焦之湿热热毒,兼以化瘀通络。二诊标证既除,本虚之象(脾肾阳虚,水湿泛滥)遂成矛盾主体。刘教授治疗重心立即转向温补脾肾、化气行水,易方为温阳利水之剂,重用黄芪、白术、桂枝、附子、干姜等,此乃“缓则治其本”之体现。其后数诊,皆在此温补基础上,随证加减,或佐益气(太子参),或增活血利水(益母草、地龙、石韦),使水肿渐消,正气渐复。本案中西协同,各展其长。全程以激素、免疫抑制剂等西药控制免疫炎症、降低蛋白尿;中药则重在辨证调节内环境,减轻激素不良反应(如防治阴虚火旺、水钠潴留),并在激素减量阶段发挥巩固疗效、防止反跳的稳定作用,二者相得益彰。其二,活血通络治法贯穿始终。无论清热利湿抑或温阳利水阶段,皆不离丹参、当归、地龙、益母草等活血化瘀之品,深刻把握了狼疮性肾炎“久病入络”“湿热瘀血交结”的核心病机,此乃取效之要诀。历经年余调治,终使重症得控,指标复常,自身抗体转阴,疗效堪称满意。本案成功展示了在明确西医诊断基础上,运用中医思维动态辨析病机、精准把握治则转换、灵活组方用药,并与西医学有机结合的治疗策略,为诊治此类疑难重症提供了有益借鉴。

十一、类风湿性关节炎肾损害医案

案 46　类风湿性关节炎肾损害(肝肾阴虚,气血不足,风寒湿痹证)

姚某,女,52 岁,工人,2003 年 11 月 12 日初诊。

患者四肢小关节疼痛、变形已 7~8 年,经多家医院检查,均诊断为类风湿性关节炎。曾用醋酸泼尼松、氨甲蝶呤、布洛芬缓释胶囊等药物治疗,关节疼痛虽能暂时缓解,但未能根治。现双手关节已变形,疼痛时轻时重，并有晨僵。近年来，尿中泡沫增多，化验尿中有蛋白质，故就诊于刘教授门诊。自诉双手小关节疼痛，屈伸不利，并有晨僵，腰膝酸软，头晕耳鸣，畏寒喜温，小便泡沫多，夜间尿量多。检查：身体消瘦，面色萎黄，血压135/80mmHg，舌质淡而暗，舌体稍胖，苔白厚，脉沉弦细，双手足指趾关节肿胀、变形，胫前压迹。尿常规检查：尿蛋白 3+，红细胞 3~5 个 /HP。

西医诊断：类风湿性关节炎肾损害。

证候分析：患者正气虚弱，复感风寒湿邪，气血不行，故关节闭涩；或风寒湿热之邪留滞筋骨关节，故见关节肿胀疼痛，活动不利；久痹不已，损伤肝肾阴血，筋骨失养，症见腰膝酸软、头晕耳鸣、畏寒喜温、小便泡沫多、夜间尿量多；舌质淡而暗、舌体稍胖、苔白厚、脉沉弦细为寒湿血瘀之候。说明病位在肝肾、气血，病性属风、寒、湿。

中医辨证：肝肾阴虚，气血不足，风寒湿痹证。

治则：祛风湿，止痹痛，益肝肾，补气血。

方药：独活寄生汤加减。桑寄生 15g，独活 15g，秦艽 15g，防风 15g，杜仲 15g，怀牛膝 15g，细辛 10g，当归 15g，熟地黄 20g，赤芍 15g，茯苓 15g，党参 15g，制川乌 15g（先煎），制草乌 15g（先煎），地龙 15。水煎 2 次兑匀，分 3 次服，7 剂。雷公藤多苷片 30mg/ 次，3 次 /d；葡醛内脂片 0.2g/ 次，3 次 /d。

二诊（11 月 18 日）：患者关节疼痛稍有减轻，余症同前。尿蛋白总量 2.64g，类风湿因子阳性。舌质淡而暗，舌体稍胖，苔白厚，脉沉弦细，继予上方 14 剂。

三诊（12 月 5 日）：患者关节疼痛明显减轻，晨僵亦有改善，小便泡沫减少。尿常规检查示尿蛋白 2+，红细胞 0~3 个 /HP，舌质淡而暗，舌体稍胖，苔白厚，脉沉弦细，继予原方加生黄芪 90g，21 剂。

四诊（12 月 28 日）：患者关节已不痛，精神、食欲增进，虽天气寒冷，但尚能户外活动，舌质暗红，苔白厚，脉沉弦细，尿常规检查示尿蛋白 ±，红细胞 0~2 个 /HP，原方去川乌、草乌，加杜仲 15g，续断 15g，青风藤 30g，鸡血藤 15g，水煎 2 次兑匀，分 2 日服，30 剂。

五诊（2004 年 3 月 20 日）：患者病情一直稳定，关节再未疼痛，受风寒后手指稍有僵硬，尿常规检查正常，尿蛋白总量 0.14g，类风湿因子阴性。停雷公藤多苷片，予独活寄生丸（浓缩丸）8 丸 / 次，3 次 /d，巩固治疗。

六诊（2005 年 6 月 12 日）：患者双手小关节虽已变形，但再未疼痛，复查血常规、尿常规、肾功能均正常。

【按语】类风湿性关节炎肾损害的临床表现为血尿、蛋白尿，其原因可能为类风湿性关节炎导致肾淀粉样变性、肾实质病变（肾小球和肾小管间质性）以及药物不良反应所致。本病早期诊断、及时治疗对控制病情发展和预后至关重要。对病程长、持续关节疼痛的患者，应选用无明显肾损害的中药或针灸疗法，以缓解病情，可减少金制剂、青霉胺和非甾体抗炎药的肾损害；对于病情危重，合并严重的关节外表现者，如心包积液、严重眼疾、脑血管病变引起的中枢神经病变、严重贫血等，需中西医结合治疗。

十二、干燥综合征肾损害医案

案 47　原发性干燥综合征肾损害（肝肾阴虚，燥热炽盛证）

谭某，女，46 岁，干部，2009 年 1 月 22 日初诊。

患者口、眼、鼻腔干燥 3 年余，加重伴双眼干涩，头昏，视物模糊，心烦失眠，腰酸腿软 2 个月。患者于 3 年前无明显诱因逐渐出现口、眼、鼻腔干燥，近 2 个月来明显加重，双眼干涩，吃面包须借助喝水下咽，伴头昏眼花、心烦失眠、视物模糊、食欲缺乏、腰酸腿软，遂来刘教授门诊诊治。血压：120/75mmHg，眼科检查：干燥性角膜结膜炎。尿常规检查：尿蛋白 ±~+，pH 值 7.0，尿比重 1.005，尿渗透压 358mOsm/kgH_2O，尿 β2 微球蛋白 565ng/ml，血常规、肝肾功能、免疫学检查均正常。舌红瘦瘪少津无苔、脉细数。

西医诊断：原发性干燥综合征肾损害。

证候分析：肾为先天之本，主藏精，寓元阴元阳。患者年近五旬（46 岁），肾阴渐亏，加之久病耗伤，导致肾阴不足。肾阴亏虚则津液生化无源，不能上承濡养官窍，故见口、眼、鼻腔干燥；腰为肾之府，肾虚故腰酸腿软；肾精不足，髓海失养，则头昏眼花。肝肾同源，肾阴亏虚累及肝阴。肝开窍于目，肝阴不足则目失濡养，表现为双眼干涩、视物模糊；肝阴亏虚，虚热内扰心神，故心烦失眠。阴虚内热，灼伤津液，进一步加重干燥症状（如进食需饮水助咽）。燥热上扰清窍，则头昏；热扰心神，则失眠；舌红瘦瘪少津无苔、脉细数，均为阴虚燥热之象。说明本病病位在肝、肾，病性属阴虚（肝肾）、燥热。

中医辨证：肝肾阴虚，燥热炽盛证。

治则：补肝肾，清燥热。

方药：六味地黄丸合竹叶石膏汤加减。生地黄 30g，山萸肉 15g，山药 30g，牡丹皮 15g，竹叶 10g，生石膏 20g，麦冬 15g，当归 15g，杭白芍 15g，天花粉 20g，石斛 15g，酸枣仁 30g，甘草 6g。水煎 2 次兑匀，分 3 次服，14 剂。

二诊（2 月 7 日）：患者口、眼、鼻干燥减轻，食欲增加，睡眠好转，舌脉同前，原方略施加减，继服 14 剂。

三诊（3 月 6 日）：患者服药 1 个月余，口、眼、鼻腔干燥症状明显减轻，夜尿减少，仍感乏力，工作稍忙，精力不支，舌质红，舌体嫩，少苔，脉沉细。尿常规检查示 pH 值 6.5，尿比重 1.015，尿渗透压 535mOsm/kgH_2O，尿 β2 微球蛋白 380ng/ml。经治疗，患者目前证型已转变为气阴两虚证为主，治宜益气养阴。方药用益气健肾汤加减。黄芪 90g，太子参 15g，生地黄 30g，山萸肉 15g，山药 20g，麦冬 15g，五味子 15g，当归 15g，牡丹皮 15g，酸枣仁 30g，益智仁 15g。

四诊（3 月 25 日）：患者按上方加减继续治疗半年后，精神、食欲俱增，口、眼、鼻已不觉干燥，复查尿常规、尿渗透压、肾功能均正常，改服麦味地黄丸巩固治疗。

五诊（2010 年 5 月 20 日）：患者精神、饮食均正常，睡眠好，口、眼、鼻不干燥，体重增加，复查尿常规、尿渗透压、肾功能均正常。

【按语】中医学认为人体津液的生成、输布与排泄与肺、脾、肝、肾四脏的关系至关重要，此四脏功能失调，就会引起津液代谢紊乱，从而产生伤津、脱液等津液不足所致的燥证。所以，调理肺、脾、肝、肾四脏的功能，对治疗本病有较好的疗效。本例肝肾阴虚，燥热内盛证，采用补肝肾，清燥热的六味地黄丸合竹叶石膏汤加减治疗，取得了明显的疗效。

案 48　原发性干燥综合征肾损害(肝肾气阴两虚证)

吴某,女,42 岁。2014 年 5 月 19 日初诊。

患者自述口、眼、鼻干燥 5 年余,近期上述症状加重,伴神疲乏力、腰膝酸软,月经量减少、易生气、食欲差,时有手足抽搐等不适症状;舌质红,舌体胖嫩,少苔,脉沉细。尿常规检查示:尿蛋白 +,pH 值 6.8,尿比重 1.006,血常规、肝肾功能、免疫学检查未见异常。

西医诊断:原发性干燥综合征肾损害。

证候分析:患者病程 5 年余,久病耗伤气阴,肝肾同源,阴液亏虚累及肝、肾二脏,形成肝肾气阴两虚之证。阴亏则津液不足,气虚则推动无力,导致脏腑失养、津液不布。肝肾阴虚,津液亏耗,不能上承濡养孔窍,故见口、眼、鼻干燥;久病及气,气不化津,加重干燥。肾气亏虚则腰府失养,故腰膝酸软;元气不足则神疲乏力。肝血不足,冲任失养,故月经量少;肝阴亏虚,肝失柔润,气机郁滞,故情绪易怒。肝郁乘脾,脾失健运,故纳差。肝阴不足,筋脉失养,虚风内动("血虚生风"),故见抽搐。舌红少苔为阴虚内热之象;舌体胖嫩为气虚;脉沉细主病在里,气血两虚。说明本病病位在肝、肾,病性属气阴两虚。

中医辨证:肝肾气阴两虚证。

治则:益气养阴。

方药:益气健肾汤加减。黄芪 30g,太子参 15g,生地黄 30g,山药 30g,山萸肉 15g,麦冬 15g,五味子 15g,杜仲 10g,当归 10g,天花粉 10g,牡丹皮 15g。14 剂,水煎服,每日 1 剂。

二诊(6 月 6 日):患者口、眼、鼻干燥较前减轻,饮食增加,手足抽搐、腰膝酸软不适也稍有改善,仍觉疲乏无力,原方黄芪加至 50g,原方继服 14 剂。

三诊(7 月 4 日):患者自觉口、眼、鼻干燥,疲乏无力较前明显减轻,原方继服 14 剂。

四诊(7 月 18 日):患者口、眼、鼻干燥及疲乏无力症状明显减轻,近日睡眠差,梦多,易醒,舌质红,少苔,脉弦细。复查尿常规示 pH 值 6.5,尿比重 1.012,尿渗透压 512mOsm/kgH_2O。黄芪 50g,太子参 15g,生地黄 30g,

山药 30g，山萸肉 15g，麦冬 15g，五味子 15g，续断 20g，当归 10g，牡丹皮 15g，酸枣仁 30g。14 剂，水煎服，每日 1 剂。

五诊（8 月 13 日）：患者自觉全身已无疲乏无力，近 1 个月来，口、眼、鼻也无干燥不适症状。复查尿常规、尿渗透压、肾功能均未见异常。患者因煎药不便，改为麦味地黄丸口服，巩固疗效。

随访（2015 年 12 月 23 日）：患者自诉全身精神状况好，饮食量增加，睡眠质量佳。口、眼、鼻已无干燥不适，在当地医院复查尿常规、尿渗透压、肾功能均正常。

【按语】人体津液的生成、输布、排泄与肺、脾、肝、肾、膀胱功能关系密切。肺、脾、肝、肾、膀胱功能失调，则会引起津液代谢紊乱，产生燥证、痰证、饮证和湿证。干燥综合征肾损害是因津液亏少，脏腑、组织、官窍失养而出现口、眼、鼻干燥等症状。所以，通过调理肺、脾、肝、肾四脏的功能，对本病的治疗具有较好的临床疗效。本案患者辨证属肝肾气阴两虚证，故在治疗上以益气养阴为主，方选益气健肾汤（刘教授的经验方）。

十三、乙型肝炎病毒相关性肾炎医案

案 49　乙型肝炎病毒相关性肾炎（肝郁脾虚，湿热蕴结证）

苟某，男，47 岁，干部，2005 年 7 月 25 日初诊。

患者于 1 年前，因疲乏纳差、胁肋胀痛、小便黄，在西安市某医院检查，诊断为乙型肝炎（大三阳），予拉米夫定口服。为求中医治疗来刘教授门诊。症见：疲乏无力，食欲缺乏，脘腹胀闷，口苦口黏，腰酸，小便黄，尿中泡沫多。血压：125/75mmHg，舌质暗红，苔微黄厚腻，脉弦滑，胫前压迹。尿常规检查：尿蛋白 3+，红细胞 2~3 个 /HP，尿蛋白总量 3.44g，总蛋白 53g/L，白蛋白 30.5g/L，血清 HBV 抗原阳性，乙型肝炎病毒脱氧核糖核酸阴性，肾活检病理：乙型肝炎病毒相关性肾炎（膜型）。

西医诊断：乙型肝炎病毒相关性肾炎。

证候分析：乙肝病毒属“湿热疫毒”，长期潜伏体内，进一步加重湿热瘀阻；HBV 抗原抗体复合物沉积于肾小球基底膜属“湿热毒瘀”沉积肾络。湿热瘀毒互结损肝伤肾：肝主疏泄，肝气郁结，肝气不舒，疏泄失常，故见脘腹胀闷、口苦；其下侵于肾，损及肾络，伤及肾气，致肾失封藏，通调水道不利，故见小便黄、尿中泡沫多、下肢水肿；肾为腰之腑，肾亏则腰酸疼。肝郁克脾，脾虚生湿，湿郁化热，湿热蕴结于中下二焦，进一步损肾络，则加重精微漏泄（蛋白尿）；伤脾胃，则运化失常，故见疲乏无力、食欲缺乏；舌质暗红、苔微黄厚腻、脉弦滑，皆为湿热瘀互结之候。说明本病病位在肝、肾，病性属湿热。

中医辨证：肝郁脾虚，湿热蕴结证。

治则：疏肝健脾，清化湿热。

方药：柴胡疏肝散合黄连解毒汤加减。茵陈 30g，柴胡 15g，杭白芍 15g，炒枳壳 12g，焦栀子 15g，白花蛇舌草 30g，半枝莲 30g，虎杖 30g，益母草 15g，茯苓 15g，薏苡仁 30g。14 剂。

二诊（8 月 24 日）：患者服药后感觉有效，按原方又服半个月，自觉精神、食欲增加，脘腹已不胀满，尿量增多，尿中泡沫减少，下肢肿消，舌质暗红，苔微黄厚腻，脉弦滑。尿常规检查示尿蛋白 3+，红细胞 0~2 个 /HP，上方去栀子、薏苡仁，加黄芪 90g，穿山龙 30g，金樱子 30g。30 剂。

三诊（9 月 25 日）：患者精神、食欲俱增，头晕，腰酸，五心烦热，口干，舌质暗红少津，苔薄黄，脉弦微数。尿常规检查示尿蛋白 2+，红细胞 0~2 个 /HP，本证属肝肾阴虚，湿热未净。治应滋补肝肾，清利湿热。选养阴健肾汤加减。黄芪 90g，太子参 15g，生地黄 30g，女贞子 15g，佩兰 15g，白豆蔻 15g，代代花 10g，牡丹皮 15g，地骨皮 15g，虎杖 30g，石韦 30g，穿山龙 30g。14 剂。

四诊（10 月 9 日）：患者除头晕、腰酸、睡眠差、乏力外，无其他不适，尿中泡沫明显减少，舌质暗红，苔薄白，脉弦微数。尿常规检查示尿蛋白 +，予以益气健肾汤加减治疗 30 剂。

五诊（11 月 10 日）：患者服药已 4 个月，病情稳定，精神、食欲正常，精力充足，睡眠亦好，舌暗红，苔薄白，脉弦微数。尿常规检查正常。尿蛋白总量 0.18g，因煎药不方便，改用益气健肾胶囊，6 粒 / 次，3 次 /d，口服。蛭龙通络胶囊，6 粒 / 次，3 次 /d。

六诊（2006 年 10 月 20 日）：患者无症状，尿常规检查正常。尿蛋白总量 0.08g。

【按语】刘教授根据中医学“肝肾同源”的理论及中医“治病必求于”本的原则指出，乙型肝炎相关性肾炎的辨证论治，肝病为原发，肾病为继发，原发为本，继发为标，故治疗应以肝病为主。湿热、瘀、毒蕴结肝肾是本病基本病机，治疗应以清热解毒、化瘀祛湿贯穿病程始终。首诊方中柴胡疏肝解郁，调畅气机；白芍与柴胡配伍，一散一收，调和肝脾；枳壳理气宽中，与柴胡配伍增强疏肝理气之效。白花蛇舌草、半枝莲、虎杖清热解毒、祛湿热。茵陈配栀子清热利湿。茯苓、薏苡仁健脾渗湿，杜绝生湿之源。益母草活血化瘀、利水消肿。茯苓、薏苡仁渗湿利水，与益母草协同可改善水湿停滞。

案 50　乙型肝炎病毒相关性肾炎（脾肾阳虚，水湿泛溢证）

胡某，男，56 岁，干部，2012 年 3 月 12 日初诊。

主诉：慢性乙肝病史 10 年，发现蛋白尿、水肿 1 年余。

患者于 10 年前因疲乏纳差、胁肋胀痛就诊于当地医院，被诊断为乙型肝炎（大三阳），因无症状，未做任何治疗。1 个月前出现双下肢凹陷性水肿，遂就诊于刘教授门诊。现症见：自述乏力、脘腹胀闷、食欲缺乏、口苦口黏、畏寒肢冷，腰膝酸软、大便溏薄。化验：尿蛋白 3+，尿蛋白总量 3.65g，总蛋白 48g/L，白蛋白 28g/L，血清 HBV 抗原阳性，乙型肝炎病毒脱氧核糖核酸阴性（病毒被抑制）。血压：125/75mmHg。面色㿠白、双下肢凹陷性水肿，舌质淡胖，边有齿痕，苔白滑，脉沉弱。

西医诊断：乙型肝炎病毒相关性肾炎。

证候分析：乙型肝炎病毒侵于肝，入于血分，疫毒久羁，湿热瘀毒互结，损伤脾阳，久病及肾，致脾肾阳虚。阳虚失于温煦，水湿不化，泛溢肌肤则水肿；腰为肾之府，阳虚故腰膝酸冷；水湿困脾则腹胀纳差。舌脉均为阳虚水停之象。本病病位在脾、肾，病性属阳虚、水湿。

中医辨证：脾肾阳虚，水湿泛溢证。

治则：温肾健脾，利水渗湿。

方药：补阳健肾汤加减。生黄芪 30g，当归 15g，黑附片 15g（先煎），肉桂 10g，淫羊藿 15g，巴戟天 15g，仙茅 15g，茯苓 30g，车前子 30g，益母草 30g，莪术 15g，红花 10g。14 剂。醋酸泼尼松 50mg，晨顿服；双嘧达莫 50mg/ 次，3 次 /d；碳酸钙 D_3 片，600mg/ 次，1 次 /d，硫糖铝片，4 片 / 次，2 次 /d。

二诊（3 月 28 日）：患者水肿减轻，食欲增加，腹部症状缓解，仍觉全身无力。尿蛋白 +，尿蛋白总量 1.73g，舌质暗红，苔白稍厚，脉弦微数。原方生黄芪加至 60g，21 剂。西药继服。

三诊（4 月 19 日）：患者水肿基本消退，尿多，无腹胀，疲倦乏力好转。颜面痤疮，手足心发热，睡眠差，舌质红，舌体胖嫩，苔薄白，脉弦细微数，尿常规检查示尿蛋白阴性、24 小时尿蛋白总量 0.36g。经治疗，患者阳虚显缓解，出现阴虚证候。治疗随之调整为益气养阴，活血通络。选方益气健肾汤加减。生黄芪 30g，太子参 15g，生地黄 15g，当归 15g，生山药 30g，女贞子 15g，墨旱莲 15g，牡丹皮 15g，莪术 15g，益母草 15g，石韦 30g。21 剂。激素每 2 周减 1 片，余西药继服。

四诊（5 月 10 日）：患者无明显不适，颜面部及胸部痤疮，尿常规检查示尿蛋白阴性，尿蛋白总量 0.17g。舌质红，苔薄白，脉弦微数。原方加重楼 30g，28 剂。激素每 2 周减 1 片，余西药继服。

五诊（6 月 9 日）：患者病情稳定，痤疮减少，复查尿常规正常，血浆蛋白、肝肾功能均正常。舌质红，苔白，脉弦数，继服上方 28 剂。激素每 2 周减 1 片，余西药继服。

六诊（7 月 11 日）：患者无明显不适，复查尿常规正常。舌质淡红，苔白，脉弦数，继服上方 2 个月。激素每 2 周减 1 片，余西药继服。

七诊（9 月 12 日）：患者无明显不适，复查尿常规正常。舌质淡红，苔白，脉弦数，鉴于激素已减至 15mg，嘱患者服用益气健肾汤胶囊巩固疗效。停双嘧达莫、硫糖铝片，钙片继服。

八诊（12 月 6 日）：激素已减完，患者无明显不适，尿常规检查一直正常。

【按语】本案病机核心以脾肾阳虚为本，水湿泛滥为标。肾阳虚，命门火衰，不能化气行水；脾阳虚失健运，土不制水，加重水湿内停。为此，刘教授选用补阳健肾汤加减。方中附子大辛大热，温补肾阳；肉桂补火助阳，引火归原，增强附子温阳之效。黄芪补气升阳，利水消肿，当归补血活血，调和气血；淫羊藿、巴戟天、仙茅补肾壮阳，益母草、莪术、红花活血化瘀；茯苓、车前子健脾渗湿利水。全方补泻兼施、气血同调、肾阳与血水并治。

案 51　乙型肝炎病毒相关性肾炎（脾肾气虚，水湿泛滥证）

马某，男，42 岁。2016 年 10 月 31 日初诊。

患者于 2 年前因全身疲乏、腰膝酸软、双下肢水肿，前往兰州某医院就诊，检查结果，尿常规：尿蛋白 3+，尿潜血 +；尿蛋白总量 3.28；总蛋白 51g/L，白蛋白 30.3g/L；HBV 抗原阳性。双肾彩超示：左肾 105mm × 50mm × 22mm，右肾 106mm × 51mm × 24mm。肾穿刺活检示：乙型肝炎病毒相关性肾炎。患者为求中西医结合治疗，前来刘教授门诊就诊。刻下症见：神清，精神差，倦怠疲乏，腰膝酸软，双下肢水肿，后背怕冷，舌质淡红，舌体微胖，有齿痕，苔白腻，脉沉细。

西医诊断：乙型肝炎病毒相关性肾炎。

证候分析：患者因乙肝病毒久羁，损伤脾肾阳气。脾主运化水湿，脾气虚则水湿不运，聚而为患；肾主水，肾气虚则气化无权，水液代谢失常，导致水肿。后背为阳经所过，肾阳不足，不能温煦肢体，故后背怕冷；脾虚则运化失常，故见疲乏无力；舌质淡红，舌体微胖，有齿痕，苔白腻，脉沉细，皆为气虚水湿内停之候。说明本病病位在脾、肾，病性属气虚、水湿。

中医辨证：脾肾气虚，水湿泛滥证。

治则：益气健脾，温肾利水。

方药：益气健肾汤加减。黄芪 30g，红景天 15g，菟丝子 10g，巴戟天 10g，白术 15g，山药 15g，茯苓 20g，泽泻 15g，佩兰 10g，益母草 30g，桂枝 10g，干姜 10g。14 剂，水煎服，每日 1 剂。蛭龙通络胶囊，6 粒 / 次，3 次 /d。

二诊（11 月 14 日）：患者自觉疲乏、双下肢水肿较前稍有缓解，腰膝酸软、后背怕冷未见减轻，舌质淡红，舌体微胖，有齿痕，苔白腻，脉沉细。黄芪 50g，菟丝子 10g，巴戟天 10g，白术 20g，山药 15g，茯苓 20g，猪苓 20g，泽泻 15g，佩兰 10g，益母草 30g，桂枝 10g，附子 10g（先煎）。14 剂，水煎服，每日 1 剂。蛭龙通络胶囊，6 粒 / 次，3 次 /d。

三诊(12 月 12 日):患者服药 14 剂后,上述症状较前明显缓解,尿量增多,水肿消退,按原方再服 14 剂。复查尿常规示尿蛋白 2+,尿潜血 ±。舌质淡红,苔白,脉弦细。黄芪 50g,党参 15g,金樱子 30g,芡实 10g,白术 20g,豆蔻 10g,茯苓 20g,泽泻 15g,益母草 30g,桂枝 10g。14 剂,水煎服,每日 1 剂。蛭龙通络胶囊,6 粒 / 次,3 次 /d。

四诊(2017 年 1 月 6 日):患者无明显不适症状,舌淡红,苔薄白,脉微数。黄芪 30g,党参 15g,淫羊藿 10g,金樱子 30g,芡实 10g,白术 20g,山药 15g,茯苓 15g,益母草 30g,桂枝 10g。30 剂,水煎服,每日 1 剂。蛭龙通络胶囊,6 粒 / 次,3 次 /d。

五诊(2 月 5 日):患者服药 3 个月后,病情平稳,现精神佳,饮食及睡眠尚可,因煎药不便,给予益气健肾胶囊,6 粒 / 次,3 次 /d,配合蛭龙通络胶囊,6 粒 / 次,3 次 /d。

随访(2017 年 12 月 5 日):患者症状消失,尿常规正常,饮食及睡眠佳。

【按语】肝肾精血同源,肝脏患病易累及肾脏,导致肝肾同病。本案患者脾肾气虚为本,水湿泛滥为标。刘教授采用益气健肾汤益气健脾、温肾利水。方中黄芪、红景天、菟丝子补益肝肾、扶助正气、提高免疫力。白术、山药健脾益气,佩兰芳香化湿,巴戟天、桂枝、干姜、茯苓、泽泻、益母草等药物温肾利水,共奏健脾益气、温肾利水之效。刘教授在治疗本病时强调“祛邪不伤正,扶正不留邪”。

十四、高尿酸血症肾病医案

案 52　高尿酸血症肾病(脾肾气虚,湿浊不化证)

钱某,男,45 岁,干部,2009 年 3 月 18 日初诊。

主诉:脚趾及踝关节红、肿、热、痛间歇性发作 3 年余,加重伴下肢水肿 1 年。

患者于 3 年前喝啤酒后出现脚蹈趾及踝关节红、肿、热、痛,于当地医院查血尿酸 743μmol/L,被诊断为高尿酸血症、痛风。予吲哚美辛、别嘌醇治疗后症状缓解。近 1 年来,痛风发作频繁,下肢水肿、腰痛,遂来刘教授门诊，要求中医治疗。尿常规检查：尿蛋白 +，尿酸 658μmol/L，尿素氮 9.8mmol/L，肌酐 106μmol/L。血压：160/90mmHg，体胖，舌暗红，苔微黄厚腻，脉弦，胫前压迹。

西医诊断：高尿酸血症肾病。

证候分析："高尿酸及其结晶在肾、关节的沉积" 属中医学 "湿浊瘀毒滞留" 范畴。饱餐饮酒、过度疲劳、感受寒湿等致脏气衰退，其中尤以脾肾为主。脾主运化水湿，脾虚则水湿不运，聚而生湿，湿浊内生，郁而化热，酿生湿浊热毒。脾虚气血生化不足，进一步加重肾精亏虚（土不制水）。肾为先天之本，主水液代谢。肾虚则气化无力，浊毒（尿酸等代谢废物）排泄不利，滞留血脉，泛溢周身。流注关节引起痛风，沉积肾脏导致肾损害。肾虚精亏，髓海不足，骨骼失养，故易发骨节病变（如痛风性关节炎）。湿性趋下，故病变多在下肢；夜间阳气入阴，血行迟滞，湿浊更易滞留，故夜间发作。湿浊与血相搏，阻滞经络，则关节肿胀、僵硬。湿浊久蕴化热，热毒蒸灼气血，致局部红肿热痛（如急性痛风发作）。热瘀互结，舌暗红、苔黄腻、脉弦，均为湿热瘀毒壅滞之象。说明本病病位在脾肾，病性属虚、湿浊。

中医辨证：脾肾气虚，湿浊不化证。

治则：补肾健脾，利湿泄浊。

方药：益气健肾汤加减。黄芪 50g，当归 20g，土茯苓 30g，炒苍术 30g，怀山药 15g，川牛膝 15g，熟地黄 15g，青风藤 30g，海风藤 15g，没药 15g，益母草 30g，桃仁 15g，红花 10g，车前草 30g。水煎 2 次兑匀，分 3 次服，14 剂。厄贝沙坦 150mg/ 次，1 次 /d。停服别嘌醇、苯溴马隆等药。

二诊（4 月 9 日）：患者关节疼痛明显减轻，水肿消退，舌质暗红，苔微黄厚，脉弦，胫前压迹（阴性）。原方减苍术 15g，14 剂。金水宝胶囊，5 粒 / 次，3 次 /d。

三诊（4 月 25 日）：患者无明显症状，血压 140/80mmHg，尿常规检查示蛋白阴性，原方去山药，加威灵仙 20g。

四诊（6 月 23 日）：近 3 个月来，痛风未再发作，腰痛明显减轻，夜尿减少，复查：血尿酸 450μmol/L，继续原方加减治疗。

五诊(11 月 23 日):痛风再未发作,复查血尿酸 386μmol/L,改用补阳健肾胶囊、蛭龙通络胶囊、金水宝胶囊巩固治疗。

复诊(2010 年 5 月 12 日):患者无任何不适,痛风再未发作,腰已不痛,夜间小便 1~2 次,复查血尿酸正常。

【按语】痛风与饮食不节的关系很大。中医认为"肥人多痰",故痛风的发病大多与"痰湿"有关。平素过食膏粱厚味、酗酒等易伤脾胃,使其运化水谷精微的功能失调,清浊升降之机紊乱,水湿内停,湿积为浊,便成湿浊。西医学中的尿酸等代谢产物与中医学湿浊相当,尿酸沉积于关节、滑囊,蕴结化热,而成痛风性关节炎;湿浊沉积于皮下,可形成痛风结节;湿浊沉积于肾脏,可致尿酸性肾病和(或)肾结石。湿浊浸淫日久,可致关节畸形、骨质缺损,甚至引起肾衰竭。因此,刘教授治疗痛风以清除湿浊、活血通络为大法,后期以调理脾肾为主,巩固治疗。

案 53　高尿酸血症肾病(脾肾气虚,湿浊不化证)

张某,男,46 岁,干部,2016 年 3 月 16 日初诊。

主诉:反复关节红肿热痛 7 年,加重 2 天。

现病史:患者痛风病史 7 年,血尿酸长期波动于 500~700μmol/L。平素服用别嘌醇、苯溴马隆等西药控制,然饮食不慎即易诱发。2 天前因进食肥甘厚味并饮用啤酒后,出现双踝关节及右侧足趾关节红肿热痛。为求中医诊治,特来刘教授门诊。刻下症见:双踝关节及右侧足趾关节灼热、疼痛剧烈,夜间尤甚。伴神疲乏力,头身酸困沉重,懒于活动,纳呆食少,脘腹胀满,大便稀溏不成形,腰膝酸软,夜尿频多。尿常规检查:尿蛋白 +,尿酸 636μmol/L,血肌酐 112μmol/L,血压 150/96mmHg,舌体胖,舌质暗红,苔微黄厚腻,脉弦,双下肢凹陷性水肿。

西医诊断:高尿酸血症肾病。

证候分析:本病属本虚标实、虚实夹杂之证。患者病程日久,脾肾气虚为其根本:脾虚失于运化,故纳呆、脘胀、便溏;肾虚气化无权,固摄失司,则腰膝酸软、夜尿频多;脾肾两虚,水湿不运,泛溢肌肤,故见双下肢水肿、头身困重。湿热浊瘀痹阻经络关节,故发为关节灼热红肿、剧痛,夜间血行迟涩,故病痛多发于下肢骨节,且多发作于夜间。湿热上蒸则苔见黄腻；浊毒内蕴，损伤肾络，故见蛋白尿、血肌酐升高。舌暗为久病入络、瘀血内停之象；脉弦主痛、主气机郁滞。病位在脾气、肾气，病性属虚、湿浊。

中医辨证：脾肾气虚，湿浊不化证。

治则：益肾健脾，利湿泄浊。

方药：益气健肾汤加减。黄芪 50g，当归 20g，青风藤 30g，海风藤 15g，没药 15g，益母草 30g，桃仁 15g，红花 10g，土茯苓 30g，炒苍术 30g，山药 15g，熟地黄 15g，车前草 30g。14 剂。厄贝沙坦 150mg/ 次，1 次 /d。

二诊（4 月 20 日）：患者关节疼痛明显减轻，水肿消退。舌质暗红，苔微黄厚，脉弦，双下肢凹陷性水肿，原方去苍术、土茯苓，7 剂。金水宝胶囊，5 粒 / 次，3 次 /d。停服别嘌醇、苯溴马隆等药。

三诊（4 月 27 日）：患者无明显症状，血压 140/80mmHg，尿常规检查示尿蛋白阴性，原方去山药，加威灵仙 20g。

四诊（5 月 18 日）：近 2 个月来，患者痛风未再发作，腰痛明显减轻，夜尿减少，复查尿蛋白阴性，尿酸 430μmol/L，血肌酐 79μmol/L，继续按原方加减治疗。

五诊（2017 年 6 月 8 日）：患者无任何不适，痛风未再发作，腰已不痛，夜间小便 1~2 次，复查血尿酸、尿蛋白均正常。

【按语】

本案例属本虚标实之证。刘教授紧扣“脾肾气虚，湿浊不化”之核心病机，确立“益肾健脾，利湿泄浊”之根本治法，遣方用药层次分明。刘教授以黄芪、山药、熟地黄益气健脾补肾以固其本，重用土茯苓、炒苍术、车前草利湿清热、泄浊解毒以治其标，更佐以当归、桃仁、红花、益母草活血化瘀通络，契合“久病入络”及“治风先治血，血行风自灭”之旨。全方扶正不留邪，祛邪不伤正，标本同治，故能取效迅速。初诊时标证急迫，故方中祛湿泄浊、活血通络之力颇重，旨在迅速缓解关节肿痛，利水消肿。待二诊关节痛减、水肿消退，即去苍术、土茯苓，防过利伤正，并加用金水宝胶囊益肾固本，体现“急则治标，缓则治本”之原则。三诊、四诊时，患者标证已十去七八，故调整方药，加强通络与健脾益肾之力，旨在巩固疗效，防止复发。至五诊，诸症悉平，理化指标复常，显示脏腑功能得以恢复，湿浊瘀毒得以廓清，治疗层次清晰，步步为营。治疗初期，配合厄贝沙坦控制血压，减轻肾脏负担，为中药调理创造有利内环境。同时，在中药发挥综合调理作用后，果断停用别嘌醇、苯溴马隆等西药，避免了长期服用可能带来的不良反应，体现了“中医药主导、西医药为援”的整合治疗思路，最终凭借中药恢复机体自身的气化与排泄功能，使血尿酸、肌酐等指标持久稳定于正常范围。本案不囿于“痛风”之关节症状，亦不单纯追求降低血尿酸数值，而是从整体观出发，深刻把握“脾肾气虚”这一发生湿浊内生的根本，以及“湿、浊、瘀”互结为患的病理关键。通过健脾益肾以复运化气化之职，利湿泄浊活血以祛除病理产物，使脏腑功能恢复，邪毒自去，故而疗效巩固，不易反复。此案为中医药治疗慢性代谢性疾病肾病提供了“治病求本、分期论治”的范例，彰显了中医在复杂性疾病管理中的独特优势与长远价值。

案 54　高尿酸血症肾病（脾肾气虚，湿浊蕴阻证）

任某，男，53 岁，干部，2016 年 3 月 24 日初诊。

主诉：痛风性关节炎间歇性发作 5 年。泡沫尿增多，双下肢水肿半年余。

患者于 6 年前体检时发现血尿酸升高，此后虽经常服用别嘌醇、苯溴马隆等药，但多次复查，尿酸一直波动于 520~680μmol/L。5 年前，因饮酒后出现右脚大䠀趾间关节红、肿、热、痛，夜间疼痛尤甚，唯秋水仙碱可缓解疼痛。此后，饮食稍不注意，痛风即发作。近半年来，夜间尿量增多，泡沫尿增多，双下肢水肿。于当地医院化验，尿蛋白 2+，尿酸 646μmol/L，肌酐 78μmol/L，尿比重 1.023，尿渗透压 198mOsm/kgH_2O，检查：血压 160/90mmHg。体胖。舌暗红，苔微黄厚腻，脉弦，双下肢凹陷性水肿。

西医诊断：高尿酸血症肾病。

证候分析：平素饮食不节，增加脾胃运转负荷，日久损及脾肾，脾胃功能受损，气化及运化水谷精微的功能失调，水液内停，郁而化热，湿积为浊，湿浊乃成。肾气亏耗，肾虚难以气化泄浊；共致湿浊热毒趋下为患。湿浊邪毒，滞于脉中，随气血鼓动，散于周身。若遇骨节筋络盘结不畅处，则易留著为患，湿性趋下，故病变多在下肢；夜间阳气入阴，血行迟滞，湿浊更易滞留，故夜间发作。湿浊与血相搏，阻滞经络，则关节肿胀、僵硬。湿浊久蕴化热，热毒蒸灼气血，致局部红肿热痛。舌暗红、苔微黄厚腻、脉弦，皆为热浊毒阻络之候。据此，本病病位在脾气、肾气，病性属虚、湿浊。

中医辨证：脾肾气虚，湿浊蕴阻证。

治则：益肾健脾，利湿泄浊。

方药：益气健肾汤加减。黄芪 50g，当归 20g，土茯苓 30g，炒苍术 30g，怀山药 15g，川牛膝 15g，熟地黄 15g，青风藤 30g，海风藤 15g，没药 15g，延胡索 20g，益母草 30g，桃仁 15g，红花 10g，车前草 30g。14 剂。缬沙坦胶囊 80mg/ 次，1 次 /d。

二诊（4 月 15 日）：患者关节疼痛明显减轻，水肿消退，舌质暗红，苔微黄厚，脉弦。上方去没药，加忍冬藤 30g，藿香 15g。14 剂。

三诊（5 月 4 日）：患者自述诸症缓解，尿蛋白 ±，原方去延胡索、怀山药，加煅牡蛎 20g。21 剂。

四诊（6 月 5 日）：患者痛风再未发作，夜尿减少，复查尿蛋白阴性。尿酸 338μmol/L，原方减黄芪至 30g，当归 10g。继服 28 剂。

五诊（9 月 21 日）：患者痛风再未发作，复查血尿酸已正常，改用补阳健肾胶囊、蛭龙通络胶囊、金水宝胶囊巩固治疗 1 个月后，停药观察。

六诊（2017 年 3 月 10 日）：患者无任何不适，痛风再未发作，多次复查血尿酸正常。

【按语】本案患者久患高尿酸血症，湿浊内蕴，损及脾肾，病机以脾肾气虚为本，湿浊瘀热阻络为标。初诊时关节肿痛、水肿、泡沫尿、舌苔厚腻，显属脾失健运、肾不化气、湿浊下注之候。治疗以黄芪、怀山药、熟地黄健脾益肾固本；土茯苓、苍术、车前草利湿泄浊；青风藤、海风藤祛风通络；没药、延胡索、桃仁、红花、当归活血止痛；益母草、川牛膝活血利水，导浊下行。诸药合用，标本兼顾，共奏补益脾肾、化湿泄浊、通络止痛之效。二诊湿浊渐去，故减没药，加忍冬藤增强清热通络之力，藿香芳化湿浊。三诊症减而尿蛋白未消，去山药之滞，加煅牡蛎固摄精微。四诊尿酸复常，减黄芪、当归用量，防温补过甚。后期以胶囊剂缓图，巩固脾肾、通络化浊，终获痊愈。

本案启示：①高尿酸肾病当分虚实，本案虚实夹杂，需补泻同施，然补脾肾不宜壅滞，祛湿浊当兼活血。②湿浊黏滞，易与瘀热互结，故全程贯穿化瘀通络，尤重藤类药引经达节。③后期调护需循序渐进，由汤剂转为丸散，缓消其根，防复发。

十五、多发性骨髓瘤肾损害医案

案 55　多发性骨髓瘤肾损害（脾肾气虚，脉络瘀阻证）

穆某，男，51，干部，2009 年 5 月 21 日初诊。

主诉：间断腰痛 5 年余，加重伴全身疲乏、四肢麻木、双下肢水肿 1 年。

患者于 5 年前出现间断腰痛，服镇痛药、钙片症状时好时坏。1 年前，患者全身隐痛不适，尤以腰部及四肢为甚，伴全身乏力、疲乏、四肢麻木、尿中泡沫多及双下肢水肿。2008 年 5 月入住北京某医院，经骨髓穿刺和活检，确诊为多发性骨髓瘤、多发性骨髓瘤肾损害（具体检查不详）。采用硼替佐米 + 地塞米松治疗 2 个疗程（具体用药及剂量不详）后，改用甲强龙口服（具体不详）治疗。经上述治疗，患者腰痛明显减轻，尿蛋白由最初 3+ 减至 +；但因肾功能无改善，遂出院后就诊于刘教授门诊。初诊时，患者感觉全身无力，腰膝酸软，四肢麻木，头晕，纳差；查体：血压 110/70mmHg，面色少华，精神疲惫，双下肢轻微水肿，舌质暗红，舌体胖大，苔白厚，脉弦细数。化验：尿蛋白 2+，血肌酐 189μmol/L，血尿素氮 10.2mmol/L，尿蛋白总量 0.37g/24h，血红蛋白 98g/L，血浆蛋白、肝功能正常。

西医诊断：多发性骨髓瘤肾损害。

证候分析：多发性骨髓瘤属中医属“骨痹”“虚劳”范畴。毒邪内蕴骨髓，耗伤精血，损及脾肾；患者久病（5 年腰痛史）耗伤脾肾之气，亦致脾肾亏虚。脾气虚弱、水谷精微化生不足，故纳差、全身乏力、面色少华、舌体胖大、苔白厚。肾气不足、固摄无权、封藏失职、水液代谢失常，故尿中泡沫多（蛋白尿）、水肿；肾为腰腑，主骨生髓，肾亏虚则腰膝酸软。久病入络，气虚推动无力，血行不畅，形成瘀血阻滞，血瘀阻络，则舌质暗红、四肢麻木、全身隐痛（固定性疼痛）。脉弦细数，合参舌症，属脾肾气虚、脉络瘀阻。说明本证病位在肾、脾，病性属虚、血瘀。

中医辨证：脾肾气虚，脉络瘀阻。

治则：益气健脾，活血通络。

方药：益气健肾汤加减。黄芪 30g，党参 15g，山萸肉 15g，淫羊藿 10g，巴戟天 15g，泽兰 15g，酒大黄 10g，丹参 15g，红花 10g，怀牛膝 15g，白术 20g。7 剂，水煎服，每日 1 剂。蛭龙通络胶囊，6 粒 / 次，3 次 /d，西药继服出院带药：甲泼尼龙，3 片 /d，晨起顿服。骨化三醇，1 片 /d。

二诊（6 月 1 日）：患者四肢麻木、双下肢肿胀疼痛较前减轻，仍觉全身乏力不适、头晕，纳差，舌质暗红、舌体胖大、苔白腻，脉细数。上方加杜仲 15g，夏枯草 15g。7 剂。其他药物同前。

三诊（6 月 29 日）：患者全身乏力、四肢麻木、双下肢肿胀疼痛不适均较前减轻，头晕症状消失，饮食量增加，舌质暗红，舌体胖大，苔白腻，脉沉细。上方加黄芪至 50g，山药 15g，当归 10g，玉米须 15g。14 剂。其他药物同前。

四诊（7 月 17 日）：全身乏力、双下肢肿胀疼痛不适减轻，四肢仍感麻木，睡眠差，易醒，梦多，舌质暗红，舌体胖大，苔薄白，脉沉弦细。白细胞 2.8×10^9/L，血肌酐 161μmol/L，血尿素氮 8.6mmol/L，尿酸 465μmol/L，尿蛋白 2+。上方加菟丝子 15g，首乌藤 15g，鸡血藤 15g，酸枣仁 30g。14 剂。其他药物同前。

五诊（7 月 31 日）：患者诸症明显减轻。血肌酐 135μmol/L，血尿素氮 8.2mmol/L，尿常规检查正常。因长期口服中药汤剂不便，改予益气健肾胶囊，6 粒 / 次，3 次 /d；甲泼尼龙，1 片 /d，晨起顿服。

【按语】多发性骨髓瘤系恶性浆细胞瘤，如能早期发现，早期治疗，可使肾脏不受或少受损害。本例患者病程已有 5~6 年之久，确诊时肾功能已明显损害，所以除西医对症治疗外，配合中医治疗可起到减轻症状、稳定病情的作用。在中医治疗上，刘教授认为，不论是阴虚还是阳虚，或气阴两虚，或热毒炽盛，必须重用活血化瘀药物，以提高疗效。

案 56　多发性骨髓瘤肾损害（脾肾气虚，脉络瘀阻证）

楚某，女，46 岁，2015 年 5 月 18 日初诊。

患者自述2年前无明显诱因出现全身疲乏，四肢麻木，双下肢肿胀疼痛不适，尿中泡沫增多，随即到当地医院就诊，诊断不明确。于2014年9月前往上海某医院就诊，骨髓穿刺活检明确诊断为：多发性骨髓瘤肾病。给予对症治疗，患者上述症状明显改善，出院带药治疗：甲泼尼龙3片/d，晨起顿服，骨化三醇1片/d。为求中西医结合治疗，来刘教授门诊就诊。症见神清，精神差，全身疲乏，四肢麻木，双下肢肿胀疼痛，纳差。检查：血肌酐189μmol/L，尿酸427μmol/L，尿蛋白总量0.37g，舌质暗红，舌体胖大，苔白厚，脉弦细数。

西医诊断：多发性骨髓瘤肾损害。

证候分析：邪毒深伏骨髓，耗伤气血，病久致脏腑正气耗损，其中尤以脾肾为主。脾主运化水湿，肾主水液代谢，脾肾气虚则水湿运化失常，故见水肿；气虚推动无力，故疲乏、纳差。气血运行不畅，瘀血阻络。久病入络，加之气虚推动无力，血行滞涩，形成瘀阻，故四肢麻木、双下肢疼痛、舌质暗红。舌体胖大、苔白厚、脉弦细数，均为脾肾气虚，脉络瘀阻之证候。说明目前病位在肾、脾，病性属虚、血瘀。

中医辨证：脾肾气虚，脉络瘀阻证。

治则：益气健脾，活血通络。

方药：黄芪30g，党参15g，山萸肉15g，淫羊藿10g，巴戟天15g，泽兰15g，酒大黄10g，丹参15g，红花10g，怀牛膝15g，白术20g。7剂。甲泼尼龙，3片/d，晨起顿服。

二诊(6月1日)：患者四肢麻木，双下肢肿胀疼痛较前减轻，仍觉全身乏力不适，头晕，纳差，舌质暗红，舌体胖大，苔白腻，脉细数。上方加黄芪至60g，桑枝15g，豨莶草30g，鸡内金20g。14剂。其他药物同前。

三诊(6月29日)：患者全身乏力、四肢麻木较前明显缓解，腰酸困、食欲不佳，舌质暗红，舌体胖大，苔白腻，脉沉细。上方加当归10g，杜仲15g，续断10g，焦山楂15g，延胡索20g，红花15g。14剂。其他药物同前。

四诊(7月17日)：患者全身乏力、双下肢肿胀疼痛完全缓解，无腰酸困，食欲尚可，舌质暗红，舌体胖大，苔薄白，脉沉弦细。白细胞2.8×10^9/L，血肌酐161μmol/L，尿酸465μmol/L，尿蛋白2+。上方继服14剂。其他药物同前。

五诊(11月8日):患者病情稳定,无明显不适。血肌酐135μmol/L,尿酸427μmol/L,尿常规检查正常。予益气健肾胶囊,6粒/次,3次/d,蛭龙通络胶囊,5粒/次,3次/d;甲泼尼龙,1片/d,晨起顿服。

【按语】多发性骨髓瘤肾病是多发性骨髓瘤的常见并发症,主要由本周蛋白沉积、高钙血症、肾损伤等导致,属中医“虚劳”“腰痛”“骨痹”“癥积”“溺毒”等范畴,其基本病机为本虚标实,涉及肾、脾、肝、骨髓等功能虚损,与毒、瘀、痰、湿等病理因素密切相关。本案脾肾气虚,脉络瘀阻,治应补肾健脾,扶正固本,活血通络。方中黄芪、党参、白术三药共奏补气健脾之效,固护中焦以资气血生化之源;山萸肉、淫羊藿、巴戟天温补肾阳,激发肾气,守护先天之本;丹参、红花、怀牛膝、泽兰活血通络消肿。酒大黄通腑泄浊,改善肾脏微循环,促进毒素从肠道排出。全方以补益脾肾治本,活血通络治标,契合“久病必虚”“久病入络”之病机。尤其适用于多发性骨髓瘤肾病后期,以蛋白尿、水肿、肾功能减退为主要表现者。

十六、药物性肾损害医案

案57　药物性肾损害(药毒伤肾,脉络瘀阻证)

段某,女,59岁,2013年12月20日初诊。

患者于1周前因感冒发热、咽喉疼痛、咳嗽、痰少,就诊于当地诊所,静脉滴注“盐酸克林霉素、清开灵、青霉素”后,出现尿少、肉眼血尿,伴发热、胸闷、气短,颜面水肿,就诊于张掖市人民医院,检查:尿蛋白+,红细胞满视野;血尿素氮12.78mmol/L,血肌酐252μmol/L;白细胞14.1×10^9/L,中性粒细胞比例70.2%,淋巴细胞比例17.2%,单核细胞比例12.4%。就诊于刘教授门诊,因病情较重,以“药物性肾损害”收住入院。患者自述腰部疼痛,疲乏无力,咽喉疼痛,咳嗽少痰,尿少色深,既往无肾脏病史。查体:体温36℃,脉搏70次/min,呼吸20次/min,血压110/60mmHg,神清,精神欠佳,咽部微红,扁桃体无肿大及充血,颜面无水肿,心肺(阴性),肾区叩击痛(+),舌质暗红,苔薄白,脉沉细数。复查:血尿素氮

12.15mmol/L，血肌酐 344μmol/L。

西医诊断：药物性肾损害（克林霉素）。

证候分析："腰为肾之府"，药毒侵犯肾脏，故腰部疼痛、尿少色深、疲乏无力；风热犯肺，故出现咽喉疼痛、咳嗽少痰；舌质暗红、苔薄白、脉沉细数，皆为脉络瘀阻之候。病位在肺、肾；病性属风热、药毒。

辨证：风热袭肺，药毒伤肾，脉络瘀阻证。

治则：清热肃肺，排毒通络。

方药：小柴胡汤加减。金银花 15g，连翘 15g，柴胡 15g，黄芩 12g，玄参 15g，马勃 10g，防风 15g，芦根 15g，桔梗 15g，白茅根 30g，茜草 15g，益母草 15g，生甘草 10g。水煎 2 次兑匀，分 3 次服，3 剂。同时予以金水宝胶囊口服，静脉输注黄芪注射液、肾康注射液。

二诊（12 月 24 日）：患者病情好转，腰痛减轻，精神增进，咽痛消失，咳嗽轻微，痰少，不易咳出，疲乏，口苦，舌质暗红，苔微黄厚腻，脉沉细微数。复查尿常规正常，血尿素氮 10.2mmol/L，血肌酐 257μmol/L。表证已解，肾脏损害亦明显好转，证型转变为湿浊壅滞，脉络瘀阻证，故治以祛湿化浊、活血通络，选方桃红四物汤合三仁汤加减。桃仁 15g，红花 10g，当归 15g，赤芍 15g，生地黄 20g，益母草 15g，生薏仁 30g，杏仁 15g，白蔻仁 15g，枳壳 15g，苍术 15g，厚朴 15g，炙枇杷叶 15g。3 剂。其他治疗同前。

三诊（12 月 28 日）：患者诸症悉减，病情稳定，尿常规正常，血尿素氮 7.8mmol/L，血肌酐 201μmol/L。继服上方，3 剂。

四诊（12 月 31 日）：患者腰困、乏力明显减轻，咳嗽轻微，但咳痰不利，舌质淡红，苔白厚腻，脉沉细。尿常规正常，血尿素氮 7.8mmol/L，血肌酐 171μmol/L。原方加桔梗 15g，浙贝母 15g，甘草 6g。14 剂。

五诊（2014 年 1 月 8 日）：患者诸症明显减轻，精神增进，腰困缓解，不咳嗽，平素易生气，生气后胁胀脘闷，舌淡红，苔白稍厚，脉沉细。尿常规、肾功能均正常。予六君子汤加柴胡、白芍调理。7 剂。

六诊（1 月 23 日）：患者精神、食欲俱佳。尿常规正常，血尿素氮 5.9mmol/L，血肌酐 108μmol/L。

【按语】本例患者既往无肾脏病史，因上呼吸道感染而采用静脉滴注盐酸克林霉素后发生急性肾功能损害伴血尿，好在治疗及时，经中西医结合治疗2周，肾功能完全恢复正常。刘教授指出，本案病机为药毒伤肾，脉络瘀阻。早期治疗的关键是解毒祛湿化浊、活血通络排毒，湿浊去，脉络通，肾气自可恢复。中期治以益气补肾，升清化浊。后期治以健脾补肾，化瘀降浊为本。

十七、常染色体显性遗传性多囊肾医案

案58 常染色体显性遗传性多囊肾（脾肾阳虚，湿浊内蕴，痰瘀互结证）

王某，男，47岁，2016年8月1日初诊。

患者发现多囊肾21年，间断腰腹部疼痛11年，血肌酐升高2年。家族母系多人患多囊肾病。患者拒绝血液透析或腹膜透析，来刘教授门诊，要求中医治疗。现症见：患者自述腹部酸胀不适，疲乏无力，纳差，时有恶心，平素怕冷，舌质暗淡，舌体胖大，苔白厚，脉细。查体：面色萎黄，贫血貌，B超示双肾多发性囊肿，肝囊肿。化验：血肌酐904μmol/L，血红蛋白84g/L，尿蛋白2+，尿潜血2+，尿糖阴性，尿量1 500ml左右。

西医诊断：常染色体显性遗传性多囊肾。

证候分析：由于先天不足，脾肾气、血、阴、阳均虚弱，气血、水谷精微物质气化、运化功能减退，故疲乏无力、纳差、时有恶心；肾精亏虚，经脉气血阻滞不畅，温煦失司，故平素怕冷；瘀血留滞，水液内停，结于肾内形成癥积，故有肾囊肿；随着疾病的发展而见腹部囊肿逐渐增大，出现腰部胀痛。质暗红、舌体胖大、苔白、脉细，均为虚瘀之候。说明本证病位在脾肾，病性属阳虚、痰饮。

中医辨证：脾肾阳虚，湿浊内蕴，痰瘀互结证。

治则：温肾健脾，活血化浊通络，软坚散结消癥。

方药：实脾饮加减。姜半夏10g，陈皮15g，砂仁10g（后下），紫苏梗10g，藿香10g（后下），枳壳10g，炒莱菔子15g，焦神曲15g，生大黄6g（后下），土茯苓60g，积雪草30g，生姜10g，茯苓30g，车前子30g（包煎），大腹皮15g。14剂。西医给予降压、改善循环、保护肾功能、促进红细胞生成

等药物治疗。

二诊(8月15日):患者自觉诸症减轻,尿量增多。上方去茯苓、车前子,加黄芪30g,锁阳30g,菟丝子15g,鸡血藤20g,三棱12g,莪术12g。14剂。

三诊(9月6日):服药后尿量增多,水肿消退,腹胀明显减轻,乏力,食欲欠佳,舌质淡红,舌体稍淡,苔白厚,脉弦细,上方去大腹皮,减茯苓为15g,加水蛭3g(冲服),沉香6g,鳖甲15g(先煎),淫羊藿15g。14剂。

四诊(9月28日):患者精神、食欲尚可,口干,不多饮,不感怕冷,舌质淡红,舌体胖嫩,苔薄白,脉弦细。尿蛋白+,尿潜血+,尿蛋白总量0.54g,血肌酐567μmol/L。中医辨证:脾肾气虚证。上方黄芪加至60g,皂角刺15g,三七粉5g(冲服)。14剂。

复诊(2019年9月20日):患者按上方加减间断服用3年,病情稳定,肌酐波动于400~500μmol/L。B超复查示双肾囊肿较前无变化。并改用益气健肾胶囊、蛭龙胶囊口服。嘱其适量饮水,避免剧烈运动。

【按语】刘教授指出,肾囊肿发病初期,正气未衰,邪气未盛,尚可以活血通络,温化水湿为主,佐以益气扶正之品。病久不愈,正气渐衰,邪气渐盛,常因复感外邪或饮食不节,情志抑郁而表现为正虚邪实,治应标本兼顾,权衡利弊,攻邪而不伤正,扶正而又不碍邪,攻补兼施,切勿操之过急,犯虚虚实实之戒。病至晚期,正气衰败,邪气肆虐,病机错综复杂,或因邪气壅塞三焦,脏腑功能衰竭而演变为关格等重症危候,此时宜采用中西医结合措施,挽救患者生命。由于肾气不足,脉络瘀阻贯穿整个病程,所以益气通络,活血化瘀可作为本病治疗的基本原则。

案59　常染色体显性遗传性多囊肾(脾肾阳虚、痰饮凝聚证)

马某,女,31岁,工人,2005年3月12日初诊。

患者疲乏无力、食欲缺乏、腰部胀痛、水肿1年余。平日畏寒肢冷,脘腹胀满。患者有多囊肾,家族母系多人患多囊肾病。母亲因多囊肾、尿毒症,目前行血液透析治疗;兄长36岁,亦患有多囊肾。检查:血压125/75mmHg,舌质淡红,舌体胖大,苔白厚,脉弦细。尿蛋白2+,尿潜血2+,尿蛋白总量1.5g,血肌酐178μmol/L,血尿素氮12.6mmol/L。B超示双肾多发性囊肿、肝囊肿。

西医诊断：常染色体显性遗传性多囊肾。

证候分析：先天元气不足，日久脾肾阳衰。脾阳亏虚，脾失健运，水谷运化失司，清阳不升，机体营血失养，故脘腹胀满、食欲缺乏、疲乏无力；肾阳虚衰，阴寒内盛，阳气不能温煦肌肤，故畏寒肢冷；气虚血瘀，腰部胀痛，血瘀内阻，水液内停，形成癥积，则为囊肿；舌质暗红、舌体胖大、苔白、脉细，均为虚瘀之候。说明本病病位在脾肾，病性属阳虚、痰饮。

中医辨证：脾肾阳虚，痰饮凝聚证。

治法：温补脾肾，除湿化饮。

方药：实脾饮加减。厚朴10g，炒白术20g，木瓜15g，木香10g，草果10g，大腹皮15g，附子15g（先煎），茯苓30g，炮姜10g，鳖甲15g，皂角刺15g，益母草15g。14剂。蛭龙胶囊，6粒/次，3次/d。

二诊（3月28日）：患者自述乏力，不思饮食，手脚冰凉、怕冷，腹胀、水肿明显减轻，舌质淡红，舌体稍淡，苔白厚，脉弦细。原方加黄芪至60g，鸡内金30g，炒麦芽30g，当归15g，肉桂10g，淫羊藿15g。14剂。

三诊（4月13日）：患者乏力、怕冷明显好转。饮食增加，舌质淡红，舌体胖嫩，苔薄白，脉弦细。尿蛋白+，尿蛋白总量0.68g。上方继服28剂。

复诊（2007年9月20日）：患者坚持按上方间断调治2年，病情稳定，多次复查肌酐波动在120~150μmol/L。

【按语】本病一种常见的遗传性肾病，以双侧肾脏多发囊肿进行性增大为特征，可导致肾功能逐渐恶化，最终发展为终末期肾病。中医认为其病机多与“肾虚血瘀”“水湿内停”“痰瘀互结”相关，后期常累及脾阳，出现水肿、腹胀等虚实夹杂之证。本例刘教授采用实脾饮温阳健脾、化瘀通络、利水消癥，在标本兼顾的基础上，随证加减，取得良好效果。

十八、单纯性肾囊肿医案

案60　单纯性肾囊肿（气虚血瘀证）

严某，女，46岁，2014年1月18日初诊。

患者左侧腰部疼痛1年余。左侧腰部疼痛，疲乏无力，气短，头晕目眩，查体：血压 170/110mmHg，舌质暗红，舌体胖大，苔白，脉弦细。B 超检查示左肾囊肿 61mm × 50mm，尿常规检查正常。

西医诊断：单纯性左肾囊肿、高血压病。

证候分析：元气不足，脏腑功能减退，故疲乏无力、气短；气虚推动乏力，清阳不升，头目失养，则头晕目眩；气虚血瘀，腰部疼痛，血瘀内阻，水液内停，故有囊肿；舌质暗红、舌体胖大、苔白、脉细，均为气虚之候。说明病位在气、在血，病性属虚、瘀。

中医辨证：气虚血瘀证。

治则：益气活血，化瘀消癥。

方药：补阳还五汤合桂枝茯苓丸加减。黄芪 50g，当归 15g，赤芍 15g，川芎 15g，莪术 15g，桂枝 15g，茯苓 30g，益母草 30g，地龙 15g，怀牛膝 15g，车前子 15g（包煎）。水煎 2 次兑匀，分 3 次服，15 剂。西药：厄贝沙坦、硝苯地平。

二诊（2 月 5 日）：患者服药半月后，自觉全身轻快，头昏、头晕亦减轻。血压 130/90mmHg。舌质暗红，稍胖大，苔白，脉弦。原方 15 剂。

三诊：（3 月 8 日）：患者服药 1 个月后诸症悉减，B 超复查示左肾囊肿缩小为 28mm × 21mm。血压 130/75mmHg。舌质暗红，苔白，脉弦。原方略施加减。

四诊（5 月 10 日）：患者无明显不适，B 超复查示左肾囊肿缩小为 22mm × 18mm。血压 125/75mmHg。舌质红，苔白，脉弦。原方略施加减。

五诊（12 月 10 日）：无不适，血压正常，服药近 4 个月，B 超复查示双肾未见异常，双肾血流量正常。

【按语】肾囊肿属中医的“积聚”范畴。患者系单侧肾囊肿，囊肿大小 61mm × 50mm，由禀赋不足，脏腑亏损，肾络瘀阻，痰饮湿浊停聚体内所致。其关键在于先天阴阳造化之偏异，导致气血逆乱，瘀浊内停。其病位在肾，但与肝脾关系密切。病性属瘀、湿浊，属本虚标实之证，故治疗宜补虚祛实。本例患者采用补阳还五汤合桂枝茯苓丸加减治疗近 1 年，肾囊肿全消，血压保持正常。

十九、梗阻性肾病医案

案 61 梗阻性肾病(左肾输尿管结石)(湿热蕴结,气滞血瘀证)

岳某,男,38 岁,干部,2009 年 5 月 12 日初诊。

患者尿频、排尿不利、腰痛,反复发作已 2 个多月,症状明显时自服消炎药或三金片后可缓解。近 1 周来又复发,腰痛逐日加重,始来院就诊。检查:舌红,舌体胖大,边有齿痕,舌苔微黄厚腻,脉弦滑。尿常规:尿蛋白 2+,红细胞 5~8 个 /HP,白细胞 5~9 个 /HP,B 超示左肾盂积液、膀胱后壁回声增强。

西医诊断:梗阻性肾病(左肾输尿管结石)。

辨证分析:湿热浊毒郁久化热,煎熬尿液杂质成石,阻于尿路,沿足厥阴肝经下行,故腰痛剧烈、下引小腹及睾丸部;湿热蕴结膀胱,则尿频、尿涩、欲尿不下;湿热灼伤血络,则为尿血。说明病位在肾,病性属湿热、气滞血瘀。

中医辨证:湿热蕴结,气滞血瘀证。

治则:清热利湿,行气活血。

方药:清热通淋汤加减。金钱草 50g,龙葵 15g,石韦 30g,冬葵子 30g,海金沙 15g(包煎),乌药 10g,益智仁 10g,延胡索 15g,川楝子 15g,滑石 18g(包煎),甘草 6g。3 剂。

二诊(5 月 15 日):患者服药 2 剂后出现腰和腹部疼痛,遂足三里注射山莨菪碱,半小时后排出深红色尿液,疼痛缓解,继续服完中药,继服上方 3 剂。

三诊(5 月 19 日):患者排尿已无任何不适,自觉乏力,腰部作胀,湿热已除,上方去龙葵,加黄芪 60g,当归 15g。14 剂。

四诊(6 月 21 日):患者服药 1 个月后复查尿常规示正常,B 超示左肾盂积液消失。

【按语】梗阻性肾病由多种原因导致尿路梗阻引起,结石、肿瘤、尿路畸形最为常见,若不及时解除梗阻,积水持续压迫肾脏,会导致肾实质不可逆性的破坏。因此,及时找出梗阻的原因,解除梗阻是治疗的关键。本例患者由于结石较小，服用清热、利湿、排石的中药后，结石顺利排出。若结石较大(直径>0.8cm)，应尽早手术取石，以保护肾功能。

案62 梗阻性肾病(左肾输尿管结石)(下焦湿热，气滞血瘀证)

董某，男，46岁，干部，2003年4月12日初诊。

患者因腹部下坠、酸困隐痛，伴恶心半天来刘教授门诊就诊。症见：自述腰腹下坠，酸困隐痛，下牵小腹及睾丸部，时有便意、尿意频，小便淋漓黄赤，舌红苔黄腻，脉弦数。B超示：左输尿管上端扩张，中下段可见0.4cm×0.4cm结石。尿常规检查：尿蛋白 ±，红细胞18个/HP。

西医诊断：梗阻性肾病(左肾输尿管结石)。

证候分析：湿热郁久，煎熬尿中杂质成砂石，阻于尿路，沿足厥阴肝经下行，故腰痛、下引小腹及睾丸部；湿热蕴结膀胱，则尿频、尿涩、欲尿不下；湿热灼伤血络，则为尿血。说明病位在膀胱，病性属湿热、气滞血瘀。

中医辨证：下焦湿热，气滞血瘀证。

治则：清热通淋，行气活血。

方药：清热通淋汤加减。金钱草50g，龙葵15g，石韦30g，冬葵子30g，海金沙30g(包煎)，乌药10g，益智仁10g，川楝子15g，延胡索15g，滑石18g，甘草6g。3剂。嘱回家即煎服，多饮水，多跳动。服药后若疼痛发作不止，速到医院就诊。

二诊(4月16日)：患者回家即刻煎服中药，虽有疼痛但能忍受，并按医嘱执行，于当晚疼痛即消失，次日又服1剂，尿量增多，色淡黄，腹部X线摄影示肾脏、输尿管未见结石影。B超检查示未见异常。

【按语】刘教授指出，本病主要病机为湿热蕴结下焦，煎熬尿液成石，阻滞气机，不通则痛，属于湿热下注型输尿管结石。刘教授用清热通淋汤清热通淋，行气活血，取得了“通则不痛”的良好效果。方中金钱草长于清热利湿、通淋排石，促进结石排出；海金沙、石韦、冬葵子辅助清热利湿、通淋止痛；龙葵清热解毒、活血消肿，现代研究提示其可能缓解输尿管炎症水肿，辅助结石移动；乌药、益智仁温肾行气，防寒凉药伤阳，乌药尤善理下焦气滞，缓解痉挛性疼痛；川楝子、延胡索疏肝行气、活血止痛，针对结石引起的绞痛；滑石、甘草利尿通淋，调和药性并缓急止痛。

二十、反流性肾病医案

案 63　膀胱—输尿管反流（膀胱湿热证）

盛某，女，25 岁，营业员，2009 年 9 月 2 日初诊。

患者发热、尿频、尿急反复发作已 10 余年，经常服用复方磺胺甲噁唑治疗，疗效越来越差，今年年初经北京某医院静脉肾盂造影、X 线排尿性膀胱尿路造影检查，被诊断为膀胱—输尿管反流，双侧输尿管扩张。就诊时患者发热恶寒，口干口苦，小便频数、灼热刺痛，尿混浊，少腹部胀痛，腰痛，大便秘结，检查：血压 158/95mmHg，体温 38.5℃，舌质暗红，苔黄厚腻，脉细数。

西医诊断：膀胱—输尿管反流。

证候分析：膀胱—输尿管反流导致尿液（湿浊）滞留，细菌（热毒）滋生，湿浊热毒互结，久病反复感染，湿热蕴结膀胱，符合膀胱湿热证病机。湿热之邪久蕴下焦，损伤肾与膀胱。膀胱气化不利，则尿频、尿急、尿道涩痛；湿热阻滞下焦气机，气血瘀滞则舌暗、少腹胀痛；病久累及肾络，则腰痛；热盛则尿液混浊；湿热郁久化火，伤津耗液，腑气不通，则口干口苦、便秘；表证未解，湿热郁蒸，则发热恶寒；湿热化火，上扰清阳，则高热；舌红、苔黄厚腻、脉细数均为湿热内蕴之象。说明本病病位在肾、膀胱，病性属湿热。

中医辨证：膀胱湿热证。

治则：清热解毒，利湿通淋。

方药：清热通淋汤加减。金银花 30g，龙葵 15g，石韦 30g，柴胡 20g，半枝莲 30g，益母草 30g，地榆 30g，海金沙 15g（包煎），乌药 10g，益智仁 10g。7 剂。氨氯地平缓释片 10mg/ 次，1 次 /d。

二诊（9 月 10 日）：患者热退，尿频、尿灼热明显减轻，大便通畅。血压 135/85mmHg，体温 36.5℃，舌质暗红，苔微黄厚，脉细数。尿蛋白 2+，血尿素氮 9.0mmol/L，血肌酐 162.2μmol/L。证属湿热未净，上方去金银花加土茯苓 30g，佩兰 15g，白蔻仁 15g，7 剂。

三诊（9 月 17 日）：患者排尿无不适，小腹部已不胀痛，疲乏，食欲欠佳,口干舌燥,夜尿3~4次,舌质暗红,舌体胖嫩,苔薄白,脉细数。治疗后,患者证型转为脾肾气阴两虚,脉络瘀阻证,治以益气养阴,活血通络。益气健肾汤加减。生黄芪60g,当归15g,太子参15g,生地黄20g,女贞子15g,墨旱莲15g,益母草15g,红花10g,莪术15g,地榆20g,鸡内金15g,石韦30g,金樱子30g,煅牡蛎50g(先煎)。14剂。西药继服。

四诊(10月8日)患者精神、食欲俱增,夜尿减少,口不干渴,腰部困痛,舌质暗红,舌体稍胖,苔薄白,脉细数。原方加杜仲15g,续断15g。继服14剂。

五诊(11月15日):患者病情一直平稳,近2个月再未出现尿频、尿急、尿痛和发热等症状,自觉怕冷,喜热,复查尿蛋白阴性,血尿素氮7.50mmol/L,血肌酐136.0μmol/L,血压130/75mmHg,舌质暗红,舌体稍胖,苔薄白,脉沉细。由气阴两虚转变为脾肾阳虚兼血瘀证。因煎药不便,改用补阳健肾胶囊,6粒/次,3次/d。

随访(2011年11月20日):患者一直服用上述药物,两年多来病情一直稳定,精神食欲均好,排尿无不适,腰困,夜尿1~2次,血压正常,尿常规检查正常。

【按语】刘教授认为,本病病机主要为本虚标实。脾肾虚损为本,急性发作期以湿热为标,湿热解除后以脉络瘀阻为标。本例患者10余年间尿路感染反复发作,与患者久病体虚、膀胱湿热之邪留恋不净有关。刘教授用清热通淋汤先清除湿热后,紧接着采取益气养阴、活血通络法,进行标本兼治。两年多来患者病情一直保持稳定,说明中医辨证论治的优越性。

二十一、急性间质性肾炎医案

案64　急性间质性肾炎(热毒炽盛证)

谈某,女,49岁,2016年7月11日初诊。

患者于1个月前因接触农药后出现双手、颜面、背部等多部位皮疹、红肿、瘙痒不适,伴头痛身热,腰部酸痛,咽干口燥,小便黄赤,随即到当地医院就诊,给予抗过敏(具体药物及剂量不详)治疗后,皮损症状稍有缓解，但头痛身热、腰部酸痛、咽干口燥等不适未见减轻，遂来门诊就诊。症见：头痛身热，腰部酸痛，咽干口燥，伴双手、颜面、背部等部位皮肤斑疹隐隐，小便黄赤，大便秘结，舌质暗红，苔黄燥，脉数。化验：嗜酸性粒细胞 1.68×10^9/L，尿蛋白 2+，红细胞 3~5 个 /HP，血肌酐 228μmol/L，血尿素氮 12.6mmol/L。

西医诊断：急性间质性肾炎。

证候分析：热毒炽盛，燔灼营血，气血凝滞，阻隔经络，故见皮疹、红肿、高热、头痛、肌肉酸楚、关节疼痛；火热伤阴，津液被耗，故小便短赤；肠热津亏，故大便秘结；舌红、苔黄燥、脉数均为热象。

辨证：热毒炽盛证。

治则：清热解毒，凉血化斑。

方药：化斑汤加减。水牛角 50g（先煎），生石膏 30g（先煎），知母 10g，栀子 10g，黄芩 10g，黄连 10g，赤芍 15g，玄参 10g，连翘 12g，紫草 15g，小蓟 30g，地肤子 10g。7 剂。

二诊（7 月 18 日）：患者头痛身热、腰部酸痛、咽干口燥不适较前减轻，双手、颜面、背部等部位皮肤的斑疹开始消退，大便 2 次 /d，舌质红，苔微黄燥，脉弦数。上方去地肤子，继服 14 剂。

三诊（8 月 5 日）：患者自诉腰部偶有酸困不适，口干，双手、颜面、背部的皮肤斑疹已经消退，大便 2 次 /d。舌质红，苔薄黄，脉细数。上方取栀子 10g，黄芩 10g，黄连 10g，知母 10g，天花粉 10g，麦冬 10g，当归 10g，杜仲 20g。14 剂。

四诊（8 月 26 日）：近日患者因劳累后自觉全身疲乏不适，腰部酸困，复查血、尿常规及肾功能均在正常范围。舌质红，苔薄微黄，脉细微数。患者热毒已尽，肾脏虚损仍存，选益气健肾胶囊加减。黄芪 30g，太子参 10g，生地黄 15g，当归 10g，山药 15g，牡丹皮 10g，丹参 10g，益母草 15g，牛膝 10g，杜仲 15g，菟丝子 15g。14 剂。

五诊（9 月 9 日）：患者自诉已无明显不适症状，为巩固疗效，嘱患者继服益气健肾胶囊，5 粒 / 次，3 次 /d。

【按语】刘教授指出，本病以肾间质炎症和肾功能急剧下降为特征，归为中医“淋证”“尿血”“癃闭”或“肾风”范畴,核心病机为药毒内侵壅盛,灼伤肾络;热入营血,迫血妄行,致可见血尿、皮肤斑疹;热毒耗伤阴液,气化失司,导致水肿、少尿。化斑汤源自《温病条辨》,原方主治温病气血两燔之发斑,本案中刘教授在此基础上加减,侧重清热解毒、凉血化瘀、利尿通淋。方中水牛角清营凉血、解毒化斑,针对热毒深陷营血;生石膏清气分实热;知母、栀子、黄芩、黄连清三焦火热,兼燥湿解毒,紫草、赤芍凉血活血,解毒透疹,防热毒瘀结伤肾;玄参滋阴降火,防热伤阴液;连翘清热解毒,散结利尿,助湿热从尿出;小蓟凉血止血、利尿通淋;地肤子清热利湿止痒,针对湿热下注之尿血、水肿;赤芍活血,防凉血药过用致瘀,改善肾间质微循环。

二十二、慢性间质性肾炎医案

案 65　慢性间质性肾炎(脾肾阳虚,脉络瘀阻证)

谈某,男,43 岁,2014 年 6 月 10 日初诊。

患者尿频、尿急、尿不尽反复发作 5 年余。近半月来患者自觉全身疲乏无力、腰膝酸软、头晕耳鸣、纳差、小便不畅,双下肢水肿,为求中医治疗,遂来刘教授门诊。刻下症见:神情、精神差,舌质暗淡,舌体胖嫩有齿痕,苔白厚腻,脉沉细。血压 158/86mmHg。血红蛋白 96g/L。尿蛋白 2+,红细胞 3~6 个 /HP。

西医诊断:慢性间质性肾炎。

证候分析:患者久病致脾肾阳气虚损为其本证。脾阳虚衰,运化失司,故见纳差;肾阳虚衰,其蒸腾气化功能受削,则小便不利、下肢水肿;脾肾阳气虚损,清阳不升,髓海不充,则全身疲乏、腰膝酸软、头晕耳鸣。舌质暗、舌体胖嫩、边有齿痕、苔白厚腻、脉沉细为阳虚血瘀之候。说明本病病位在脾肾,病性属阳虚、血瘀。

辨证:脾肾阳虚,脉络瘀阻证。

治则:温肾健脾,活血通络。

方药:补阳健肾汤加减。黄芪 30g,附子 10g(先煎),肉桂 10g,熟地黄 15g,山茱萸 10g,山药 15g,茯苓 15g,白术 20g,牛膝 10g,牡丹皮 10g,泽泻 10g，车前子 30g（包煎），当归 10g。14 剂。缬沙坦 80mg/ 次，2 次 /d。

二诊（6 月 24 日）：患者自诉疲乏较前稍有缓解，腰膝酸软、头晕耳鸣明显减轻，双下肢水肿消退，小便偶有不畅，饮食佳。舌质淡红，舌体胖嫩有齿痕，苔白腻，脉沉细。上方继服 14 剂。西药继服。

三诊（7 月 15 日）：患者疲乏明显减轻，饮食增加，腰酸困，舌质淡红，舌体微胖，苔白，脉细。上方加续断 10g，杜仲 10g。14 剂。

四诊（7 月 29 日）：患者自诉无不适症状，舌质淡红，舌体微胖，苔白腻，脉沉细。予以补阳健肾胶囊、金水宝胶囊，西药降压及纠正贫血等对症治疗。嘱患者避风寒、保暖，按时监测血压、定期复查。

【按语】刘教授认为，本例中医病机为脾肾阳虚为本，脉络瘀阻为标实。刘教授采用补阳健肾汤以温补脾肾为核心，结合利湿活血，契合阳虚水停瘀阻之证。方中黄芪、白术补气健脾，助运化水湿；附子、肉桂温补肾阳，散寒通络，助气化；熟地黄、山茱萸、山药滋肾填精，阴中求阳；茯苓、泽泻、车前子利水渗湿，泄浊通淋；牛膝、牡丹皮、当归活血化瘀，引血下行，兼防温燥伤阴。整方体现了温阳与滋阴并用，“阴中求阳”，防燥热伤阴；补益与泄浊兼顾，补泻结合以恢复气化；活血以助水行，改善肾络瘀阻，契合“血水同病”理论等严密组方配伍的特点，取得了明显疗效。

案 66　慢性间质性肾炎（脾肾阳虚证，脉络瘀阻证）

贾某，女，45 岁，营业员，2008 年 11 月 8 日初诊。

患者尿频、尿急、尿不利反复发作已有 6~7 年，近月来疲乏无力，腰酸腿软，头晕耳鸣，腹胀纳差，夜尿次数尤多。检查：血压 150/90mmHg，面色㿠白，胫前凹陷性水肿，舌质暗，舌体胖大，边有齿痕，苔白厚，脉沉细。血红蛋白 92g/L，尿蛋白 +，红细胞 3~5 个 /HP，白细胞 5~9 个 /HP。尿培养：无细菌生长。

西医诊断：慢性间质性肾炎。

证候分析：患者久病，致脾肾阳气虚损为其本症。脾主运化，主四肢肌肉。脾阳虚衰，运化水谷精微及水湿之力减弱，故见腹胀纳差；水谷不化精微，气血生化乏源，肢体失于温养，则见疲乏无力。脾虚不能运化水湿，肾虚不能主水，水湿泛溢肌肤，故见胫前凹陷性水肿。腰为肾之府，肾主骨生髓，开窍于耳。肾阳不足，腰府失养，故见腰酸腿软；髓海失充，清窍失养，则见头晕耳鸣。肾司二便，阳虚气化无权，膀胱开阖失度，故见尿频、尿不利，尤以夜间阳衰时为甚，故夜尿次数增多。舌质暗是血行瘀滞，不能上荣于舌的直接征象；舌体胖大、边有齿痕、苔白厚为脾肾阳虚，水湿内盛之典型舌象。脉沉细主病在里，阳气虚弱，鼓动无力。说明本病病位在脾肾，病性属阳虚、血瘀。

中医辨证：脾肾阳虚，脉络瘀阻证。

治则：温肾健脾，活血脉络。

方药：八味肾气丸加减。黑附片 15g（先煎），肉桂 10g，熟地黄 15g，山茱萸 15g，炒山药 15g，牡丹皮 10g，茯苓 15g，泽泻 15g，炒白术 15g，怀牛膝 15g，地榆 20g，莪术 15g，益母草 15g。14 剂。缬沙坦，80mg/ 次，1 次 /d。

二诊（11 月 23 日）：患者精神、食欲增进，水肿消退。血压 140/85mmHg。面色萎黄，舌质暗红，舌体胖大，边有齿痕，苔白稍厚，脉沉细，上方加黄芪 60g，当归 15g。14 剂。西药继服。

三诊（12 月 12 日）：患者精神、食欲俱增，腰腿有力，夜尿减少，血红蛋白 106g/L，尿常规检查正常，尿比重 1.015。舌质淡红，舌体稍胖，苔白，脉沉细，继续原方加减治疗，14 剂。

四诊（2010 年 6 月 18 日）：患者无不适，并已上班工作，舌质淡红，舌体稍胖，苔白稍厚，脉沉细。予补阳健肾胶囊、金水宝胶囊，西药控制血压。嘱预防感冒，定期复查。

【按语】刘教授认为，慢性间质性肾炎病程久，病机主要与脾肾亏虚、湿热瘀毒内蕴相关，为本虚标实之证。本案辨证为脾肾阳虚、脉络瘀阻证，刘教授用八味肾气丸加减以温肾健脾，疏通脉络。方中黑附片、肉桂温补肾阳，助命门之火；熟地黄、山茱萸、炒山药滋补肾阴，阴中求阳；牡丹皮、茯苓、泽泻泻浊利湿，防滋腻；炒白术健脾燥湿，补益脾气；怀牛膝补肝肾，引药下行；地榆凉血止血，防湿热伤络；莪术、益母草活血化瘀，利水通络。全方实现了阴阳双补，即在温阳药（附、桂）基础上配熟地黄、山茱萸滋阴，体现“阴中求阳”；攻补兼施，即补肾健脾治本，佐以活血、利湿治标的配伍特点。

二十三、急性肾衰竭医案

案 67　急性肾衰竭(瘀血阻滞,气化失司证)

患者,男,34 岁,2020 年 6 月 28 日初诊。

患者腰痛 2 天,发现血肌酐升高 1 天。2 天前,患者外伤后出现腰部疼痛及周身乏力,遂来刘教授门诊。刻下症见:烦躁不安,少腹拘急,小便不利,口干饮水不多,无胸闷憋气,无恶心呕吐,双下肢不肿,纳尚可,尿少呈茶色,大便 2 天未解。舌质暗红,苔黄,脉弦细。查体:血压 124/88mmHg,左侧眼睑、腰部皮肤瘀青,双肾区无叩击痛,双下肢无水肿。尿蛋白 2+,红细胞 32 个 /HP,血肌酐 359.6μmol/L,血尿素氮 10.09mmol/L,尿酸 1 094.5μmol/L,肌酸激酶 3 065.0U/L,天冬氨酸转氨酶 43.8U/L,总胆红素 28.09μmol/L,余生化检查正常。超声检查示:双肾弥漫性病变,前列腺囊肿。腹部及腰 CT 检查未见异常。

西医诊断:急性肾衰竭,横纹肌溶解综合征。

证候分析:外伤损及肾府、伤及肾络,致肾气亏虚,气化、分清泌浊功能失常,故见少腹拘急、小便不利、尿浊茶色;肾阴亏损,阴阴不能上承,因而心火偏亢,扰乱心神,故见口干、烦躁不安。舌质暗红、苔黄、脉弦细为肾气、阴亏虚,脉络瘀阻之候。说明本病病位在肾,病性属虚、血瘀。

中医辨证:瘀血阻滞,气化失司证。

治则:活血化瘀,行气泄浊。

方药:桃核承气汤加减。桃仁 10g,大黄 6g,桂枝 9g,芒硝 9g,甘草 6g,当归 15g,川芎 12g,赤芍 20g,益母草 15g,白花蛇舌草 30g,茯苓 20g,车前草 30g。10 剂。

二诊(7 月 9 日):患者服药后,腰酸腰痛好转,周身乏力减轻,纳眠可,二便调。血肌酐 96.3μmol/L,血尿素氮 4.99mmol/L,尿酸 245.2μmol/L,肌酸激酶 255.0U/L,尿蛋白阴性,尿蛋白总量 0.05g。患者肾功能缓慢恢复,予复元活血汤加减。桃仁 10g,天花粉 10g,瓜蒌 15g,当归 15g,延胡索 15g,酒大黄 6g,红花 10g,益母草 15g,车前草 15g,枳壳 12g。14 剂。

三诊(7 月 28 日):患者无不适。复查尿常规、肝肾功能、尿酸、肌酸激酶均正常。

【按语】患者因暴力外伤，直接损及腰府、筋肉，导致肌肉（横纹肌）坏死，肌红蛋白等大量入血。此与中医“恶血”“衃血”留滞体内，痹阻肾络之病机高度吻合。《伤寒论》所言“下焦蓄血证”，以“少腹急结”“其人如狂”正与本例之少腹拘急、烦躁不安、小便不利、尿色茶褐、舌暗脉弦等症相应。瘀血阻滞，气化失司，清浊不分，故发为急性肾衰。初诊辨证为“瘀血阻滞，气化失司”，治以活血化瘀、通腑泄浊。刘教授选用攻下瘀热之桃核承气汤加减，方中桃仁、大黄配伍，活血逐瘀、导瘀热下行；芒硝软坚散结，助大黄通泄瘀浊；桂枝辛温通阳，既可防寒凉冰伏血瘀，又助膀胱气化；更加入当归、川芎、赤芍、益母草以增强养血活血、祛瘀通络之力；茯苓、车前草、白花蛇舌草利湿泄浊解毒，给邪以出路。甘草调和诸药，全方共奏破血下瘀、通腑利湿、恢复气化之功，使有形之瘀浊从下而解，故能迅速扭转病势，肾功能指标显著改善。二诊时，患者标实之瘀浊已去大半，主要矛盾由“攻逐瘀浊”转为“疏利余瘀、调理气血”。故更方为复元活血汤加减，重在活血祛瘀、疏肝通络，佐以行气利湿。此方活血而不峻猛，疏利而不伤正，契合疾病恢复期“疏其血气，令其调达”之旨，体现了中医治疗中病即止、动态调整的辨证思想。

案 68　急性肾衰竭（脾肾气虚，精气不固证）

谢某，男，41 岁，干部，2010 年 3 月 12 日初诊。

患者于 1 个月前因感冒发烧咳嗽，痰多，在当地医院被诊断为急性支气管感染，静脉输注头孢拉定后，突然出现发热，寒战，体温达 39℃，全身关节酸痛，腰背痛，尿少，涩痛不利，呈深褐色。急查嗜酸性粒细胞 1.23×10^9/L，尿蛋白 2+，红细胞满视野 /HP，血肌酐 512μmol/L，血尿素氮 11.5mmol/L。急转至某省级医院住院，经检查（具体不详）被诊断为急性间质性肾炎、急性肾衰竭，立即进行血液透析治疗，口服醋酸泼尼松，每日 30mg。2 周后病情明显好转，停透析后出院，患者要求中医治疗，来刘教授门诊。症见：疲乏无力，食欲缺乏，腰酸腿软，头昏耳鸣，夜尿多，检查：血压 135/75mmHg，面色萎黄，舌质淡红，苔白根厚，脉沉细。尿蛋白 +，红细胞 3~5 个 /HP，尿比重 1.008，尿渗透压 285mOsm/kgH_2O，血肌酐 165μmol/L。

西医诊断：急性肾衰竭。

证候分析：脾为后天之本，主运化水谷精微，肾为先天之本，主藏精、司二便。药毒侵犯肾脏，肾气受损，气化失常，"腰为肾之府"，故腰酸腿软、夜尿多；肾气虚则封藏失职，精关不固导致精微津液丢失；药毒伤及脾气，则水谷运化功能失司，故见神疲乏力、食欲缺乏；肾虚髓海不充，则头晕耳鸣；舌质淡红、苔白根厚、脉沉细，均为脾肾气虚之象。说明其病位在脾气、肾气，病性属虚。

中医辨证：脾肾气虚，精气不固。

治则：益气健脾，补肾固摄。

方药：补阳健肾汤加减。黄芪 90g，当归 15g，潞党参 15g，仙茅 15g，山药 30g，盐锁阳 15g，巴戟天 15g，菟丝子 15g，女贞子 15g，芡实 30g，金樱子 30g，莪术 15g。14 剂。醋酸泼尼松每 2 周递减 5mg。

二诊（3 月 26 日）：患者精神、食欲俱增，腰酸腿软、头昏耳鸣、夜尿多均有减轻，面色稍带红润，舌质淡红，苔白稍厚，脉沉细。尿常规检查正常。继以原方加减治疗。14 剂。

三诊（4 月 5 日）：患者诸症悉减，夜尿 1~2 次，复查血、尿常规，肾功能、尿白蛋白、β2 微球蛋白均恢复至正常范围醋酸泼尼松减至 1 片，予补阳健肾胶囊，6 粒 / 次，3 次 /d；金水宝胶囊，5 粒 / 次，3 次 /d，巩固治疗。

【按语】急性间质性肾炎起病急骤，病情危重，在祛除病因的前提下，血液透析是非常有效的急救措施。本例患者是由于静脉输注头孢拉定过敏引起的急性肾小管功能损害，通过及时血液透析和抗过敏治疗，病情得以控制，肾小管功能得到修复，这是西医的优势。但急性肾损伤导致的全身脏腑功能虚损，尚未得到修复，所以患者还有许多症状未解除，刘教授通过补阳健肾汤等随证调理脾肾，恢复元气，正是中医的优势。两者优势互补，正是中西医结合的优势所在。

二十四、肾小管性酸中毒医案

案 69　肾小管性酸中毒（脾肾阳虚，水湿阻滞证）

赵某，女，43 岁。2013 年 4 月 16 日初诊。

患者近1个月来自觉全身困乏、怕冷，偶有心慌气短，腹胀、纳差、不思饮食，腰膝酸软、四肢萎软，多尿、夜间为甚。既往慢性肾小球肾炎病史。为求中医治疗，就诊于刘教授门诊。症见：神清，精神差，面色㿠白，双下肢凹陷性水肿，舌质淡，舌体胖大有齿痕，苔白腻，脉细弱。化验：尿蛋白2+，血肌酐172μmol/L，血尿素氮8.6mmol/L，二氧化碳结合力17.4mmol/L，血尿酸552μmol/L，钾离子5.66mmol/L，钙离子2.11mmol/L。

西医诊断：肾小管性酸中毒。

证候分析：脾肾阳气虚衰，水谷运化失职、气化功能失常，致水湿内停，泛溢肌肤，故见双下肢凹陷性水肿；水湿蕴阻中焦脾胃，故腹胀、纳差、不思饮食；湿浊困脾，清阳不升，浊阴不降，机体失养，故全身困乏、四肢萎软；肾阳虚衰，不能正常温煦机体，故怕冷、腰膝酸软；固摄无力，故夜尿频多；面色㿠白、舌质淡、舌体胖大有齿痕、苔白腻、脉细弱，均为阳气不足，水湿内聚之候。说明病位在脾、肾，病性属水湿阻滞。

辨证：脾肾阳虚，水湿阻滞证。

治则：温肾健脾，利水化湿。

方药：右归丸加减。黄芪30g，熟地黄15g，制附子10g（先煎），肉桂4g（研细冲服），茯苓20g，山药20g，山茱萸15g，菟丝子15g，枸杞子15g，白术20g，杜仲15g，陈皮10g，佩兰10g。7剂。金水宝胶囊，5粒/次，3次/d。碳酸氢钠片，1片/次，3次/d。

二诊（4月23日）：患者全身困乏稍有缓解，腹胀、纳差不适减轻，腰膝酸软、四肢萎软，全身怕冷较前有所改善。尿蛋白+，肌酐142μmol/L，血尿素氮9.6mmol/L，尿酸352μmol/L，二氧化碳结合力19.3mmol/L，血钾4.89mmol/L。上方黄芪加至60g，续断15g，党参15g。14剂。

三诊（5月10日）：腹胀、纳差症状消失，饮食增进，四肢萎软、全身怕冷也明显减轻，舌质淡红，舌体微胖、苔白、脉细数。上方继服，14剂。

四诊（5月25日）：患者精神佳，饮食及睡眠尚可，四肢偶有怕冷不适，舌质淡红，舌体微胖、苔薄白、脉细数。上方加锁阳30g，淫羊藿15g，巴戟天10g。14剂。

五诊（6月11日）：患者精神佳，无特殊不适。复查尿常规正常，血肌酐 136μmol/L，血尿素氮 6.9mmol/L，尿酸 435μmol/L，二氧化碳结合力 21.8mmol/L，血钾 3.87mmol/L，血钙 2.26mmol/L。为巩固疗效，嘱患者继服上方 14 剂，停碳酸氢钠片。金水宝胶囊 6 粒 / 次，3 次 /d。

【按语】Ⅳ型肾小管性酸中毒以高血钾、代谢性酸中毒为特征，中医归属“虚劳”“水肿”“消渴”等范畴。本案例辨证属脾肾阳虚，水湿阻滞。刘教授选用右归丸加减以温补脾肾，化湿利水，兼以益气固本。方中制附子、肉桂大辛大热，温补肾阳，助命门之火以化气行水；熟地黄、山茱萸、枸杞子、菟丝子滋肾填精，阴中求阳，契合“善补阳者，必于阴中求阳”之旨；杜仲补肝肾，助阳气升发。诸药共司温补肾阳、填精益髓之功。黄芪、白术、山药健脾益气，助运化水湿，黄芪兼可升阳利水；茯苓、陈皮、佩兰、茯苓健脾利湿；陈皮理气化湿，佩兰芳香醒脾，合而化解湿浊阻滞。诸药合用，共奏健脾益气、利水渗湿之功。刘教授以右归丸为基础，融合健脾化湿之品，补而不滞，温而不燥，契合脾肾阳虚、水湿阻滞之病机，为Ⅳ型肾小管性酸中毒的中医调治提供了新思路。

案 70　Ⅳ型肾小管性酸中毒（脾肾阳虚，水毒蕴结证）

冯某，女，47 岁，干部，2010 年 4 月 20 日初诊。

患者确诊慢性肾盂肾炎已 8 年余，曾住院治疗数次，近 2 个月来明显疲乏无力，不思饮食，腹胀恶心，四肢酸痛，怕冷，腰酸腿软，有时心慌气短，夜尿 4~5 次，近一周以来，卧床不起。检查：血压 128/80mmHg，面色萎黄，舌质淡，舌体胖大，边有齿痕，苔白厚腻，脉弦细微数，胫前压迹。尿蛋白 +，血红蛋白 108g/L，血尿素氮 9.8mmol/L，血肌酐 158.2μmol/L，尿酸 538μmol/L，二氧化碳结合力 18.2mmol/L，钾离子 5.71mmol/L。

西医诊断：Ⅳ型肾小管性酸中毒。

证候分析：久病必虚，终致脾肾阳气虚衰，运化失司，气化不利，水湿内停，故下肢水肿、胫前压迹；湿浊内蕴，阻滞中焦脾胃，水谷运化无力，气机升降失常，清阳不升，浊阴不降，胃气上逆，故患者自觉腹胀恶心、不思饮食、体倦乏力；肾阳气虚衰，不能正常温煦肌肉四肢，故怕冷、腰酸腿软；真阳亏虚，固摄无力，故夜尿频多；阳虚为气虚之极，故有时心慌气短。面色萎黄、舌质淡、舌体胖大、边有齿痕、苔白厚腻、脉弦细微数，均为阳气不足、湿浊蕴结之候。说明病位在脾、肾，病性属水毒湿浊。

中医辨证：脾肾阳虚，水毒蕴结证。

治则：温肾健脾，利湿化浊。

方药：右归丸加味。熟地黄 20g，山茱萸 10g，山药 30g，炒白术 15g，茯苓 30g，炮附子 15g（先煎），肉桂 5g（研细冲服），陈皮 10g，姜半夏 10g，生姜 15g，煅牡蛎 50g（先煎），7 剂。口服大黄苏打片，3 片，3 次 /d。骨化三醇，1 粒 / 次，1 次 /d。

二诊（4 月 28 日）：患者精神、食欲增进，已不恶心，全身困痛减轻，白日尿量增多。血压 186/78mmHg，面色萎黄，舌质淡，舌体胖大，边有齿痕，苔白厚腻，脉弦细微数，下肢（阴性）。原方去陈皮、姜半夏，减茯苓为 15g，继服 7 剂。西药继服。

三诊（5 月 7 日）：患者精神、食欲增进，已能下地活动，复查示尿比重 1.015，pH 值 6.0，尿蛋白 +，二氧化碳结合力 20.5mmol/L，尿氨 98mmol/L，血钙 2.0mmol/L，血钾 4.77mmol/L。血压 135/78mmHg，面色稍带红色，舌质淡红，舌体稍胖，苔白稍厚，脉弦细。原方加黄芪 90g，当归 15g，炮附子 20g（先煎）。14 剂。金水宝胶囊，5 粒 / 次，3 次 /d。原西药继服。

四诊（5 月 22 日）：患者已上班工作，精神尚好，食欲正常，夜尿 1~2 次。尿常规检查正常，血尿素氮 5.8mmol/L，血肌酐 128.0μmol/L，二氧化碳结合力 21.8mmol/L，血钾 4.47mmol/L，舌质淡红，舌体稍胖，苔白，脉弦细。上方 14 剂。金水宝胶囊，5 粒 / 次，3 次 /d。停服大黄苏打片、骨化三醇。

【按语】刘教授指出，本病脾肾阳虚为本，水毒（水湿潴留）、酸毒（酸中毒）、钾毒为标。刘教授选用右归丸为温补脾肾阳气基础方，加味诸药兼顾健脾的同时，利水毒、排钾毒、解酸毒。方中炮附子、肉桂温补命门之火，助阳化气行水；熟地黄、山茱萸、山药滋补肾精，阴中求阳，填补肾气亏虚；炒白术、茯苓健脾渗湿，助运化水毒，茯苓重用 30g 以增强利尿之力并排钾；陈皮、姜半夏、生姜合为“二陈汤”框架，化痰湿、和胃降逆，生姜兼解附子毒；煅牡蛎固摄精微，兼吸附水毒，中和酸中毒。此般组方凸显附子与熟地黄“补火生土”思想；重用煅牡蛎，既固摄又吸附毒素，契合“水毒”病机。

二十五、慢性肾功能不全医案

案 71　慢性肾脏病 5 期(脾肾两虚,脉络瘀阻,浊毒内蕴证)

张某,女,42 岁,工人,2014 年 5 月 17 日初诊。

主诉:血压升高 10 年;疲乏无力,纳差,腰膝酸软 2 年余;加重伴恶心、呕吐 1 周。

患者 10 年前发现血压升高,长期口服降压药治疗,血压控制情况不详。2 年前发现血肌酐升高(180μmol/L),并逐渐出现腰膝酸软、周身乏力、食欲减退等症状。1 周来,上述症状加重,且出现胃脘部闷胀不适、时有恶心呕吐、大便秘结,伴口干、口苦。为求系统治疗,遂来就诊。刻下症见:周身无力,嗜睡,胃脘闷胀,纳呆,时有呕吐,便秘,口干、口苦。舌质暗淡,苔白厚腻,舌体胖大,脉沉弱。血压:140/70mmHg,尿蛋白 2+,红细胞 0~5 个 /HP,血红蛋白 92g/L,血肌酐 596μmol/L,血尿素氮 26.37mmol/L。自服苯磺酸氨氯地平,1 片 / 次,1 次 /d;琥珀酸美托洛尔缓释片,47.5mg/ 次,1 次 /d。

西医诊断:慢性肾脏病 5 期。

证候分析:患者病久正虚,渐致脾肾两虚,发展为虚劳。脾虚运化失司,水湿内停,肾虚气化不利,湿浊内蕴,日久必化浊毒,脉络瘀阻;脾虚气血不足,机体失养而周身无力,嗜睡;湿浊阻滞中焦,则胃脘闷而不适,纳呆,时有呕吐;浊毒化热伤阴,肠道失司,故见便秘;舌质暗淡,苔白厚腻,脉沉弱均为脾肾两虚,浊毒内蕴之候。本症病位在脾肾,病性属气 / 阳虚、血瘀浊毒。

中医辨证:脾肾两虚,脉络瘀阻,浊毒内蕴证。

治则:健脾益肾,活血通络,除湿降浊。

选方:温阳甘露饮加减。黄芪 30g,熟地黄 15g,茵陈 15g,黄芩 15g,枇杷叶 15g,枳壳 15g,石斛 20g,麦冬 15g,砂仁 15g,半夏 15g,陈皮 15g,枳实 10g,厚朴 15g,炙大黄 10g,桃仁 15g,丹参 20g,柴胡 20g,甘草 15g。14 剂。降压药继服。

二诊（6月1日）：自述胃部胀满，无食欲，乏力，时有呕吐，大便日1次，舌苔厚腻。血肌酐572.3μmol/L，血红蛋白83g/L，血压130/80mmHg。目前证候说明浊毒未去，仍阻滞中焦；乏力仍存，正气未复。故治应强脾胃，降逆止呕消食，补益气血。选方橘皮竹茹汤加减。橘皮15g，半夏20g，竹茹15g，麦冬15g，枳壳15g，砂仁15g，茯苓15g，鸡内金15g，麦芽30g，神曲15g，山楂15g，炙大黄10g，生姜15g，当归20g，何首乌15g，黄芪30g，太子参20g，甘草15g。7剂。

三诊（6月10日）：自觉恶心、乏力减轻，食欲增加，睡眠不佳，舌质红、苔白，脉沉。血肌酐544.6μmol/L，血红蛋白87g/L，血压132/78mmHg。目前证候说明脾气得健，水谷精微得以化生，水湿之邪得以运化。上方去山楂、生姜，加茯神15g，桃仁15g，川芎15g，丹参15g。14剂。降压药继服。

四诊（6月28日）：睡眠转好，乏力、恶心，食欲缺乏好转，大便1~2次/d。舌苔薄，脉沉。血压138/80mmHg。血肌酐479.2μmol/L，血红蛋白89g/L。上方加陈皮15g，14剂。降压药继服。

五诊（7月10日）：诸症俱好转。复查血肌酐420.6μmol/L，血尿素氮23.5mmol/L，病情好转，上方去橘皮、半夏、竹茹、神曲，继服28剂。

六诊（8月15日）：患者自觉仍乏力，余无明显不适，复查尿蛋白 ±，尿蛋白总量0.97g，血肌酐433.4μmol/L，血红蛋白92.0g。上方加黄芪至60g，继服3个月。定期复查血尿常规、血生化。

【按语】刘教授认为，慢性肾脏病5期的中医病机错综复杂，脾肾本虚与瘀、湿、毒标交织，故治疗需动态权衡标本缓急，结合个体差异辨证施治。本案一诊方，黄芪、熟地黄补气健脾，滋肾填精，共奏脾肾双补之效；茵陈、黄芩、枇杷叶利湿、燥湿、降肺胃浊气，合解浊毒上逆；石斛、麦冬养阴生津以防燥湿药伤阴；砂仁、半夏、陈皮醒脾化湿，化痰降逆，助脾胃运化。枳实、厚朴、炙大黄通腑泄浊；桃仁、丹参、柴胡活血行气化瘀，共解脉络瘀阻。甘草补脾益气、调和诸药。全方融合补脾肾、化瘀毒、通腑降浊之法，针对本病脾肾衰败，湿、浊、瘀互结的核心病机，体现了“标本兼顾、整体治理”的思维。

案 72 慢性肾脏病 3 期(脾肾阳虚,水毒湿浊证)

冯某,男,46 岁,干部,2008 年 5 月 23 日初诊。

患者被确诊为慢性肾炎已 5 年余,未进行系统治疗。就诊时体倦乏力,食欲缺乏,稍受风寒即感冒,怕冷,夜尿多,面色萎黄少华,面部及下肢水肿,舌淡白,舌体胖大,边有齿痕,舌根部苔白厚,脉沉细。血压:148/90mmHg。尿蛋白 2+,血肌酐 216μmol/L,血尿素氮 18.5mmol/L,血红蛋白 98.0g/L,肌酐清除率 46ml/min。

西医诊断:慢性肾脏病 3 期。

证候分析:患者脾肾阳衰,气化、运化失司,水湿泛溢,故面部及下肢水肿;湿浊阻于中焦,脾胃运化功能失常,气机失调,清阳不升,浊阴不降,故食欲缺乏、体倦乏力;阳气亏虚,卫外不固,风寒之邪乘虚而入,故稍受风寒即感冒;阳气虚衰,不能正常温煦机体,故怕冷;固摄无力,故夜尿频多;面色少华、舌质淡白、舌体胖大、边有齿痕、舌根部苔白厚、脉沉细,均为阳气不足之候。说明病位在脾、肾,病性属水毒湿浊。

辨证:脾肾阳虚,水毒湿浊证。

治则:温肾健脾,泄浊通络。

方药:真武汤加味。黑附片 15g(先煎半小时),茯苓 15g,白芍 15g,炒白术 20g,官桂 10g,生姜 15g,莪术 15g,黄芪 60g,当归 15g,酒大黄 10g,红花 15g,煅牡蛎 50g(先煎)。14 剂。配合西药降压、纠正贫血、补钙。

二诊(6 月 10 日):患者精神、食欲俱增,怕冷,夜尿多亦有改善,舌淡红,舌体胖大,边有齿痕,苔根部白厚,脉沉弦细。血压 140/85mmHg。尿蛋白 2+,原方加黑附片至 30g(先煎 1 小时),加黄芪至 90g。14 剂。金水宝胶囊,5 粒 / 次,3 次 /d。

三诊(6 月 25 日):患者精神、食欲均好,治疗以来未发生感冒,舌淡红,舌体稍胖大,苔白,脉沉弦细。血压 135/76mmHg,尿蛋白 +,肌酐 156μmol/L,血尿素氮 10.5mmol/L,血红蛋白 102.0g/L。上方继服 2 个月。

随访(2009 年 2 月 26 日):患者病情一直稳定,冬季亦不易感冒,一直上班,复查尿蛋白阴性,肌酐 101μmol/L,血尿素氮 8.5mmol/L,血红蛋白 112.0g/L。

【按语】刘教授指出，脾肾阳衰是慢性肾功能不全的病机根本，湿浊、血瘀既是病理代谢产物，又是肾功能进行性减退的病理因素。基于“治病求本，标本兼治”“急则治标，缓则治本”，本案中，刘教授以真武汤温补脾肾之阳为核心，结合泄浊、化瘀、扶正三法，针对患者“脾肾阳虚为本、水毒湿浊为标”的病机特点，体现“温通并举、攻补兼施”的辨治思路，符合中医“开鬼门、洁净府、去菀陈莝”的治疗原则。

方中黑附片大辛大热，温肾阳、助气化，散寒除湿；茯苓、炒白术健脾渗湿，助运化水湿；白芍敛阴和营，防附子燥烈伤阴；生姜温散水气，助附子温阳，和胃降逆；官桂补命门之火，助附子温肾阳，化气行水，共奏温阳利水之功。酒大黄泻浊解毒，活血通腑，使浊邪从大便而出；煅牡蛎吸附毒素，软坚散结，兼固摄精微（防蛋白流失）；莪术、红花活血化瘀，通络消癥，改善肾络瘀阻；此类秉承泄浊解毒通络之责。黄芪大补脾肺之气，利水消肿，增强免疫（减少蛋白尿）；当归养血活血，与黄芪配伍补虚兼化瘀，共起益气养血扶正作用。

案 73　慢性肾脏病 3 期（脾肾阳虚，水毒湿浊证）

董某，男，52 岁，工人，2008 年 3 月 15 日初诊。

主诉：疲乏无力，纳差腹胀，尿少腿肿 7 年余。感冒后加重 2 周。

患者于 7 年前，因感冒后出现眼睑及双下肢水肿，尿蛋白：2+，当时肾功正常、血压正常，在当地医院住院被诊断为慢性肾炎，给予对症治疗后症状缓解，尿蛋白 +，出院。后患者多有乏力、怕冷、易感冒及间断双下肢水肿等不适症状，但再未引起注意，未进一步治疗。本次入院前 2 周，仍因感冒，上述症状加重，为求进一步诊治，就诊于刘教授门诊。刻下症见：自述疲乏无力、四肢冰冷，腰酸困，不思饮食，时有恶心，查体面色萎黄少华，双下肢凹陷性水肿。舌质淡白，舌体胖大，边有齿痕，苔白厚，脉沉无力。血压：158/90mmHg。尿蛋白 2+，血肌酐 373μmol/L，血尿素氮 27.06mmol/L，肌酐清除率 52ml/min，血红蛋白 94.0g/L。

西医诊断：慢性肾脏病 3 期。

证候分析：脾肾阳气虚衰，水谷运化失职、气化功能失常，致水湿内停，泛溢肌肤，故见双下肢凹陷性水肿；湿浊阻于中焦，胃气上逆，故时有恶心、不思饮食;湿浊困脾,清阳不升,浊阴不降,故自觉全身疲乏无力;肾阳虚衰,温煦作用失司,则四肢冰冷、腰酸困;面色萎黄、舌质淡白、舌体胖大、边有齿痕、苔白厚、脉沉无力,均为阳气不足之候。说明病位在脾、肾,病性属水毒湿浊。

辨证:脾肾阳虚,水毒湿浊证。

治则:温肾健脾,通络泄浊。

方药:温肾健脾泄浊汤加减。黑附片30g(先煎),茯苓30g,山萸肉15g,炒白术30g,酒大黄10g,肉桂15g,干姜15g,莪术15g,红花10g,车前子30g(包煎),泽泻15g,煅牡蛎50g,水蛭粉3g(冲服)。14剂。配合西药降压、纠正贫血、补钙。

二诊(3月29日):患者服药后尿量增多,水肿明显减轻,腹部已不胀,精神稍振,食欲增进,稀便,1日2次,舌淡红,舌体胖大,边有齿痕,苔白厚,脉沉弦细,双下肢凹陷性水肿。血压140/80mmHg,尿蛋白2+。原方去车前子,加黄芪60g,当归15g,继服14剂。

三诊(4月15日):患者水肿全消,精神食欲俱增,舌淡红,舌体稍胖,苔白微厚,脉沉弦。血压135/75mmHg,尿常规检查示尿蛋白+,血肌酐305μmol/L,血尿素氮21.06mmol/L,血红蛋白94.8g/L。原方去泽泻,茯苓减量为15g,继服14剂。

四诊(4月29日):患者精神、食欲均恢复正常,能做一些日常工作,舌淡红胖大,苔白厚,脉沉弦。血压135/75mmHg。尿蛋白阴性,肌酐186μmol/L,尿素氮12.9mmol/L,血红蛋白102g/L。继服原方加减调治。

随访(2009年3月13日):患者一直服用原方加减治疗14个月,病情明显好转,精神、食欲均正常,能从事日常工作,多次复查,尿蛋白阴性,肌酐波动于102~132μmol/L,嘱其按原方隔日1剂,巩固治疗3个月。

【按语】刘教授温肾健脾泄浊汤临床应用多年,疗效显著,尤其对早期慢性肾衰竭患者具有抑制病情进展、延缓肾功能恶化及提高生存质量的功效。本例患者经1年余治疗,尿蛋白转阴,血肌酐明显下降,生活质量完全改善。方中黑附片具补火助阳之功效,能上助心阳,中温脾阳,下补肾阳,对心脾肾阳虚诸症尤为适宜,立为君药。大辛大热之附子配苦寒泻下之酒大黄及煅牡蛎温阳通络，通腑泄浊，使浊毒从下而解；附子配肉桂、干姜，相须为用，既温肾壮阳，又兼暖脾土。附子配山萸肉，温阳而不伤阴，益阴而不留邪。附子配茯苓、白术，泽泻、车前子温肾健脾利水，起到标本兼治的效果。附子与水蛭、莪术、红花相配，发挥温通经络，逐瘀消癥作用，有效改善肾脏微循环。

案74　慢性肾脏病4期（脾肾阳虚，湿浊蕴结，脉络瘀阻证）

翟某，女，61岁，家庭妇女，2003年11月15日初诊。

患者患高血压病30多年，血肌酐、尿素氮升高已有8年余，视力减退，卧床不起半年，一直未系统治疗，拒绝血液透析。为寻中医治疗来刘教授门诊。刻下见：自述倦怠无力，少气懒言，食欲缺乏，恶心呕吐，怕冷，腰酸腿软，夜尿多。面色㿠白，舌质暗淡，舌体胖大，边有齿痕，苔白厚，脉沉弦细。血压：162/90mmHg。尿蛋白+。血肌酐586μmol/L，血尿素氮15.5mmol/L，血红蛋白85.0g/L，肌酐清除率28ml/min。眼科检查为高血压眼底。彩色多普勒超声示：右肾85mm×50mm，左肾78mm×48mm。

西医诊断：慢性肾脏病4期。

证候分析：患者久病（高血压30年，肾功能异常8年）及肾，肾阳亏虚，火不暖土，导致脾阳亦虚。脾阳虚衰，水谷运化失职，故食欲缺乏；气血化身不足，则倦怠无力、卧床不起、少气懒言；湿浊内盛，胃失和降，胃气上逆，则恶心呕吐；肾阳虚衰，腰府失养则腰酸腿软；气化无权，水液代谢失常，则夜尿多，阳虚不能温煦，故畏寒肢冷。面色㿠白、舌质暗淡、舌体胖大、边有齿痕、苔白厚、脉沉弦细弱均为阳虚、浊毒内蕴、脉络瘀阻之候。说明病位在脾、肾，病性属阳虚、湿浊、血瘀。

中医辨证：脾肾阳虚，湿浊蕴结，脉络瘀阻证。

治则：温肾健脾，泄浊通络。

方药：真武汤加味。黑附片15g（先煎半小时），茯苓15g，白芍15g，炒白术20g，陈皮15g，清半夏10g，肉桂10g，生姜15g，竹茹10g，酒大黄10g，红花15g，煅牡蛎50g，（先煎）。水煎2次兑匀，分3次温服，14剂。蛭龙通络胶囊，6粒/次，3次/d，冲服。配合西药降压、纠正贫血、补钙。

二诊（12月2日）：患者恶心明显减轻，已不呕吐，能少量进食，大便通畅，舌脉同前，继以原方去清半夏、竹茹，加党参 30g。

三诊（12 月 18 日）：患者精神、食欲俱增，能起床烧热牛奶，夜尿减少，面色㿠白无华，舌淡白，舌体胖大，边有齿痕，苔白稍厚，脉沉弦细，血压 138/80mmHg。患者仍为脾肾阳虚证，湿浊蕴结已明显消除。故仍宗真武汤加减。黄芪 50g，当归 15g，黑附片 30g（先煎 1 小时），肉桂 10g，茯苓 15g，白芍 15g，炒白术 20g，生姜 15g，酒大黄 10g，红花 15g，煅牡蛎 50g（先煎）。水煎 2 次兑匀，分 3 次温服，14 剂。蛭龙通络胶囊，6 粒 / 次，3 次 /d，冲服。

四诊（2005 年 4 月 25 日）：患者经上法调治后，精神、食欲俱增，体重也有增加，能做家务。尿蛋白 ±~+，肌酐 258.5~325μmol/L，血尿素氮 10~12.3mmol/L，血红蛋白 121.0g/L。因患者长期熬中药不便，改服补阳健肾胶囊 + 蛭龙通络胶囊，各 6 粒 / 次，3 次 /d，冲服。配合西药降压、纠正贫血、补钙。病情一直维持稳定。

2011 年 1 月 24 日，家属来诉，患者因重症肺炎，抢救无效于一周前病故。

【按语】本案为慢性肾脏病 4 期重症，患者年高久病，脾肾阳气衰惫，湿浊内蕴，瘀阻络脉，本虚标实，病情危笃。刘教授辨证精准，以“温肾健脾、泄浊通络”为法，以真武汤为底方，融温阳、化浊、通络、降逆于一炉，分期论治，终使危候得安，疗效显著。首诊紧扣“脾肾阳虚、湿浊上逆”之急，以真武汤温阳利水，合陈皮、半夏、竹茹和胃降逆止呕，佐酒大黄、煅牡蛎通腑泄浊解毒，红花活血通络，更以蛭龙通络胶囊增强化瘀通络之力。方证契合，故二诊呕恶即平，胃气来复。三诊见湿浊渐化，正气未充，遂去降逆之品，转加重用附子至 30 克，并增入黄芪、当归，意在峻补元阳，益气生血，扶正为主，兼以泄浊。此举深合“缓则治其本”之旨，患者精神、食欲、体力得以显著改善，肾功能指标亦见好转。

本案治验启示：一者，寓通于补，于温补脾肾之中，不忘通腑泄浊、活血通络，使补而不滞，邪有出路；二者，分期论治，初以和胃降逆、通腑泄浊缓解标急，继以温阳益气固护根本，层次分明；三者，重剂起沉疴，面对阴阳衰败之重症，敢用、善用附子等温阳重剂，配伍得当，煎服得法，以撼动病根；四者，守方缓图，既辨证准确，则守法守方，随症微调，以汤剂扭转病势，后以胶囊剂型便于长期维持，体现慢性病管理智慧；五者，衷中参西，在中医辨证论治主体框架下，合理配合降压、纠正贫血等西医对症支持治疗，取长补短，共同维系患者生命质量与病程稳定。本案充分展示了中医药在治疗慢性肾功能衰竭晚期、延缓疾病进程、改善生活质量方面的独特优势与潜力。

案 75　慢性肾脏病 3 期（脾肾气虚，湿浊血瘀证）

郭某，男，58 岁，干部，2010 年 8 月 16 日初诊。

患者高血压病病史 10 余年，发现血肌酐升高 3 年，头昏脑涨，头脑不清楚，记忆力减退，视力下降，夜尿多，已半年余。平素喜欢饮酒、吃肉，身体肥胖，患者一直接受西医治疗，病情时好时坏。本次就诊前 2 周，因劳累症状加重，遂来刘教授门诊。刻下症见：自述疲乏无力，怕冷，腰酸困不适，头昏，视力下降，食欲不佳，夜尿多，双下肢水肿。检查：血压 180/95mmHg，舌质暗红，舌体胖嫩，苔薄白，脉弦有力，胫前压迹。尿蛋白 2+，尿蛋白总量 1.25g，血红蛋白 118g/L，血肌酐 136.2μmol/L，尿素氮 8.2mmol/L，肌酐清除率 48.79ml/min，总蛋白 81.3g/L，白蛋白 31.6g/L。

西医诊断：慢性肾脏病 3 期。

证候分析：脾主运化，肾主水液，脾肾气虚，运化失职，气化失常，水液潴留，故面浮肢肿；肾气虚，推动无力，不能温煦肌肤，腰府失养，故畏寒肢冷、腰酸困；脾虚失健运，水谷运化失司，营血不足，故食欲不佳、疲乏无力；肾藏精，精生髓，髓充脑。肾虚精亏则髓海不足，症见头晕、记忆力减退、视物模糊。舌质暗红为血瘀之象，舌体胖嫩、苔薄白、脉弦有力皆为阳虚水聚之候。说明病位在脾、肾，病性属气虚、湿浊、血瘀。

辨证：脾肾气虚，湿浊血瘀证。

治则：健脾益肾，利湿活血。

方药：实脾饮合桃红四物汤加减。茯苓 30g，白术 30g，厚朴 15g，炒苍术 15g，泽泻 15g，桃仁 15g，红花 10g，当归 15g，赤芍 15g，地龙 15g，14 剂。氯沙坦钾 50mg/ 次，1 次 /d；非洛地平缓释片 10mg/ 次，1 次 /d。

二诊（9 月 2 日）：患者水肿消退，头昏脑涨减轻，检查：血压 165/95mmHg，尿蛋白 2+，舌质暗红，苔白厚，脉弦有力。原方 14 剂。西药继服。

三诊(9 月 20 日):患者无明显不适,舌质暗红,苔白稍厚,脉弦细。血压 150/90mmHg,尿蛋白 +,尿蛋白总量 0.92g,血肌酐 116.2μmol/L,血尿素氮 9.2mmol/L。原方 28 剂。西药继服。

四诊(10 月 22 日):患者病情稳定,无明显症状,舌质淡红,苔白,脉弦有力。血压 135/85mmHg,尿常规检查正常,尿蛋白总量 0.12g,血肌酐 105.4μmol/L,血尿素氮 7.6mmol/L。上方去厚朴,加生黄芪 60g,女贞子 15g,防风 10g,苦丁茶 15g,连服 2 个月。

五诊(2011 年 5 月 12 日):病情稳定,无明显不适。舌质淡红,舌体胖嫩,苔薄白,脉弦有力,血压正常,复查尿蛋白示阴性,尿蛋白总量 0.12g,血红蛋白 114.2g/L,血肌酐 102.0μmol/L,血尿素氮 8.6mmol/L。予益气健肾胶囊,4 粒 / 次,3 次 /d,西药降压药继服。嘱低盐、低脂饮食。

【按语】本案属本虚标实,以脾肾气虚为本,湿浊血瘀为标,"气虚、湿浊、血瘀"为核心病机。为此,刘教授选用实脾饮合桃红四物汤加减,以契合"虚、湿、瘀"核心病机。配伍中,茯苓、白术健脾渗湿,助运化以治本;厚朴、炒苍术燥湿行气,宽中除满,解湿浊困脾之胀闷;泽泻利水渗湿,导湿浊从下焦而出,共奏健脾化湿,行气利水之功。桃仁、红花破血逐瘀,改善肾络瘀阻;当归、赤芍养血活血,防祛瘀伤正;地龙属虫类药以通络,增强化瘀之力,针对久病入络。诸药起到活血化瘀,通络消癥功效。仔细探究,此处配方的严谨之处在于:刘教授未用实脾饮原方中的附子、干姜,说明本证以气虚湿瘀为主,阳虚不显;同时也去掉了桃红四物汤中的熟地黄(防滋腻助湿)、川芎(防辛燥伤阴),仅保留赤芍、当归,兼顾养血与活血。分析本例患者整个加减治疗过程,全方健脾与化瘀利湿并重,充分体现了刘教授"治慢性病当守方缓图"的学术思想。

案 76　慢性肾脏病 4 期(脾肾阳虚,脉络瘀阻证)

严某,男,51 岁,干部,2009 年 5 月 20 日初诊。

患者患糖尿病已 7~8 年,采用胰岛素治疗 2 年,血糖一直控制不理想。近半年来自觉疲乏无力,不思饮食,食后腹胀,畏寒肢冷,腰膝酸软,夜尿清长,有时下肢水肿,舌质暗红,舌体胖大,边有齿痕,苔白厚,脉沉弦。检查：血压 156/95mmHg。肌酐清除率 28.50ml/min，尿蛋白总量 2.1g，血肌酐 158.0μmol/L，血尿素氮 9.2mmol/L，总蛋白 82.3g/L，白蛋白 32.6g/L，球蛋白 49.70g/L，白蛋白 / 球蛋白比值 0.65，总胆固醇 7.21mmol/L，甘油三酯 2.46mmol/L，高密度脂蛋白 2.14mmol/L，低密度脂蛋白 5.15mmol/L，空腹血糖 9.3mmol/L，糖化血红蛋白 8.5%。眼科检查：糖尿病眼底病变。

西医诊断：慢性肾脏病 4 期。

证候分析：患者久病，导致肺脾气虚，运化失职，故疲乏无力、不思饮食、食后腹胀；肾阳虚衰，不能温养全身、腰膝，故畏寒肢冷、腰膝酸软；气化失司，则夜尿清长、下肢水肿；舌质暗红、舌体胖大、边有齿痕、苔白厚、脉沉弦，均为脾失健运，水湿不化，脉络瘀阻之征。说明病位在脾、肾，病性属阳虚、血瘀。

中医辨证：脾肾阳虚，脉络瘀阻证。

治则：健脾利湿，活血化瘀。

选方：补阳健肾汤合桃红四物汤加减。黄芪 60g，当归 15g，锁阳 15g，肉苁蓉 15g，菟丝子 15g，女贞子 15g，怀山药 30g，茯苓 20g，白术 20g，桃仁 15g，红花 10g，莪术 15g，黄连 6g，地龙 15g，乌梅 30g。水煎 2 次兑匀，分 3 次服，14 剂。蛭龙通络胶囊，6 粒 / 次，3 次 /d。氯沙坦钾 50mg/ 次，1 次 /d；非洛地平缓释片 10mg/ 次，1 次 /d；氟伐他汀 20mg/ 次，1 次 /d；继用诺和锐 30 皮下注射，早 18U，晚 12U。嘱控制饮食，戒烟酒。

二诊（6 月 4 日）：患者精神稍好，腹胀减轻，舌质淡红，舌体胖大，边有齿痕，苔白厚，脉沉弦。检查示血压 150/90mmHg，空腹血糖 7.3mmol/L，尿蛋白 +，舌质暗红，舌体胖大，边有齿痕，苔白厚，脉弦有力。原方去白术，加炒苍术 15g，14 剂。其他药物同前。

三诊（6 月 23 日）：患者精神食欲明显增进，腹已不胀，大便通畅，每天走路 1 小时，无明显不适，舌质暗红，舌体胖大，边有齿痕，苔白稍厚，脉弦。血压 135/75mmHg，空腹血糖 6.3~7.0mmol/L，尿常规检查示尿蛋白阴性，原方去泽兰，继服 28 剂。诺和锐 30 皮下注射，早 14U，晚 10U。

四诊（7 月 30 日）：患者病情稳定，无明显症状，体重增加 1.5kg，舌质暗红，舌体稍胖，边有齿痕，苔薄白，脉弦。血压 135/75mmHg，尿常规检查正常。空腹血糖 6.3mmol/L，糖化血红蛋白 6.2%，尿蛋白总量 0.2g，微量白蛋白排泄率 185mg/24h，肌酐清除率 31.0ml/min，血肌酐 125.2μmol/L，血尿素氮 8.6mmol/L，总胆固醇 5.8mmol/L，甘油三酯 1.8mmol/L，高密度脂蛋白 1.92mmol/L，低密度脂蛋白 3.12mmol/L，中药原方加减连服 6 个月。诺和锐 30 皮下注射，早 10U，晚 8U，停氟伐他汀。

五诊（2010 年 2 月 8 日）：患者病情稳定，无症状，舌质红，舌体胖嫩，苔薄白，脉弦，血压正常，尿常规检查正常。予补阳健肾胶囊，6 粒 / 次，3 次 /d，西药降压药、降糖药继用。

六诊（2011 年 5 月 13 日）：患者病情稳定，无症状，舌质红，舌体胖嫩，苔薄白，脉弦，血压正常，尿常规检查正常。24 小时尿蛋白总量 0.12g，中药继服补阳健肾胶囊，西药降压药、降糖药继用。

【按语】慢性肾衰竭是各种慢性肾脏病导致的肾功能进行性、不可逆损害，并伴有代谢废物和毒素潴留、水电解质和酸碱平衡紊乱以及肾脏内分泌功能减低等表现的临床综合征。各种慢性肾脏病，包括各种原发、继发或先天性的肾小球、肾小管以及肾血管性疾病都可引起慢性肾衰竭。我国以慢性肾小球肾炎多见，近年来，糖尿病和高血压所致的肾损害有逐年增多的趋势。刘教授认为，其发病机制有以下两点：第一，肾功能恶化的一般机制：包括健存肾小球血流动力学的改变（高灌注、高滤过和肾小球微血管内高血压）、肾小球通透性改变和尿蛋白排出增加、脂代谢紊乱、肾小管间质的高代谢、饮食中蛋白质负荷过大、肾素 - 血管紧张素 - 醛固酮系统异常以及高血压等。第二，尿毒症的发病机制：包括尿毒症毒素潴留、矫枉失衡、营养缺乏与失调、内分泌功能紊乱等。

二十六、泌尿系统感染医案

案 77　老年性尿路感染（肝郁气滞，湿热下注证）

白某，女，60 岁。2017 年 5 月 30 初诊。

患者自诉 8 年前无明显诱因出现尿频、尿涩痛不适，到当地医院就诊，给予抗感染等对症治疗（具体药物及剂量不详），症状缓解停药。以后述症状经常反复，时轻时重，每于受凉及劳累后症状加重，夜尿次数增多，为求中医治疗，前来就诊，症见尿频，尿急，排尿涩痛，伴两胁胀痛，少腹胀满隐痛，舌质暗红，苔黄腻，脉沉细。既往史否认高血压、糖尿病病史。尿常规检查：白细胞 3~5 个 /HP，红细胞 7~15 个 /HP，血常规检查未见异常，膀胱、输尿管未见明显异常。

西医诊断：老年性尿路感染。

证候分析：患者病程日久，反复发作，每于劳累、受凉后加重，夜尿频多，脉见沉细，此乃久病伤正、肾气渐虚之象。然就诊时症见尿频、尿急、排尿涩痛，伴两胁胀痛、少腹胀满隐痛，舌质暗红，苔黄腻，此属肝郁气滞、湿热下注之实证。肝经循行两胁，肝气不疏，故两胁胀痛；气滞于下焦，则少腹胀满隐痛。湿热蕴结膀胱，气化不利，故见尿频、尿急、尿道涩痛。舌暗红为气滞血行不畅之征，苔黄腻为湿热内蕴之候。脉沉细虽提示正虚，但在当前证候中，主要反映湿性黏滞、气机郁闭，正气尚未大虚。综上，本病为本虚标实之证，现阶段以肝郁气滞、湿热下注为主要矛盾，病位在肝、肾、膀胱，病性属虚实夹杂，以实为主。

中医辨证：肝郁气滞，湿热下注证。

治则：疏肝解郁，清热利湿。

方药：清热通淋汤 + 柴胡疏肝散加减。忍冬藤 30g，生地榆 15g，萹蓄 15g，瞿麦 15g，海金沙 15g，台乌药 10g，益智仁 10g，龙葵 15g，红景天 20g，柴胡 12g，半枝莲 15g，土茯苓 30g，香附 15g，白芍 12g。7 剂，水煎服，每日 1 剂。

二诊（6 月 6 日）：尿涩痛、两胁胀痛，仍觉尿不尽，夜尿为 3 次 / 晚，少腹发热。复查尿常规正常。舌质暗红，苔微黄腻，脉沉细。上方加芡实 20g，金樱子 15g，覆盆子 15g，14 剂。

三诊（6 月 21 日）：尿涩痛、两胁胀痛完全缓解，排尿后仍淋漓不尽，舌质红，苔白，脉细。复查尿常规正常。上方去柴胡、半枝莲、土茯苓、香附、白芍，红景天加为 30g，当归 15g，白术 15g，茯苓 15g，14 剂。

随访（8 月 25 日）：患者尿频、尿涩痛症状消失，复查尿常规正常。

【按语】刘教授认为，进入老年期后，正气虚，免疫功能下降，难以抵御细菌入侵，是老年尿路感染反复发作的主要原因，且临床症状不典型，多为复杂性尿路感染，所以在治疗上要扶正为本，祛邪为标。本案患者老年女性，病程长达八年，尿频、尿涩痛反复发作，属中医“淋证”范畴。结合两胁胀痛、少腹胀满隐痛、舌暗红、苔黄腻、脉沉细等症，辨证为肝郁气滞，湿热阻滞证。病机关键在于肝失疏泄，气机郁滞，三焦水道不利，湿热蕴结膀胱，气化失司。初诊以柴胡疏肝散疏肝解郁，配合清热通淋汤（忍冬藤、生地榆、萹蓄、瞿麦等）清热利湿通淋，佐以乌药、益智仁温肾固涩，龙葵、半枝莲、土茯苓增强清热解毒之功，红景天益气活血，兼顾老年正气不足之体。二诊湿热渐去，加芡实、金樱子、覆盆子固肾缩尿，以改善夜尿频多；三诊标实已减，去疏肝清热之品，增红景天、当归、白术、茯苓健脾益气养血，巩固根本。全程紧扣“肝郁—湿热—正虚”病机演变，标本兼顾，终获显效。可见，老年淋证易反复，多因肝肾亏虚为本，湿热瘀滞为标。本案提示，治疗需注重疏肝与利湿并举，后期需健脾固肾以善后，避免过用苦寒伤正。此外，情志调摄与避免劳累受凉亦为防复发的关键。

案 78　急性膀胱炎（膀胱湿热证）

赵某，女，28 岁，干部，浙江人，2011 年 8 月 20 日初诊。

患者尿频、尿急、尿痛 4 天，尿灼热，小腹痛，无腰痛，伴恶心。2 周前有类似发作，就诊于社区医院，被诊断为尿路感染，予氧氟沙星口服 3 天，症状即消失。此次发病后自服氧氟沙星已 3 天，症状不见好转，遂来就诊。检查：肾区无叩击痛，输尿管无压痛。舌质红，苔黄厚腻，脉滑数。尿常规检查：白细胞计数 6~13 个 /HP。

西医诊断：急性膀胱炎。

证候分析：湿热蕴于膀胱，气化不利，故见尿频、尿急、排尿灼热刺痛，少腹坠痛；舌红、苔微黄、脉滑数，皆为湿热之候。说明病位在膀胱，病性属湿热。

中医辨证：膀胱湿热证。

治则：清热解毒，利湿通淋。

方药：清热通淋汤加减。金银花 30g，龙葵 15g，马齿苋 30g，生地榆 30g，海金沙 15g（包煎），乌药 10g，益智仁 10g，滑石 18g（包煎），生甘草

6g。水煎 2 次兑匀，分 3 次服，3 剂。嘱多饮水，勿食辛辣食物。

二诊(8 月 24 日)：患者服完 2 剂后症状明显减轻，现除排尿时尿道有灼热感外，余无不适，舌质红，苔微黄厚，脉微数。上方去海金沙、乌药，加黄芪 30g，当归 15g，红景天 15g，7 剂。

三诊(9 月 2 日)：患者服完 7 剂药后，排尿完全正常，尿路感染再未发作。

【按语】刘教授强调，尿路感染作为临床常见疾病，需根据感染部位(上尿路或下尿路)制定差异化治疗方案。鉴于多数患者就诊前已自行使用抗生素，临床诊治需重点关注以下三个核心环节：

精准分型诊断：通过全面采集病史和用药史，明确感染定位(上 / 下尿路)。

病原学鉴定：优先进行尿培养以确定致病菌种。

阶梯化治疗：根据分型及病原学结果选择针对性治疗方案。

在治疗策略方面，刘教授提出中西医结合的治疗理念：

下尿路感染：中药治疗虽起效较抗生素缓慢，但具有不良反应少、适合反复发作患者的优势，通过“扶正祛邪法”可同时实现清热解毒与免疫调节。

上尿路感染(特别是急性肾盂肾炎)：推荐敏感抗生素联合中药治疗，可显著改善全身中毒症状、提高细菌清除率并降低复发风险。

刘教授创制的“清热通淋汤”是其数十年临床经验的结晶，该方针对尿路感染急性期湿热蕴结下焦的病机特点，以清热解毒、利湿通淋为治则，经长期临床验证疗效显著。治疗周期结束后，建议停药 3 天复查尿常规以评估疗效。

案 79　急性膀胱炎(下焦湿热证)

朱某，女，61 岁，2018 年 7 月 27 日初诊。

患者半年前出现尿频、尿急、尿痛，于当地医院诊断为“尿路感染”，给予左氧氟沙星静脉滴注 1 周后，复查尿常规正常，症状消失。2 天前，患者再次出现尿频、尿急、排尿刺痛，自服“左氧氟沙星胶囊”后上述症状无缓解，遂来门诊就诊。症见尿频、尿急、排尿灼热刺痛，少腹胀痛，口苦，腰部不适，舌红，苔黄，脉细数。尿常规检查：白细胞3+，细菌少量。

西医诊断：急性膀胱炎。

证候分析：湿热蕴结膀胱，气化不利，则尿频、尿急、尿道涩痛，口苦，腰部不适；舌红、苔黄、脉细数，均为湿热证。说明病位在膀胱，病性属湿热。

中医辨证：下焦湿热证。

治则：清热解毒，利湿通淋。

方药：清热通淋汤加减。忍冬藤30g，萹蓄15g，瞿麦15g，乌药10g，益智仁10g，柴胡15g，黄芩10g，金银花15g，生地榆20g，龙葵15g，海金沙15g，滑石15g，甘草6g。3剂，水煎，早、中、晚服用。

二诊（8月1日）：尿频、尿急、尿痛及少腹胀痛感均明显减轻，口苦不明显，舌质淡红，苔白，脉细。黄芪30g，当归15g，忍冬藤15g，乌药10g，益智仁10g，柴胡15g，黄芩10g，生地榆20g，龙葵15g，红景天15g，甘草6g。6剂，水煎，分早晚服。

三诊（8月8日）：上述症状均消失，无明显不适，复查尿常规正常。遂在二诊原方基础上少许加减，以巩固疗效。

【按语】该患者病位在肾、膀胱，病性属下焦湿热，气化不利，根据病位病性辨证确定治则为清热利湿、固摄通淋。方中忍冬藤、滑石、金银花、生地榆、龙葵、海金沙清热利湿，萹蓄、瞿麦通淋利尿，乌药、益智仁温肾固摄，柴胡、黄芩、甘草和解少阳，疏理气机。二诊减清热利湿用药，加黄芪、当归、红景天益气养血、补肾固精。全方配伍严谨，加减灵活，临床疗效显著。中药治疗尿路感染有一定优势，特别对一些已经对抗生素产生耐药性的患者尤为适宜，而且中药不良反应小，价格低廉，疗效显著。

案80　泌尿系统感染（脾肾气虚，湿热留恋证）

党某，女性，56岁，2018年5月16日初诊。

患者于3年前不明原因出现尿频、尿急、尿痛，排尿时下腹部不适感，经当地医院诊断为尿路感染，经抗感染治疗后上述症状虽有所缓解，但停药后仍有反复，自服左氧氟沙星、阿莫西林及三金片后亦能缓解，但仍反复发作，遇劳后则加重。近半个月，患者劳累后上述症状再次加重，遂来我院治疗。症见面色晦暗，神疲乏力，不思饮食，尿频、尿急、尿痛，排尿时小腹部不适，夜尿增多，舌淡略胖，苔白，脉细弱无力。尿常规检查示：白细胞 2+，尿蛋白阴性，细菌阴性。

西医诊断：泌尿系统感染。

证候分析：面色晦暗，神疲乏力，不思饮食，尿频、尿急、尿痛，排尿时小腹部不适，夜尿增多，舌淡略胖，苔白，脉细弱无力。说明病位在脾、肾，病性属气虚、湿热。

中医辨证：脾肾气虚，湿热留恋证。

法则：补益脾肾，清利湿热。

方药：补中益气汤加减。黄芪 30g，当归 15g，党参 15g，白术 15g，陈皮 10g，升麻 6g，柴胡 10g，生地榆 15g，乌药 10g，益智仁 10g，龙葵 15g，海金沙 15g，萹蓄 10g，瞿麦 10g。5 剂，水煎早晚服。

二诊（5 月 22 日）：患者服中药后疲乏无力感减轻，尿频、尿急、排尿不适感亦明显缓解，舌质淡，苔白，脉细微弱。复查尿常规示白细胞阴性。将上方调整为黄芪 30g，当归 15g，党参 15g，白术 15g，陈皮 10g，升麻 6g，柴胡 10g，生地榆 15g，乌药 10g，益智仁 10g，龙葵 15g，海金沙 10g，炒谷芽 15g，焦山楂 15g，红景天 15g。5 剂，水煎早晚服。

三诊（5 月 28 日）：患者面色明显改善，疲乏无力感明显好转，尿频、尿急、排尿不适感完全缓解，食欲增加，夜尿较前减少，遂将上方调整为黄芪 30g，当归 15g，党参 15g，白术 15g，陈皮 10g，升麻 6g，柴胡 10g，生地榆 15g，乌药 10g，益智仁 10g，菟丝子 15g，继服 5 剂。

【按语】该病例采用病位病性辨证论治的方法，病位在脾、肾，病性属虚、湿热，根据病位病性确定治则为补益脾肾、清热利湿。方中黄芪、当归、党参、白术、陈皮、升麻、柴胡取补中益气之意；乌药、益智仁温肾固摄；生地榆、龙葵、海金沙清热利湿；萹蓄、瞿麦利尿通淋。二诊、三诊加强补肾功能。用药层次分明，攻补兼施，相得益彰。刘宝厚教授认为该病迁延日久，以“本虚标实”为主要病机，本虚为脾肾亏虚，标实为湿热下注，治疗不及时、不得当会反复发作。故对于反复发作者，应用中药辨证论治，既可改善患者临床症状，控制病情，又可以减少复发。

二十七、急性肾盂肾炎医案

案 81　急性肾盂肾炎(阴虚湿热证)

毕某,女,38 岁,农民,2017 年 3 月 15 日初诊。

患者突发尿频、尿急、尿痛、腰痛 3 天,恶寒发热,来兰州就诊,体温:38.3℃,急性病容,手足心热,咽干唇燥,舌红少苔,脉细数,肾区叩击痛(+)。尿常规检查:尿潜血 2+,红细胞 9~15 个 /HP,白细胞 13~19 个 /HP。

西医诊断:急性肾盂肾炎。

证候分析:湿热蕴结膀胱,气化不利,则尿频、尿急,尿道涩痛;湿热灼伤脉络则出现血尿;湿热郁蒸则发热;累及肾脏则见腰痛、手足心热、咽干唇燥;舌红少苔、脉细数均为阴虚湿热证。病位在肾、膀胱,病性属湿热。

中医辨证:阴虚湿热证。

治则:滋阴补肾,利湿通淋。

方药:知柏地黄汤加减。知母 10g,黄柏 15g,熟地黄 15g,山药 20g,山萸肉 30g,泽泻 30g,海金沙 15g(包煎),乌药 10g,益智仁 15g,滑石 30g(包煎),小蓟 30g,生藕节 15g,甘草 6g。水煎 2 次兑匀。分 2 次服,3 剂。嘱多饮水。

二诊(3 月 19 日):患者热退,尿频、尿急、尿痛减轻,仍腰痛,大便稀,每日 2 次,舌红,苔微黄,脉细数。原方加炒白术 15g,3 剂。

三诊(3 月 22 日):患者尿频、尿急、尿痛消失,腰痛明显减轻,大便正常,乏力纳差,舌红,苔微黄,脉细微数。治宜益气健脾,兼清湿热。方以补中益气汤加减:黄芪 30g,党参 15g,炒白术 15g,当归 10g,柴胡 15g,土茯苓 20g,生薏苡仁 30g,败酱草 15g,益母草 15g,地榆 20g,甘草 6g,7 剂。

四诊(3 月 30 日):患者精神、食欲俱增,排尿无不适,停药 1 个月余,病情再未发作,已能参加劳动。

【按语】刘教授指出,急性肾盂肾炎采用敏感抗生素配合中药治疗,对解除全身中毒症状、提高尿菌阴转率和减少复发,均有显著的疗效。抗生素的杀菌、抑菌作用虽强,但对细菌产生的毒素缺乏清除作用,也即缺乏解毒作用,所以在应用抗生素的同时,配合使用解毒的中药,“菌毒并治”,效果尤佳。对产生耐药性和对抗生素过敏的患者,中药治疗尤为必要。

根据刘教授的经验,临床上如有下述情况,便可诊断为急性肾盂肾炎:①尿急、尿频或(及)尿痛的患者,如同时发热超过 38℃,有明显的肋脊角疼痛、叩痛及(或)压痛。②以尿频、尿急、尿痛为主诉,而无全身症状,外表上看起来是“健康”的妇女,可先给予 3 日抗菌疗法,如复方磺胺甲噁唑 1g,每日 2 次,口服,共 3 日。如能治愈,则为膀胱炎,如在停止治疗后 1 周至 1 个月内复发(大多数在 1 周时复查中段尿定量培养和尿常规时,发现复发),则为急性肾盂肾炎。

案 82　急性肾盂肾炎(下焦湿热蕴结证)

马某,女,38 岁,农民,2010 年 3 月 11 日初诊。

主诉:尿频、尿急、尿痛、腰酸困 1 周,加重伴发冷发热 2 天。

患者于 1 周前因劳累出现尿频、尿急、尿痛、腰酸困不适,自服环丙沙星 3 天后症状缓解。2 天前,上述症状加重伴发冷发热、恶心、尿色深红,于当地医院输液(具体不详)治疗后,发冷发热症状有所缓解,但尿频、尿急、尿痛症状持续,遂来刘教授门诊就诊。体温 37.8℃,肋脊角叩痛。舌红少津,苔黄腻,脉滑数。尿常规检查:尿潜血 3+,红细胞 10~15 个 /HP,白细胞 13~18 个 /HP。

西医诊断:急性肾盂肾炎。

证候分析:湿热蕴结膀胱,气化不利,则尿频尿急、尿道涩痛、淋漓不尽;热盛则尿液短赤,湿热灼伤脉络则见血尿;湿热郁蒸则发热;累及肾脏则见腰痛;舌红、苔黄腻、脉数均为湿热内蕴之象。说明本病病位在肾、膀胱,病性属湿热,属下焦湿热蕴结,膀胱气化不利证。

中医辨证:下焦湿热蕴结证。

治则:清热解毒,利湿通淋。

方药:清热通淋汤加减。金银花 30g,柴胡 15g,黄芩 15g,连翘 20g,龙葵 30g,地榆 30g,海金沙 15g(包煎),乌药 10g,益智仁 15g,滑石 30g(包煎),小蓟 30g,生藕节 15g,甘草 6g。水煎 2 次兑匀,分 3 次服,3 剂。嘱多饮水。

二诊(3月15日):患者尿频、尿急、尿痛减轻,大便稀,日2次,舌红,苔黄厚,脉滑数。原方去连翘,龙葵减量为15g,加炒白术15g,3剂。

三诊(3月19日):患者尿频、尿急、尿痛消失,腰痛明显减轻,大便正常,乏力纳差,舌红,苔微黄,脉弦细微数。下焦湿热已基本解除,目前患者以正气虚弱为主,治宜益气健脾,兼清湿热(即扶正祛邪)。补中益气汤加减:黄芪30g,党参15g,炒白术15g,当归10g,柴胡15g,土茯苓20g,生薏仁30g,败酱草15g,益母草15g,地榆20g,甘草6g,7剂。

四诊(3月27日):患者精神食欲俱增,排尿无不适,腰酸。舌红,苔微黄,脉弦细。尿常规检查正常,予通淋健肾胶囊,5粒/次,3次/d;金水宝胶囊,3粒/次,3次/d,疗程为2周。

复诊(同年5月23日):患者无任何不适,停药1个月余,病情再未发作。

【按语】急性肾盂肾炎中医辨证属下焦湿热证,一般治疗原则是清热解毒,利湿通淋。刘教授认为,清热解毒、利湿通淋对控制单纯性上尿路感染急性期症状疗效较好,但对正气虚弱、免疫功能低下、反复发作的患者,单纯祛邪的治法,往往达不到根治目的,必须采取扶正祛邪的方法才能彻底治愈。本例患者的治疗,就是在急性尿路感染症状控制后,即采取扶正祛邪的方法治疗,所以停药1个月余病情再未发作。

二十八、慢性肾盂肾炎医案

案83　慢性肾盂肾炎(脾肾阳虚,湿浊缠绵证)

章某,女,46岁,工人,2008年6月8日初诊。

患者疲乏,腰酸痛,偶感尿频、尿涩,夜尿多已5~6年,反复发作,症状明显时服氟哌酸数天后症状即减轻,但未进行系统检查和治疗,来门诊求治。近期因劳累后,腰部酸痛,畏寒肢冷,尿频、排尿涩痛,少腹坠胀,疲乏纳差,颜面虚浮,舌淡胖大,苔白厚,脉沉细。肋脊角叩痛及输尿管上段压痛。尿常规检查:白细胞5~8个/HP。

西医诊断:慢性肾盂肾炎。

证候分析:久病失治,耗伤脾肾之阳,温煦失职,运化失调,湿浊缠绵,故疲乏纳差、畏寒肢冷、颜面虚浮、腰部酸痛、少腹坠胀；湿浊缠绵，故尿频、排尿涩痛；舌淡胖大、苔白厚、脉沉细，均为湿浊之候。说明本证病位在脾阳、肾阳，病性属虚、湿浊。

中医辨证：脾肾阳虚，湿浊缠绵证。

治则：健脾益肾，清利湿浊。

方药：无比山药丸加减。山药 30g，土茯苓 30g，生地黄 15g，菟丝子 15g，沙苑子 12g，生薏苡仁 15g，地榆 30g，怀牛膝 10g，焦杜仲 12g，泽泻 12g。水煎 2 次兑匀，分 3 次服，7 剂。嘱次日做尿培养及尿肾功能检查后，再开始服药。

二诊（6 月 12 日）：患者尿频、尿涩减轻，尿量增多，水肿消退，尿培养为变形杆菌，细菌计数≥105/ml；尿 N- 乙酰 -β-D- 葡萄糖苷酶 21U/L，尿 β2- 微球蛋白 418ng/ml。舌淡红胖大、苔白厚、脉沉细。继以原方加龙葵 15g，黄芪 30g，7 剂。金水宝胶囊，5 粒 / 次，3 次 /d。

三诊（6 月 20 日）：患者精神、食欲增进，排尿无不适，夜尿多，舌淡红、稍胖大，苔白根部稍厚，脉沉细。病位在脾、肾，病性属虚、湿浊，辨证为脾肾气阴两虚，湿浊未净，治则为益气健肾，兼除湿浊，选方益气健肾汤加减。黄芪 60g，当归 15g，生地黄 20g，女贞子 15g，墨旱莲 15g，土茯苓 30g，地榆 30g，焦杜仲 15g，金樱子 15g，芡实 20g，14 剂。金水宝胶囊，5 粒 / 次，3 次 /d。

四诊（7 月 5 日）：患者无明显不适，夜尿减少为 2~3 次，劳累后腰部酸痛，舌淡红，苔薄白，脉沉细。尿常规检查正常。予补阳健肾胶囊，6 粒 / 次，3 次 /d；蛭龙胶囊，6 粒 / 次，3 次 /d。连服 3 个月后复查。

五诊（10 月 20 日）：患者无症状，尿培养阴性；尿 N- 乙酰 -β-D- 葡萄糖苷酶、尿 β2- 微球蛋白均正常。

【按语】刘教授认为，慢性肾盂肾炎常有反复发作、遇劳即发的特点，中医病机多为正气虚弱，湿热留恋，系正虚邪实，虚实夹杂之证。临床上早期多见气阴两虚，膀胱湿热证，患病日久则以脾肾气虚，湿浊缠绵证为多。急性发作时以肝胆郁热，湿热内蕴证多见，病情控制后又以肝肾阴虚，湿热稽留证多见。说明中医“同病异治”的道理就在于此。本例患者病程已有 5~6 年之久，反复发作，脾肾阳气大伤，表现为脾肾气虚，湿浊缠绵之证。经健脾益肾，清利湿浊的方药治疗，半月之后病情明显好转，体力也有增强，随着证型的变化，后经益气健肾，兼除湿浊法治疗，获得了痊愈。

医案 84　慢性肾盂肾炎（气阴两虚，湿热留恋证）

邢某，女，46 岁，教师，2017 年 3 月 8 日初诊。

患者尿频、尿急，夜尿多已 3~4 年，反复发作，但未进行系统检查和治疗。近期劳累后出现腰部酸痛，间歇性低热，口干舌燥，食欲减退，倦怠乏力，舌淡胖大，苔白，脉细弱。查体：肋脊角叩痛及输尿管上段压痛。尿常规检查：白细胞 3~5 个 /HP。

西医诊断：慢性肾盂肾炎。

证候分析：久病或反复发作易耗伤脾肾之气阴。脾气亏虚，水谷运化失常，水湿停聚中焦，阻脾伐胃，一则营血亏虚，濡养失司，二则气机升降不利，故食欲减退、倦怠乏力；肾阳虚衰，气化、温煦失职，故畏寒肢冷、腰部酸痛；水湿内聚，郁而化热，湿热蕴结下焦，故尿频、尿急；舌淡胖大、苔白、脉细弱，皆为气湿热留恋之候。说明本证病位在脾阳、肾阳，病性属虚、湿热。

中医辨证：气阴两虚，湿热留恋证。

治则：益气养阴，清热利湿。

方药：参芪地黄汤加减。黄芪 50g，党参 15g，山药 30g，茯苓 30g，生地黄 15g，山萸肉 15g，泽泻 12g，生薏苡仁 15g，地榆 30g，怀牛膝 10g，焦杜仲 12g。水煎 2 次兑匀，分 2 次服，7 剂。

二诊（3 月 16 日）：患者尿频、尿急减轻，尿量增多，舌淡红胖大，苔白，脉细弱。继以原方加龙葵 15g。7 剂。

三诊（3 月 24 日）：患者精神食欲增进，排尿无不适，夜尿多，舌淡红，稍胖大，苔白，脉细。病位在肾，病性属虚、湿浊；辨证为脾肾气阴两虚，湿浊未净。治则为益气健肾，兼除湿浊。选方益气健肾汤加减。黄芪 60g，当归 15g，生地黄 20g，女贞子 15g，墨旱莲 15g，土茯苓 30g，地榆 30g，焦杜仲 15g，金樱子 15g，芡实 20g。14 剂。

四诊(4月9日):患者无明显不适,夜尿减少为2~3次,劳累后腰部酸痛,舌淡红,苔薄白,脉沉细。尿常规检查正常。予以补阳健肾胶囊,5粒/次,3次/d;蛭龙通络胶囊,6粒/次,3次/d。连服3个月后复查。后随访,患者恢复良好,已停药。

【按语】刘教授认为,以往临床上按急性肾盂肾炎病史的长短(超过半年或1年)来诊断慢性肾盂肾炎,是不正确的。慢性肾盂肾炎的诊断要点应为:①有慢性间质性肾炎的临床表现;②影像学检查,有肾盂、肾盏纤维化和变形;③有确切的尿路感染病史和真性细菌尿。本病的临床表现差异很大,有以反复发作的尿路感染为主要表现者;有以反复发作的低热为主要表现者;有以多尿、夜尿增多或酸中毒为主要表现者;亦有以高血压为主要表现者,因此,临床上一定要详细了解病情,审症求因。如有可疑,应作进一步检查。

慢性肾盂肾炎的肾脏病理改变为肾间质瘢痕形成,肾盂、肾盏纤维化和变形,这种改变符合中医的"血瘀癥积"范畴,因此在辨证论治的基础上加入活血化瘀、软坚散结的中药,如桃仁、红花,穿山甲、皂角刺,三棱、莪术,水蛭、䗪虫。能促进肾脏血液循环,提高治疗效果。

二十九、真菌性尿路感染医案

案85　真菌性尿路感染(脾肾阳虚,湿热留恋证)

孙某,女,28岁,干部,2012年10月12日初诊。

患者尿频、尿急、尿灼热反复发作1年,自服氟哌酸、三金片等药,症状稍有减轻,但不能彻底治愈,每因感冒或工作劳累即发作。为求彻底治愈,来刘教授门诊求中医调治。现症见:自述平素身体较弱,乏力,纳差,怕冷,易于感冒,舌质淡红,胖嫩,苔白根厚,脉沉细。尿常规检查:白细胞6~12个/HP,中段尿真菌培养示:念珠菌感染。

西医诊断:真菌性尿路感染(念珠菌感染)。

证候分析:久病耗伤脾肾之阳。脾虚水谷运化失司,气血不足,机体失养而周身无力;水湿内停,湿阻中焦脾胃,则纳差;肾阳亏虚,温煦失职,故畏寒肢冷;湿热下注缠绵,则尿频、尿急、尿灼热反复发作。阳卫不固,故易感冒；舌质淡红、胖嫩、苔白根厚，脉沉细皆为脾肾阳虚之证候。说明本证病位在脾、肾（膀胱），病性为湿热留恋证。

中医辨证：脾肾阳虚，湿热留恋证。

治则：温补脾肾，兼清湿热。

方药：真武汤加味。黑附片 15g（先煎），土茯苓 20g，炒白术 30g，白芍 10g，肉桂 10g，干姜 15g，黄芪 60g，当归 15g，地榆 30g，龙葵 15g，益智仁 15g，柴胡 15g，半枝莲 15g。水煎 2 次兑匀，分 3 次服。苏打片 1.0g/ 次，3 次 /d，7 剂。

三诊（10 月 30 日）：患者精神增进，排尿无不适，舌质淡红、胖嫩，苔白稍厚，脉沉细。尿常规检查正常。原方 7 剂。

四诊（11 月 14 日）：患者精神、食欲俱增，不太怕冷，喜热，排尿无不适，尿常规检查正常，未检出真菌，舌质淡红、胖嫩，苔白，脉沉细。原方去龙葵、地榆，14 剂。

五诊（11 月 29 日）：患者治疗 1 个月，排尿无不适，精神、食欲俱增，不太怕冷，舌质红，苔白，脉沉细。尿常规检查正常。予八味地黄丸、金水宝胶囊。

【按语】引起人类侵袭性感染的真菌传统上分原发性致病菌和条件致病菌。原发性感染多发生于免疫系统健全或仅存在细胞免疫缺陷的个体；而条件性感染常见于体质虚弱，伴有慢性消耗性疾病（如糖尿病等）导致免疫功能低下、长期接受免疫抑制剂治疗或滥用广谱抗生素的患者。真菌性尿路感染属于典型的条件致病菌感染。本例患者素体虚弱，尿路感染症状迁延不愈、反复发作逾年，致气血两虚，脾肾阳脾肾阳虚兼湿热蕴结，形成本虚标实之证。在治疗策略上，突破常规清热通淋之常法，创新性采用温补肾阳以固本、佐以清热利湿以治标的治法，仅一月即获痊愈。此案例充分体现了中医“整体观念”在临床诊治中的指导价值。

三十、滴虫性尿路感染医案

案 86　滴虫性阴道炎（膀胱湿热证）

曹某，女，35 岁，工人，2011 年 6 月 13 日初诊。

主诉：尿频、尿急、尿痛反复发作 4 个月余。

患者于4个月前出现尿频、尿急、尿痛，自服消炎药（具体不详）后症状缓解。后多因劳倦、感冒等后，上述症状复发，服用消炎药后症状可有减轻，但不能彻底治愈。为求中医治疗来刘教授门诊，刻下症见：自述尿频、尿急，尿痛不明显，平日白带多，阴部瘙痒。妇科检查示：滴虫性阴道炎。舌质红，苔黄厚腻，脉弦微数。

西医诊断：滴虫性阴道炎。

证候分析：湿热蕴结膀胱，膀胱气化不利，则尿频、尿急、尿痛；热盛则尿液短赤，湿热灼伤脉络则见血尿；舌质红、苔黄厚腻、脉弦微数，均为湿热内蕴之象。说明本病病位在下焦（膀胱），病性属湿热。

中医辨证：膀胱湿热证。

治则：清热解毒，利湿通淋。

方药：清热通淋汤加减。金银花30g，龙葵15g，马齿苋30g，生地榆30g，土茯苓30g，海金沙15g（包煎），萹蓄15g，瞿麦15g，益智仁10g，甘草6g。水煎2次兑匀，分3次服，7剂。另用苦参60g，蛇床子30g，五倍子30g，黄柏30g，川椒15g，枯矾30g，水煎半小时，用浸出液熏洗阴部，2次/d。嘱多饮水，忌食辛辣食物。

二诊（6月21日）：患者尿频、尿急、尿痛症状明显减轻，白带也减少，舌质红，苔微黄，脉弦微数。原方7剂，继续外用药。

三诊（6月28日）：治疗两周后，患者排尿无任何不适，白带正常。患者爱人平日尿道发痒，偶感尿急，要求给予治疗。

【按语】凡膀胱湿热证出现尿频、尿急、尿痛症状时，采用清热通淋汤加减治疗，一般3~7天就会收到显著的疗效。本例患者系滴虫性阴道炎并发尿路感染，故用药除口服药外，兼以外用药治疗，疗程2周，不仅尿路感染得到控制，滴虫性阴道炎也取得显著效果，说明中药在治疗滴虫性感染疾病方面亦有良好的疗效，具有一定的优势。

三十一、支原体、衣原体尿道炎医案

案87　衣原体尿道炎（膀胱湿热证）

郎某，男，28岁，干部，2010年4月8日初诊。

患者曾于半年前出差时洗盆浴，不久后自觉尿道刺痒不适，晨起排尿时尿液分叉，并有烧灼感，未做任何治疗，回到兰州后病情逐渐加重，就诊于多家医院均诊断为“尿路感染”，服用多种抗生素治疗效果不大。1个月前就诊于北京某大医院，经单克隆荧光抗体染色检查，诊断为“衣原体尿道炎”，予多西环素治疗，患者怕不良反应大而未用，回到兰州后就诊于刘教授门诊，要求中医治疗。刻下症见：自述尿道灼热刺痛，尿急、尿频，晨起尿道口有少许分泌物，舌红，苔微黄厚，脉弦数。

西医诊断：衣原体尿道炎。

证候分析：湿热蕴结膀胱，膀胱气化不利，则尿频尿急、尿道涩痛；舌红、苔微黄厚、脉弦数，均为湿热内蕴之象。说明本病病位在膀胱，病性属湿热。

中医辨证：膀胱湿热证。

治则：清热利湿。

方药：清热通淋汤加减。金银花30g，土茯苓30g，龙葵15g，地榆30g，海金沙15g(包煎)，乌药10g，益智仁15g，滑石18g(包煎)，甘草6g。水煎2次兑匀，分3次服，7剂。同时外用土茯苓60g，苦参30g，蛇床子30g，黄柏15g，花椒15g，枯矾15g，煎水，泡洗尿道口，2次/d。

二诊(4月16日)：患者诸症悉减，排尿已无不适，晨起第一次排尿无分叉，舌红，苔微黄，脉弦微数。原方加黄芪30g，继服7剂，停用外用药。

三诊(4月24日)：患者排尿无任何不适，胃部胀满，纳差，舌红，苔白厚，脉弦。患者连服2周清热利湿药，药性寒凉，损伤脾胃，故胃胀不适，食欲缺乏，苔白厚，病位在脾胃，病性属虚寒，辨证属脾胃虚寒证，予附子理中汤加味调治。

【按语】衣(支)原体尿道炎为非淋病性尿道炎，临床症状一般较淋病性尿道炎为轻，但仍可表现出泌尿系统感染症状，中医辨证多为下焦湿热证。本例患者采用具有清热利湿功效的清热通淋汤加减，配合外用药治疗2周，临床症状全部消失，尿道口亦无分泌物，说明中药对衣原体感染有很好的治疗作用。

三十二、尿道综合征医案

案 88　尿道综合征(肝郁气滞证)

范某,女,26 岁,公务员,2016 年 10 月 12 日初诊。

患者自诉尿频、尿急、尿灼热反复发作 1 年余,服“左氧氟沙星、三金片”等药,症状稍有减轻,但不彻底,每因情志不畅即发作。患者平素身体较弱,胸闷不适,情绪激动,月经不规律,睡眠差。为求中医调治,遂来刘教授门诊,现症见:舌质淡红,胖嫩,苔白,脉弦细。尿常规检查:白细胞 6~12 个 /HP,细菌及真菌培养均为阴性,排除尿路病原菌感染。

西医诊断:尿道综合征。

证候分析:肝主疏泄,调畅气机情志。患者情志抑郁,每因情志不畅而导致肝主疏泄功能失常,肝气疏泄不畅,故胸闷不适、情绪不稳;同时,肝气失于疏泄,调节三焦气机失宣,膀胱气化不利,故尿频、排尿不适;肝气郁久化火,心火上炎,扰乱心神,故睡眠差;舌质淡红,胖嫩,苔白,脉弦细。均为气虚郁滞之候。说明本病病位在肝、肾(膀胱),病性属虚、滞。

中医辨证:肝郁气滞证。

治则:疏肝解郁,安神清淋。

方药:丹栀逍遥散加减。牡丹皮 15g,栀子 10g,炒白术 30g,白芍 10g,当归 15g,茯苓 15g,柴胡 10g,干姜 15g,地榆 30g,龙葵 15g,合欢皮 20g。水煎 2 次兑匀,分 2 次服,7 剂。

二诊(10 月 18 日):患者精神增进,排尿无不适,舌质浅红、胖嫩,苔白稍厚,脉弦细。尿常规检查正常。守原方 7 剂。

三诊(10 月 26 日):患者精神、食欲俱增,不太怕冷,喜热。排尿无不适,尿常规检查正常。舌质淡红、胖嫩,苔白,脉弦细。原方去地榆,14 剂。

四诊(11 月 13 日):患者无不适,嘱调节情志,注意饮食,平素可服逍遥丸。

【按语】无菌性尿频、排尿不适综合征(尿道综合征),尿频较排尿不适的症状更为突出,有长期使用抗生素治疗而无效的病史。中年妇女发病率相对较高,多见于体质虚弱、免疫功能低下者,或长期应用免疫抑制剂、肿瘤放化疗等导致机体抵抗力低下者，或尿中杂质成分（如尿酸结晶、尿糖等）浓度高者，或老年患者膀胱功能失调之人。同时，这些患者多与心理因素有关，当注意力分散时尿频、排尿不适的症状可明显减轻。中医认为，本病多由情志抑郁，肝气不疏，肝郁化火，或思虑过度，耗伤心营，水火失济，心肾不交，冲任不调，致使三焦决渎失控，膀胱气化失调所致。采用疏肝解郁，或调理冲任，佐以调理膀胱气化，兼清湿热的治法，每能收到很好的疗效。本例患者情志不畅，尿路刺激症状时轻时重，反复发作1年有余，导致机体肝郁气滞，疾病迁延不愈。治疗尿路感染，一般多采取清热通淋之法，本案则采取疏肝解郁之大法，1个月内，病痊愈，足见中医"辨证论治"在指导疾病防治中的重要性。

案89　尿道综合征（肝郁气滞，膀胱气化不利证）

俞某，女，52岁，2011年3月28日初诊。

患者尿频、排尿不适，少腹部隐痛，时轻时重2年余，平日情绪易激动，胸闷不舒，烦躁失眠，绝经已5年，舌红，苔薄白，脉弦细。多次尿培养均为阴性。

西医诊断：尿道综合征。

证候分析：患者平素情志抑郁，致肝的疏泄功能异常，肝气疏泄不畅，故胸闷不舒、情绪易于波动；肝气失于疏泄，三焦气机失宣，膀胱气化不利，故尿频、排尿不适，少腹部隐痛；肝郁化火，心火上炎，扰乱心神，故烦躁失眠；舌质淡红、苔薄白、脉弦，均为气虚郁滞之候。说明病位在肝、膀胱，病性属虚、滞。

中医辨证：肝郁气滞，膀胱气化不利证。

治则：疏肝解郁，安神清心法。

方药：丹栀逍遥散加减。牡丹皮10g，栀子10g，当归15g，杭白芍12g，柴胡15g，茯神15g，白术15g，炒枣仁30g，合欢皮20g，龙齿30g，仙茅10g，淫羊藿10g，甘草6g。水煎2次兑匀，分3次服，7剂。谷维素20mg/次，3次/d。

二诊（4月6日）：患者泌尿系统症状明显减轻，情绪较稳定，睡眠亦有好转，舌红，苔薄白，脉弦细，上方栀子减量为6g，继服7剂。

三诊(5月16日):患者诸症悉除,多年顽疾治愈,非常高兴,特来门诊感谢。嘱服用一段时间谷维素、维生素E以巩固疗效。

【按语】中医学认为,尿道综合征多由情志抑郁,肝气不疏,肝郁化火,或思虑过度,耗伤心营,水火失济,心肾不交,冲任不调,致使三焦决渎失控,膀胱气化失调所致。本例患者平日情绪易激动,胸闷不舒,烦躁失眠,绝经已5年,尿频、排尿不适,少腹部隐痛,时轻时重2年余,明显是由于肝郁气滞,膀胱气化失调引起,采用疏肝解郁,安神清心法治疗,而不采用清热利湿法治疗,这就是中医所讲的"治病必求于本"的原则。

三十三、慢性前列腺炎医案

案90 慢性细菌性前列腺炎(膀胱湿热证)

苗某,男,31岁,工人,2012年4月25日初诊。

患者尿频、尿急、尿痛反复发作1年余,复发1周,排尿时尿道有烧灼热,排尿末尾带有白浊,小腹坠痛。就诊于社区医院,诊断为尿路感染,予抗生素治疗,因症状不见好转,又就诊于我院泌尿外科,前列腺按摩液检查:镜下白细胞计数10~13个/HP。卵磷脂小体数量减少,诊断:前列腺炎。予口服左氧氟沙星胶囊治疗,服药3天症状不见好转,出现恶心、呕吐,食欲缺乏,腹部疼痛,要求中医治疗,故来刘教授门诊。检查:舌质红,苔黄厚腻,脉滑数。

西医诊断:慢性细菌性前列腺炎。

证候分析:湿热蕴结膀胱,气化不利,则尿频、尿急、尿道有烧灼感;热盛则尿液短赤滴白;舌质红、苔黄厚腻、脉滑数,均为湿热内蕴之象。说明病位在膀胱,病性属湿热。

中医辨证:膀胱湿热证。

治则:清热解毒,利湿通淋。

方药:清热通淋汤加减。金银花30g,龙葵15g,马齿苋30g,生地榆30g,海金沙15g(包煎),乌药10g,益智仁10g,滑石18g(包煎),陈皮15g,半夏15g,甘草6g。水煎2次兑匀,分3次服,3剂。嘱多饮水,勿食辛辣食物。

二诊(4月30日):患者已不恶心,尿频、尿急、尿痛减轻,排尿时尿道仍有灼热感,小腹坠胀。舌质红,苔微黄厚,脉弦数。上方去陈皮、半夏,14剂。

三诊(5月16日):患者排尿已无不适,乏力,纳差,会阴部有坠感。舌质红,苔微黄厚,脉弦。病位在脾、膀胱,病性属虚、湿热,辨证为脾气虚弱,湿热未净。治则为益气健脾,兼清湿热。原方去金银花、马齿苋、海金沙、乌药,加黄芪60g,炒白术30g,柴胡15g,半枝莲30g。14剂。

四诊(6月5日):患者排尿无不适,精神、食欲俱增,舌质红,苔白稍厚,脉弦,继以上方加减治疗。

五诊(8月6日):前后治疗3个月,患者排尿无不适,前列腺按摩液检查正常。

【按语】本例患者系慢性细菌性前列腺炎,临床表现出一派膀胱湿热证候,经用清热解毒、利湿通淋的清热通淋汤加减治疗3个月,症状完全消失。前列腺液检查正常,说明中医治疗本病,不仅疗效好,而且无不良反应。

三十四、前列腺增生医案

案91　前列腺增生(脾肾阳虚,下焦瘀癥证)

张某,男,64岁,2010年9月5日初诊。

患者于4年前逐渐出现尿频,尿淋漓不尽症状,自服消炎药、前列康、三金片等治疗,效果不佳。近年来上述症状加重。为寻求中医治疗来刘教授门诊。刻下症见:自述小便点滴不畅,尿线变细,夜尿5~6次,影响睡眠,疲乏无力,食欲缺乏,畏寒肢冷,腰膝酸软,面色萎黄,舌暗红,舌体胖大,有齿痕,苔白根厚,脉沉弦。血压:140/90mmHg,超声检查:前列腺增生。

西医诊断:前列腺增生。

证候分析:肾阳虚衰,膀胱气化无权,故见小便点滴不畅、尿线变细、夜尿5~6次、影响睡眠;肾阳虚衰,机体失于温养,故畏寒肢冷、腰膝酸软;浊瘀阻塞,故排尿不畅;脾阳虚弱,运化无力,故疲乏无力、食欲缺乏;舌体胖大、有齿痕、苔白根厚，脉沉弦，均为脾虚湿盛之候。说明病位在脾、肾，病性属阳虚、瘀癥。

中医辨证：脾肾阳虚，下焦瘀癥证。

治则：温肾健脾，化瘀散结。

方药：补阳健肾汤加减。生黄芪 90g，当归 15g，淫羊藿 15g，锁阳 15g，女贞子 15g，菟丝子 15g，莪术 15g，益母草 30g，茯苓 15g，炒白术 20g，金樱子 30g，益智仁 15g，穿山甲 15g，王不留行 15g。水煎 2 次兑匀，分 3 次温服，每日 1 剂，14 剂。

二诊（9 月 20 日）：患者夜尿减少至 3 次，精神食欲俱增，余症同前，去穿山甲（药价太贵），加蛭龙通络胶囊，6 粒 / 次，3 次 /d。

三诊（12 月 25 日）：患者连续服药 3 个月，精神、食欲大增，排尿通畅，很少有等待情况，血压正常。超声复查示前列腺体积略有缩小。因长期熬药不便，遂改用中成药补阳健肾胶囊、蛭龙通络胶囊，各 6 粒 / 次，3 次 /d。

2012 年 11 月因腿疼就诊，询问排尿情况，夜尿 2~3 次，排尿通畅。

【按语】刘教授认为，前列腺增生属中医“癃闭”范畴。小便不利，点滴而短少，病势较缓者称为“癃”，小便闭塞，点滴不通，病势较急者称为“闭”，合称“癃闭”。中医认为，小便的通畅，有赖于三焦气化的正常，而三焦的气化主要又依靠肺、脾、肾三脏来维持。本例为老年患者，由于肾的气化功能衰减，导致膀胱开阖不利、排尿滴沥不畅、尿线变细、夜尿增多等症，通过补益脾肾，兼以软坚散结法治疗 3 个多月，前列腺增生变化虽然不大，但患者排尿困难基本消失，精神体力也明显改善，2 年多来一直保持排尿通畅。说明在调整机体脏腑功能的基础上，加用软坚散结的中药，就能改善前列腺增生所引起的压迫症状。

案 92　前列腺增生（脾肾阳虚，下焦瘀癥证）

康某，男，76 岁，2017 年 5 月 22 日初诊。

患者排尿不畅、夜尿增多 3 年余。患者于 3 年前因排尿不畅、夜尿增多，于当地医院 B 超检查示前列腺增生，未引起重视。近年来，症状逐渐加重，伴白昼尿频、尿不净、尿等待等症状，自服前列康等药无效。遂就诊于刘教授门诊。刻下症见：自述小便点滴不畅，尿中段尤其饮酒后更为明显，夜尿频繁（5~6 次），影响睡眠，疲乏无力，纳差，平素怕冷，腰酸困不适，舌暗红，舌体胖大，有齿痕，苔白厚，脉沉细。

西医诊断：前列腺增生。

证候分析：肾阳亏虚，温煦失职，气化失权，固摄无力，故平素怕冷、腰酸困不适、尿淋漓不尽、尿等待、夜尿增多。脾阳虚衰，运化水谷失调，故见疲乏无力、纳差；舌体胖大有齿痕、苔白厚，脉沉细，均为阳虚之候。说明病位在脾肾，病性属阳虚、瘀癥。

中医辨证：脾肾阳虚，下焦瘀癥证。

治则：温肾健脾，消癥化瘀。

方药：补阳健肾汤加减。生黄芪 60g，当归 15g，锁阳 15g，淫羊藿 15g，女贞子 15g，莪术 15g，菟丝子 15g，川牛膝 15g，王不留行 15g，桃仁 15g，红花 10g，益母草 15g，穿山甲 5g（捣碎冲服）。水煎 2 次兑匀，分 3 次饭后半小时温服。连服 14 剂。

二诊（6 月 5 日）：患者尿频、尿急、尿不净症状明显减轻，夜尿次数减少至 2~3 次。舌质暗红，胖大，齿痕，苔白，脉弦。效不更方，继续服用上方 14 剂，水煎 2 次兑匀，分 3 次饭后半小时温服。

三诊（6 月 23 日）：患者症状完全缓解。

【按语】前列腺属于中医肾的范畴，前列腺增生症属中医癥瘕积聚、癃闭范畴。运用病位病性辨证，尿频、尿急、尿等待以及夜尿增多都是由于肾阳衰退，气化失司，固摄无力，因而出现排尿困难。刘教授认为，肾阳虚，无力推动气血运行，血流不畅，脉络瘀阻，内结为瘀癥。所以，“癥瘕积聚”是血瘀的另一种病理形态。不难看出，这是本例患者治疗方中，刘教授大量应用活血化瘀药物，如，莪术、川牛膝、桃仁、红花、益母草的本质内涵所在。

三十五、阳痿医案

案 93　阳痿（肾阳虚衰证）

冉某，男，43 岁，干部，2010 年 3 月 22 日初诊。

患者阳痿不举 2 年余。患者因工作压力大，经常加班熬夜写材料，吸烟过多，逐渐出现精疲乏力，纳谷不馨，性欲减退，阴茎痿软，偶尔勃起但也不坚，不能进行性生活。常有腰脊酸困，畏寒肢冷，头晕耳鸣，双肾、膀胱、尿道、睾丸及前列腺 B 超检查均未见异常。尿常规正常。面色萎黄，舌质淡胖，舌体胖大，舌苔白厚，脉沉细。

西医诊断：性功能障碍（阳痿）。

证候分析：命门火衰，精气虚冷，宗筋失养，气血不畅，故阳痿不举、性欲减退、腰脊酸困；命门火衰，温煦无力，故畏寒肢冷、精神萎靡、头晕耳鸣、尿频清长；舌质淡胖、舌苔白，脉沉迟，皆为虚寒之候。说明病位在肾阳，病性属虚。

中医辨证：肾阳虚衰证。

治则：补肾填精，壮阳通络。

选方：赞育丹加减。黑附片 20g（先煎），肉桂 15g，熟地黄 30g，山萸肉 15g，枸杞子 15g，淫羊藿 15g，仙茅 15g，巴戟天 15g，肉苁蓉 15g，蛇床子 15g，韭菜籽 15g，杜仲 15g，怀牛膝 15g，白术 15g，当归 15g，龟甲胶 30g（烊化），鹿角胶 30g（烊化），桃仁 15g，红花 10g，益母草 15g。水煎服。7 剂。嘱少吸烟，勿熬夜。

二诊（3 月 30 日）：服药后自觉全身温暖，精神增进，清晨阴茎稍有勃起感，舌质淡胖，舌体胖大，舌苔白厚，脉沉细。原方加桑寄生 15g。14 剂。

三诊（4 月 16 日）：阴茎能勃起，有性欲要求，一周内与爱人同床 2 次，也不感疲乏腰困，情绪振奋，食欲增进，舌红，苔白，脉弦。因经常出差，要求服成药治疗，原方 14 剂，打细粉，加工成蜜丸（10g），1 丸 / 次，3 次 /d。

【按语】刘教授指出，阳痿病位虽在肾，但与心、脾、肝关系密切；临证要辨明脏腑虚、实（火）。治疗应从病因病机入手，属虚者宜补，属实（火）者宜泻宜清，无火者宜温。本案病机主要为命门火衰，刘教授用赞育丹加味以温补肾阳、填精活血，取得明显治疗效果。方中黑附片、肉桂大辛大热，温补命门之火；淫羊藿、仙茅、巴戟天、肉苁蓉、蛇床子、韭菜籽共为“阳药群”，补肾壮阳，增强性功能。熟地黄、山萸肉、枸杞子、龟甲胶滋肾填精，体现“阴中求阳”。鹿角胶补阳、填精兼顾，增强补阳药与填精药的功效，杜仲、怀牛膝强腰膝，引药下行；桃仁、红花、益母草活血化瘀，改善宗筋气血瘀滞；当归养血活血，兼顾“精血同源”。白术健后天脾胃，来滋养先天之本（肾）。全方紧扣“肾阳虚衰”病机，温阳药与填精药相配，佐以活血通络，符合“络以通为用”原则。

案 94　阳痿（心脾肾虚证）

谢某，男，43 岁，教师，2019 年 3 月 14 日初诊。

患者性功能减退 1 年，加重 3 个月。患者 1 年前无明显诱因出现同房时阴茎勃起不坚，时有不能勃起，性欲下降。同时伴腰痛、记忆力减退。曾多方求医，口服男宝等品无效。近 3 个月由于工作压力大，经常熬夜备课，上述症状加重，神疲乏力，食欲减退，心悸易惊，夜睡噩梦。刻下症见：精神不振，面色萎黄，舌质淡红，苔白，脉细弱。

西医诊断：性功能减退（阳痿）。

证候分析：心乃君主之官，情欲萌动，阳事之举必赖于心火之先动。肾虚精亏，真阳衰微，则宗筋无以作强。脾失运化，气血生化乏源，宗筋失养。忧虑伤心，心血暗耗，则难行君主之令，从而阴茎痿软不举。神疲乏力、食欲减退、心悸易惊、夜睡噩梦、精神不振、面色萎黄、舌质淡红、苔白、脉细弱，均为心脾肾虚衰之候。说明本证病位在心脾肾，病性属虚。

辨证：心脾肾虚证。

治则：温肾助阳，益气健脾。

方药：敦煌治阳痿方合归脾汤加减。黄芪 30g，肉苁蓉 15g，磁石 30g，熟地黄 30g，阳起石 30g，当归 15g，茯神 15g，淫羊藿 15g，炒白术 15g，枸杞子 15g，柴胡 10g，巴戟天 15g，韭菜子 10g。7 剂。嘱患者自备芋头，蒸熟食用，并清淡饮食，忌辛辣、生冷，规律作息时间，适当进行体育锻炼。

二诊（3 月 21 日）：患者述夜睡噩梦症状好转，精力、食欲明显增进，阴茎勃起有力。面色略带红润，舌质淡红，苔白，脉细。原方增黄芪至 50g，去茯神，加杜仲 10g，续断 15g，牛膝 15g。15 剂，服法同前。

三诊（4 月 4 日）：患者精神可，面色红润，自述性功能较前明显改善，腰痛症状基本消失。舌质红，苔薄白，脉细。二诊方去杜仲、炒白术。14 剂，服法同前。

四诊(4月25日):患者自述房事基本正常,夫妻感情也越来越融洽。舌质淡红,苔白,脉细微数。原三诊方,14剂,服法同前。

【按语】本证病机核心为心、脾、肾三脏俱虚,以肾阳虚为主,兼气血不足、心神失养。肾阳亏虚则阳事不举;心脾两虚则气血不足,宗筋失养;肝郁气滞加重病情。刘教授在四次治疗中均以敦煌治阳痿方为基础方随证加减,取得了明显的疗效。肉苁蓉、巴戟天、淫羊藿、阳起石、韭菜子温补肾阳,益精起痿,针对肾阳虚衰、命门火衰之阳痿,作为温肾助阳组。枸杞子、熟地黄滋阴填精,阴阳双补,防温燥伤阴。黄芪、炒白术补脾益气,助气血生化之源,改善心脾两虚;当归养血活血,与黄芪配伍为“当归补血汤”,补气生血,诸药共奏益气健脾,补气生血之效。茯神宁心安神,调理心脾两虚所致失眠、心悸;磁石重镇安神,潜阳纳气,改善肾不纳气、心神不宁,共为养心安神组。柴胡疏肝解郁,条达气机,缓解情志不畅对阳痿的影响。全方补肾与健脾同用,通过补后天(脾)以养先天(肾);温阳与滋阴兼顾,以避免燥热伤阴,体现“阴中求阳”;安神与疏肝并施,以调畅情志,改善心理因素对性功能的影响。整个治疗过程标本兼顾,融温肾、健脾、养心、疏肝于一体,对心脾肾虚型阳痿,尤以肾阳虚衰兼气血不足者疗效更佳。

三十六、早泄医案

案95　早泄(阴虚火旺证)

瞿某,男,32岁,干部,2012年4月8日初诊。

主诉:性交时间显著缩短4年,加重至未入即泄半年。

患者婚后出现性功能亢进,因长期嗜烟酒并酒后行房,逐渐出现同房时间缩短(初不足1分钟),近半年发展为未插入即泄精。伴见盗汗、头晕目眩、口燥咽干、腰膝酸软等症。夫妻关系因此紧张。刻下症:面色潮红,舌质暗红而瘦瘪,少苔,脉细数。

西医诊断:性功能障碍(早泄)。

证候分析:心主神明,肾藏精,心肾相交则水火既济。长期劳神,房劳过度或久病耗伤阴液,导致心肾阴虚,虚火内生,扰动精室,精关不固,发为早泄。盗汗、头晕目眩、口舌干燥、腰膝酸软、面色潮红、舌质暗红、舌体瘦瘪、少苔、脉细数，皆为阴虚火旺之征。说明病位在心、肾二脏；病性属阴虚火旺。

辨证：阴虚火旺证。

治则：滋阴降火。

方药：知柏地黄丸加减。知母 15g，黄柏 10g，生地黄 30g，山萸肉 15g，牡丹皮 15g，枸杞子 10g，龟甲 30g(先煎)，金樱子 30g，芡实 30g，生龙骨 30g(先煎)，生牡蛎 30g(先煎)。14 剂。

二诊(4 月 23 日)：患者服药后头晕头昏、腰膝酸软、口舌干燥症状明显减轻，再未出现性欲亢进现象，舌脉同前，原方去黄柏，加柏子仁 30g，14 剂。

三诊(5 月 8 日)：治疗 1 个月后，患者同房时间已能达到 3~4 分钟，但同房后仍感乏力、出汗多，腰膝酸软，舌质红，舌体胖大，苔白，脉细。表现有气虚证候，上方去知母、龟甲，加生黄芪 50g，太子参 15g，14 剂。

四诊(5 月 23 日)：患者按上方连续治疗 2 个多月，诸症悉除，性生活正常。

【按语】肾阴亏虚、虚火内扰为本例患者证候的基本病机。滋阴降火、固精止泄为基本治疗原则。刘教授选用知柏地黄丸加减治疗，收到明显效果。方中知母、黄柏、生地黄、龟甲为核心，清虚热、滋肾阴，针对阴虚火旺本质。牡丹皮、山萸肉辅助清肝火、补肝肾，防相火妄动，扰动精室。金樱子、芡实为经典固精药对，可改善早泄。龙骨、牡蛎重镇潜阳，收敛浮火，固摄精关。枸杞子补肝肾精血，防苦寒药伤正；山萸肉酸收固脱，兼顾肾气。全方以知柏地黄丸为底，滋阴与降火并重为主，固精止泄为辅，兼顾整体调理，达到标本同治的目的，并配合心理疏导以增强疗效。现代研究表明，知柏地黄丸通过调节神经兴奋性(如降低交感神经活跃度)、改善性腺功能(如调节睾酮水平)发挥作用，符合“滋阴 - 镇静 - 固精”的中医逻辑。

三十七、遗精医案

案 96　遗精(心肾不交证)

华某，男，25 岁，未婚，营业员，2010 年 3 月 28 日初诊。

患者遗精4年，开始时每周2~3次，逐年加重，严重时每天1次，既往有看淫秽录像和手淫史。伴有失眠多梦，梦则遗精，阴茎易勃起，烦躁不宁，白天精神萎靡、头昏脑涨、腰腿酸软，小便短赤。经检查无包茎、包皮过长等因素，前列腺液化验正常。身体消瘦，舌质红，苔微黄，脉弦细微数。

西医诊断：遗精。

证候分析：精之藏制虽在肾，但精之主宰则在心，心为君主之官，主神明，性欲之萌动，精液之蓄泄，无不听命于心，神安则精固。若劳心太过，心有欲念，以致君火摇于上，心失主宰则精自遗。说明其病位在心、肾；病性属（肾）阴虚，（心）火旺。

中医辨证：心肾不交证。

治则：清心安神，滋阴清热。

方药：黄连清心饮合三才封髓丹加减。熟地黄30g，生地黄30g，太子参15g，天冬15g，茯神15g，远志15g，石菖蒲15g，酸枣仁30g，黄连10g，牡丹皮15g，金樱子30g，芡实30g。14剂。并作心理指导，排除杂念。

二诊（4月13日）：患者遗精减少，每周1~2次，睡眠改善，精神增进，工作也有了劲头，不太胡思乱想，服药后肠鸣，大便溏泄，腹部不痛，舌质红，苔白，脉弦细。原方去生地黄，加肉桂15g，14剂。

三诊（4月28日）：患者1周来未发生遗精，睡眠好，头已不感昏涨，精神、食欲俱佳，唯腰部不适，舌质红，苔白，脉弦细。原方去黄连、肉桂、酸枣仁，加杜仲15g，续断15g，继服14剂。

四诊（5月13日）：近2个多月，患者从未发生遗精，自觉无任何不适，体重增加1.5公斤，舌质红，苔白，脉弦细。予知柏地黄丸巩固治疗。

【按语】君相火动，心肾不交的遗精，在临床上较为多见。本例患者由于看淫秽录像和手淫而发病。病由情志化火而起，心火亢于上，内耗阴精，致肾阴亏于下，心肾阴阳水火失去了协调既济的关系，便形成了心肾不交的遗精之证。治病必求于本。刘教授采用清心安神、滋阴清热的黄连清心饮合三才封髓丹加减治疗2个月，患者遗精得到控制，精神体力俱增。

案 97　遗精(肾气不固证)

常某,男,37 岁,2014 年 8 月 12 日初诊。

患者遗精频作 4~5 年。患者梦遗频作,近年来尿频,尿道灼热,有时小便末滴白,尿道痒痛,甚而滑精,伴见形寒肢冷,阳痿早泄,夜尿频多,面色㿠白,舌质淡嫩有齿痕,苔白滑,脉沉细。患者有频繁手淫史多年。

证候分析:肾元虚衰,封藏失职,精关不固,则梦遗频作,甚则滑精;阴损及阳,命门火衰,故见形寒肢冷、阳痿早泄、夜尿频多;舌质淡嫩有齿痕、苔白滑、脉沉细,皆为阳虚之候。说明病位在肾气,病性属虚。

辨证:肾气不固证。

治则:补肾益精,固涩止遗。

方药:右归饮合金锁固精丸加减。熟地黄 30g,山萸肉 15g,山药 20g,枸杞子 15g,当归 10g,菟丝子 15g,杜仲 15g,鹿角胶 30g(烊化),肉桂 10g,黑附片 10g(先煎),韭菜籽 15g,沙苑子 15g,芡实 30g,莲须 15g,莲子肉 20g,煅龙骨 30g(先煎),煅牡蛎 30g(先煎)。14 剂。

加减:若兼有心神不宁者,加远志、茯神。

二诊(8 月 29 日):患者尿频、尿道灼热明显减轻,本周内遗精 1 次,尿微黄色,感觉精神好转,舌质红,苔微黄厚,脉滑数。继续原方 14 剂。

三诊(9 月 15 日):患者近两周再未遗精,排尿已无不适。原方加减巩固。

【按语】本例患者刘教授用右归饮合金锁固精丸加减,方中菟丝子、杜仲、鹿角胶、肉桂、黑附片、韭菜籽等温肾壮阳,莲肉入肾以交心,沙苑子、莲须补摄肾精,益其不足,龙骨、芡实、牡蛎固下潜阳,熟地黄、山萸肉、山药、枸杞子、当归滋阴血,选方精当,用药合理,再配合心理疏导,收到明显的疗效。

案 98　遗精(心火旺盛,肾精亏损证)

贺某,男,32 岁,干部,2012 年 4 月 8 日初诊。

患者婚后 4 年,由于喜嗜烟酒,酒后纵欲,逐渐出现性欲亢进,同房时过早射精,开始时同房时间不足 1 分钟,后来发展到阴茎尚未插入阴道精液即流出,甚为苦恼。平日心中烦热,精神不振,易出汗,头晕目眩,口舌干燥，腰膝酸软。就诊时患者面色潮红，舌质暗红，舌体瘦瘪，少苔，脉细数。

西医诊断：遗精。

证候分析：君火妄动，相火随之，迫精妄泄，故性欲亢进、易举易泻、梦遗、心中烦热；肾虚精亏，故腰膝酸软、精神不振；舌红少苔、脉细数，均为心火旺盛之候。说明病位在心、肾，病性属火、阴虚。

中医辨证：心火旺盛，肾精亏损证。

治则：清心泻火，滋补肾阴。

方药：黄连清心饮合知柏地黄丸加减。知母 15g，黄柏 10g，生地黄 30g，山萸肉 15g，牡丹皮 15g，枸杞子 10g，龟甲 30g（先煎），金樱子 30g，芡实 30g，生龙骨 30g，生牡蛎 30g。14 剂。

二诊（5 月 23 日）：患者服药后头晕头昏、腰膝酸软、口舌干燥症状明显减轻，再未出现性欲亢进现象，舌脉同前，原方去黄柏，加柏子仁 30g，14 剂。

三诊（6 月 8 日）：患者治疗 1 个月后，同房时间已能达到 3~4 分钟，但同房后仍感乏力、出汗多，腰膝酸软，舌质红，舌体胖大，苔白，脉细。表现有气虚证候，上方去知母、龟甲，加生黄芪 50g，太子参 15g，14 剂。

四诊（6 月 23 日）：患者按上方连续治疗 2 个多月，诸症悉除，性生活正常。

【按语】心火亢于上、肾阴亏于下，心肾不交为本例患者证候的病机关键。刘教授选用黄连清心饮合知柏地黄丸加减以清上焦心火、补下焦肾阴，正合中医“交通心肾”之治法。方中黄柏清热燥湿，泻肾中相火；牡丹皮清肝火，凉血热，助泻心肾之火；龙骨、牡蛎重镇安神，收敛固涩，止遗精。诸药共为清心泻火组。黄连清心饮原方以黄连为主清心火，此处虽未用黄连，但通过黄柏、牡丹皮、龙骨、牡蛎等清热安神。知母滋阴降火，清虚热；生地黄滋肾阴，填精益髓；山萸肉补肝肾，涩精固脱；枸杞子滋补肝肾，益精养血；龟甲滋阴潜阳，补肾健骨，引火归原。这些共为滋补肾阴组。金樱子、芡实二仙固肾涩精，专治遗精滑泄。全方攻补兼施，清心火（治标）与滋肾阴（治本）并举；标本兼顾，既泻相火、安心神以止遗，又填补肾精以固本；重镇收敛，龙骨、牡蛎、金樱子等加强固摄，防精液外泄。

三十八、遗尿医案

案 99　遗尿［下元（肾）虚寒证］

郭某，男，12 岁，2015 年 9 月 25 日初诊。

患儿尿床 7~8 年，小便清长，一夜 1~2 次，睡眠通常为熟睡，不易叫醒，平日困乏无力，身体单薄，怕冷，学习不专心，面色萎黄，舌质淡红，舌苔白厚，脉细弱。

西医诊断：遗尿。

证候分析：小儿先天发育迟缓，肾阳不足，不能温煦膀胱，膀胱虚冷，不能制约，故睡中经常尿床；肾虚则真阳不足，命火衰微，故困乏无力、面色萎黄、怕冷；肾虚脑髓不足，故学习不专心；下元虚寒，故小便清长；舌质淡红、舌苔白厚、脉细弱，均属虚寒之象。说明病位在肾阳，病性属虚寒。

中医辨证：下元（肾）虚寒证。

治则：温补肾阳，固涩小便。

方药：菟丝子散加减。炮附子 6g（先煎），菟丝子 10g，女贞子 10g，五味子 10g，党参 10g，山药 10g，煅牡蛎 20g，桑螵蛸 15g，益智仁 10g，覆盆子 10g，乌药 6g。14 剂。嘱家长夜间勤叫醒，小便二次，晚饭后不要过多喝水。

二诊（10 月 11 日）：患者服药后精神较强，偶尔尿床 1 次，家长或孩子均有信心治愈，坚持治疗，按上方微作加减，予 28 剂。

三诊（三个月后）：家长代诉，患儿服药有效，连续按原方服药 3 个月，尿床基本控制，过度疲劳后偶尔尿床 1 次，孩子身体状况好转，学习亦有进步，要求将草药制成丸剂服用。

【按语】小儿为稚阴稚阳之体，若调养失司，易致肾阳之先天、后天不足，导致膀胱失约，是本病的基本病机。治当温补肾阳、固涩小便。刘教授选用菟丝子散加减以温补肾阳、固涩小便，疗效甚著。方中炮附子大辛大热，温补肾阳，散寒固本，为君药；菟丝子补肾益精，固摄下元，助附子温阳；益智仁暖肾固精缩尿，针对遗尿核心病机；乌药温肾散寒，行气助膀胱气化，诸药共筑温补肾阳之效以治本。桑螵蛸补肾固涩，专治遗尿、尿频；煅牡蛎收敛固涩，增强膀胱约束力；覆盆子、五味子酸收固精，缩尿止遗，此类共建固涩缩尿之功以治标。党参、山药补脾益气，培土制水，防温燥药伤脾，兼助后天养先天；女贞子滋补肾阴，佐制附子燥热，阴阳兼顾，体现“阴中求阳”思想。全方紧扣肾阳不足、膀胱失约病机，通过温阳化气、固涩缩尿，恢复肾司二便之职，临床用于小儿或成人遗尿属虚寒者效果显著。

三十九、特发性水肿医案

案 100　特发性水肿（脾肾阳虚，水湿内停，脉络瘀阻证）

郑某，女，43 岁，2018 年 11 月 7 日初诊。

患者间断双下肢水肿 9 年，加重半年。患者于 9 年前出现双下肢水肿，曾寻求中西药治疗乏效，无奈自服西药利尿剂，以求暂时缓解。近半月，水肿加重伴乏力，就诊于多家医院，查血生化、尿常规、肝肾功能、血浆蛋白均正常；心电图、心脏彩色多普勒超声示无异常，双下肢血管 B 超：无瓣膜关闭不全。遂来刘教授门诊寻求中医治疗。刻下：自述每日下午始双小腿下 1/3 及脚开始肿胀，按之凹而不起，晨起水肿减轻或消退。每遇劳累、走路或站立时间过长即加重，月经期前后尤为明显。平素怕冷，腰酸腿沉。小腹不温，食欲不佳，食后易胀满，大便溏，夜尿多。查体：面色淡暗，目眦青黑，舌质暗淡，有齿痕，苔白腻，脉细沉缓。

西医诊断：特发性水肿。

证候分析：久病损及脾肾。脾阳不振，运化失职，肾阳不足，气化无权，则水湿内聚，泛溢肌肤。水湿属阴邪，且湿性趋下，故劳累、走路或站立加重。脾主运化水谷无力，故食欲不佳、食后易胀满、大便偏溏。怕冷、腰酸、夜尿多为肾阳不足之候。面色淡暗、目眦青黑、舌质暗淡为血瘀之候。舌淡、边有齿印、苔白腻、脉象细沉缓均为气虚之象。说明病位在脾肾，病性属阳虚、水湿、血瘀。

辨证：脾肾阳虚，水湿内停，脉络瘀阻。

治则：温肾健脾，活血利水。

方药：真武汤加减。制附片 15g（先煎），白术 15g，白芍 10g，茯苓皮 20g，冬瓜皮 15g，黄芪 30g，桂枝 10g，怀牛膝 15g，陈皮 15g，益母草 20g，莪术 15g，红花 10g。7 剂。

二诊（11 月 15 日）：患者病情好转，水肿减轻，面部及上肢水肿基本消失，仍守上方 7 剂。

三诊（11 月 22 日）：患者病情进一步好转，小腿午后尚有水肿，仍守原方加泽兰 15g，当归 15g，28 剂，服法同前。

随访（2019 年 2 月 2 日）：患者无特殊不适，至今未复发。

【按语】刘教授认为，特发性水肿，虽西医检查无异常，但从中医辨证论治角度看，脾肾阳虚、水湿内停、脉络瘀阻是其发病的基本机制。治当温肾健脾以治本，活血利水以治标。刘教授选用真武汤加减，取其温阳化气、健脾利水之效。方中制附片大辛大热，温肾助阳以化气行水；白术、黄芪健脾益气，助运化湿；茯苓皮、冬瓜皮淡渗利水，专走皮肤以消水肿；桂枝通阳化气，助附子温通经脉；白芍敛阴和营，防温燥伤阴；怀牛膝补肝肾、引水下行；陈皮理气醒脾，使补而不滞；益母草、莪术、红花活血化瘀，通络利水，改善血行以助水消。诸药合用，温通并举，标本兼顾，共奏温阳健脾、活血利水之效。

主要参考文献

[1] 刘宝厚, 戴恩来, 曹田梅, 等. 中西医结合治疗原发性肾病综合征及其对血液流变学的影响 [J]. 中国中西医结合杂志, 1994, 14 (11): 658-660.

[2] 许筠, 刘宝厚. 中西医结合治疗 106 例难治性肾病综合征疗效观察 [J]. 中国中西医结合肾病杂志, 2000, 1 (1): 28-29.

[3] 刘宝厚. 杏林耕耘拾珍——病位病性辨证精要 [M]. 北京: 人民卫生出版社, 2017.

[4] 秦伯未. 秦伯未医文集 [M]. 长沙: 湖南科学技术出版社, 1983.

[5] 方药中. 辨证论治研究七讲 [M]. 北京: 人民卫生出版社, 1979.

[6] 欧阳锜. 中医症证病三联诊疗 [M]. 北京: 人民卫生出版社, 1998.

[7] 黄柄山. 中医内伤性疾病辨证规律初探——关于统一内伤性疾病辨证方法的雏议 [J] 中医药学报. 1982 (1): 6-10.

[8] 张震. 中医辨证应当规范化 [J]. 云南中医杂志, 1985 (4): 1-3.

[9] 柯雪帆. 中医辨证学 [M]. 上海: 上海中医学院出版社, 1987.

[10] 朱文锋. 证素辨证学 [M]. 北京: 人民卫生出版社, 2008.

[11] 刘宝厚, 徐景芳, 崔笑梅, 等. 慢性肾炎 130 例的疗效分析 [J]. 中医杂志, 1986, 9 (667): 28-30.

[12] 沈庆法, 何立群. 肾脏病的中医药研究新进展 [M]. 上海: 上海中医药大学出版社, 2004.

[13] 林育, 项磊, 肖雪, 等. 基于临床研究的湿热证文本信息挖掘 [J]. 广东药科大学学报, 2017, 33 (5): 654-658.

[14] 刘宏伟. 原发性肾小球疾病湿热病理的临床研究 [J]. 中医杂志, 1996, 37 (11): 688-689.

[15] 余江毅, 熊宁宁, 余承惠, 等. 肾病湿热病理的临床分析和实验研究 [J]. 中国中西医结合杂志, 1992, 12 (8): 458-460.

[16] 刘宝厚, 刘新, 崔笑梅. 慢性肾小球肾炎辨证分型与血液流变学指标的关系 [J]. 中国医药学报, 1987, 8 (2): 19-21.

［17］刘宝厚, 刘新, 崔笑梅. 血液流变学测定在原发性肾小球疾病中的临床意义 [J]. 中华肾脏病杂志, 1987, 3 (3): 128-130.
［18］吴广礼, 陈华华, 安民, 等. 肾脏疾病患者的血液流变学研究 [J]. 微循环学杂志, 1991, 1 (2): 38-40.
［19］郭丹, 沈璐. 基于久病入络理论探讨糖尿病肾病与瘀血的关系 [J]. 世界中医药, 2023, 18 (5): 650-653.
［20］李深, 王素霞, 饶向荣, 等. 174 例原发性肾小球疾病患者血瘀证与临床及病理的相关性分析 [J]. 中国中西医结合杂志, 2007, 12 (6): 487-491.
［21］刘宝厚, 戴恩来, 曹田梅, 等. 尿感冲剂治疗尿路感染 93 例临床疗效观察 [J]. 浙江中西医结合杂志, 1993, 增刊: 57-58.
［22］陈以平. 新月体性肾炎的中西医结合治疗 [J]. 中国中西医结合肾病杂志, 2005, 6 (5): 249-252.